高等学校教材
器官－系统整合教材
供基础、临床、预防、口腔医学类等专业用

感 觉 器 官

主　编　徐　军　郑德宇

副主编　刘　丹　陈　冬　刘　华

编　委　（按姓氏笔画排序）

马晓爽（锦州医科大学附属第一医院）

卢　岩（锦州医科大学附属第一医院）

邢巍巍（锦州医科大学附属第一医院）

刘　丹（锦州医科大学附属第一医院）

刘　华（锦州医科大学）

刘　瑶（锦州医科大学附属第一医院）

刘永新（锦州医科大学附属第一医院）

江祺川（锦州医科大学附属第一医院）

李　兵（锦州医科大学附属第一医院）

张　琦（锦州医科大学附属第一医院）

陈　冬（锦州医科大学附属第一医院）

金旭红（锦州医科大学附属第一医院）

庞东渤（锦州医科大学附属第一医院）

郑德宇（锦州医科大学）

哈　笑（锦州医科大学附属第一医院）

宫　亮（锦州医科大学附属第一医院）

徐　军（锦州医科大学附属第一医院）

栾　宁（锦州医科大学附属第一医院）

崔　颖（锦州医科大学附属第一医院）

人民卫生出版社

图书在版编目（CIP）数据

感觉器官 / 徐军，郑德宇主编 . —北京：人民卫生出版社，2020

辽宁医学院临床医学专业"器官－系统"整合教材

ISBN 978-7-117-29583-3

Ⅰ.①感… Ⅱ.①徐…②郑… Ⅲ.①感觉器官－医学院校－教材 Ⅳ.①R322.9

中国版本图书馆 CIP 数据核字（2020）第 006594 号

| 人卫智网 | www.ipmph.com | 医学教育、学术、考试、健康，购书智慧智能综合服务平台 |
| 人卫官网 | www.pmph.com | 人卫官方资讯发布平台 |

感 觉 器 官

主　　编：徐　军　郑德宇
出版发行：人民卫生出版社（中继线 010-59780011）
地　　址：北京市朝阳区潘家园南里 19 号
邮　　编：100021
E - mail：pmph @ pmph.com
购书热线：010-59787592　010-59787584　010-65264830
印　　刷：保定市中画美凯印刷有限公司
经　　销：新华书店
开　　本：787×1092　1/16　印张：31
字　　数：794 千字
版　　次：2020 年 3 月第 1 版　2020 年 3 月第 1 版第 1 次印刷
标准书号：ISBN 978-7-117-29583-3
定　　价：129.00 元

打击盗版举报电话：010-59787491　E-mail：WQ @ pmph.com
质量问题联系电话：010-59787234　E-mail：zhiliang @ pmph.com

"器官－系统"整合教材

总编委会名单

出版说明

1992 年,我校在关永琛教授主持下,率先在国内临床医学专业专科层次开展了"以器官-系统为中心"的课程模式改革尝试,编写教材 8 册,培养了 6 届毕业生,取得了阶段性研究成果。1999 年,先后在本科护理、医事法律、医疗保险专业实施"以器官-系统为中心"的课程模式教学,并编写教材《现代医学基础》,共六册。2000 年,该项目被正式批准立项为"新世纪高等教育教学改革工程项目"。2004 年,该项目通过了教育部委托的专家组鉴定。鉴定专家组组长、医学教育管理专家金铮教授指出,我校"'以器官-系统为中心'的医学基础课程改革的研究与实践,是一项具有深远意义的开创性研究"。该课程模式打破了学科界限,根据人体系统重组课程内容,实现了机能与形态、微观与宏观、正常与异常、生理与病理、治疗与预防保健等多种综合,避免了学科之间的重复和脱节,开创了具有中国特色的医学教育课程新模式。该项改革项目曾两次获得国家级教学成果二等奖。

2007 年,教育部对我校进行本科教学水平评估中,"以器官-系统为中心"的医学教育课程模式改革作为我校办学特色得到评估专家的充分肯定。

通过护理等专业 13 年的教学实践,经过充分论证,我们认为,有必要将原来只在基础医学进行的"以器官-系统为中心"的课程模式改革扩展到临床医学专业,即将基础医学与临床医学以器官-系统模式完全贯通,并于 2012 年在临床医学专业选择两个班进行试点,同时启动编写贯通基础医学和临床医学的整合教材。

学校组织近百位在教学、科研、医疗第一线的中青年专家教授以严谨治学的科学态度参与教材编写工作。历时一年,其间经过 5 次编委会的认真研讨、协调最终成稿。

本套教材共 20 册,主要由《运动系统》《循环系统》《呼吸系统》《消化系统》《血液系统》《神经系统》《内分泌系统》《泌尿系统》《生殖系统》和《免疫系统》等十大系统构成,每个系统均按照人体形态与结构——生理功能——药物作用机制——疾病发生与诊断治疗的结构进行编写。将不宜纳入器官-系统的内容独立成册。

教材编写是一项复杂的系统工程,参与编写的专家教授付出了极大的努力,不辞辛苦,夜以继日,查阅资料,征求意见,反复修改,不断创新编写思路。参与审稿的学校老一代专家教授以高度的责任感和无私奉献的敬业精神认真审阅,保证了高质量地完成编写任务。

在本套教材出版的时候,我们要特别感谢教育部、国家卫生和计划生育委员会、人民卫生出版社有限公司等领导的关心和支持;感谢兄弟院校领导及专家的帮助与鼓励;感谢我校各级领导的高度重视和老师们的辛勤付出。尤其值得提出的是关永琛教授、席焕久教授、姜恩魁教授、李红玉教授等在"以器官-系统为中心"的课程模式改革中做出的不可磨灭的贡献。

　　本套教材是在我国医学教育综合改革,构建"5+3"为主体的临床医学人才培养体系背景下编写的。虽然我们经过 20 多年的改革探索,积累了一些经验,但进行基础医学与临床医学完全贯通的教材编写仍属探索性工作。因此,本套教材一定存在诸多不足之处,我们恳请同行和专家批评指正。

刘学政

锦州医科大学

前　言

　　《感觉器官》为锦州医科大学"器官-系统"整合系列教材之一,由眼科、耳鼻喉科、解剖等十几名有多年临床及教学经验的医师共同参与编写,经过反复多次的审稿、订正而最终完成。

　　本教材遵循五年制临床医学专业教材的编写原则及要求,强调"三基",即基本理论、基本知识和基本技能;体现"五性",即思想性、科学性、先进性、启发性和适用性;把握"三个贴近",即贴近临床实际需求,便于学生取得相应执业或专业技术资格,贴近教师的教学要求,方便教学,贴近学生的学习习惯,方便学习掌握。

　　本教材主要讲授视觉、听觉、嗅觉及咽喉部感觉在内的感觉器官相关知识,分别以视觉器官、听觉器官、嗅觉器官及咽喉部感觉器官为中心,围绕各器官常见疾病,依次从解剖、生理、检查方法、发病机制、病理、药理、临床表现、诊断及鉴别诊断、治疗等方面展开,从基础理论、基本技能到临床实践,全面一贯式讲授,建立一种全新的教学模式,培养学生基础与临床相结合的能力,树立临床思维,更好地解决临床实际问题。力求"突出教改特色、注重内容整合"。

　　参与教材编写人员都很认真负责,在百忙的工作中,抽出时间编写教材,付出了辛勤劳动。在教材反复的审稿、订正过程中也得到锦州医科大学教材审阅专家的支持与帮助,提出了很多宝贵意见和建议,在此,谨致衷心的感谢!

　　作为"器官-系统"整合系列教材,编者缺乏相关编写经验,且编写水平及时间有限,虽经多次修订,但难免有疏漏及不足之处,望读者、同仁们不吝指正。

徐　军

目 录

第三篇 听 觉 器 官

第四篇　嗅 觉 器 官

第五篇　咽喉部感觉器官

第一篇

绪　论

一、感觉器官研究的范围

感受器的组成形式是多种多样的:有些感受器就是外周感觉神经末梢本身,如体表或组织内部与痛觉感受有关的游离神经末梢;有的感受器是裸露在神经末梢周围再包绕一些特殊的、由结缔组织构成的被膜样结构;但是对于一些与机体生存密切相关的感觉来说,体内存在着一些结构和功能上都高度分化了的感受细胞,它们以类似突触的形式直接或单位同感觉神经末梢相联系,如视网膜中的视杆和视锥细胞是光感受细胞,耳蜗中的毛细胞是声波感受细胞等,这些感受细胞连同它们的非神经性附属结构,构成了各种复杂的感觉器官如眼、耳等。高等动物中最重要的感觉器官,如眼、耳、前庭、嗅、味等器官,都分布在头部,称为特殊感官。

机体众多的感受器有不同的方法来分类。如根据感受器的分布部位,可分为内感受器和外感受器;根据感受器所接受刺激的性质,可分为光感受器、机械感受器、温度感受器和化学感受器等;更常用的是结合刺激物和它们所引起的感觉或效应的性质来分类,据此所能区分出的人体的主要感觉类型和相应的感受器。

人体有多种感觉器官。主要是眼、耳、鼻、舌、皮肤等。感觉器官是人体与外界环境发生联系,感知周围事物变化的一类器官。人的感觉器是指机体内的特殊感受器,如视、听等感觉器,其构造包括感受器及其附属器。

感受器广泛地分布于人体各部,其构造也不同,有的感受器结构可以很简单,如皮肤内与痛觉有关的游离神经末梢,即仅为感受神经的简单末梢;有的则较复杂,除感觉神经末梢外,还有一些细胞或数层结构共同形成的一个末梢器官,如接受触、压等刺激的触觉小体、环层小体;有的则更加复杂,除末梢器官外,还有很多附属器,如视器、除眼球外还有泪腺和眼球外肌等,最后这一种通称特殊感觉器,或称感觉器。

感觉器种类繁多,形态功能各异。有接触外界环境的皮肤内的触觉、痛觉、温度觉和压觉等感受器,也有位于身体内部的内脏和血管壁内的感受器。有接受物理刺激,如光波、声波等的视觉、听觉感受器,也有接受化学刺激的嗅觉、味觉等感受器。感受器的分类方法很多,在人体解剖学上,一般根据感受器所在部位和所接受刺激的来源把感受器分为三类:

1. 外感受器　分布在皮肤、黏膜、视器及听器等处,接受来自外界环境的刺激,如触、压、切割、温度、光、声等物理刺激和化学刺激。

2. 内感受器　分布在内脏和血管等处,接受加于这些器官的物理或化学刺激,如压力、渗透压、温度、离子和化合物浓度等刺激。

3. 本体感受器　分布在肌、肌腱、关节和内耳位感觉器等处,接受机体运动和平衡时产生的刺激等。

感觉器包括:视器、前庭蜗器——耳、嗅器、味器、皮肤等。

二、感觉器官研究的发展史及重要性

我国传统医学历史悠久。最早的记录是在公元前14世纪殷武丁时代的包括"疾目"的甲骨文卜辞。我国现存的第一部药书《神农本草经》中有70多种眼科用药的记载。隋代的《诸病源候论》记载了多种眼病的病因和病理。唐代出现了第一部眼科专著《龙树眼论》。现代眼科学是在19世纪从西方传入我国的。我国最早的眼科医师关竹溪任职于广州博济医院。1918年北京协和医学校将眼科与耳鼻喉科分开,成立了独立的眼科,并举办眼科讲座,培训眼科医师。1924年李清茂教授翻译出版《梅氏眼科学》,开始以中文系统地介绍现代眼科学。在这一时期,我国各地出现了一些以眼科为重点的综合医院或眼科专科医院,其中成立较早的有北京同仁医院。

1949 年新中国成立之后,现代眼科学在我国获得了真正的发展。解放初期,全国的眼科医师仅有百余人,主要集中在大城市。1955 年我国汤飞凡、张晓楼成功分离和培养了沙眼衣原体,受到了国际眼科界的普遍重视。我国先后出版了大量眼科书刊,已有全国高等医学院校统一教材《眼科学》及各医学院校自编的眼科学教材,编写和出版了《眼科全书》《中华眼科学》《中国医学百科全书·眼科学》和有关眼科解剖、病理、药理、角膜、屈光、眼肌、视网膜、青光眼、白内障、眼外伤等多种专著或译著,并定期出版近 20 种眼科期刊。

眼是人体十分重要的感觉器官,能够接受外部的光刺激,并将光冲动传送到大脑中枢而引起视觉。人通过感觉器官从外界获得的信息中,大约 90% 是由眼来完成的。人的视觉敏锐程度对生活、学习和工作的能力影响极大。眼部结构精细,即使轻微损伤,都可能引起结构改变,导致视功能的减退,甚至完全丧失,从而给个人、家庭和社会造成难以估量的损失。而且现代社会的工作和生活要求人们具有良好的视功能。正是由于上述原因,防治眼病具有重要意义。

耳鼻咽喉科学领域涉及的感觉器官研究包括听觉、平衡觉、嗅觉、味觉、呼吸和吞咽等感觉器官相关部位的解剖与发育、生理与病理,以及疾病的诊断、治疗和预防。耳科学发展较早,公元前 2500 年,古埃及 The Edwin Smith Surgical Papyrus(公元前 3000—公元前 2500)曾描述颞骨外伤及其对听觉的影响。公元前 400 年,Hippocrates 就提出鼓膜是听觉器官的一部分。1914 年和 1961 年,Robert Bárány 和 Georg von Békésy 分别因为在阐明前庭终器的生理和病理以及在发现耳蜗听觉生理机制方面的突出贡献,而各自荣获诺贝尔生理或医学奖。近几十年来,耳鼻咽喉科学领域在基础研究和临床医学方面亦取得了许多重大进展,主要如下:①耳声发射及毛细胞能动性现象的探讨,提示耳蜗在声能的处理过程中存在主动耗能过程;相关的研究结果促成耳蜗主动微机械观点的建立,补充了 Békésy 行波学说的被动过程之不足。耳声发射现象的检测应用于临床,为鉴别感音性聋与神经性聋提供了一种有价值的方法。②电子耳蜗言语处理技术的改进及电子耳蜗植入的推广,使成千上万的深度感音神经性聋患者及聋哑儿童不同程度地恢复了听觉及言语功能;电子脑干植入的应用亦为双侧听神经瘤患者恢复听力带来了希望。③耳聋的分子生物学研究已定位 50 余个遗传性聋基因,某些获得性聋如药物中毒性聋、老年性聋、噪声性聋、自身免疫性聋等疾病研究亦获不同的进展。④对窦口鼻道复合体(ostiomeatal complex)解剖学的认识及鼻内镜外科的开展使慢性鼻窦炎及鼻息肉的治疗有了突破性进展;经鼻内镜的拓展,包括鼻颅和鼻眼相关外科手术的开展与推广,在相当程度上更新了眼科和颅底外科的治疗手段;计算机术中三维导航系统与经鼻内镜外科手术的配合,使经鼻内镜外科技术日臻完善,推动了学科整体的进一步发展。⑤变应性鼻炎及鼻高反应性疾病的基础和临床的研究进展,以及新型抗变态反应药物的开发,使此类常见疾病得到合理的治疗。2004 年 Richard Axel 和 Linda B.Buck 因为发现嗅素受体基因家族及嗅觉系统从分子到细胞水平的结构共同荣获诺贝尔生理或医学奖。

中国的传统医学对耳鼻咽喉疾病的研究亦有悠久的历史,远在公元前 13 世纪殷商时代的甲骨文中就有"疾耳""疾自(鼻)"和"疾言"等记载。我国现存较早的医学文献《黄帝内经》对耳鼻咽喉的解剖、生理和疾病均有所叙述。唐代孙思邈所著《千金要方》和《千金翼方》、王焘所著《外台秘要》,宋代王怀隐所著《太平圣惠方》及许叔微所著《普济本事方》等我国许多医学文献中对耳鼻咽喉部疾病及呼吸道和食管异物等都有较为详细的描述。在唐代的"医学院校"太医署中,已将耳目科作为分科教学。近半个世纪尤其是改革开放以来,我国的耳鼻咽喉科学也获得较大的发展。展望未来,耳鼻咽喉科有望在耳聋基因诊断与治疗、新材料及新一代人工感觉器官如全植入式电子耳蜗的应用等方面亦将取得突破性进展。

三、感觉器官研究与相关学科的关系

眼科学与其他临床学科有着密切的关系。视觉器官是人体的重要组成部分,视觉器官的病变与全身其他系统疾病常有密切联系和相互影响。视觉功能的减退或丧失会影响到全身其他系统的功能和生活质量。相当多的全身疾病在眼部有特殊的表现和并发症,甚至会导致患者丧失视力。

眼科学与基础医学的关系非常密切。基础学科,例如生理学、生物化学、遗传学、分子生物学、免疫学、发育生物学、药理学、流行病学、影像医学和基因工程学等所取得的成就有助于阐明一些眼病的发病机制,有助于探索和提高预防、诊治眼病的水平。在眼科领域中所取得的成就又丰富了这些基础学科的内容。正是由于眼科学与其他学科之间的互相渗透和影响,眼科学中已经出现了许多新的分支,如眼遗传学、眼病理学、眼免疫学、神经眼科学、眼药理学、眼视光学、眼流行病学和激光眼科学等,更加促进了眼科学和其他医学科学的发展。

耳鼻咽喉诸器官解剖关系较为复杂,上承颅脑,下通气管、食管,鼻之两旁毗邻眼眶,咽喉两旁还有重要的神经干与大血管通过。在解剖上与上、下、左、右邻近器官以至全身诸系统的联系非常紧密,因此耳鼻咽喉科与相关学科有着错综复杂和不可分割的关系。因此学习本专业知识应注意耳鼻咽喉诸器官之间的联系,亦应考虑耳鼻咽喉局部与全身各系统的联系,包括内分泌系统、血液系统、心血管系统、免疫系统、泌尿系统、神经系统等,使耳鼻咽喉头颈外科学的专科知识与临床各科知识有机结合起来。

耳鼻咽喉科的感觉器官疾病可以分为先天性畸形、感染、异物、肿瘤、过敏反应、创伤和全身疾病在耳鼻咽喉器官的局部表现七类。耳鼻咽喉科的感觉器官区域是呼吸和消化功能的通路,感染、过敏、创伤及肿瘤的发生率高,应给予必要的重视。耳鼻咽喉科学尚未完全解决的课题比比皆是,诸如耳聋防治、音声医学、头颈肿瘤学、耳鼻咽喉疾病免疫学和器官移植以及颅面部整形美容外科、职业病问题等,尚有很多未知的领域有待开拓。耳聋、中耳炎、鼻炎及鼻窦炎、咽炎及扁桃体炎、喉炎等疾病仍是耳鼻咽喉科的常见病与多发病,也是影响上述听觉、平衡、嗅觉、呼吸、发声和吞咽等重要感觉器官生理功能的常见因素,应是本学科临床医疗工作与基础研究工作的重点。在诊治这些疾病时,如何利用现代各种诊疗技术和手段,维护和恢复上述重要的感觉器官生理功能,是极为重要的出发点和落脚点。因此我们不仅需要掌握临床相关学科的基础知识,尚需掌握现代医学各有关学科如细胞生物学、分子生物学、免疫学、环境医学、宇航医学和临床学科的知识,以及自然科学相关学科如声学、力学、光学和电子学等方面的知识。耳鼻咽喉科工作者需不断地更新知识、勇于探索,把本学科的基础研究、临床工作与教学水平不断地推向新的高峰,为人类感觉器官医学事业作出贡献。

四、感受器概述

感受器(sensory organ)是感受器(receptor)及其附属结构的总称,是机体接受内、外环境各种刺激并将刺激转变为神经冲动或神经兴奋的装置。感受器与感觉器两词有时通用,但严格地讲其含义并不等同。感受器广泛分布于人体全身各部,其结构和功能各不相同。有的感受器结构非常简单,仅仅是游离的感觉神经末梢,比如痛觉感受器;有的感受器结构则比较复杂,除具有感觉神经末梢外,在神经末梢的外面还有数层结构共同形成的各种被囊,如接受触觉、压觉等刺激的触觉小体、环层小体等。感觉器的结构比感受器复杂,它除了包括感受器外,还包括其附属装置,如视器是由眼球(感受器)和眼副器构成。人体的特殊感觉器有视器、前庭蜗器、味器及嗅器等。

感受器的功能是接受机体内、外环境的各种不同刺激,并将其转变为神经冲动或神经兴奋,由感觉神经传入中枢,经中枢整合后产生感觉;再由高级中枢发出神经冲动经运动神经传至效应器,对刺激做出反应。

在正常状况下,一种感受器只对某一特异的刺激敏感,如对视网膜特异的刺激是一定波长的光;对听器特异的刺激是一定频率的声波等。高等动物感受器的高度特化是长期进化过程中逐渐演化而来的,也是随着实践不断完善的。它使机体对内、外环境不同的变化作出精确的分析和反应,从而更加完善地适应其生存的环境。感受器是机体产生感觉的媒介器官,是机体认识世界和探索世界的最初步器官,是反射弧中的首要结构。

感受器的种类繁多,形态和功能各异。一般根据感受器所在的部位和接受刺激的来源将其分为三类。①外感受器(exteroceptor):分布在皮肤、黏膜、视器和听器等处,感受来自外界环境的刺激,如痛、温、触、压、光波和声波等物理刺激和化学刺激。②内感受器(interoceptor):分布在内脏器官和心血管等处,接受体内环境的物理刺激和化学刺激,如渗透压、压力、温度、离子和化合物浓度的变化等刺激。分布于嗅黏膜的嗅觉感受器及舌的味蕾,虽接受来自外界的刺激,但这两种感受器与内脏活动有关,故把它们列入内感受器。③本体感受器(proprioceptor):分布在肌、肌腱、关节和内耳的位觉器等处,接受机体运动和平衡变化时所产生的刺激。

感受器还可根据其特化程度分为以下两类:①一般感受器:分布在全身各部,如分布在皮肤的痛觉、温觉、粗触觉、压觉和精细触觉感受器;分布在肌、肌腱、关节的运动觉和位置觉感受器和分布在内脏及心血管的各种感受器。②特殊感受器:如分布在眼、耳、鼻、舌等的感受器,包括视器、听器、平衡器、嗅器、味器等。

感受器的一般生理特性有以下几种。

1. 适宜刺激 一种感受器常常只对某种特定形式的刺激最敏感,这种形式的刺激就称为该感受器的适宜刺激(adequate stimulus)。如人眼视网膜感光细胞的适宜刺激为380~760nm波长的电磁波,适宜刺激也必须达到一定的强度才能引起感受器的兴奋。引起感受器兴奋所需的最小刺激强度称为强度阈值;当刺激强度不变时,引起感受器兴奋所需的最短作用时间称为时间阈值。此外,人若在感觉上分辨相同性质的两个刺激,那么这两个刺激的强度的差异也必须达到一定程度,这种刚能使人在感觉上分辨清楚的两个刺激强度的最小差异称为感觉辨别阈。但是感受器并仅仅只对适宜刺激起反应,对非适宜刺激也可以引起一定的反应,例如压迫眼球可产生一定的光感,但是所需刺激强度远远大于适宜刺激。在长期进化过程中,当人接触环境中某种刺激时,总是对这种刺激最敏感的感受器先出现反应。这种情况能使机体对环境变化进行精确地反应和分析。

2. 换能作用 感受器将作用于它们的各种形式的刺激能量(如光能、声能、热能、机械能和化学能等)转换为感觉神经的动作电位,这一作用称为感受器的换能作用(transducer function)。当刺激作用于感受器时可产生一种过渡性的局部电位变化,发生在感受细胞的膜电位变化称为感受器电位(receptor potential),发生在感觉神经末梢的膜电位变化则称为发生器电位(generator potential)。感受器电位和发生器电位在本质上相同,均具有局部电位的特征,即等级性电位、衰减性传导和反应可以叠加总和。发生器电位或感受器电位的幅度、持续时间和波动方向真实反映了外界刺激的特性,因此可以把感受器看成是生物换能器。只有当这些过渡性电变化使该感受器的传入神经纤维上产生动作电位时,才标志其作用的完成。

各类感受器电位的产生机制各不相同,目前研究认为这个过程可能与不同的信号转导分子有关。听觉和触觉等由机械门控通道介导,视觉、味觉和嗅觉由不同的G蛋白耦联受体介导,热觉和冷觉可由瞬时受体电位通道介导,而痛觉则可能由多种信号分子介导。

3. 编码作用 感受器将外界刺激能量转换成神经动作电位时,不仅是发生了能量形式的转换,更重要的是将刺激所包含的环境变化的信息也转移到了动作电位的序列之中,这一过程称为感受器编码(coding)作用。不同性质和强度的刺激如何在神经电信号序列中进行编码?目前认为,不同性质的感觉产生取决于传入冲动经过的特定传导通路和到达特定的皮质部位。如耳蜗受到声波刺激时,不仅能将机械能转换成神经冲动,还能将音量、音调、音色等信息包含在神经冲动的序列之中。外界刺激的数量或强度可通过单一神经纤维上动作电位的频率高低和参与信息传输的神经纤维数量多少来编码。当某一频率的声音强度增加时,可以使听神经单根纤维动作电位频率增加,而且有更多的听神经纤维兴奋,从而使人感觉声音的音调变高。

4. 适应现象 当强度恒定的刺激持续作用于感受器时,相应感觉神经纤维出现的动作电位频率会逐渐降低,这一现象称为感受器的适应(adaptation)现象。"入芝兰之室,久而不闻其香"就是嗅觉适应现象的生动写照。适应并非疲劳,若对某一刺激产生适应之后,再增加刺激强度,又可使传入神经冲动的频率增加。适应现象的产生机制较复杂,可能与感受器的换能作用、通道的功能状态及感受细胞与传入神经纤维之间的突触传递有关。

根据感受器发生适应的快慢,常可分为快适应感受器(如皮肤环层小体)和慢适应感受器(如肌梭和颈动脉窦压力感受器)两类。慢适应感觉器适应过程很慢,一般仅在刺激开始后不久出现冲动频率的轻微下降,稍后可长时间维持这一水平,直到刺激撤除为止。慢适应感受器可使机体对某些功能活动进行持续监测,有利于机体稳态的维持。而快适应感受器适应过程很快,仅仅在刺激开始后的短时间内有动作电位形成,稍后感觉神经冲动的频率会明显降低甚至消失,快适应感受器对刺激非常敏感,有利于机体不断地接受新的刺激并做出相应的反应。

五、病史采集及病历书写

(一) 病史

病史同一般病历要求一样,应按主诉、现病史、既往史、个人史、家族史等顺序系统地询问和记录。

病史组成的要点是:

1. 主诉 即患者入院时的主要症状,不能用疾病诊断名称代替症状,并详细说明病期,注明眼别。

2. 现病史 记录从发病到住院前全部病情经过。包括发病诱因与时间、主要症状的性质、各种症状出现时间的先后、病情经过,做过哪些检查和治疗,治疗效果如何等,注意视力、听力、嗅觉等情况。

3. 既往史 既往有无类似病史、既往眼、耳、鼻及咽喉部病史及其与全身病的关系、外伤史、手术史、传染病史和药敏史等。要注意是否戴眼镜(框架眼镜与隐形眼镜)。

4. 个人史 记录患者有无烟、酒嗜好,工作性质,毒物接触史,婚姻状况,子女情况,有无疫区居住史,男性有无冶游史,女性月经史及分娩情况。

5. 家族史 家族成员中有无类似患者(与遗传有关的眼病)、父母是否近亲结婚等。

（二）常见症状

1. 眼病常见症状

（1）视功能障碍：包括视力、视野、色觉、立体觉、对比敏感度等功能异常。

1）视力障碍

①突然视力下降，无眼痛：见于视网膜动脉或静脉阻塞、缺血性视神经病变、视网膜脱离、玻璃体积血、视神经炎；

②逐渐视力下降：见于屈光不正、白内障、慢性视网膜疾病、开角型青光眼；

③突然视力下降合并眼痛：见于葡萄膜炎、急性闭角型青光眼、角膜炎症、水肿；

④视力下降而眼底正常者：见于球后视神经炎、中毒性或肿瘤所致的神经病变、视锥细胞变性、视杆细胞性全色盲、癔症、弱视；

⑤一过性视力丧失：常见于视盘水肿、一过性缺血、椎基底动脉供血不足、精神刺激性黑矇、直立性低血压、视网膜中央动脉痉挛、过度疲劳、偏头痛、癔症等。

2）视野缺损

①中心暗点：常见于中心性视网膜脉络膜病变、黄斑变性或黄斑裂孔等黄斑部病变、视神经炎及球后视神经炎；

②旁中心暗点：常见于青光眼的早期损害；

③弓形暗点：常见于青光眼、前部缺血性视神经病变；

④环形暗点：常见于青光眼、视网膜色素变性等；

⑤象限性缺损：常见于视交叉以上损害、前部视神经缺血性病变等；

⑥偏盲性视野缺损：常见于视束及视皮层病变；

⑦生理盲点扩大：常见于视盘水肿、青光眼、高度近视、视盘旁大的近视弧、视盘缺损、视盘有髓神经纤维、视盘黑色素瘤、视盘视网膜炎、视盘血管炎；

⑧向心性视野缩小：常见于视网膜色素变性、球后视神经炎、视神经萎缩、中毒性视网膜病变、晚期青光眼、癔症等。

3）色觉异常：常见于色弱、色盲、某些后天眼病，如烟酒中毒、视神经病、颅脑损伤。

4）夜盲：常见于视网膜发育不良、视网膜色素变性、周边视网膜病变、白点状视网膜变性；青光眼、虹膜后粘连、屈光间质周边部混浊、瞳孔缩小、维生素 A 缺乏、肝病等。

5）昼盲：常见于黄斑变性、全色盲、角膜、晶状体中心区混浊、瞳孔散大、黄斑病变、轴性视神经炎等。

6）视物变形：常见于：①中心性视网膜脉络膜病变、黄斑水肿；②视网膜脱离；③视网膜血管瘤、视网膜脉络膜肿瘤；④视网膜出血；⑤视网膜寄生虫。

7）闪光视觉：常见于玻璃体后脱离、视网膜脱离、视网膜脉络膜炎、眼球外伤、玻璃体混浊、颅脑外伤。

8）视疲劳：常见于远视、近视、散光、斜视、调节/集合异常、精神心理不稳定因素。

9）立体视觉异常：常见于斜视、弱视、单眼抑制、异常视网膜对应等。

10）对比敏感度异常：常见于屈光间质异常、视网膜及视神经系统病变。

（2）眼部感觉异常：如眼部刺痛、胀疼、痒、异物感、畏光等。眼部刺激征为眼剧痛、眼红、畏光及流泪、眼睑痉挛，常见于角膜炎症、外伤、急性虹膜炎或急性虹膜睫状体炎、青光眼等。

1）眼球疼痛：常见于青光眼、角膜炎、急性结膜炎、眼球筋膜炎、巩膜炎、眼外伤、视疲劳、神经性眼痛。

2）流泪

①流泪：常见于结膜炎、角膜炎、虹膜睫状体炎以及泪腺疾病，如：泪腺炎，泪腺肿瘤，Mikulicz综合征，精神性流泪，眼表异物，药物及化学毒剂刺激。

②溢泪：常见于泪道狭窄或阻塞、下睑外翻、泪道排出系统的生理功能障碍等。

（3）眼部外观异常：如充血、出血、分泌物、肿胀、新生物等。

1）眼球充血：包括结膜充血、睫状充血、混合充血。

2）视网膜出血：主要有视网膜浅层出血、视网膜前出血、视网膜深层出血、玻璃体积血、视网膜色素上皮下出血。应进一步检查出血原因，包括眼外伤、糖尿病、高血压、动脉硬化、血液病等。

3）眼分泌物：常见于细菌、病毒感染性结膜炎、角膜炎，眼外伤，物理化学刺激，过敏反应，营养缺乏，寄生虫感染等。

4）角膜混浊：常见于角膜水肿和浸润、溃疡、角膜新生血管、角膜表面组织增殖、炎症、外伤、变性及营养不良（如角膜变性、角膜软化症、Kayser-Fleischer环、带状角膜变性、颗粒状、斑状及格子状角膜营养不良等）、角膜薄弱、瘢痕、白斑、角膜葡萄肿等。

5）瞳孔变形：常见于青光眼、先天性虹膜缺损、先天性虹膜炎、先天性瞳孔残膜、瞳孔异位、多瞳症、虹膜萎缩、虹膜后粘连、外伤性虹膜根部离断、虹膜脱出等。

6）白瞳征：常见于白内障、视网膜母细胞瘤、眼内炎、Coats病、永存原始玻璃体增生症、眼内寄生虫、早产儿视网膜病变、视网膜全脱离等。

7）脉络膜新生血管：常见于老年性黄斑变性、眼底血管样条纹、病理性近视、Stargardt病、Best病，及其他视网膜变性疾病、炎症、肿瘤、外伤等。

2. 耳病常见症状

（1）耳痛：由耳病引起疼痛或牵涉性痛，包括钝痛、刺痛、灼痛、抽痛等，可见于外耳道炎、外耳道疖、耳郭软骨膜炎、中耳炎、耳外伤、中耳癌、Hunt综合征、三叉神经痛、舌咽神经痛、颞下颌关节紊乱、扁桃体炎牵涉痛等疾病。

（2）耳漏：外耳道积聚或流出液体，根据液体性质不同，分为：

1）脂性耳漏：为少量稀薄黄色或棕褐色油脂样耵聍，与遗传有关。

2）浆液性耳漏：可见稀薄透明液体，量较多，不断溢出，多为变应性中耳炎。

3）黏液性耳漏：为淡黄色稀薄透明液体，有黏性，多见于分泌性中耳炎。

4）水样耳漏：耳及颅脑外伤或手术后较多水样清亮液体流出，常考虑脑脊液鼻漏。

5）脓性耳漏：为黄脓性黏稠分泌物，伴或不伴恶臭，多见于急、慢性化脓性中耳炎、弥漫性外耳道炎等，伴恶臭者常考虑胆脂瘤的可能。

6）血性耳漏：见于耳外伤、大疱性鼓膜炎、中耳癌、颈静脉球体瘤等。

（3）耳聋：即听力下降。临床上分为传导性聋、感音神经性聋及混合性聋三类。传导性聋多见于耵聍栓塞、中耳炎、鼓膜外伤等，感音神经性聋见于药物中毒、听神经瘤等，混合性聋可见于长期慢性化脓性中耳炎者。

（4）耳鸣：是听觉功能紊乱所致的一种常见症状，传导性耳聋者表现为低音调鸣，感音神经性聋者则多为高音调鸣。分为主观性耳鸣和客观性耳鸣，前者可见于耵聍栓塞、咽鼓管阻塞、听神经瘤、中耳炎、耳硬化症、噪声性聋、血压过高或过低、贫血、糖尿病、睡眠障碍等，后者见于耳周动静脉瘘、腭肌痉挛、咽鼓管异常开放等情况。

（5）眩晕：表现为睁眼时周围物体旋转、闭眼时自身旋转。分为：

1)耳源性眩晕:突然发病,与头位变动有关,常伴耳鸣、耳聋、眼震,见于梅尼埃病、迷路炎、自主神经功能紊乱等。

2)中枢性眩晕:缓慢起病,与头位变动无关,多不伴耳部症状,但有眼震,持续时间长,见于听神经瘤、脑血管病变等。

3)全身疾病性眩晕:可表现为麻木感、倾斜感、漂浮感,常见于高血压、心脏病、低血糖、重度贫血、神经官能症等。

3. 鼻病常见症状

(1)鼻塞:为鼻及鼻窦疾病的常见症状,可表现为间歇性、阵发性、交替性、进行性或持续性,可单侧或双侧出现。长期鼻塞,要先考虑慢性单纯性鼻炎、肥厚性鼻炎、慢性鼻窦炎、鼻息肉、鼻中隔偏曲等疾病;阵发性鼻塞,合并伴连续性喷嚏、清水样鼻涕,应考虑变应性鼻炎;长期鼻塞并涕中带血,考虑恶性肿瘤,如鼻咽癌;鼻塞伴有大量鼻出血,青年人应考虑血管瘤。

(2)鼻漏:是由于鼻分泌物过多而自前鼻孔或后鼻孔流出,也是鼻病的常见症状之一。根据分泌物性质不同,可分为:

1)水样鼻漏:分泌物稀薄,清澈如水样,常见于变应性鼻炎、急性鼻炎早期、血管运动性鼻炎。

2)黏液性鼻漏:为慢性炎症刺激鼻黏液腺分泌亢进所致,多见于慢性鼻炎、慢性鼻窦炎。

3)黏脓性鼻漏:分泌物黏稠,为黏液和脓的混合物,多见于慢性鼻炎、鼻窦炎及急性鼻炎的恢复期。

4)血性鼻漏:分泌物中混有血液,可见于鼻腔异物、外伤、鼻及鼻窦炎症、肿瘤等。

5)脑脊液鼻漏:若颅脑外伤或剧烈活动后出现鼻溢液,清亮水样,无黏性,久置后不自行凝结应考虑脑脊液鼻漏。

(3)鼻音:鼻腔、鼻窦及鼻咽腔均参与了发声共鸣作用。病理性鼻音分开放性鼻音和闭塞性鼻音,前者是发声进入与口腔开放的鼻腔,发生不正常的鼻腔共鸣,见于腭裂、软腭瘫痪、腭咽关闭不全等;后者系发声不能有效进入鼻腔,不能产生共鸣,多见于鼻炎、鼻肿瘤等导致鼻阻塞的疾病。

(4)嗅觉障碍:临床常见有三种嗅觉障碍:①嗅觉减退或丧失:多可恢复,见于肥厚性鼻炎、鼻息肉、变应性鼻炎、鼻内肿瘤、慢性鼻窦炎、萎缩性鼻炎等;②部分性或完全性嗅觉缺失或失嗅:难恢复,见于嗅神经炎、病毒感染、颅脑损伤等;③嗅觉异常:包括嗅觉过敏、嗅觉倒错、幻嗅,幻嗅多属癔症。

(5)鼻出血:亦为常见的临床症状,可表现为涕中带血、滴血、流血、血流如柱,单侧或双侧,可因外伤、炎症、肿瘤全身性疾病引起,出血程度一般与出血原因和部位有关。

(6)鼻源性头痛:由鼻腔、鼻窦疾病引起,一般伴有鼻塞、脓涕等症状,常为深部头痛,且有固定时间及部位,应用鼻腔黏膜收缩剂后头痛可减轻。

4. 咽喉病常见症状

(1)咽痛:为咽部疾病最常见症状,可由咽部疾病或邻近器官疾病引起,表现为刺痛、钝痛、烧灼痛、隐痛、跳痛、胀痛等,可为阵发性或持续性。疼痛程度视疾患的性质和患者对疼痛的敏感程度而异,与病情的严重程度并不完全一致。

(2)咽部异物感:表现为咽部有毛刺、异物、堵塞、贴附、瘙痒、干燥等异常感觉,可见于咽部慢性炎症、扁桃体肥大、咽部肿瘤、反流性食管炎、悬雍垂过长、神经官能症等。

(3)吞咽困难:程度视疾病性质与轻重而异,分为功能障碍性、梗阻性及瘫痪性,可因咽痛疾病、异物、外伤、肿瘤、中枢病变等引起。

(4)声音嘶哑。

(5)饮食反流:也成为腭咽反流,多见于扁桃体周围脓肿、咽后脓肿、食管病变、咽肌瘫痪、腭裂、喉咽部肿瘤等疾病。

(6)吸气性呼吸困难:表现为吸气运动加强,吸气时间延长,三凹征阳性,常见于引起喉阻塞的疾病,如先天性喉蹼、急性会厌炎、小儿急性喉炎、喉部肿瘤、喉异物、喉痉挛、声带巨大息肉、喉外伤、双侧喉返神经麻痹等。

(7)咯血:少者为痰中带血,多者大量咯血,可由喉癌、喉血管瘤、喉结核、外伤或异物引起。

(三)病历书写

1. 眼科病历书写要点

(1)主诉:应注明眼别。

(2)现病史:详细记录眼病发病过程;如曾在他院治疗,应记载其诊断及治疗经过;并附记以往视力、视力疲劳及戴镜史等。

(3)既往史:详细记录眼病史和与眼病有关的全身病史。

(4)个人史:记明可能与眼病有关的特殊嗜好、生活习惯及周围环境。

(5)家庭史:记明有无与遗传有关的眼病及近亲结婚史。

2. 眼部检查要点 眼部检查列入一般病历中眼科情况项内(必要时绘图表示)。如用表格病历,应按表格内容填写,可将眼部病变绘于有关图内,加以必要的文字说明。下列各项分右眼、左眼两栏分别书写。

(1)视力:包括远视力、小孔视力、近视力、戴镜远近视力、镜片度数。

(2)眼睑:①皮肤:色泽,有无松弛、水肿、瘀斑、红肿、脓肿、溃疡、瘢痕及肿物等;②形态:睑裂大小,是否对称,有无缺损、内翻、外翻、下垂、闭合不全;③睑缘:有无红肿、溃疡、结痂、肥厚、鳞屑、分泌物;④睫毛:方向、分布疏密、有无变色、双行睫;⑤眉毛:有无脱落、变色。

(3)泪器:①泪腺:有无皮肤红肿、压痛、肿块;②泪点:大小、位置,是否闭塞;③泪小管:有无狭窄、阻塞;④泪囊:有无皮肤红肿、压痛、波动、瘘管、瘢痕,有无挤出物及其性状;⑤鼻泪管:有无狭窄、阻塞。

(4)眼球:①是否存在,若缺失者注明是先天性、手术性或外伤性无眼球;②大小、形状、位置(突出,内陷或偏斜)、搏动;③有无运动障碍或震颤。

(5)结膜

1)睑结膜:①贫血或充血(弥漫性或局限性);②光滑,透明,粗糙,肥厚,血管是否模糊,睑板腺是否可见;③乳头肥大,滤泡及瘢痕(颜色、形态、大小、位置、排列);④出血,溃疡,坏死,异物,结石,新生物,睑球粘连;⑤有无分泌物,性状及量多少。

2)球结膜:①充血范围及程度,注意系睫状充血、结膜充血或混合充血,出血(颜色、范围、位置),水肿;②光滑,透明,湿润,干燥,比托斑色素沉着;③疱疹,溃疡,损伤,异物;④睑裂斑,翼状胬肉,血管瘤,痣及新生物等。

(6)角膜:①形状,大小,厚薄,弯曲度;②表面光滑、粗糙、凹凸不平;③透明度,混浊(瘢痕性或浸润性)大小、形态、位置、深浅、染色情况;④新生血管(深浅、位置、范围、形状),新生物,损伤,角膜后沉着物,有无水肿,后弹力层皱褶等;⑤知觉减退。

(7)巩膜:颜色、色素、充血、隆起、结节、压痛、新生物、损伤。

(8)前房:①深度:双眼比较、CT值;②房水:房水闪辉,浮游颗粒,渗出物、血、脓。

(9)瞳孔:大小、形状、位置,对称、闭锁、膜闭,对光反射,调节反射,辐辏反射。

(10)虹膜:①颜色、色素多少及分布情况;②纹理;③充血、肿胀、萎缩;④缺损、粘连、膨隆、震颤、穿孔、离断、瘢痕;⑤新生血管、结节、新生物、异物;⑥睫状体部压痛。

(11)晶体:是否存在,位置,透明或混浊。有无异物、脱位、色素沉着。

(12)玻璃体:有无混浊、出血、纤维增殖、新生血管等。

(13)眼底(须绘图)

1)视盘:颜色,边界,形状,隆起,生理凹陷,筛板小点,血管状况。

2)黄斑部:中心凹反射及附近情况,有无水肿、渗出物、出血、裂孔或囊样变性。

3)视网膜血管:有无屈曲、怒张、闭塞或搏动,动脉壁反光度、管腔大小、是否规则;动脉与静脉之比例及交叉处情况。

4)一般情况:①颜色、脉络膜情况;②水肿、渗出物、出血、色素、增殖、萎缩、瘢痕(以上各点须写明形状、范围、部位)。

5)新生物、寄生虫、异物、新生血管。

6)视网膜脱离:部位、范围、高起屈光度数、裂孔(须绘图)。

(14)其他检查:①裂隙灯活体显微镜检查(须绘图);②前房角镜检查(须绘图);③眼压检查(注明测量方法、时间、是否用过散瞳、缩瞳及其他降眼压药物);④视野检查(包括平面视野及周边视野两种检查,所用视标至少要有白、红两色);⑤色觉检查。

3. 耳鼻喉科病历书写 病史书写各项要求同一般病历,但在现病史中应按各种症状出现时间的先后,详述发病时间、可能的致病诱因、病情发展过程,有无急性发作史,所经治疗及其效果。本病应有的症状而尚未出现者,亦应说明。既往史中详细记录有无耳鼻咽喉部疾病病史及与其相关的全身性疾病病史(如高血压、血液系统疾病、心脏病、药物中毒等)。个人史中要记录与鼻咽喉部疾病有关的特殊嗜好、生活习惯及周围环境,如有无吸烟饮酒嗜好、噪声接触、有毒物质接触史等。家庭史中要记录家庭成员有无类似疾病发作或恶性肿瘤病史,有无近亲结婚史等。

(1)现病史

1)耳部病史

①耳痛:部位、性质、程度。

②耳鸣:时间(持续性、间歇性),性质(嗡鸣或机器轰鸣)。

③耳聋:突发性、进行性、持续性、间歇性,程度。

④眩晕:频发、偶发,发作时与头位有无关系,有无恶心、呕吐、耳内胀满感、耳鸣、步态异常、站立不稳及其倾倒方向。

⑤分泌物:时间(持续性、间歇性),性质(油性、水样、脓性、血性、黏液性),量,气味等。

2)鼻部病史

①鼻塞:持续性、间歇性、交替性、单侧或双侧。

②分泌物:性质(脓性、黏液性、水样、血性、干痂),程度(少、中、多),与体位的关系。

③嗅觉:减退、丧失、异常。

④鼻出血:频发、偶发,每次出血量,诱因。

⑤头痛:部位,性质,程度,发作和持续时间。

⑥有无鼻部外伤、出血、肿胀和骨折。

3）咽喉部病史

①有无咽喉疼痛、干燥不适、异物阻塞、吞咽困难、食物反流等。

②有无声音嘶哑、发声障碍、吸气性呼吸困难、咯血等。

（2）专科检查

1）耳

①耳郭：有无畸形、红肿、增厚、牵引痛，耳屏有无压痛，耳后沟是否消失，耳郭周围有无瘘管。

②外耳道：有无耵聍、异物、红肿、分泌物（性质，量）或新生物。

③鼓膜：标志是否完整，活动情况，有无充血、肿胀、混浊、增厚、萎缩、鼓室积液影、肉芽、瘢痕、穿孔（部位、大小、形状），脓液性质，中耳腔有无肉芽、胆脂瘤。

④乳突：有无红肿、压痛、波动、瘘管。

注：耳科患者另附听力检查，鼓膜病变需绘图说明。

2）鼻

①外鼻：有无畸形、压痛、红肿、创口。

②鼻前庭：有无触痛、糜烂、皲裂、结痂、疖肿。

③鼻甲：有无充血、水肿、苍白、肥厚、干燥、萎缩和息肉样变。

④鼻道：有无脓液（体位引流情况，量，性质）、年液、干痂、息肉、血液、新生物。

⑤鼻中隔：有无偏曲、棘、嵴，黏膜有无糜烂、出血或穿孔及其部位。

3）咽喉部

①鼻咽部：黏膜有无充血、粗糙、溃疡、新生物，腺样体大小。

②口咽部

软腭：有无水肿、下塌、麻痹、悬雍垂偏斜、溃疡。

前后腭弓：有无充血、肿胀、溃疡、隆起、伪膜、新生物。

咽后壁：有无充血肿胀、淋巴滤泡、溃疡、干燥。

③喉咽及喉部

会厌：形态及运动，有无红肿、新生物。

梨状窝：有无积液、新生物。

室带（假声带）：有无红肿、增厚。

声带：运动是否对称，有无闭合不良、充血、水肿、新生物。

杓状软骨：运动情况，有无红肿、新生物。

4）颈部及淋巴结：注意喉外部甲状软骨及环状软骨的外形，有无摩擦音，有无增厚、肿胀、压痛，吞咽时喉部情况。颈部淋巴结有无肿大（大小、数目、硬度、活动度），有无压痛及粘连。

（徐 军 陈 冬 郑德宇）

第二篇

视觉系统

第一章

眼 部 概 述

视觉器官(visual organ)接受光波的刺激,将感受的光波刺激转变为神经冲动,经视觉传导通路传至大脑视觉中枢,产生视觉。视觉器官由眼球、眼眶、眼副器、视觉传导路和眼部的相关血管、神经结构等。

一、眼 球

眼球(eyeball)是视器的主要部分,近似球形,位于眼眶的前部。当眼平视前方时,眼球前面正中点称前极,后面正中点称后极。前、后极的连线称眼轴。在眼球的表面,距前、后极中点的各点连接起来的环形线称为赤道(equator),又称中纬线。经瞳孔中央至视网膜黄斑中央凹的连线,称为视轴(optic axis)。眼轴与视轴呈锐角交叉。

眼球由眼球壁和眼球的内容物构成(图 2-1-1)。

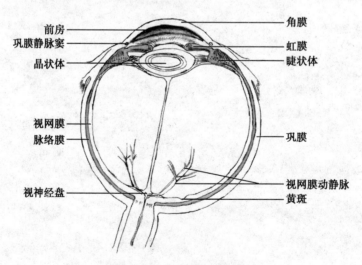

前房 — 角膜
巩膜静脉窦 — 虹膜
晶状体 — 睫状体

视网膜
脉络膜 — 巩膜

视神经盘 — 视网膜动静脉
黄斑

图 2-1-1 右眼球水平切面

(一)眼球壁

眼球壁从外向内依次分为眼球外膜、眼球中膜和眼球内膜三层。

1. 眼球外膜(outer tunic of eyeball) 又称纤维膜(fibrous tunic of eyeball),由致密纤维结缔组织构成,有支持和保护眼球内容物的作用。由前至后可分为角膜和巩膜两部分。角膜占前方的 1/6,无色透明,无血管和淋巴管,但有丰富的神经末梢。巩膜占后方的 5/6,厚而坚韧。

2. 眼球中膜(middle tunic of eyeball) 又称血管膜(vascular tunic of eyeball)或葡萄膜(uvea),富有血管丛和色素细胞,呈棕黑色,有营养眼球内组织及遮光作用。眼球血管膜由前后相互衔接的三部分组成,分别为虹膜、睫状体和脉络膜。虹膜(iris)位于中膜的最前部,呈冠状位的圆盘形薄膜,中央有圆形的瞳孔(pupil)。睫状体(ciliary body)是中膜中部最肥厚的部分,位于巩膜与角膜移行部的内面,在虹膜和脉络膜之间。脉络膜(choroid)占中膜的后 2/3,为一层富有血管和色素的薄膜。脉络膜的作用是供应眼球内组织的营养和吸收眼内分散光线以免扰乱视觉。

3. 眼球内膜(internal tunic of eyeball) 又称视网膜(retina),位于中膜内面,从后向前可分为三部分,即脉络膜部、睫状体部和虹膜部。睫状体部和虹膜部薄而无感光作用,故称为视网膜盲部。脉络膜部范围最大、最厚,附于脉络膜的内面,为视器接受光波刺激并将其转变为神经冲动的部分,故又称视网膜视部,此部光滑、柔软,在活体上呈紫红色(图 2-1-2)。

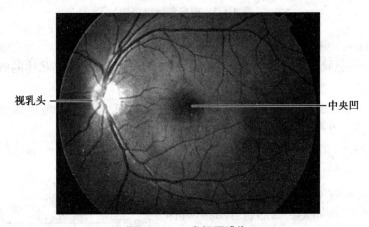

视乳头　　　　　　　　　　　　　　　　中央凹

图 2-1-2　正常视网膜像

视网膜视部的后部最厚,愈向前愈薄。在眼球后极内侧约 3mm,视神经起始处有一圆形区域,为视神经盘(optic disc)。视神经盘直径约为 1.5mm,有视神经和视网膜中央动、静脉穿过,无感光细胞,称生理性盲点。

在距视神经盘的颞侧约 3.5mm 处,有一由密集的视锥细胞构成的淡黄色小区,称黄斑(macula lutea),直径约 1.8~2mm,其中央凹陷,称中央凹(fovea centralis),此区无血管,是感光最敏锐处,也是视网膜最薄之处,约厚 0.1mm。

(二) 眼球内容物

眼球内容物包括房水、晶状体和玻璃体。这些结构透明、无血管、具有屈光作用,它们与角膜合称为眼的屈光装置,使物体反射出来的光线进入眼球后,在视网膜上形成清晰的物像,这种视力称为正视。若眼轴较长或屈光装置的屈光率过强,则物像落在视网膜前,称为近视。反之,若眼轴较短或屈光装置屈光率过弱,则物像落在视网膜后,称为远视。

1. 房水(humor aqueous) 为无色透明的液体,充满在眼房内。房水的生理功能是为角膜和晶状体提供营养并维持正常的眼压。

角膜与晶状体之间的腔隙为眼房(chambers of eyeball)。虹膜将眼房分为较大的前房和较小的后房,前、后眼房借瞳孔相通。在前房周边,虹膜与角膜交界处的环形区域,称虹膜角膜角(iridocorneal angle),亦称前房角(图2-1-3)。虹膜角膜角的前外侧壁有小梁网(trabecular reticulum),连于巩膜与虹膜之间,具有滤帘作用,是房水由前房流至巩膜静脉窦必经的通道。

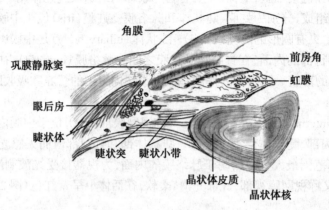

图 2-1-3 前房角解剖结构

2. 晶状体(lens) 位于虹膜的后方、玻璃体的前方,呈双凸透镜状,无色透明,富有弹性,不含血管和神经。晶状体借睫状小带(ciliary zonule)系于睫状体。晶状体的曲度随所视物体的远近不同而改变。

3. 玻璃体(vitreous body) 是无色透明的胶状物质,表面覆盖着玻璃体膜。他填充于晶状体与视网膜之间,约占眼球内腔的后 4/5。

二、眼 副 器

眼副器(accessory organs of eye)包括眼睑、结膜、泪器、眼球外肌、眶脂体和眶筋膜等结构,有保护、运动和支持眼球的作用。

(一)眼睑

眼睑(palpebrae)位于眼球的前方,分上睑和下睑,是保护眼球的屏障。上、下睑之间的裂隙称睑裂。睑裂两侧上、下眼睑结合处分别称为内眦和外眦(图2-1-4)。

(二)结膜

结膜(conjunctiva)是一层薄而光滑透明的黏膜,覆盖在眼球的前面和眼睑的后面,富含血管。按所在部位,可分衬覆于上、下睑内面的睑结膜、覆盖在眼球的前面的球结膜和位于睑结膜与球结膜互相移行处结膜穹窿三部分。

(三)泪器

泪器(lacrimal apparatus)由泪腺和泪道组成。泪道包括泪点、泪小管、泪囊和鼻泪管(图2-1-5)。

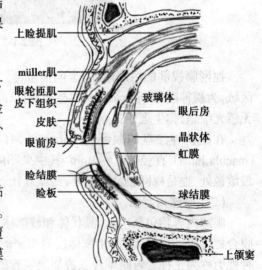

图 2-1-4 眼睑解剖结构

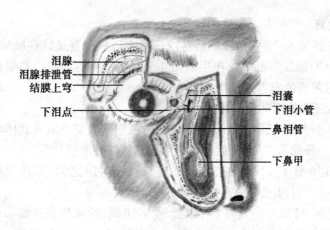

泪腺
泪腺排泄管
结膜上穹
下泪点
泪囊
下泪小管
鼻泪管
下鼻甲

图 2-1-5 泪器解剖结构

(四) 眼球外肌

眼球外肌为视器的运动装置,包括运动眼球的上、下、内、外 4 块直肌,上、下 2 块斜肌和 1 块提上睑的上睑提肌。

(五) 眶脂体与眶筋膜

眶脂体(adipose body of orbit)是填充于眼球、眼球外肌、神经、血管与眶骨膜之间的脂肪组织团块,功能是固定眶内各种软组织,对眼球、视神经、血管和泪器起弹性软垫样的保护作用。

眶筋膜(orbital fasciae)包括眶骨膜、眼球筋膜鞘、肌筋膜鞘和眶隔。

三、眼的血管和神经

(一) 眼的动脉

眼球和眶内结构的血液供应主要来自眼动脉。其主要分支包括:视网膜中央动脉、睫后短动脉、睫后长动脉、睫前动脉。另外,眼动脉还发出泪腺动脉、筛前动脉、筛后动脉以及眶上动脉等分支分布至相应的部位。

(二) 眼的静脉

眼球内的静脉包括:视网膜中央静脉、涡静脉、睫前静脉;眼球外的静脉包括:眼上静脉、眼下静脉。

(三) 眼的神经

视器的神经支配来源较多,主要有:功能性神经——视神经;运动性神经——动眼神经、滑车神经、展神经、交感神经和副交感神经;感觉性神经——眼神经。

四、眼的胚胎发育

(一) 胚眼

胚眼(embryonic eye)是由神经外胚叶、脑神经嵴细胞(cranial neural crest cells)、表皮外胚叶和中胚叶发育而成。3 周时依次形成视沟、视窝和视泡及视茎。在胚胎第 4 周形成视杯(optic cup)并出现晶状体板和晶状体泡、瞳孔和原始玻璃体动脉经胚裂进入视杯内。第 5 周(12mm)时胚裂开始闭合形成眼球,由中部开始,向前后延展。此时眼的各部已具雏形,即形成胚眼。当胚裂闭合不全时,可形成虹膜、睫状体、脉络膜或视盘的缺损。

（二）眼球的发育

1. 视网膜　在胚胎 8 个月时，视网膜各层已基本形成。黄斑区在胚胎第 3 个月时，黄斑开始出现，第 7 个月时形成中心凹。出生后第 4 个月视网膜的各层沿着中心凹斜坡周围重新定位，直到近 4 岁时黄斑的发育才基本完成。

2. 视神经　由胚胎的视茎发育而来。

3. 晶状体　源于表皮外胚叶，胚胎第 5 周时由视泡基底层形成晶状体囊将晶状体泡与表皮外胚叶完全分开。胚胎第 7 周时，后壁细胞形成晶状体胚胎核。

4. 玻璃体　胚胎第 4~5 周时，在晶状体泡与视杯内层之间，形成原始玻璃体（primary vitreous），在胚胎第 2 个月时发育最完善，第 12 周时逐渐萎缩。

5. 葡萄膜　虹膜、睫状体的发育始于胚胎第 6~10 周，睫状肌在胚胎第 3 个月始由神经嵴细胞分化发育，至出生后 1 年才完成。胚胎第 7 个月形成瞳孔。

脉络膜始于视杯前部，胚胎第 4~5 周时，源于中胚叶的脉络膜毛细血管开始分化，第 3 个月开始形成脉络膜大血管层和中血管层，并引流入涡静脉。

6. 角膜和巩膜　胚胎第 5 周表皮外胚层与晶状体泡分开后即开始角膜的发育，胚胎第 3~4 月，基质层浅层角膜细胞合成前弹力层，内皮细胞分泌参与形成后弹力层。

巩膜主要由神经嵴细胞分化而来，胚胎第 7 周前部巩膜开始形成并逐渐向后伸展，胚胎第 5 月发育完成。

7. 前房角　角膜和前房发生后，于胚胎第 2 个月末期，巩膜开始增厚，第 3 个月末形成角膜缘，由视杯缘静脉丛衍变发生 Schlemm 管，并具有许多分支小管。随后其内侧源于神经嵴细胞的间充质细胞分化发育成小梁网。前房角是由前房内间充质细胞和中胚叶细胞组织逐渐吸收分化而形成，这一过程开始于胚胎第 3 个月，一直持续到出生后，要到 4 岁时才完成。

（三）眼附属器的发育

胚胎第 4 周时，围绕视杯周围间隙内的神经嵴细胞发育并逐步分化成眼眶的骨、软骨、脂肪和结缔组织。眼眶发育较眼球缓慢，胚胎第 6 个月时眶缘仅在眼球的赤道部，眼眶发育持续到青春期。胚胎第 5 周时源于中胚叶的眼外肌开始分化，第 7 周时上直肌分化出提上睑肌。胚胎第 3 个月时眼外肌肌腱与巩膜融合。眼睑的发育始于胚胎第 4~5 周，表层外胚叶形成睑皮肤和结膜，中胚叶形成睑板和肌肉，至第 5 个月时，上、下睑逐渐分离开。眼睑附属物如毛囊、皮脂腺等，于胚胎第 3~6 个月间，由上皮细胞陷入间充质内发育而成。泪腺在胚胎第 6~7 周时开始发育，泪腺导管约在胚胎第 3 个月时形成。副泪腺于胚胎第 2 个月时出现，均由表皮外胚叶分化而来。

（四）眼部组织的发育来源

1. 神经外胚叶（neuroectoderm）　视网膜、睫状体上皮、虹膜色素上皮、瞳孔括约肌和开大肌、视神经、玻璃体。

2. 脑神经嵴细胞（cranial neural crest cells）　角膜基质和内皮、小梁网、睫状肌、葡萄膜基质、眶骨、结缔组织、巩膜、黑色素细胞、神经。

3. 表皮外胚叶（surface ectoderm）　晶状体、角膜上皮、结膜、眼睑皮肤、泪器、玻璃体。

4. 中胚叶（mesoderm）　血管、眼外肌、部分巩膜、玻璃体。

（郑德宇）

第二章

眼科检查法

一、视功能检查

(一) 视力检查

视力(visual acuity)分为中心视力与周边视力,周边视力又称视野。中心视力分为远视力与近视力,是形觉的主要标志,视力是分辨二维物体形状大小的能力,中心视力反映视网膜黄斑中心凹处的视觉敏感度。视力表是检查中心视力的重要工具。

1. 视力表原理　视力表是根据视角原理设计的。沿用天文学方面的提议,人眼能分辨两点图间最小距离的视角是 1 分(1′)角,视力是根据视角算出来的。视力是视角的倒数,视角为 1′ 时,则视力 =1/1′=1.0;如视角为 5′ 时,则视力为 1/5′=0.2(图 2-2-1)。目前常用的是国际标准视力表。国际标准视力表上 1.0 行的 E 字符号,在 5m 处,每一笔画的宽度和笔画间隙的宽度各相当于 1′ 角。正确认清这一行,具有 1.0 的视力。除字母外,视力表的 E 字图形亦可用有缺口的环形符号、黑白相间的条纹和简单易识的图形代替。

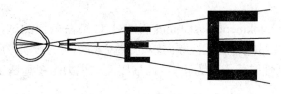

图 2-2-1　视力表测定原理

实际上,真正测量远方视力的距离是 5m 以上,因为 5m 以外的发散光线进入瞳孔时方可近似地视为平行光线。视力计算公式为 V=d/D,V 为视力,d 为实际看见某视标的距离,D 为正常眼应当看见该视标的距离。

对数视力表:有些视力表视标增进率与视角增进率不一致。如视标 0.1 行比 0.2 行大 1 倍,而视标 0.9 行比 1.0 行仅大 1/9。对数视力表,视标阶梯按视角递增,两行视标视角差异大小为 1.26,采用 5 分记录法。国外的 LogMAR 视力表(logarithm of minimal angle of resolution)采用对数法进行视标等级的分级。在 1m 处不能正确读出字母记录:光感或无光感。视标的种类有 Snellen "E" 字形、英文字母或阿拉伯数字、Landolt 带缺口的环形视标、儿童用的简单图形视标。

2. 视力测定法　测量视力应分别于左、右眼进行,惯例是先右后左,测量时可遮盖对侧眼,但不要压迫眼球。

(1)远视力检查:标准的照明,受检者距视力表 5m,并且安置的高度应使视标与受检眼等高,在房间距离不足要求标准时,可将视力表置于被检者座位的后上方,于视力表对面 2.5m 处放一平面镜。由上而下指出视力表的字符,受检者能正确认清的那一行的标志数字为受检者的视力。如果最低视力行字符(0.1)仍不能辨别,应嘱受检者逐步向视力表走近,直到认清为止。以实际距离计算,如辨认清楚最大视标(相当于 0.1)时的距离为 4m 时,则测算出视力为:0.1 × 4/5=0.08。如受检者已戴眼镜,应检查和记录裸眼视力及戴眼镜矫正视力。如走到距视力表 1m 处不能分辨 0.1 的视标,则查数指。嘱受检者背光而立,检查者伸出不同数目的手指,距离从 1m 开始,逐渐移近,直到能正确分辨为止,记录可以正确分辨手指数目的距离,如手距离眼 30cm 可以正确分辨手指数目,记录为"数指 /30cm"。如手指距眼 5cm 处不能正确数指,则查手动,即在受检者的前方摆动检查者的手,并逐渐移近,记录能正确判断手动的距离,如手距离眼 50cm 可以正确判断手动,记录为"手动 /50cm"。

受检者如不能正确判断手动,则检查光感。于暗室内用检眼镜或手电照射受检眼,请受检者判断眼前是否有光亮,如判断正确,则记录"光感 / 距离",否则为"无光感"。检查时将对侧眼严密遮盖,还需检查光源定位能力。受检眼注视前方,将光源放在受检眼前 1m 处的上、下、左、右、左上、左下、右上、右下 8 个方位,检测受检眼能否判定光源方向,记录各方位光定位能力。

(2)近视力检查:国际标准近视力表分 12 行,每行均有小数记法和正常眼检查时所用的标准距离。检查时光源照在表上,应避免反光,通常检查近视力表的距离可以不严格限制,由患者自己持近视力表前后移动,直至能看出最小号字的距离。正常者应在 30cm 看清第 10 行字(即 1.0)。

(3)婴幼儿视力检查:对于小于 3 岁不能合作的婴幼儿检查视力需耐心诱导观察。新生儿有追随光及瞳孔对光反应;1 月龄婴儿有主动浏览周围目标的能力;3 个月时可双眼辐辏注视手指。交替遮盖法可发现患眼,当遮盖患眼时患儿无反应,而遮盖健眼时患儿试图躲避。

视动性眼球震颤(optokinetic nystagmus,OKN),将黑白条栅测试滚动柱置于婴儿眼前。在转动滚动柱时,双眼先是随着测试柱顺向转动,随之骤然逆向转动,逐渐将测试柱条栅变窄,直至被检者不产生视动性眼球震颤为止,可评估婴儿的视力。视觉诱发电位也可客观地评估儿童视功能。

(二) 视野检查

视野(visual field)是指眼向前方固视时所见的空间范围,相对于视力的中心视锐度而言,它反映了周边视力。正常视野有两个含义:①周边视力达到一定的范围;②视野范围内各部分光敏感度正常,与视盘及大血管对应为生理盲点。

许多眼病及神经系统疾病可引起视野的特征性改变,所以视野检查在疾病诊断有重要意义。现代的视野检查法不但实现了标准化、自动化,而且与其他视功能检查相结合,如蓝黄色的短波视野、高通视野、运动觉视野、频闪光栅刺激的倍频视野等。

1. 常用的视野检查方法

(1)对照法:以检查者的正常视野与受试者的视野作比较,假定检查者视野正常,检查者与患者面对面而坐,距离为 1m,检查者左眼注视受检者的右眼,检查者将手指置于自己与患者的中间,从各方位向中央移动,患者发现手指时医生以自己的视野比较评估患者视野的大致情况。此方法简便、不需要仪器,但不够精确。

（2）平面视野计（图 2-2-2）：中心 30° 动态视野计，黑色屏布于 1m 或 2m 处，令被检者注视中心点，屏两侧水平径线 15°~20°，用不同大小的视标绘出各自的等视线。

（3）弧形视野计为半径 33cm 的半圆弧形板，称视野弓，内面有刻度记录角度。用以动态检查周边视野。

（4）Amsler 方格（Amsler grid）：用于检查中心 10° 范围的视野，主用于检查黄斑、中心凹、旁中心凹状况。Amsler 方格为边长 10cm 正方形的黑底白线方格表，共有 20×20 个方格，中央的小圆点为注视点。检查距离为 33cm，可戴矫正眼镜。被检查者在充足照明下，被遮挡一眼，嘱被检者注视中央白点。询问被检者是否看到中央白点及方格的四角，顶和底线条是否变形或缺失，方格有无变大、变小、缺失或扭曲，方格中是否有些区域变暗、模糊或颜色改变。如果不能看清中央点，说明存在中央暗点；如果边角缺失，提示旁中心暗点。（图 2-2-3）

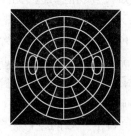

图 2-2-2 平面视野计

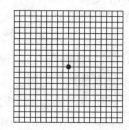

图 2-2-3 Amsler 方格

（5）自动视野计为电脑控制的静态定量视野计，有针对青光眼、黄斑疾病、神经系统疾病的特殊检查程序，能自动监控受试者固视的情况，能对多次随诊的视野进行统计学分析，提示视野缺损是改善还是恶化。

（6）Goldmann 视野计：半球形视屏投光式视野计，半球屏的半径为 33cm，背景光为 31.5asb，视标的大小及亮度都以对数梯度变化。视标面积是以 0.6 对数单位（4 倍）变换，6 种。视标亮度以 0.1 对数单位（1.25 倍）变换，共 20 个光阶。视野概率图可直观地分析检查结果，整个视野的正常变异是恒定的；每一个位点的正常反应遵循正态分布。计算实测值与估计正常值的差值后，用方差分析，缺损的可能性用符号深浅表示（图 2-2-4）。

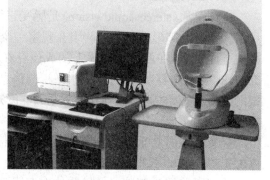

图 2-2-4 Goldmann 视野计

2. 视野检查的影响因素

（1）受试者：精神因素、注意力、瞳孔直径、视疲劳、屈光间质透明度、眼睑鼻部等。

（2）仪器差异、系统误差、视标、背景光、环境因素等。

（3）操作者的差异。

3. 正常视野　正常人动态视野的平均值约为：上方 56°、下方 74°、鼻侧 65°、颞侧 90°。生理盲点的中心在注视点颞侧 15.5°，其垂直径为 7.5°，横径为 5.5°。生理盲点的上、下缘均可见到狭窄的视盘附近大血管投影暗点。

4. 视野计的发展及视野检查的分类

(1) 早期为手动的中心平面视野计和周边弓形视野计，后来以 Goldmann 半球形视野计的产生为标志，仍属于手工操作的动态视野计，建立了严格的背景光和刺激光的亮度标准，为定量检查提供了标准；自动视野计利用计算机控制的静态定量视野检查。

(2) 视野检查的分类：分为动态视野检查及静态视野检查：①动态视野检查(kinetic perimetry)：用不同大小的视标，从不同方位移动，记录下刚能感受到视标出现的点，光敏感度相同的点构成了某一视标检测的等视线，不同视标检测的等视线绘成了类似等高线描绘的视野地形图。速度快，但是对小的、旁中心相对暗点发现率低。②静态视野检查(static perimetry)：在视屏的各个设定点上，由弱至强增加视标亮度，刚能感受到的亮度即为该点的视网膜光敏感度或光阈值。

(三) 色觉

色觉(color vision)是对不同波长光线成分的感知检查功能。色觉正常对从事交通运输、美术、医学、化工等工作十分重要。色觉检查是就业、入学、服兵役等体检的必需项目。色觉异常包括先天性和后天性。先天性色觉异常者生来辨色力差，并可能遗传给后代。后天性色觉异常为获得性色觉异常，与某些眼病、精神异常、颅脑病变、全身疾病及中毒有关，一般不遗传。色觉障碍按其程度可分为色盲和色弱。色盲中以红绿色盲较为多见，蓝色盲及全色盲较少见。色弱者主要表现为辨色能力迟钝或易于疲劳，是一种轻度色觉障碍。

1. 假同色图(pseudoisochromatic plates) 又称色盲本。在同一色彩图中既有相同亮度、不同颜色的斑点组成的图，也有相同颜色、不同亮度的斑点组成的图。正常人根据颜色分辨，色盲者只能以明暗来判断故而作出错误的回答。检查在自然白色光线下进行，取 0.5m 距离，应在 5 秒内辨认正确者为正常，时间延长者为色弱，完全不能分辨者为色盲。

2. 色向排列法 在固定照明条件下，令受检者将许多形状与大小一致但不同颜色的有色物品依次排列，将颜色最接近的物体排列在一起，根据其排列是否正常判断色觉障碍程度与类型。通常应用 FM-100 色彩试验或 DY5 色盘试验。

(四) 立体视觉

立体视觉(stereoscopic vision)是感受三维视觉空间，感知深度的能力。立体视觉以双眼单视为基础。其形成是由于两眼在观察一个三维物体时，由于两眼球之间存在距离，故而存在视差角，物体在两眼视网膜上的成像存在相似性及一定的差异，形成双眼视差(binocular disparity)。视中枢融像时，双眼水平视差信息形成了我们感知物体的三维形状及该物体与人眼的距离或视野中两个物体相对关系的深度知觉。许多职业如驾驶交通工具、绘画雕塑、建筑业、机械精细加工、电子等高科技作业要求良好的立体视觉。

检查立体视觉可应用同视机、立体视觉检查图或计算机立体视觉检测系统。立体视觉锐度的正常值 ≤ 60 弧秒。

以双眼单视为基础。外界物体在双眼视网膜相应部位成像，经过视觉中枢融合成为立体的单一物像，称为双眼单视。用障碍阅读法、同视机法、随机点立体图、Worth 四点试验、Bagolini 线状镜等检查。

同视机法使用画片检查三级功能：①同时知觉画片检查主观斜视角和客观斜视角，两者相差 5° 以上为异常视网膜对应；②融合画片为一对画片，两张图上有差异点称为控制点。将两个镜筒臂等量向内向外移动，至两画片不再重合为一。向内移动范围为集合，向外移动范围为分开，两者相加为融合范围。正常融合范围：集合 25°~30°，分开 4°~6°，垂直分开 2°~4°；③立体视觉画片及双眼画片的图形有一定差异,在同视机上观察有深度感。

(五)暗适应

暗适应(dark adaptation)检查可以反映暗弱条件变换时的视功能。

从明处进入暗处时,在最初的一瞬间一无所见,以后由于视网膜的视杆细胞内视紫红质的再合成,视网膜对弱光的敏感度逐渐增强,可以视物,这个过程叫暗适应。测定暗适应能力可以绘出暗适应曲线。正常人最初5min暗适应能力提高很快,以后逐渐减慢,8~15min再次加快,15min后又减慢,到50~60min时为稳定的最高度。在5~8min时曲线有一个转折点,为视锥细胞暗适应过程结束,此后是视杆细胞的暗适应功能。暗适应检查可以对夜盲这一主要症状进行量化评定,用于诊断和观察各种夜盲性疾病,诸如视网膜色素变性、维生素A缺乏症、先天性遗传性夜盲症等。

(六)对比敏感度

对比敏感度(contrast sensitivity,CS)是检测视觉功能的指标之一,是在不同明暗背景下分辨视标的能力。将不同空间频率(即在一定视角内黑白相间的条纹数目不同)作为横坐标;将条纹与背景之间灰度的对比度作为纵坐标,测定不同条件下的分辨能力,可标记为不同的点,不同点连成对比敏感度曲线(图2-2-5)。某些眼病虽然中心视力正常,其对比敏感度已出现异常,有助于疾病的诊断和鉴别诊断。

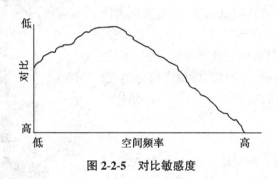

图 2-2-5 对比敏感度

(七)视觉电生理检查

1. 眼电图(electrooculogram,EOG) 眼球内外存在着电位差,在不加额外刺激时,也有静息电位。眼电图是使眼球按一定的角度转动,导致电位变化,在明适应和暗适应下记录这种电位的变化,计算变化中的峰值与谷值进行的比例。EOG主要反映视网膜色素上皮和光感受器的功能,也用于测定眼球位置及眼球运动的变化。产生EOG的前提是感光细胞与色素上皮的接触及离子交换,EOG异常见于视网膜色素上皮、光感受器细胞疾病、中毒性视网膜疾病等。

2. 视网膜电图(electroretinogram,ERG) 记录闪光或图形刺激视网膜后的动作电位。

(1)闪光视网膜电图:由一个负相的a波和一个正相的b波组成叠加的b波上的一组小波为震荡电位(oscillatory potentials,OPs)。①a波和b波均下降;②b波下降,a波正常;③ERG视锥细胞反应异常,视杆细胞反应正常;④OPs波下降或消失。

(2)多焦点视网膜电图(multifocal ERG,mfERG):是采用伪随机的二进制m-序列的输入输出系统,在同一时间内对视网膜多个正六边形组成区域进行高频刺激,由体表电极记录反应,经过程序处理与分析,得到对每个刺激单元相应的局部ERG信号,通过多位点曲线阵列来表达,以三维地形图显示。反映后极部的局部视网膜(25°)功能。

(3) 图形 ERG：它由 P1（P-50）的正相波和其后 N1（N-95）的负相波组成。与神经节细胞的活动密切相关，用于开角型青光眼（其图形 ERG 的改变早于图形 VEP）、黄斑病变。

3. 视觉诱发电位（visual evoked potential，VEP） 是在视网膜受闪光或图形刺激后，在视皮层枕叶视觉中枢诱发出来的生物电，反映视网膜、视路、视觉中枢的功能状态。分为闪光视觉诱发电位（flash-VEP）和图形视觉诱发电位（pattern-VEP）。视皮层对图形刺激较为敏感，可用于黄斑病变、视路病变、青光眼、视中枢病变诊断及客观视功能测定。

图形 VEP 常用棋盘格图形翻转刺激，波形较稳定，可重复性好。闪光 VEP 波形中含有 N1、P1、N2 共 3 波；图形 VEP 波形中含有 N75、P100、N145 共 3 波。其中 P100 波的波峰明显、稳定，为临床常用：①判断视神经、视路疾病，表现为 P100 波潜伏期延长、振幅下降；②脱髓鞘疾病的视神经炎，P100 波的振幅往往正常而潜伏期延长；③检查弱视；④判断无语言能力者的视力；⑤预测屈光介质混浊患者的术后视功能等。

二、眼科基本仪器检查

（一）裂隙灯显微镜

裂隙灯显微镜（slit 1amp microscope）是眼科检查必不可少的仪器（图 2-2-6）。它由两个系统组成，即供照明的光源投射系统及供观察用的放大系统。用它可在强光下放大 10~16 倍检查眼部病变，不仅能使表浅的病变十分清楚，而且可以调节焦点和光源宽窄，形成光学切面，查明深部组织病变及其前后位置。附加前置镜、接触镜、前房角镜、三面镜，可检查前房角、玻璃体和眼底；再配备前房深度计、压平眼压计、照相机等，其用途更为广泛。

（二）检眼镜

1. 双目直接检眼镜 所见眼底为正像，放大约 16 倍。通常可不散瞳检查，若需详细检查则应散瞳，但在散瞳前要先了解前房深浅，排除青光眼。检查最好在暗室中进行（图 2-2-7）。

2. 双目间接检眼镜 放大倍数小，所见为倒像，具有立体感，一般需要散瞳检查。可见眼底范围比直接检眼镜大，能全面观察眼底情况。辅以巩膜压迫器，能看到锯齿缘，利于查找视网膜裂孔。因其能在比较

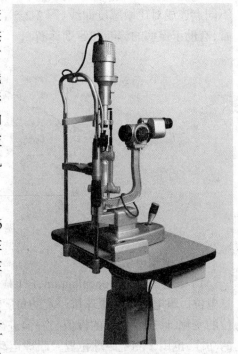

图 2-2-6 裂隙灯显微镜

远的距离检查眼底，可直视下进行视网膜裂孔封闭及巩膜外垫压的操作（图 2-2-8）。

（三）前房角镜

前房角镜（gonioscope）有直接（折射式）和间接（反射式）两型。间接型可借助裂隙灯显微镜照明并放大，使房角结构清晰可见，已广泛应用，使用时与一般裂隙灯检查方法相同（图 2-2-9）。前房角的前壁起于角膜后弹力层的末端 Schwalbe 线，呈白色，继之为小梁网，其外侧为巩膜静脉窦；前壁为巩膜突，白色；隐窝由睫状体带构成，呈灰黑色，后壁为虹膜根部。利用前房角镜，通过光线折射（直接房角镜）或反射（间接房角镜）观察前房各结构。判断前房角的宽窄和开闭。目前，中华医学会眼科学分会推荐用 Scheie 房角宽、窄分类法，

将房角分为宽、窄两型,窄角又分为4级。宽角(W)为眼处于原位即静态时,能看清房角的全部结构;窄Ⅰ(N1)静态下能看到部分睫状体带;窄Ⅱ(N2)静态下能看到巩膜突;窄Ⅲ(N3)静态下能看到前部的小梁;窄Ⅳ(N4)静态下能看到Schwalbe线,动态下则判断房角有无粘连闭合。Speath G认为在改变眼球位置或施加少许压力时如果能够见到后部小梁为房角开放,不能见到后部小梁为房角关闭。此外,还能观察前房角的色素、异物等。小梁网色素分级:0级:小梁网无色素颗粒;Ⅰ级:细小色素颗粒附着在后部的小梁网上;Ⅱ级:前后部小梁网均有细小颗粒色素分布;Ⅲ级:密集粗糙的颗粒状、均质性黑色或棕褐色色素附着在小梁网后部,小梁网前部及Schwalbe线上亦可见色素颗粒沉着;Ⅳ级:整个小梁网呈均质性黑色或棕褐色色素覆盖,在Schwalbe线、巩膜嵴及角膜内表面、睫状体带与巩膜表面上均可见色素颗粒。

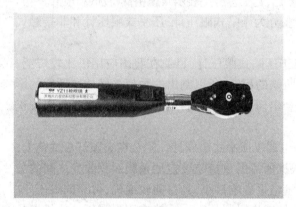

图 2-2-7 直接检眼镜

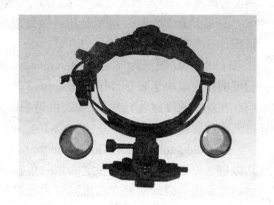

图 2-2-8 间接检眼镜

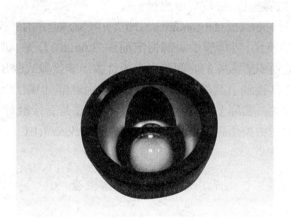

图 2-2-9 前房角镜

(四) 三面镜

三面镜很容易辨认视盘、视网膜、脉络膜的高低差别,对囊肿、血管瘤、视网膜裂孔、脉络膜肿瘤等的鉴别以及对视网膜表面与玻璃体后界膜的关系、视网膜脉络膜间的浆液及视网膜脱离其下方的观察都有很大的帮助。外观为圆锥形,中央为一凹面镜,锥形圆周内含三个不同倾斜角的反射镜面,分别为75°、67°和59°,其中央的凹面镜用于检查眼底后极部;75°镜可看到后极部到赤道部之间的区域;67°镜用于检查周边部;59°镜可看到锯齿缘、睫状体及前房角部位。通过中央所见为正面像,通过三个反射镜所见为反射像,即对面的像。检查前应充分散瞳,当瞳孔散大超过 8mm 时,锯齿缘及周围区域都能比较容易地观察到。先滴表面麻醉剂,三面镜接触角膜的凹面滴以甲基纤维素,然后放于结膜囊内,使凹面紧贴角膜,然后以较小角度投射光线照射,分别用三面镜三个反光镜面观察眼底。

(五) 眼压测量

眼压即眼内压(intraocular pressure,IOP),是眼球内容物作用于眼球壁及内容物之间相互作用的压力。正常人眼压平均值为 10~21mmHg。眼压测量方法有指压法和眼压计测量法。

1. 指压法　嘱受检者两眼向下看,检查者两手示指尖放在上睑板上缘的皮肤表面,两示指交替轻压眼球,体会波动感,估计眼球的抵抗力。记录法:眼压正常为 Tn,眼压轻度升高为 T_{+1},眼压中度升高为 T_{+2},眼压极度升高为 T_{+3};反之,则以 T_{-1}、T_{-2}、T_{-3} 分别表示眼压稍低、较低和很低。

2. 眼压计测量法　应用眼压计测量眼压。分为压陷式眼压计、压平式眼压计和非接触式眼压计。

(1) Schiotz 眼压计(Schiotz tonometer):属于压陷式眼压计,目前在我国应用仍比较广泛。刻度的多少取决于眼压计压针压迫角膜向下凹陷的程度,所以测出的数值受到球壁硬度的影响。在球壁硬度显著异常者(如高度近视眼)会出现偏低的数据,用两个砝码测量后查表校正可消除球壁硬度造成的误差(图 2-2-10)。

(2) Goldmann 眼压计(Goldmann tonometer):属于压平式眼压计。附装在裂隙灯显微镜上,其原理为可变的重量压平一定面积的角膜,根据所需的重量与被检测角膜面积改变之间的关系判定眼压。眼球壁硬度和角膜弯曲度对测量结果影响甚小,是目前较准确、可靠的眼压计。除裂隙灯上装配附式的压平眼压计外,还有手持式压平眼压计。手持式压平眼压计的优点是不需裂隙灯显微镜,受检者坐位、卧位均可测量。

(3) 非接触式眼压计(non-contact tonometer,NCT):其原理是利用一种可控的空气脉冲,气流压力具有线性增加的特性,将角膜中央部恒定面积($3.6mm^2$)压平,借助微电脑感受角膜表面反射的光线和压平此面积所需的时间测出眼压计数。非接触式眼压计的优点是避免了通过眼压计与受检查者直接接触引起的交叉感染,无须表面麻醉,但眼压在小于 8mmHg 和大于 40mmHg 者测量误差较大。实际上,被检查者眼部与气流还是有接触(图 2-2-11)。

以上三种眼压计均受中央角膜厚度(central corneal thickness,CCT)影响,要注意排除影响及测量误差。

三、眼科特殊仪器检查

(一) 眼底血管造影

眼底荧光素血管造影(fundus fluorescein angiography,FFA)用于观察视网膜的血管及血液循环状态,并进一步观察视网膜的状态(图 2-2-12)。此外,还有吲哚菁绿血管造影,前者是以荧光素钠为照影剂,主要反映的是视网膜血管的情况,后者是以吲哚菁绿为造影剂,反映的是脉络膜血管的情况。

1. 原理及设备

(1) 基本原理:将具有荧光特性而且能进入视网膜、脉络膜血管的造影剂(荧光素钠)注入受检者肘前静脉内,经血液循环至眼底血管,受到蓝色波长光的激发后产生黄绿色荧光。同时用眼底摄影机连续拍摄荧光素钠在眼底血液循环的动态过程。

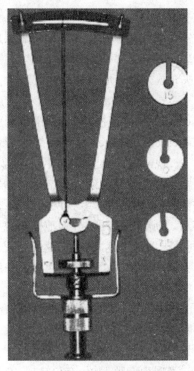

图 2-2-10　Schiotz 眼压计

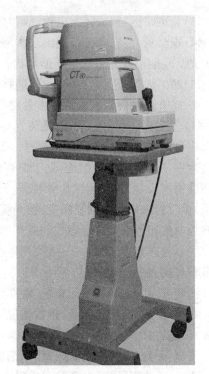

图 2-2-11　非接触式眼压计

(2) 造影剂:荧光素钠有荧光特性,其分子式为 $C_{20}H_{10}O_5Na_2$,分子量为 376.27Da,在 pH 8 的情况下荧光最强。静脉注射常用量为 10~20mg/kg。一般机体对荧光素有较好的耐受性,但少数人有轻微的恶心、呕吐等反应,个别病例会发生过敏反应,乃至休克死亡。事先一定要取得患者或其法定监护人知情同意,并进行过敏试验,准备好抢救药品。

(3) 设备:快速连续拍摄的照相机或摄像机、照相机和计算机影像处理系统。

2. 造影技术

(1) 适应证:视网膜、脉络膜及前部视神经的检查。

(2) 受检者准备:造影前常规做血液及尿液化验、血压及心电图检查,并详细询问有无过敏史。对有严重高血压、心血管疾病、肝肾功能不全者慎用,嘱其填写知情同意书。

3. 正常眼底荧光素血管造影表现

(1) 臂 - 视网膜循环时间(arm-retina circulation time,RCT):荧光素从肘前静脉注射后到达视网膜动脉的时间,通常为 7~15s。

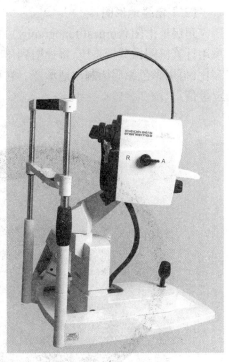

图 2-2-12　眼底荧光造影

(2) 分期:①动脉前期;②动脉期;③动静脉期;④静脉期;⑤静脉后期及静脉晚期。各期有一定的循环时间及空间的荧光表现。

(3)黄斑暗区:黄斑区无血管,故背景荧光暗淡。

(4)视盘荧光:在动脉前期出现深层朦胧荧光和浅层葡萄状荧光。在动脉期出现表层放射状荧光。晚期沿视盘边缘呈环形晕状着色。

(5)脉络膜背景荧光:在动脉前期脉络膜毛细血管很快充盈并融合形成弥漫性荧光。

4. 异常眼底荧光素血管造影表现

(1)强荧光(高荧光):①透见荧光(transmitted fluorescence):又称窗样缺损,见于视网膜色素上皮萎缩和先天性色素上皮减少。②荧光素渗漏(fluorescein leakage):表现为组织着色或染料暂存。③异常血管结构:见于血管微动脉瘤、迂曲扩张,视网膜静脉阻塞、视网膜前膜、糖尿病性视网膜病变、先天性血管扩张、视盘水肿、视盘炎等。④视盘及背景荧光增强。⑤新生血管:见于糖尿病性视网膜病变、视网膜静脉周围炎、视网膜静脉阻塞等。⑥视网膜渗漏:视网膜血管内皮和色素上皮屏障受到破坏、染料渗入组织间隙。⑦脉络膜渗漏:分为池样充盈和组织染色。池样充盈又称为积存,荧光形态和亮度随着时间的进展越来越大、越来越强。荧光素积聚在视网膜感光层下(边界不清)与色素上皮层下(边界清)。组织染色,指视网膜下一层结构或物质可因脉络膜渗漏而染色,晚期强荧光,如玻璃膜疣染色、黄斑瘢痕染色。

(2)弱荧光:①荧光遮蔽:正常情况下本应显示荧光的部位,由于其前面有混浊物质,诸如色素、出血、渗出等,而荧光反映不出来;②视网膜或脉络膜无灌注区,此外,血管闭塞常见于颈动脉狭窄、无脉症、局部动脉阻塞、毛细血管闭塞等;③背景荧光减弱。

(3)循环动态异常:血管狭窄或阻塞,血流缓慢或中断,表现为充盈迟缓、充盈缺损、充盈倒置、逆行充盈等。

(二)角膜地形图

角膜地形图(corneal topography)是记录和分析角膜表面形态、曲率、屈光特点的方法。它采用计算机图像分析系统,将投射到角膜表面上的影像进行摄影,经程序软件处理后将影像数字化,再用彩色编码绘制出地形图。它可以直观、详尽而准确地获得角膜前表面曲率的定性和定量信息(图2-2-13)。

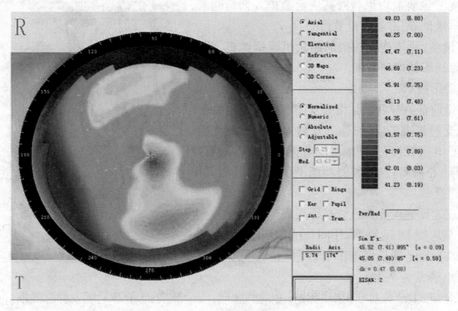

图 2-2-13　角膜地形图

1. 投射系统　将 25~34 个同心圆环投射到角膜表面,这些规则的环形图像在角膜表面的映像经监测系统、摄像系统及计算机分析系统处理后显示出不同数字及不同色彩的伪色直观图像。

2. 正常角膜地形图　一般可将正常角膜地形图分为圆形、椭圆形、蝴蝶形、8 字形等。角膜中央区的屈光力一般为 43.2~43.7D。

3. 角膜地形图的表现　圆锥形角膜表现为局部区域突然变陡峭,呈现局限性圆锥状。对多项相关参数进行定量分析,如不同扇形区域指数、中央指数、周围指数、不规则指数、分析面积等。

(三) 超声生物显微镜检查

超声生物显微镜(ultrasound biomicroscope,UBM)是利用超高频超声技术,观察眼前节断面图像的一种新的影像学检查装置。

1. 原理及设备

(1)基本原理:与普通 B 超所不同之处在于其探头的频率更高,可高达 40~100MHz,但是,其穿透力弱,探测深度为 4~5mm,分辨率高达 20~60μm。只能对眼球前段进行检查。设有频率换能器,以选择不同的探测深度和分辨率。探头进行扫描同时收集反射信号,经放大及加工后,通过转换技术处理,在视屏监视器上显示出图像。

(2)设备主要结构:由主机、监视器、操作台等组成。

2. 临床应用

(1)适应证:角膜、房角、前房、后房、睫状体及前部视网膜、脉络膜检查,是唯一能在活体状态下显示后房与睫状体的检查方法。

(2)检查方法:安排受检者仰卧位,检查者选取大小合适的杯状容器(又称眼杯)置于患者的结膜囊内,其中注入接触剂。将探头垂直浸入该容器内,于监视器上观察图形。

3. 眼前节异常 UBM 表现

(1)角膜水肿时上皮层回声增厚。

(2)角膜混浊时混浊处角膜增厚,原结构分辨不清,表现为一致的强反射。

(3)估测前房容积及前房角开放的程度,了解局部组织结构。

(4)睫状体内或虹膜囊肿、巩膜葡萄肿、结节、眼前部异物、损伤等均有特征性表现。

(四) 角膜内皮镜

角膜内皮镜是用光线照在角膜、晶状体等透明屈光构件的界面上反射,在角膜内皮与房水界面间,细胞间隙发生反射而形成暗线,从而显示出角膜内皮细胞的镶嵌式六边形外观(图 2-2-14)。现代角膜内皮镜检查与计算机相结合,自动对角膜内皮细胞形态进行分析。角膜内皮镜检查法分接触型和非接触型,常用的是非接触型内皮镜,它是当裂隙灯显微镜的照明光轴和观察轴对称地从角膜顶点垂直线向两侧分开时,看到角膜内皮细胞形态。角膜内皮的

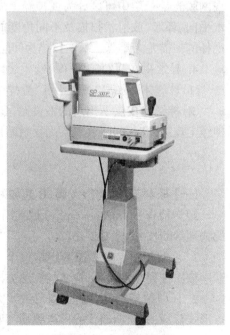

图 2-2-14　角膜内皮镜

状况与角膜营养代谢密切相关,有利于角膜内皮功能的评价。正常人30岁前,平均细胞密度3 000~4 000个/mm²,50岁左右2 600~2 800个/mm²,大于69岁为2 150~2 400个/mm²。

(五)光学相干断层成像

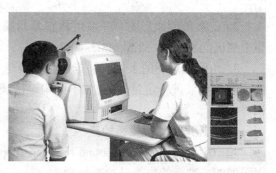

图 2-2-15　OCT

光学相干断层成像术(optical coherence tomography,OCT)是指对眼透光组织做断层成像(图2-2-15)。分辨率高,成像速度快,主要用于眼底检查及记录。前段OCT功能与UBM相近,但操作及患者接纳程度优于UBM。

1. 原理及设备

(1)基本原理:光波投射到组织后发生吸收、反射和散射等现象。光在不同组织层次反射光的运行时间不同,据此即可获得不同层次的截面图。根据光学相干的原理,通过Michelson干涉仪,选择性地接收和强化特定层次的反射光,比较反射光波与参考光波测定反射波延迟时间和反射强度。经过计算机处理,以伪色形式显示视网膜的断面结构,影像轴向分辨率可达10μm。

(2)设备主要结构:包括眼底摄像机、监视器、低相关干涉仪、计算机图像处理显示系统、信号探测光源(超级发光二极管),以产生850nm红外低相干光。

2. 检查技术　用于检查屈光间质、后部玻璃体界面、视网膜(包括黄斑部)、色素上皮、视盘及神经纤维厚度。检查时被检者面向眼底摄像机,头固定稳位,光线射入眼底,检查者通过监视器定位,选择测试条件,开启扫描,观察受检部位,照相记录,彩色打印,直观判定结果。

3. 正常视网膜OCT图像　视网膜前部的红色高反射层为神经纤维层,后部的红色高反射层反映视网膜色素上皮层和脉络膜毛细血管层。此前的暗色层为视锥细胞、视杆细胞层,视锥细胞、视杆细胞层之前的黄绿色为视网膜中内层组织。黄斑中心凹为绿色。视盘为黄绿色,视网膜光带断层中可区分为视神经上皮层、色素上皮层、脉络膜等。扫描方式可分为垂直向、水平向、环形、放射状扫描及不同角度的路径线性扫描。扫描线越长,分辨率越低。对黄斑和视杯的扫描尤为重要。基本扫描为间隔45°角的线性扫描。

4. 异常视网膜OCT图像

(1)玻璃体后脱离、黄斑裂孔、囊样变性、水肿及渗出等。

(2)神经上皮层下出现的液性暗区。色素上皮脱离时可表现出其下方隆起的暗区。合并神经上皮脱离时,间隔着双层无反射暗区。

四、眼科影像学检查

(一)眼科超声检查(A超、B超和彩色超声多普勒成像)

超声检查(ultrasonography)是利用超声波的声能反射波形图像反映人体结构和病理变化的物理诊断技术(图2-2-16)。

1. A型超声　显示探测组织每个声学界面的回声,以波峰形式,按回声返回探头的时间顺序依次排列在基线上,构成与探测方向一致的一维图像。优点是测距精确,回声的强弱量化。

2. B型超声扫描　通过扇形或线阵扫描,将界面反射回声转为大小不等,亮度不同的光点形式显示,光点明暗代表回声强弱,回声形成的许多光点在示波屏上构成一幅局部组织的二维声学切面图像。实时动态扫描可提供病灶的位置、大小、形态及与周围组织的关系,对所探测病变获得直观、实际的印象。

3. 超声活体显微镜(ultrasound biomicroscopy, UBM) UBM 也是 B 型超声的一种，不同之处在于 UBM 换能器的频谱高，一般在 40mHz 以上。因此与普通的二维超声相比较可以获得更清晰的图像，对组织结构的观察更详尽，可以获得类似低倍光学显微镜的图像特征。其局限性在于穿透力弱，一般的成像范围在(5mm × 5mm)~(8mm × 12mm)，因此只能对眼球的前段组织进行检查。适应证：①青光眼的患者可以应用 UBM 详尽地了解房角的情况；②眼外伤时了解眼前断的损伤情况，如低眼压综合征、异物等；③眼前段

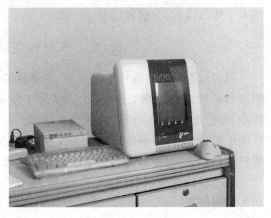

图 2-2-16 A/B 超

肿瘤的形态观察；④周边玻璃体和睫状体疾病的诊断，对虹膜后结构的检查是 UBM 的特色，在现有仪器和设备中，UBM 是唯一能够在活体状态下了解后房和睫状体的检查方法；⑤角膜和结膜疾病、前段巩膜疾病、晶状体疾病等也可应用 UBM 检查。

4. 彩色超声多普勒成像(color doppler imaging, CDI) 当超声探头与被检测界面间有相对运动时，产生频移，这种现象称多普勒效应。CDI 是利用多普勒原理，将血流特征以彩色的形式叠加在 B 型灰阶图上，红色表示血流流向探头(常为动脉)，背向探头的血流为蓝色(常为静脉)。以血流彩色作为指示，定位、取样及定量分析。可检测眼动脉、视网膜中央动脉、睫状后动脉血流以及眼内、眶内肿瘤等。适应证：眼部血管性疾病、肿瘤等。

(二)眼科计算机断层成像检查

计算机断层成像(computerized tomography, CT)利用电离射线和计算机的辅助形成多个横断面的影像。可用于观察软组织或骨性结构。每次扫描的层厚通常为 1~2mm。造影剂可用于血管结构的评估，当正常的毛细血管的屏障作用破坏会产生明显的渗漏。CT 扫描适应证：①可疑眼内肿瘤；②眼眶病变包括肿瘤、急慢性炎症及血管畸形等；③眼外伤眶骨骨折；眼内、眶内异物，无论金属和非金属异物均可显示和定位；④不明原因的视力障碍，视野缺损等观察视神经和颅内占位性病变。

(三)眼科磁共振检查

磁共振成像(magnetic resonance imaging, MRI)的基本特点是用量子物理学和组织化学的信息去研究疾病状态。

1. 基本原理 MRI 是利用人体内氢原子中的质子在强磁场内被相应频率的射频脉冲激发，质子吸收能量产生共振。射频脉冲终止后质子恢复原态时释放出能量，即 MR 信号，通过接收线圈，接收并经计算机转换成 MRI 图像。图像为灰阶二维图像，亮白色为高信号，暗黑色为低信号。T_1 加权成像(T_1WI)是指这种成像方法重点突出组织纵向弛豫差别，而尽量减少组织其他特性如横向弛豫对图像的影响；T_2 加权成像(T_2WI)重点突出组织的横向弛豫差别。

2. 适应证 凡需借助影像显示的各种眼球、眼眶病变(金属异物除外)均为 MRI 的适应证：①眼内肿瘤的诊断和鉴别诊断；②眶内肿瘤，尤其是眶尖小肿瘤、视神经肿瘤，显示视神经管内、颅内段肿瘤侵犯，MRI 优于 CT；③眶内急性、慢性炎症；④眶内血管畸形；⑤慢性眶外伤；⑥眶内肿物颅内蔓延及眶周肿物眶内侵犯者；⑦某些神经眼科疾病。

3. 禁忌证 带有心脏起搏器及神经刺激器者；带有人工心脏瓣膜者；动脉银夹术后；内耳

植入金属假体者;金属异物者。

五、眼科检查的原则及注意事项

视力检查是眼科检查的第一步,主要目的是看黄斑的视功能。一般认为,视力正常就是指能够看清视力表中的 1.5 或 1.0,而实际上检查视力正常与否的标准是:视力矫正后能否达到标准,即验光配镜后的视力能否达到标准。目前规定:矫正视力 <0.5 属驾车困难;较好眼的最好矫正视力<0.3,但≥0.05 时为低视力;矫正视力<0.05 为盲。实际上,出现上述任何一种情况,都有治疗意义,也就是说患者应该到眼科就诊。

第二步检查包括眼睑、睫毛、结膜、瞳孔、眼底和眼压等。如有下列情况,被检查者应该主动告知医师。

1. 视力障碍 指突然或逐渐视力下降或视物模糊,看远(近视)或看近(远视或老视)不清楚;视物形状有改变,变小、变色、变盲、单眼或双眼复视等;视野缩小,眼前有固定或飘动的黑影。

2. 感觉异常 眼睛有刺痛、痒、异物感或畏光、流泪,这些症状被统称为眼部刺激征,常见于角膜炎、眼外伤、急性虹膜炎、青光眼等。

3. 视力下降 包括一过性视力丧失,视力可在 24h 内(通常在 1h 内)自行恢复正常,常见于视盘水肿(数秒,双眼)、一过性缺血发作(数分钟,单眼)、椎基底动脉供血不足(双眼)、体位性低血压、精神刺激性黑矇、视网膜中央动脉痉挛、癔症、过度疲劳及偏头痛等疾病。无眼痛的突然视力下降,往往由视网膜动静脉阻塞、缺血性视神经病变、视网膜脱离等疾病引起。白内障、屈光不正、开角型青光眼、慢性视网膜疾病等也会有视力下降,也无眼痛症状。若眼痛的同时,突然视力下降,常见于急性闭角型青光眼、葡萄膜炎、角膜炎等病。

4. 全身性疾病 眼睛是全身器官中的一部分,许多疾病都可以引起眼睛病变。如动脉硬化、高血压病、糖尿病、肾脏疾病、血液病、结核病、感染性心内膜炎、维生素缺乏、结节病等。外科方面的颅脑外伤,是最常见的可引起眼睛改变的疾病。其他疾病,如神经系统的脑血管疾病、脱髓鞘病、脊髓退行性疾病,颅脑肿瘤、炎症,精神病,妇产科的妊娠高血压,口腔科、耳鼻喉科疾病,性传播疾病、遗传代谢性疾病、风湿免疫性疾病等,也都可引起眼部病变。

5. 用药情况 许多药物会造成眼部改变,如长期应用糖皮质激素、地西泮、抗结核药、心血管系统药物、避孕药及抗疟药物等,故检查者应将自己的用药情况告诉医师。

在青年人中最多见的问题是屈光不正(双眼视力在未经矫正的情况下或矫正不正确时,视力不正常),应尽早就诊。在中老年人中最常见的眼科问题是白内障及视网膜动脉硬化。发生白内障的原因多是老化,也就是随着年龄的增长晶体出现混浊。如果在 50 岁以前出现白内障,应考虑是否有其他因素的影响,并积极就诊。视网膜动脉的改变可反映体内动脉硬化的程度,多发生在 50~60 岁或以上,并常与高血压病、糖尿病并存。据统计,高血压病患者 70% 可发生视网膜动脉改变,故这也是判断高血压病程度的一个标准;病程长、病情严重的糖尿病患者亦可有眼底改变。因此,有高血压病和糖尿病的患者,应常规进行眼底检查。

(徐 军)

第三章

眼 睑 病

第一节 概 述

一、眼睑的解剖

（一）眼睑

眼睑（eye lids）覆盖于眼球前部，分上睑和下睑，上睑较下睑宽大，两者连结处为眦部，内侧为内眦，外侧为外眦。上下睑的游离缘称睑缘（palpebral margin）。睑缘分前后唇。前唇钝圆，有排列整齐的睫毛，具有防止灰尘和强烈光线的作用。后唇呈直角，与眼球表面紧密接触。后唇有一排细孔，为睑板腺的开口。前后唇的交界处有一条灰色的线称为灰线。上、下睑缘之间的裂隙称睑裂（palpebral fissure），正常平视时成人睑裂高度约 8mm，上睑遮盖角膜上缘1~2mm。内眦部有一肉样隆起称泪阜。上下睑缘近内眦部各有一乳头状突起的小孔，称上下泪小点。

（二）眼睑组织学

眼睑从外向内分为皮肤层、皮下组织层、肌层、睑板层和睑结膜层。

1. 皮肤层　是人体皮肤最薄最柔软的部位之一，易于形成皱褶。

2. 皮下组织层　由疏松结缔组织构成，易于发生水肿和血肿。

3. 肌层　包括眼轮匝肌和提上睑肌。眼轮匝肌肌纤维围绕睑裂呈环形走行，由面神经支配，收缩时眼睑闭合。提上睑肌起自眶尖总腱环，止于睑板前面、上睑皮肤下及穹窿部结膜，由动眼神经支配，收缩时提起上睑，开启睑裂。

4. 睑板层　由致密结缔组织构成。睑板内有许多与睑缘呈垂直方向排列的睑板腺（Meibom 腺），开口于睑缘后唇，分泌类脂质，参与泪膜的构成，对眼表起润滑作用。

5. 睑结膜层　紧贴睑板后面，是一层透明黏膜。

（三）眼睑的血供

眼睑的动脉来自颈外动脉的面动脉分支和颈内动脉的眼动脉分支，在距睑缘约 2~3mm 处形成睑缘动脉弓，睑板上缘处形成周围动脉弓。浅部静脉回流到颈内和颈外静脉，深部静脉最后汇入海绵窦。由于眼睑静脉没有静脉瓣，故血液可以通过眼睑静脉入海绵窦进入颅内，因此眼睑的化脓性炎症切忌挤压，以免造成严重的后果。

（四）眼睑的淋巴

与静脉回流平行，分内、外两组。眼睑外侧引流到耳前、腮腺淋巴结；眼睑内侧引流至颌下淋巴结。

(五) 眼睑的神经

1. 三叉神经　为感觉神经,第一和第二支分别司上睑和下睑的感觉。
2. 面神经　为运动神经,支配眼轮匝肌。
3. 眼神经　支配提上睑肌。
4. 交感神经　支配瞳孔开大肌。

二、眼睑的胚胎发育

在胚胎第5周,胚眼表面表皮外胚叶形成睑褶,褶的外面形成眼睑皮肤,内面形成结膜。中胚叶在此两层间发育,形成睑板和肌肉。在胚胎第3个月,上下睑缘互相粘连,至第6个月,上下睑完全分开。胚胎第3个月形成半月皱襞,第4个月形成泪阜。第9周睑缘部形成毛囊,以后形成睫毛。第6周形成睑板腺。

三、眼睑的检查法

观察双侧是否对称,有无眼睑缺损,有无内眦赘皮,睑裂的长短和宽窄。上睑位置的高低,有无内翻,倒睫,外翻。上睑能否自如启闭。眼睑的颜色,有无红肿、出血、水肿、痂皮、鳞屑、溃疡、瘢痕。有无肿物,肿物的大小、边界、活动度,有无压痛等。

提上睑肌力量测定法:用拇指紧压眉弓部以固定额肌,在患者眼前置一透明尺,令患者极度向上方注视,记录上睑缘所在的水平尺度,再令患者极度向下方注视,注意保持头与尺不动,再记录上睑缘的位置所在水平尺度,此二者之差即代表提上睑肌的力量。正常提上睑肌力量在8mm以上。

第二节　眼睑炎症

一、睑腺炎

睑腺炎(hordeolum)是化脓性细菌侵入眼睑腺体而引起的一种急性炎症。根据受累腺体组织的不同部位有内外之分。外睑腺炎是睫毛毛囊或其附属的皮脂腺或变态汗腺感染,又称外麦粒肿。内睑腺炎是睑板腺感染,又称内麦粒肿。

1. 病因　多为葡萄球菌感染,尤以金黄色葡萄球菌感染最为常见。
2. 临床表现　外睑腺炎初起时常自觉眼睑痒,而后出现肿胀疼痛,多位于睫毛根部的睑缘处,触之有硬结及压痛,发生在外眦角者可引起反应性球结膜水肿。严重者可伴有同侧耳前淋巴结肿大及压痛。数日后硬结软化,出现脓点(图2-3-1),可自行向皮肤面破溃,脓液排出后,红肿及疼痛迅速消退。内睑腺炎受致密的睑板组织限制,肿胀比较局限,疼痛则较明显,触之有硬结及压痛,相应的睑结膜面可见充血、肿胀。数日后硬结软化,出现脓点,可于睑结膜面破溃排脓,红肿及疼痛迅速消退。睑腺炎亦可不经穿破排脓,而自行吸收消退。

在年老体弱或有慢性消耗性疾病的患者中,可因致病菌毒性强,而本身体质弱,睑腺炎可在眼睑皮下组织扩散,发展为眼睑蜂窝织炎,可伴有全身症状如发热、寒战、头痛等。如处理不及时,严重者可引起败血症或海绵窦血栓而危及生命。

3. 诊断 眼睑皮肤局限性红肿热痛,触之有硬结。

4. 治疗 早期超短波治疗或局部热敷,促进炎症消退。局部滴用抗生素滴眼液,严重伴有全身反应者,可联合全身应用抗生素类药物,以便控制感染。当脓肿形成后,应切开排脓。外睑腺炎的切口应在皮肤面,切口与睑缘平行,以尽量减少瘢痕。内睑腺炎的切口在睑结膜面,切口与睑缘垂直,以尽量少伤及睑板腺。当脓肿尚未形成时不应切开排脓,否则会使感染扩散,造成眼睑蜂窝织炎,甚至海绵窦血栓或败血

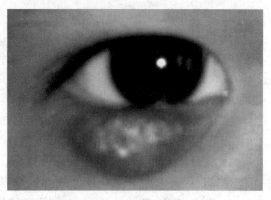

图 2-3-1 睑腺炎

症而危及生命。一旦发生这种情况,应尽早全身使用足量的敏感抗生素。

二、睑板腺囊肿

睑板腺囊肿(chalazion)又称霰粒肿,是睑板腺特发性无菌性慢性肉芽肿性炎症。

1. 病因 由于睑板腺排出口阻塞,腺体的分泌物潴留在睑板内,对周围组织产生慢性刺激而引起。

2. 临床表现 多无自觉症状,常无意中发现或被他人发现。可能是睑板腺分泌功能旺盛的原因,此病多见于青少年或中年人。可单眼亦可双眼,可单发亦可多发,亦可上、下眼睑同时发生。表现为眼睑皮下可触及无痛性包块,其边界清楚,大小不一,略隆起,与皮肤不粘连,相应的睑结膜面可见紫红色或灰红色的病灶。小的囊肿可以自行吸收,亦可长期不变或逐渐长大,也可自行破溃,排出胶样内容物,在睑结膜面或皮下形成肉芽肿。如有继发感染,则与内睑腺炎相同。

3. 诊断 根据病史及临床表现可以诊断。但对于复发性或老年人的睑板腺囊肿,应与睑板腺癌相鉴别,必要时应进行病理检查。

4. 治疗 小而无症状的睑板腺囊肿无须治疗,待其自行吸收。较大者可热敷,如不能消退,应在局部麻醉下手术切除。继发感染者,应先按内睑腺炎治疗,炎症消退后再酌情手术治疗。

三、睑 缘 炎

睑缘炎(blepharitis)是指睑缘表面、睫毛毛囊及其腺体组织的亚急性或慢性炎症。临床上分为鳞屑性、溃疡性和眦部睑缘炎三种。

(一)鳞屑性睑缘炎(squamous blepharitis)

由于睑缘的皮脂溢出所造成的慢性炎症。

1. 病因 病因尚不十分明确,常在患部发现卵圆皮屑芽孢菌,它能将脂类物质分解为有刺激性的脂肪酸。此外,不良的理化刺激、屈光不正、视疲劳和长期使用劣质化妆品也与本病有关。

2. 临床表现 患者自觉眼痒、刺痛和烧灼感。睑缘充血,睫毛和睑缘表面有鳞屑附着,由于皮脂溢出,集于睫毛根部,形成黄色蜡样分泌物,干燥后结痂。鳞屑和痂皮去除后,露出充血的睑缘,但无溃疡或脓点。睫毛容易脱落,但可再生。病程长者,睑缘可变肥厚,可发生眼睑轻

度外翻,导致泪溢。

3. 诊断　根据临床表现及睑缘有鳞屑附着,无溃疡的特点,可以诊断。

4. 治疗　首先去除诱因和避免刺激因素,然后用生理盐水或 3% 硼酸溶液清洁睑缘,挤压和按摩睑缘,排出皮脂性分泌物,涂抗生素眼膏,每日 2~3 次。痊愈后可每日一次,至少持续 2 周,以防复发。

(二) 溃疡性睑缘炎 (ulcerative blepharitis)

睫毛毛囊及其附属腺体的慢性或亚急性化脓性炎症。

1. 病因　主要是金黄色葡萄球菌感染。屈光不正、视疲劳、营养不良和不良卫生习惯也可能是其诱因。多见于营养不良、贫血或全身慢性病的儿童。

2. 临床表现　患者自觉眼痒、刺痛和烧灼感,较鳞屑性睑缘炎更为严重。睑缘红肿,皮脂分泌更多,睫毛常被干痂粘结成束。睫毛根部散布小脓疱,有痂皮覆盖,去除痂皮后露出小溃疡或小脓点。睫毛容易脱落,因其毛囊被破坏,脱落后不能再生,形成秃睫。溃疡愈合后,瘢痕组织收缩,邻近的睫毛乱生,形成倒睫。如病程较久,可引起慢性结膜炎和睑缘肥厚变形,睑缘外翻,导致泪溢。

3. 诊断　根据临床表现及睑缘有溃疡的特点可以诊断。

4. 治疗　应除去各种诱因。其基本的治疗是清洁睑缘,以生理盐水或 3% 硼酸溶液清洁睑缘,除去脓痂和已经松脱的睫毛,排出脓液。涂抗生素眼膏,每日 4 次,炎症完全消退后,继续治疗至少 2~3 周,以防复发。

(三) 眦部睑缘炎 (angular blepharitis)

1. 病因　主要由莫 - 阿 (Morax-Axenfeld) 双杆菌感染引起。也可能与维生素 B_2 缺乏有关。

2. 临床表现　患者自觉眦部痒、异物感和烧灼感。常见于外眦部,多为双侧。外眦部睑缘及皮肤充血、肿胀,糜烂。常伴有慢性结膜炎症,严重者内眦部也可受累。

3. 诊断　根据临床表现可以诊断。

4. 治疗　滴用 0.25%~0.5% 硫酸锌滴眼剂;口服维生素 B_2 或复合维生素 B;如有慢性结膜炎,应同时进行治疗。

四、病毒性睑皮炎

病毒性睑皮炎 (virus palpebral dermatitis) 种类较多,最常见的有单纯疱疹病毒性睑皮炎和带状疱疹病毒性睑皮炎。

(一) 单纯疱疹病毒性睑皮炎

1. 病因　由单纯疱疹病毒Ⅰ型感染所致,多发生在感冒或身体抵抗力低下时。

2. 临床表现　病变区皮肤有刺痛、烧灼感。多发生于下睑,主要是在三叉神经眶下支分布范围内。早期眼睑皮肤轻微红肿,出现成簇的疱疹,水疱破溃后渗出黄色黏稠液体。本病有自限性,约 1 周左右,水疱干涸,结痂脱落,愈后不留瘢痕,可复发。若发生在近睑缘处,可累及角膜,严重者可有耳前淋巴结肿大。

3. 诊断　根据病史和眼部临床表现可以诊断。

4. 治疗　抗病毒治疗:皮损处涂抗病毒眼膏,结膜囊内滴抗病毒滴眼剂,严重者全身给予抗病毒药物治疗。局部保持清洁,防止继发感染。

（二）带状疱疹病毒性睑皮炎

1. 病因　由带状疱疹病毒感染三叉神经的半月神经节或三叉神经第一支所致。

2. 临床表现　发病前常有全身不适、发热等前驱症状。然后局部皮肤出现剧烈疼痛，难以忍受。数日后，病变区皮肤潮红、肿胀，出现成簇小疱。疱疹局限于一侧，不超过鼻中线。早期疱疹为透明液体，以后混浊化脓，形成溃疡，2周后结痂脱落，留下永久性皮肤瘢痕，终生不退。炎症消退数月后，皮肤知觉可恢复。若鼻睫状神经受累，可出现病毒性角膜炎或病毒性虹膜炎。

3. 诊断　根据病史和典型的眼部临床表现可以诊断。

4. 治疗　注意休息，给予镇痛剂和镇静剂。疱疹未破局部无需用药，疱疹破溃可局部涂抗病毒眼膏。严重者可全身应用抗病毒药物。若累及角膜或虹膜，则按角膜炎、虹膜炎治疗，如有继发感染，则加用抗生素滴眼剂。

五、接触性睑皮炎

接触性睑皮炎（contact dermatitis of lids）是眼睑皮肤对某种致敏原或化学物质产生的过敏反应或刺激反应。

1. 病因　接触致敏原或化学物质所致。最常见的有抗生素、表面麻醉剂、阿托品、碘等制剂，或使用化妆品、染发剂、医用胶布等。

2. 临床表现　眼睑有痒、胀和烧灼感。早期眼睑皮肤出现红肿、红斑、丘疹、水疱、渗出，无疼痛。数日后皮肤红肿减轻，皮肤糜烂结痂、脱屑。有时可累及结膜，造成结膜充血、水肿。病程长者，眼睑皮肤肥厚粗糙。

3. 诊断　根据病史和眼睑皮肤湿疹样改变，局部红肿明显但无疼痛可以诊断。

4. 治疗　立即停止接触致敏原，急性期可生理盐水或3%硼酸溶液湿敷，局部滴用糖皮质激素滴眼剂，严重者可全身应用抗组胺类及激素类药物。

第三节　眼睑肿瘤

眼睑肿瘤分为良性和恶性两大类。良性肿瘤较常见，易于确诊，多因美容的需要而行手术切除。恶性肿瘤的确诊相对较困难，但其位于体表，易于取材，可通过病理检查来确诊。治疗时，除考虑肿瘤的预后外，还应考虑到眼睑的功能和美容的问题。

一、良性肿瘤

（一）眼睑血管瘤（hemangioma of the lid）

是较常见的眼睑肿瘤，多在出生时已存在，是血管组织的先天发育异常。常见的有毛细血管瘤和海绵状血管瘤。

1. 毛细血管瘤（capillary hemangioma）　最常见，由增生的毛细血管和内皮细胞组成。多发生在出生时或生后不久，先迅速生长然后可能静止，甚至至7岁左右可自行退缩。肿瘤形状不规则，一般无刺激症状。若部位表浅，呈鲜红色，若部位较深，则呈蓝色或紫色。病变较深的血管瘤可累及眼球及眼眶，导致患眼出现散光、屈光参差、斜视或弱视及眼眶扩大等。因其有自行退缩的趋势，一般可先观察。若需要治疗则首选向血管瘤内注射长效糖皮质激素，使肿瘤消退。如果治疗无效，可改用冷冻或手术切除。

2. 海绵状血管瘤 也较常见,由内皮细胞衬里、管壁由平滑肌的大血管腔组成。多见于10岁前的儿童,病变位置较深,呈淡紫色的肿块,质地柔软,有弹性及压缩性,可深入眶内。可手术切除。

(二) 色素痣(nevus)

是眼睑先天性色素异常。多出生时即有,少数在青春期出现。一般至成年即停止生长。患者一般无自觉症状,表现不一。组织学上可分为五种。

1. 皮内痣 最常见,痣细胞完全在真皮内,可能无恶性趋势。
2. 交界痣 痣细胞位于表皮和真皮交界处,有转变为恶性趋势。
3. 复合痣 为前二型成分结合在一起的混合型,有恶变趋势。
4. 蓝痣 一般为出生时就有,呈蓝色或石板灰色,无恶变趋势。
5. 先天性眼皮肤黑色素细胞增多症 又称太田痣,是围绕眼眶、眼睑和眉部皮肤的一种蓝痣,无恶变趋势。

色素痣为良性肿物,一般不需治疗。如出现迅速增大变黑及破溃出血等恶变迹象时,应尽早手术切除;若为美容可冷冻、激光或手术切除,注意切除一定要彻底,以免受手术刺激而发生恶变。

(三) 黄色瘤(xanthelasma)

是类脂样物质在皮肤组织中的沉积。多见于患有高血脂、糖尿病的老年人。病变多发生于上睑近内眦部,常双侧对称。表现为扁平隆起的黄色斑块,边界清楚,质软。本病无须治疗,若为美容,可激光或手术切除,但有复发的可能。

二、恶性肿瘤

(一) 基底细胞癌(basal cell carcinoma)

是眼睑最常见的恶性肿瘤。常见于中老年人,男性略多。好发于下睑近内眦部。一般病程较长,发展慢,无明显疼痛感。早期病变为较小的结节,表面可见小的毛细血管扩张。以后结节逐渐长大,中央部形成溃疡,粗糙不平,常有色素,其边缘潜行,形状如火山口,并逐渐向周围组织侵蚀,引起广泛破坏。

治疗:手术切除是最有效的治疗方法,因其对放射治疗敏感,故应早期切除后再行放射治疗。手术切除范围应在临床上显示的边缘外3~5mm,术中应用冰冻切片检查。

(二) 鳞状细胞癌(squamous cell carcinoma)

是一种恶性程度较高的眼睑肿瘤。其发病率较低,多发生于中老年人,男性多见。好发于睑缘皮肤黏膜移行处。早期可见乳头状、结节状硬结,无疼痛感,生长缓慢,以后逐渐发展成溃疡或菜花样,边缘隆起,质地坚硬,可发生出血、坏死和感染。肿瘤可向邻近组织和深部组织侵蚀,损害眼球、眼眶和颅内,并且可经淋巴系统向远处淋巴结转移。

治疗以手术治疗为主。其对放疗敏感,可手术切除后再辅以放射治疗。

(三) 皮脂腺癌(sebaceous gland carcinoma)

是我国常见的眼睑恶性肿瘤之一。最常起源于睑板腺和睫毛的皮脂腺。多见于中老年妇女,上睑比下睑多见。患者多无自觉症状。早期为眼睑皮下小硬节,无疼痛,边界清楚,类似睑板腺囊肿。以后逐渐增大,睑板肥厚,睑结膜面呈黄色隆起,可形成溃疡或呈菜花状(图2-3-2)。它可向眶内发展,经局部淋巴系统转移。

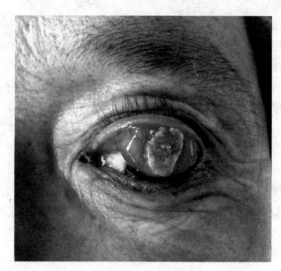

图 2-3-2　皮脂腺癌

本病恶性程度高,侵袭性强,对放射线治疗不敏感,应手术治疗。早期局限时,可局部切除联合眼睑成形,晚期已侵及邻近组织,手术后极易复发。

第四节　眼睑位置、功能和先天异常

正常眼睑眼睑应紧贴眼球表面,中间有一潜在毛细间隙;上下睑睫毛向前方伸展,排列整齐,不与角膜相接触;上下睑能紧密闭合;上睑遮盖角膜上缘约 2mm;上下泪点贴靠在泪阜基部,使泪液顺利进入泪道。获得性或先天性眼睑位置异常可引起眼睑功能异常,对眼球造成伤害。

一、倒　　睫

倒睫(trichiasis)是指睫毛向后方生长,刺激摩擦眼球。

1. 病因　沙眼、睑缘炎、睑腺炎、先天性、睑外伤、睑烧伤等。

2. 临床表现　自觉异物感、流泪、畏光,重者可有眼睑痉挛。倒睫多少不一,可见 1 根或数根睫毛,有时是全部睫毛向内倒向眼球。因睫毛摩擦眼球,可造成结膜充血、角膜上皮脱落、角膜混浊、血管新生、角膜上皮角化,甚至角膜溃疡,影响视力,重者可造成失明。

3. 诊断　外眼检查即可发现倒睫。

4. 治疗　若只有 1~2 根倒睫,可以拔除,但以电解法破坏倒睫的毛囊,使其永久性不再生为宜。若倒睫较多,则可手术治疗。

二、睑　内　翻

睑内翻(entropion)是指眼睑,特别是睑缘向眼球方向卷曲的位置异常。当睑内翻达一定程度时,睫毛也倒向眼球。因此睑内翻和倒睫常同时存在。

（一）分类与病因

睑内翻可分为三类。

1. 先天性睑内翻（congenital entropion）　较常见，多为双侧。常见于婴幼儿，大多由于内眦赘皮、睑缘部轮匝肌过度发育或睑板发育不全所引起，鼻梁发育欠饱满也可引起。

2. 痉挛性睑内翻（spastic entropion）　由于眼轮匝肌发生痉挛收缩所致。常见于老年人，下睑多见。角膜、结膜异物，角膜、结膜炎症刺激可造成，老年人由于下睑缩肌无力，眶隔和下睑皮肤松弛，眶脂肪减少，眼睑后面缺少足够的支撑，也可造成痉挛性睑内翻。

3. 瘢痕性睑内翻（cicatricial entropion）　由于睑结膜及睑板瘢痕性收缩所致。常见于沙眼、结膜烧伤、结膜天疱疮等病之后。

（二）临床表现

自觉有异物感、畏光、流泪、眼睑痉挛等症状。睑缘向内翻转，睫毛部分或全部倒向眼球，摩擦角膜，造成结膜充血，角膜上皮脱落，角膜混浊，重者可发展为角膜溃疡，引起视力下降，甚至失明。

（三）诊断

根据病史及临床表现可以做出诊断。

（四）治疗

先天性及痉挛性睑内翻首先病因治疗，无效可考虑手术矫正。瘢痕性睑内翻必须手术治疗。

三、睑　外　翻

睑外翻（ectropion）是指睑缘向外翻转离开眼球，睑结膜常不同程度的暴露在外，常合并睑裂闭合不全。

（一）分类与病因

睑外翻可分为四类。

1. 痉挛性睑外翻（spastic ectropion）　眼轮匝肌痉挛时，睑板受压，引起睑缘向外翻转而形成睑外翻。

2. 瘢痕性睑外翻（cicatricial ectropion）　由于眼睑皮肤在外伤、烧伤、化学伤、眼睑炎症等引起的瘢痕性收缩所致。

3. 麻痹性睑外翻（paralytic ectropion）　见于下睑。由于面神经麻痹，眼轮匝肌收缩功能丧失，使之外翻。

4. 老年性睑外翻（senile ectropion）　见于下睑。由于老年人眼轮匝肌功能减弱，眼睑皮肤及外眦韧带松弛，使之外翻。

（二）临床表现

溢泪，眼睑皮肤常粗糙，呈湿疹样改变。轻者仅有睑缘离开眼球；重者睑缘外翻，部分或全部下睑外翻，睑结膜暴露、充血、干燥、肥厚；更严重者有眼睑闭合不全，使角膜失去保护，形成暴露性角膜炎或溃疡。

（三）诊断

根据病史以及临床表现可以做出诊断。

（四）治疗

应用眼膏涂眼以保护角膜。痉挛性和麻痹性睑外翻应首先针对病因治疗，必要时行睑缘缝合术。老年性睑外翻首先要教会患者拭泪方法,要向上或横向拭泪,严重者也可行手术治疗。瘢痕性睑外翻须手术治疗。

四、眼睑闭合不全

眼睑闭合不全(lagophthalmus)是指上、下眼睑不能完全闭合,导致部分眼球暴露。俗称兔眼。

(一) 病因

最常见的是面神经麻痹,也见于各种严重睑外翻,甲状腺性突眼、角膜葡萄肿、眼眶肿瘤等眼球突出者,全身麻醉或重度昏迷时也可发生。少数正常人睡眠时,睑裂不能完全闭合,有一缝隙,但角膜不会暴露,称为生理性眼睑闭合不全。

(二) 临床表现

轻者,眼睑不能完全闭合,留有一缝隙,因 Bell 现象(闭眼时眼球反射性上转),只引起结膜充血、干燥、肥厚,角膜未受累及。重者,眼睑不能完全闭合,结膜与角膜暴露,造成角膜上皮干燥,脱落,角膜炎,甚至角膜溃疡、穿孔。

(三) 诊断

根据病史及眼部临床表现,可以明确诊断。

(四) 治疗

要针对病因治疗,在病因未去除前,应保护好眼球,大量应用人工泪液频繁点眼,涂抗生素眼膏,眼垫遮盖,建立"湿房",必要时行睑缘缝合术。

五、上　睑　下　垂

上睑下垂(ptosis)指上睑的提上睑肌和 Müller 平滑肌功能不全或丧失,导致上睑部分或全部下垂。轻者不遮盖瞳孔,只影响外观,不影响视功能。重者部分或全部遮盖瞳孔,不仅影响外观,还影响视功能。

(一) 病因

可为先天性或获得性两大类。

1. 先天性上睑下垂　出生时即有,可为双侧,也可为单侧。有遗传性,为常染色体显性或隐性遗传。主要是由于动眼神经核或提上睑肌发育不良所致。

2. 获得性上睑下垂　因动眼神经麻痹、外伤造成提上睑肌损伤、交感神经疾病、肌源性如重症肌无力及机械性如沙眼,眼睑肿瘤等开睑运动障碍造成。

(二) 临床表现

先天性者上睑完全或部分不能提举,睑裂变窄,上睑缘遮盖部分或全部角膜(图 2-3-3)。因提上睑肌与上直肌在发育过程中存在着密切关系,部分患者有眼球上转运动障碍。患者为克服因眼睑遮盖而造成的视力障碍,紧缩额肌,皱额耸眉以提高上睑位置,故额部皱纹明显,严重时需仰头视物。获得性者多有相关病史或伴有其他症状:如动眼神经麻痹还可能有其他眼肌麻痹,可有复视;外伤造成提上睑肌损伤;交感神经损害还有瞳孔缩小、颜面无汗、皮肤潮红、温度升高等 Horner 综合征表现;重症肌无力所致上睑下垂具有晨轻夜重,注射新斯的明后明显减轻的特点。

(三) 诊断

根据病史和临床表现可做出诊断。

（四）治疗

先天性者以手术治疗为主。若遮盖瞳孔，为避免弱视应尽早手术。获得性者应先针对病因治疗，系统治疗半年以上无效再考虑手术。目前较为合乎生理和美容要求的手术方式为提上睑肌缩短术。

图 2-3-3　上睑下垂

六、内眦赘皮和下睑赘皮

内眦赘皮（epicanthus）是遮盖内眦部垂直的半月状皮肤皱褶。下睑赘皮是下睑向上延伸，形成逆向内眦赘皮。它是先天性的皮肤发育异常，有遗传性。

（一）临床表现

一般表现为双侧。多见于婴幼儿，特别是鼻梁发育不饱满者。内眦赘皮的皮肤皱褶起于上睑，向下延伸，呈新月状绕内眦部走行，至下睑消失。少数患者由下睑向上延伸。皮肤皱褶可遮蔽内眦部和泪阜，使外观上表现为双眼内眦距离较宽，常呈内斜状，被误认为内斜视。

（二）诊断

根据临床表现可做出诊断。

（三）治疗

轻者不需治疗，若为美观可行整形手术。

七、先天性睑裂狭小综合征

先天性睑裂狭小综合征（congenital blepharophimosis syndrome）的特征为睑裂较小。为常染色体显性遗传。

（一）临床表现

睑裂较正常明显变小。常伴有上睑下垂，内眦赘皮、内眦距离过远、下睑外翻、鼻梁低平、鼻根部宽、上眶缘发育不良等。

（二）诊断

根据临床表现可做出诊断。

（三）治疗

分期行整形手术。

八、先天性眼睑缺损

先天性眼睑缺损（congenital coloboma of the lid）是一种少见的先天异常。有的患者家族有近亲结婚史。

（一）临床表现

多发生于上睑，可单眼，也可双眼。缺损部位多位于中央偏内侧。形状可为三角形、梯形或横椭圆形。缺损大者,可使角膜失去保护,发生暴露性角膜炎。

(二) 诊断

根据临床表现可做出诊断。

(三) 治疗

手术修补。

（马晓爽）

第四章

泪 器 病

第一节 概 述

一、泪器的解剖与生理

泪器（lacrimal apparatus）包括泪液分泌部和泪液排出部两部分。

（一）泪液分泌部

1. 泪腺（lacrimal gland） 位于眼眶外上方的泪腺窝内，被提上睑肌的肌腱分成较大的眶部和较小的睑部，正常时泪腺不能触及。泪腺的排出管开口于外侧上穹窿结膜。泪腺是反射性分泌腺，是泪液的主要来源。

2. 副泪腺 位于穹窿结膜，是基础分泌腺，可维持角膜、结膜湿润。

3. 结膜杯状细胞 分泌黏蛋白，有助于眼表润滑。

4. 泪腺血液供应 眼动脉分支泪腺动脉。

5. 泪腺神经 有三种成分：感觉纤维，副交感神经纤维和交感神经纤维，司泪腺分泌。

（二）泪液排出部

是泪液的排出通道，包括上下泪小点、泪小管，泪囊和鼻泪管。

1. 泪小点（lacrimal puncta） 是泪液引流的起始点，上、下各一，分别位于上下睑缘内侧的乳头状突起上，贴附于眼球表面。

2. 泪小管（lacrimal canaliculi） 为连接泪点与泪囊的通道。上、下各一，开始的1~2mm泪小管与睑缘垂直，后转为水平位走行约8mm。在到达泪囊前，上、下泪小管多汇合成泪总管，然后进入泪囊。

3. 泪囊（lacrimal sac） 位于泪骨的泪囊窝内。泪囊的顶部为盲端，其上方为内眦韧带，是泪囊定位的标志。下方与鼻泪管相连接，长约10mm。

4. 鼻泪管（nasolacrimal duct） 上接泪囊，下开口于下鼻道，全程长约18mm。

泪液排到结膜囊后，经眼睑瞬目运动分布于眼球表面，并汇聚于泪湖，依赖于眼轮匝肌的"泪液泵"作用，由泪小点、泪小管，进入泪囊、鼻泪管到鼻腔。

流眼泪是泪器病的主要症状，可分为泪溢和流泪。泪溢（epiphora）是指泪液排出受阻，不能流入鼻腔而溢出眼睑之外；流泪（lacrimation）是指泪液分泌增多，排出系统来不及排走而流出眼睑外。

二、泪器的胚胎发育

泪器所有组织均由表皮外胚叶发育而来。胚胎第 2 个月形成副泪腺,第 3 个月形成泪腺,第 6 周形成泪道,以后逐渐形成管道,第 7 个月下泪点开放,第 8 个月鼻泪管下口开放。

三、泪器的检查法

(一)泪腺的检查

1. 注意泪腺区有无红肿,压痛,能否触及泪腺等。

2. 泪腺分泌的检查　Schirmer 实验:正常位 10~30mm/5min,<10mm 为低分泌,<5mm 为干眼。

(二)泪道的检查

1. 观察泪小点的位置,有无闭塞,泪囊区有无红肿、硬结、瘘管,有无压痛及有无分泌物自泪小点溢出等。

2. 常用的泪道阻塞或狭窄的检查方法

(1)染料试验:1%~2% 荧光素钠液滴入结膜囊内,5 分钟后观察荧光素消退情况,用棉棒擦拭下鼻道,若带绿黄色,说明泪道通畅或没有完全阻塞。

(2)泪道冲洗:泪道冲洗常可显示泪道阻塞的部位。应用钝圆针头从泪小点注入生理盐水:①冲洗无阻力,液体顺利进入鼻腔或咽部,表明泪道通畅;②冲洗液完全从原路返回,提示泪小管阻塞;③冲洗液自下泪小点注入,由上泪小点反流,提示泪总管、泪囊或鼻泪管阻塞;④冲洗有阻力,部分自泪小点返回,部分流入鼻腔,提示鼻泪管狭窄;⑤冲洗液自上泪小点反流,同时有黏液脓性分泌物,提示鼻泪管阻塞合并慢性泪囊炎。

(3)泪道探通:用于诊断,也用于治疗。诊断性泪道探通有助于证实泪道阻塞的部位,治疗性泪道探通主要用于婴幼儿泪道阻塞。

(4)X 线碘油造影、超声、CT 泪囊造影等可了解泪囊大小、泪道狭窄或阻塞的部位及程度。

第二节　泪液分泌系统疾病

泪液分泌系统疾病主要包括泪腺炎症和泪腺肿瘤。

一、泪　腺　炎

(一)急性泪腺炎(acute dacryoadenitis)

比较少见,常为单侧,多发生于儿童。

1. 病因　一般为细菌、病毒感染所致。细菌感染以金黄色葡萄球菌或淋病双球菌常见,病毒感染以流行性腮腺炎、流感、带状疱疹常见。感染途径可为邻近组织炎症直接扩散,也可从远处化脓性病灶转移,或来源于全身感染。

2. 临床表现　急性发病,泪腺部肿胀疼痛。炎症可限于睑部或眶部,也可全部受累。表现为眶外上方局部肿胀、疼痛,可触及包块,有压痛,上睑水肿,结膜充血、水肿,有黏性分泌物。提起上睑,可见充血肿大的泪腺组织。部分患者眼球突向内下,眼球运动受限并伴有复视。常伴有耳前淋巴结肿大,发热,全身不适。

3. 诊断　根据症状和体征可以做出诊断。

4. 治疗　根据病因进行不同的治疗,合理应用抗生素或抗病毒药物,局部热敷。脓肿形成时,应切开引流,睑部泪腺炎可通过结膜切开,眶部者可通过皮肤切开排脓。

(二)慢性泪腺炎(chronic dacryoadenitis)

是病程缓慢的增殖性炎症,多为双侧发病。

1. 病因　致病因素很多,可以为急性炎症转为慢性,也可继发于结膜慢性炎症,但更多的是全身疾病如结核、梅毒、淋巴瘤、白血病等。

2. 临床表现　上睑外上方肿胀,一般无疼痛。在外上眶缘下可触及包块,多无压痛,可活动,可伴有上睑下垂,眼球可被推向内下方,运动受限,伴有复视。

3. 治疗　针对病因或原发病治疗。可做病理检查以明确诊断。酌情应用抗生素及皮质类固醇,必要时手术切除。

二、泪腺肿瘤

泪腺肿瘤是指原发于泪腺的肿瘤,较为少见。其中良性和恶性各占 50%。

(一)多形性腺瘤(pleomorphic adenomas)

又称混合瘤。由上皮成分和间质成分组成。分为良性和恶性两种,良性多见。

1. 临床表现　好发于中年人,男性多见,多数单侧受累,肿瘤生长缓慢,表现为上睑肿胀,于眼眶外上方可触及无痛性包块。患者无压痛。随着肿瘤生长,可使眼球受压而向鼻下或下方移位。若肿块与眶缘发生广泛粘连,有压痛,可能肿瘤为恶性。CT 检查可显示肿瘤的大小、形态和骨质的改变,若眶骨骨质破坏,提示病变为恶性。

2. 治疗　手术切除。做病理检查,若为良性应将肿瘤的包膜完整切除,以防肿瘤复发,甚至恶变。若为恶性,则作眶内容物剜出术,再辅以放射治疗。

(二)腺样囊性癌(adenoid cystic carcinoma)

是最常见的泪腺恶性肿瘤。

1. 临床表现　多见于中青年女性,病情进展较快,眼眶外上方及头部有明显疼痛,随着肿瘤生长,可出现眼球突出,眼球运动受限,可有复视和视力下降。肿瘤与眶骨粘连。X 线或 CT 检查可显示明显的泪腺窝扩大和骨质破坏。

2. 治疗　本病恶性程度高,预后较差。可经淋巴和血液转移。需行眶内容剜出术。术后复发率较高,应辅以放射治疗。

第三节　泪液排出系统疾病

泪液排出系统疾病主要包括泪道狭窄或阻塞及泪道的炎症。

一、泪道狭窄或阻塞

泪道狭窄或阻塞常发生在泪小点、泪小管、泪总管和鼻泪管等部位。

1. 病因　①泪小点狭窄或阻塞:多因炎症、外伤造成,少数为先天发育异常;②泪小管至鼻泪管的阻塞或狭窄:包括先天发育异常、炎症、肿瘤、创伤、异物等造成。

2. 临床表现　主要表现是泪溢。患者因拭泪可造成下睑外翻,从而加重泪溢。下睑及面部皮肤可形成湿疹。并可造成慢性结膜炎。泪溢可分为婴儿型及成人型。婴儿型是指到出生时鼻泪管下端仍发育不完全,没有完成"管道化",或残留膜状物阻塞。可单眼亦可双眼发病,若有泪囊继发感染,则可出现黏液脓性分泌物,即新生儿泪囊炎(neonatal dacryocystitis)。成人型多因功能性或器质性泪道阻塞造成,功能性者泪道无明显的阻塞,泪道冲洗通畅,主要因眼轮匝肌松弛,泪液泵作用减弱或消失,泪液排出障碍。器质性者为泪道阻塞或狭窄。

3. 治疗 ①婴儿泪道阻塞或狭窄:大部分婴儿可于4~6周自行开放,故可先行按摩及压迫,局部滴用抗生素滴眼液,若不能自行开放或治疗无效,可考虑泪道探通术。②功能性泪溢:可用硫酸锌及肾上腺素溶液点眼。③泪小点狭窄、闭塞或阙如:可用泪小点扩张器进行扩张或泪道探针进行探通治疗泪小点狭窄。泪小点闭塞或缺如可行泪小点再造术。④睑外翻、泪小点位置异常:可行睑外翻矫正术。⑤泪小管狭窄或阻塞:可行泪道置管术或在微小内镜下进行激光治疗。对于上述方法治疗无效的可考虑泪旁道手术。⑥鼻泪管狭窄或阻塞:可行一次性泪道再通管植入术,泪囊鼻腔吻合术或经鼻腔内镜下泪囊鼻腔吻合术。

二、泪道炎症

(一)急性泪囊炎(acute dacryocystitis)

1. 病因 多数是由于慢性泪囊炎的急性发作,与细菌毒力强或机体抵抗力低有关。最常见的致病菌为金黄色葡萄球菌或溶血性链球菌。儿童常常是流感嗜血杆菌感染。

2. 临床表现 突然发作,泪囊部皮肤红肿、疼痛、结膜充血、流泪,有脓性分泌物,耳前和颌下淋巴结肿大,有压痛,炎症可蔓及到眼睑、鼻和面颊部,甚至引起眶蜂窝织炎,严重时可出现发热和全身不适等症状(图2-4-1)。一般数日后红肿局限,软化,出现脓点,脓肿可破溃,脓液排出后炎症减轻。有时可形成泪囊瘘管,长期不愈。

3. 治疗 早期控制炎症,全身和局部使用足量抗生素,局部热敷,超声波理疗。当脓肿形成,应切开排脓,放置引流条。待炎症完全消退后按慢性泪囊炎处理。

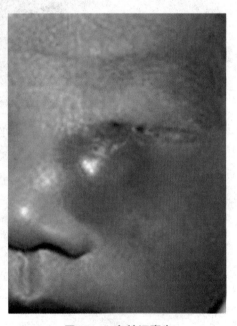

图 2-4-1 急性泪囊炎

(二)慢性泪囊炎(chronic dacryocystitis)

最为常见。

1. 病因 由于鼻泪管狭窄或阻塞,泪囊内有泪液滞留,继发感染引起,多见单侧发病。常见的致病菌为肺炎链球菌和白色念珠菌。鼻炎、下鼻甲肥大、沙眼、泪道外伤等多为其诱因。

2. 临床表现 本病多见于中老年女性,主要症状为泪溢。患眼结膜充血,下睑皮肤呈湿疹样表现,挤压泪囊区,可有黏液或黏液脓性分泌物自泪小点溢出。冲洗泪道时,冲洗液反流,并有黏液脓性分泌物。X线碘油造影可见鼻泪管阻塞(图2-4-2)。如分泌物大量贮留,泪囊可扩张形成泪囊黏液囊肿。

慢性泪囊炎是眼部的感染病灶。反流至结膜囊的分泌物处于带菌状态,对眼球具有潜在的威胁。如果出现眼外伤或行内眼手术,极易造成化脓性感染,导致角膜溃疡或化脓性眼内炎。

3. 治疗 局部抗生素滴眼液点眼或泪道冲洗后注入抗生素药液。药物治疗只能减轻症状,不能治愈。手术治疗是治疗慢性泪囊炎的最有效的方法。其关键是开通阻塞的鼻泪管。常用术式是一次性泪道再通管植入术,泪囊鼻腔吻合术,内镜下鼻腔泪囊吻合术。

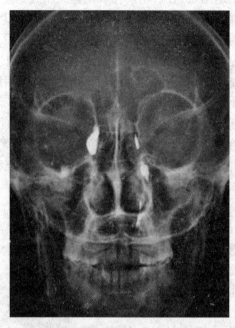

图 2-4-2 慢性泪囊炎碘油造影 X 线片

(马晓爽)

第五章

眼 表 疾 病

第一节　眼表的解剖生理基础

眼表(ocular surface)的解剖学含义指起始于上下眼睑缘灰线之间的眼球表面全部黏膜上皮,包括角膜上皮和结膜上皮。这一概念强调了角膜上皮与结膜上皮在维系眼表健康时相互依赖的关系,但是清晰视觉功能的获得和维持不仅要有健康的眼表上皮,还要求眼球表面必须覆盖一层稳定的泪膜。泪膜是通过眼睑的瞬目运动将泪液涂布在眼表形成的 7~10μm 厚的超薄膜,从外向内分别由脂质层、水样层、黏蛋白层构成。正常及稳定的泪膜是维持眼表上皮正常结构及功能的基础,而眼表上皮细胞(包括杯状细胞及非杯状细胞)分泌的黏蛋白成分又参与泪膜的构成。因此眼表上皮和泪膜之间互相依赖,互相影响,任何一方的异常不仅影响另一方,同时也导致眼表功能的异常,进而影响视功能及引起眼的不适感觉。因此具有临床意义的眼表包括结膜、角膜、眼睑、泪器及泪道,泛指参与维持眼球表面健康的防护体系中的所有外眼附属器。

一、眼　　睑

眼睑的主动性和非随意性闭睑动作对眼球的保护非常重要,当外界刺激出现时,眼睑会发生保护性闭睑反射,可避免角、结膜等眼表组织的损伤。更为重要的是眼睑的非随意瞬目动作是形成稳定泪膜的重要条件之一,正常人一般每 5~10s 瞬目一次,其作用在于将泪膜均匀地涂布于眼表,并且对眼表泪液的流量及蒸发速度进行相应调节,维持眼表泪膜的稳定性。非随意瞬目反射是由三叉神经的眼支作为传入弧,面神经为传出弧来完成的。

眼睑的保护性反射一旦受损,会使眼表易于遭受到外界有害因素的侵袭。如严重的化学伤、热烧伤以及机械性外伤造成眼睑畸形时,不仅给患者容貌上带来痛苦,还常由于眼球的暴露和瞬目功能的损害,导致泪液过度蒸发以及泪液流体动力分布障碍,导致干眼和眼表上皮的损害,引起暴露性角膜溃疡,甚至角膜穿孔失明,因此进行眼表重建手术和角膜移植手术前必须先行眼睑重建。

二、泪液和泪膜

(一)泪液一般性状

正常眼表面覆盖着一层泪膜,因为泪膜 - 空气界面是光线进入眼内的第一个折射表面,保持一个稳定健康的泪膜是获得清晰视觉的重要前提。泪膜从外至内可分为脂质层、水样液层和黏蛋白层。目前对于泪膜的精确结构尚存争论,一般认为,位于最表面的脂质层厚约 0.1μm(睁眼时),中间水样层为 7~10μm 厚,最内侧则是 0.2~1.0μm 厚的黏蛋白层,水样层与黏蛋白层之间没有明确的界限。

正常情况下,泪液的生成速率为 1.2μl/min,折射指数为 1.336。结膜囊内泪液体积为 (6.5 ± 0.3) μl,角膜表面的体积为 7.0μl。泪液中清蛋白占蛋白总量 60%,球蛋白和溶菌酶各占 20%。泪液中还含有免疫球蛋白 IgA、IgG、IgE 等,其中 IgA 含量最多,由泪腺中浆细胞分泌。溶菌酶和 r- 球蛋白以及其他抗菌成分共同组成眼表的第一道防御屏障。泪液中 K^+、Na^+ 和 Cl^- 浓度高于血浆。泪液中还有少量葡萄糖(5mg/dl)和尿素(0.04mg/dl),其浓度随血液中葡萄糖和尿素水平变化发生相应改变。泪液 pH 范围为 6.5~7.6,平均为 7.35。正常情况下泪液为等渗性,渗透压为 (302 ± 6.3) mOsm/L。

(二) 泪液的分泌

脂质层由睑板腺分泌,睑板腺具有丰富的神经支配,主要是胆碱能神经纤维,此外睑板腺上既有雌激素受体又有雄激素受体,这些受体的存在提示性激素在睑板腺分泌方面具有调节功能。眼睑瞬目可促使睑板腺释放脂质。据估计,瞬目时大约 50~70g 的重力施于眼球上,眼球平均后退 1.5mm,脂质被挤至角膜表面参与泪膜的形成。脂质层可减少泪液蒸发,保证闭睑时的水密状态。睑板腺功能障碍会引起泪膜不稳定。

泪膜中间层为水样层,由主、副泪腺分泌,富含盐类和蛋白质。角膜、结膜和鼻黏膜上分布有第 V 对脑神经的刺激性受体,传出通路较为迂回,副交感神经在浅表的岩神经处与第 Ⅶ 对脑神经分开,行至蝶腭神经节,在那里泪腺分泌神经纤维与颧颞神经共行,在进入泪腺之前加入从三叉神经的眼支分出的泪腺神经(司感觉),交感神经传出通路也包含于其中。结膜和黏膜上的受体受外界刺激后会引起泪腺的反射性分泌。

黏蛋白层位于泪膜的最内侧,含多种糖蛋白,由结膜的杯状细胞、结膜上皮、角膜上皮共同分泌产生。黏蛋白基底部分嵌入角、结膜上皮细胞的微绒毛之间,降低表面张力,使疏水的上皮细胞变为亲水,水液层能均匀涂布于眼表,维持湿润环境。黏蛋白也参与角结膜上皮的防御功能,抵抗病原微生物的黏附,此外泪道狭窄患者的泪道上皮黏蛋白表达减少,提示其可能还有促进泪液排出的作用。如果黏蛋白生成不足,如化学和炎症破坏眼表细胞,即使有足够的水样泪液产生,也可以发生角膜表面湿润不足和继发的上皮损伤。

(三) 泪膜功能

其主要功能为:①填补上皮间的不规则界面,保证角膜的光滑;②湿润及保护角膜和结膜上皮;③通过机械冲刷及内含的抗菌成分抑制微生物生长;④为角膜提供氧气和所需的营养物质。

三、角膜上皮及其干细胞

眼表上皮来源于各自的干细胞,角膜上皮来源于位于角膜缘的干细胞,由于干细胞不断的增殖、分化和迁移,因此角膜上皮可以迅速进行自我更新。1983 年 Thoft 提出了维持角膜上皮动态平衡的"XYZ 理论",认为角膜上皮的丢失(Z)由基底细胞的分裂(X)和周边上皮向中央移行(Y)共同补充,而周边上皮的基底部可能含有角膜缘干细胞。

干细胞是存在于生物体内的少数未分化细胞,在成熟机体中占细胞群体的 0.5%~10%,其特点为细胞周期长,处于低分化状态,具有极大的增殖潜力,进行不对称分裂等。角膜缘干细胞属于单能干细胞,存在于角膜缘基底细胞层中,人类角膜缘的 Vogt 栅栏结构即角膜缘干细胞所在区,角膜缘附近丰富的血管网滋养代谢旺盛的干细胞。如果角膜缘干细胞缺乏,上皮创伤将不能愈合,出现持续性的上皮缺损或结膜上皮和新生血管向角膜内生长。角膜缘干细胞是分开角膜和结膜的独特结构,是角膜上皮增殖和移行的动力来源,对于维持角膜上皮的完整性有重要作用。

四、结膜上皮

结膜上皮可能来源于结膜穹窿部或睑缘的皮肤黏膜结合处,也有研究认为结膜的干细胞均匀地分布于眼表。以前认为结膜的杯状及非杯状上皮是由不同的结膜干细胞分化而来,最近研究显示结膜非杯状上皮的前体细胞可诱导产生 PAS 阳性和 AM-1 阳性细胞,而这些阳性标志仅在杯状细胞中表达,这提示结膜的杯状及非杯状上皮细胞可能来源于同一种干细胞。在睑缘附近,结膜上皮移行为眼睑皮肤角化的复层鳞状上皮,而在角膜缘附近结膜上皮移行为角膜上皮。光滑的结膜可以使眼睑滑过角膜,提供保护,涂布泪膜,带走外源性物质。灵活的结膜皱褶和宽松的结膜囊对眼球运动和维持正常的睑球关系意义重大。在结膜瘢痕情况下正常的穹窿结构被破坏,可导致瘢痕性睑内翻、倒睫,引起继发性角膜损伤和瘢痕。若外伤导致角膜及角膜缘完全破坏后,周围的结膜上皮向前移动,覆盖角膜表面。细胞会发生形态上的改变,它们不具备角膜缘干细胞的多能性,所以不能分化成角膜表型,因此造成角膜失去透明性,临床上称为角膜表型结膜化。

第二节 眼表疾病

一、眼表疾病的概念

Nelson 1980 年提出眼表疾病(ocular surface disease,OSD)的概念,泛指损害角结膜眼表正常结构与功能的疾病。眼表是一整体概念,参与维持眼表正常的所有因素,如泪腺、睑板腺、泪道和眼表上皮组成了一个完整的功能单位。其中任何一个环节发生病变都将引起角、结膜表面或泪膜即眼表的异常。严重的泪膜不稳定可导致角、结膜上皮的病变和鳞状上皮化生,眼表上皮的病变也将引起泪膜的异常,即使是在泪液量正常的情况下,结膜杯状细胞缺乏时也将导致干眼。角、结膜上皮的健康有赖于其下基质微环境的健康和覆盖其表面的泪膜的稳定,因此各种导致角结膜改变和泪膜改变的影响因素都将导致眼表损伤。因而在功能上需将眼表疾病与泪液疾病综合起来,概括为眼表泪液疾病(ocular surface and tear disease)。一般来说,眼表泪液疾病包括所有的浅层角膜病、结膜病及外眼疾病,也包括影响泪膜的泪腺及泪道疾病。

二、眼表疾病的分类

随着对眼表细胞及功能的了解愈来愈深入,可以从活体细胞水平对一些眼表功能异常性疾病作出诊断。通过印迹细胞学方法来检查上皮细胞的终末表型,可将角、结膜上皮病变划分为两种主要的眼表功能异常类型。

(一)鳞状上皮化生(squamous metaplasia)

表现为病理性的非角化上皮向角化上皮转化。该类疾病具有明确的致病原因,如化学伤、Stevens-Johnson 综合征和眼类天疱疮等。主要由泪膜稳定性下降引起,各种角结膜炎症也是引起角膜上皮化生的主要诱因,同时它可导致结膜中的杯状细胞消失,从而加重泪膜的不稳定。

(二) 角膜上皮结膜化

表现为正常角膜上皮被结膜上皮侵犯和替代,即"角膜缘干细胞缺乏"(limbal stem cells deficiency)。它不像第一类眼表功能失调那样具有明确的既往史,但仍表现为角膜缘干细胞随时间而逐渐减少。有学者认为可能是角膜缘干细胞受所处的基质微环境(发育性、激素性、血管性及炎症性)影响从而导致调控异常。其主要表现为不同程度的结膜上皮长入、血管化、慢性炎症、持续性溃疡、基底膜的破坏和纤维细胞的侵入。临床上分为两种情况:

1. 损伤造成的角膜缘干细胞缺乏,如 Stevens-Johnson 综合征或中毒性表皮坏死溶解、角膜缘多次手术或冷凝、抗代谢药物的毒性、角膜接触镜所致角膜病、严重的微生物感染等。

2. 基质微环境异常导致的角膜缘干细胞缺乏,如先天性无虹膜、遗传性内分泌异常所致角膜病、神经麻痹性角膜炎、放射线所致角膜病、边缘性角膜炎或溃疡、慢性角膜缘炎、翼状胬肉或假性胬肉等。

三、眼表疾病的治疗

眼表的正常与稳定是维持角膜透明性的重要保证。对于各种原因所致严重眼表疾患,单纯药物治疗及传统的角膜移植很难奏效。20 世纪 80 年代以来,随着对眼表面上皮细胞分化及创伤愈合机制的深入研究,特别是角膜缘干细胞理论的形成,一类旨在恢复眼表完整性及其上皮细胞正常表型,促进患眼视力恢复的眼表重建术(ocular surface reconstruction)开始受到重视。

狭义的眼表重建仅指通过手术恢复眼表的上皮表型和稳定,但实际上维持眼表正常功能有五个不可分割的因素:正常表型的结膜上皮和角膜上皮;两种上皮的干细胞的解剖及功能必须正常;能产生及维持一层正常且稳定的泪膜;眼睑的解剖及生理功能正常,能保护眼表和维持泪膜正常流体动力学功能;相关的神经支配及反射功能正常。因此广义的眼表重建手术应包括以下方面:重建眼表的上皮或干细胞;重建泪液分泌或泪膜稳定性;保护或恢复眼表相关的神经支配;重建眼睑的解剖和功能。由此衍生出相应的治疗措施:眼睑成形术——恢复眼睑正常的闭合功能;角膜缘移植或角膜缘干细胞移植术——恢复正常的角膜缘干细胞的功能;结膜囊成形术(包括羊膜移植、羊膜移植加结膜移植及异体结膜移植)——形成正常的结膜囊。通过这些综合性措施恢复眼表的正常结构以后,复明性的角膜移植手术的成功率将大为提高。目前根据手术的目的可将眼表重建手术分为结膜眼表重建、角膜眼表重建、泪膜重建和眼睑重建四大类。

进行眼表重建手术时应正确掌握适应证,尽可能地保留健康的眼表上皮,特别是眼表干细胞的来源部位,避免医源性损伤;同时彻底切除坏死或炎症反应强烈的病变组织,为上皮细胞提供健康的生长环境。角、结膜重建的另一重要前提条件就是泪膜的大致正常。严重的干眼症和泪膜不稳定者,眼表上皮干燥脱落、鳞状上皮化、再生延迟,甚至角膜变薄,发生角膜基质溃烂,任何的角、结膜移植性重建手术都将面临失败的命运。所以,应先通过一定的治疗措施改善干眼,以便为后期的角、结膜重建做好准备。

总之,角膜、结膜和泪膜及其相应的影响要素在眼表重建的过程中应当视为一个整体性概念。在重建眼表时,应充分考虑角、结膜和泪膜之间的相互影响,眼表上皮的来源、移植床的微环境状况和泪膜稳定与否。任何的处理不当和延迟都可能影响眼表重建的成功。

第三节 干 眼

干眼（dry eye）又称角结膜干燥症（keratoconjunctivitis sicca），是指任何原因引起的泪液质或量异常，或动力学异常导致的泪膜稳定性下降，并伴有眼部不适，和/或眼表组织病变为特征的多种疾病的总称。2007年，国际干眼病专题研究会调整了干眼的定义：干眼是泪液和眼球表面的多因素疾病，能引起不适、视觉障碍和泪膜不稳定，可能损害眼表，伴有泪液渗透压升高和眼表炎症。

一、病 因

干眼病因繁多。由泪腺、眼球表面（角膜、结膜和睑板腺）和眼睑，以及连接它们的感觉与运动神经构成了一个完整的功能单位，这一功能单位中任何因素发生改变，都可能引起干眼。这些因素主要包括：各种眼表上皮病变、免疫性炎症、眼表或泪腺细胞凋亡、性激素水平降低及外界环境的影响。干眼病理过程复杂，目前认为，泪液渗透压升高是干眼发病的核心机制，它可能引起眼表炎症，炎症介质释放入泪液中可能引起眼表上皮细胞损害，导致泪膜不稳定。但详细的发病机制尚未完全明了。

二、分 类

目前干眼的诊断分类标准仍没有统一，1995年美国干眼研究小组提出的分类方法，主要将干眼分为泪液生成不足型（deficient aqueous production）和蒸发过强型（over evaporation）两种类型。2007年国际干眼病专题研究会进一步完善了干眼的分类，前者是由于泪腺疾病或者功能不良导致的干眼，即为水样液缺乏性干眼（Aqueous tear deficiency, ATD），又可分为Sjögren综合征所致干眼（Sjögren' syndrome, SS-ATD）及非SS-ATD。后者主要指睑板腺功能障碍（Meibomain gland dysfunction, MGD）

ATD病因复杂，可以表现为原发性疾病，如可能与自身免疫淋巴细胞浸润泪腺和唾液腺有关，病毒感染（EB病毒、HIV病毒）可能也有相关性，因为在单核细胞增多症和HIV感染者中观察到ATD的发展迅速。ATD也可能是其他危险因素如眼部感染、外伤、服用药物、手术、内分泌紊乱等继发引起，如沙眼或眼化学伤引起的结膜瘢痕可以直接堵塞上方穹窿部的泪腺管开口，从而使泪液分泌减少。此外，ATD常伴有许多原发性疾病如：Riley-Day综合征、先天性无泪症、泪腺缺乏、外胚层发育不良、Adie综合征等。

干眼根据泪液缺乏成分不同分为以下五种类型：水样液缺乏性、黏蛋白缺乏性、脂质缺乏性，以及泪液动力学（分布）异常性和混合性。混合性是指上述因素的两种或以上同时存在，是最常见的一种类型。干眼的分类并不是相互完全独立的，实际上，它们的分类常常交叉，甚至同时存在，很少单独出现。

三、相 关 检 查

（一）干眼问卷评分表

按照干眼有关的常见症状有无及严重程度、是否存在相关病史，设计一系列问题，根据受试者选择答案的汇总分数，判断是否有干眼存在。优点在于方便、经济，特异性和敏感性高，便于大范围人群的干眼发病率筛查和干眼诊断的初筛。但对边缘性干眼诊断率不高，分析具体影响因素有一定困难。

（二）泪河宽度

裂隙灯下投射在角结膜表面的光带和下睑睑缘的光带的交界处可见泪液的液平,其宽度可一定程度上反映泪液分泌的多少。在临床上测量的泪河宽度相当于泪河曲率半径,正常为0.5~1.0mm,≤0.35mm 则诊断为干眼。

（三）泪液分泌实验

Schirmer 试验(Schirmer test)最为常用,用一条 5mm×35mm 的滤纸,将一端折弯 5mm,置于下睑内侧 1/3 结膜囊内,其余部分悬垂于皮肤表面,轻闭双眼,5min 后测量滤纸被泪水渗湿的长度。无眼部表面麻醉情况下,测试的是主泪腺的分泌功能,表麻后检测的是副泪腺的分泌功能(基础分泌),观察时间同为 5min。正常值为 10~15mm/5min,<10mm/5min 为低分泌,反复多次检查泪液分泌量 <5mm/5min 提示为干眼。Schirmer 泪液分泌实验相对敏感,操作简便,但可重复性差,不能仅凭一次测量结果就确诊或排除干眼症,需多次反复测量,结果一致时方更具有诊断参考价值。无表面麻醉的 Schirmer 试验能较好标准化而被推荐采用。

（四）泪膜稳定性检查

泪膜破裂时间(BUT)最为常用,方法是在结膜囊内滴入荧光素钠溶液,被检者瞬目几次后平视前方,测量者在裂隙灯的钴蓝光下用宽裂隙光带观察,从最后一次瞬目后睁眼至角膜出现第一个黑斑即干燥斑的时间,为泪膜破裂时间。正常值为 10~45s,<10s 为泪膜不稳定。此方法操作简单适合干眼初筛,检查结果受年龄、种族、睑裂大小、温度、湿度影响。

（五）眼表上皮活性染色

1. 荧光素染色　在结膜囊内滴少量荧光素钠溶液,于裂隙灯活体显微镜钴蓝光下观察。正常的角膜上皮不染色,染为绿色表示角膜上皮缺损。正常情况下,荧光素染色还能显示眼球表面一层完整的泪膜。如果泪膜与眼表上皮细胞微绒毛之间的联系被破坏,即使泪液分泌量正常,在角膜表面也不能形成稳定的泪膜。然而,干眼引起的眼表上皮点状染色最早发生于结膜而不是角膜。

2. 丽丝胺绿染色　可将失活变性细胞和缺乏黏蛋白覆盖的角结膜上皮细胞着染。

（六）泪液渗透压的测定

目前已经明确,泪液渗透压升高在干眼发病中起重要作用。泪液渗透压升高能最直接地反映眼表的干燥,而且泪液渗透压的变异小,其正常值标准已得到充分的验证。因此,泪液渗透压成为诊断干眼的标志性指标,甚至被认为是诊断干眼的"金标准"。泪液渗透压≥316mOsm/L 提示有干眼的可能。

微量泪液收集管从靠近泪阜的泪河处取 0.1μl 泪液,然后用渗透压测量仪进行检测,渗透压≥316mOsm/L 为阳性,提示有干眼的可能。

（七）印迹细胞学检查

可以了解眼表上皮细胞的病理改变,干眼症患者眼表上皮细胞 HE 染色的异常表现为:结膜杯状细胞密度降低、细胞核浆比增大、上皮细胞鳞状化生,角膜上皮结膜化。通过计算结膜中杯状细胞密度,可间接评估疾病严重程度。

（八）其他

除了上述试验,泪液蕨类结晶试验、乳铁蛋白含量测定和角膜地形图检查也常用于干眼的诊断。一些新技术,如泪膜镜、光学相干断层成像(OCT)、泪液蒸发仪和睑板腺成像系统也显示出在干眼诊断上的价值。

四、临床表现

干眼病最常见症状是眼疲劳、异物感、干涩感、其他症状有烧灼感、眼胀感、眼痛、畏光、眼红等。对于严重的干眼,应询问是否伴有口干、关节痛,以排除 SS。

干眼的体征包括球结膜血管扩张、球结膜失去光泽,增厚水肿、皱褶,泪河变窄或中断、有时在下穹窿见微黄色黏丝状分泌物,睑裂区角膜上皮不同程度点状脱落。角膜上皮缺损区荧光素着染,干眼病早期轻度影响视力,晚期出现角膜变薄、角膜溃疡甚至穿孔、角膜瘢痕形成,严重影响视力。

五、诊 断

目前还没有一个特异性试验可以对干眼进行确诊,最好的办法就是根据病史、临床表现和诊断性检查结果综合判断。通常根据以下四个方面:①症状;②泪膜不稳定;③眼表面上皮细胞的损害;④泪液的渗透压增加,可以对绝大多数干眼症患者作出诊断。

六、治 疗

干眼的治疗包括两方面,即消除病因和缓解症状。干眼可由多种因素引起,如全身性疾病、生活和工作环境、长期使用某些药物和化妆品等。明确并消除引起干眼的原因是最佳治疗方法。然而,对大多数患者,缓解症状仍然是治疗的主要目标。而且,干眼的类型不同,治疗方法也不尽相同。

(一) 水液缺乏性干眼 (aqueous tear deficiency,ATD)

1. 泪液成分的替代治疗 最佳的泪液替代成分是自家血清,但其来源受限。因此使用人工泪液保持眼表的湿润,缓解干眼症状是目前的主要治疗措施之一。临床上现有品种繁多的人工泪液制剂供选择,医生根据干眼症患者的病因、严重程度、眼表面损害情况及经济条件来合理选择人工泪液。重症干眼可使用眼用凝胶制剂,出现暴露性角膜溃疡时可使用眼膏。需长期使用人工泪液的患者应选用不含防腐剂的剂型,以避免防腐剂的毒性作用加重眼表和泪膜的损害。

2. 延迟泪液在眼表的停留时间 方法有配戴硅胶眼罩、湿房镜或潜水镜;治疗性角膜接触镜,在重症干眼,不宜配戴治疗性角膜接触镜。泪小点栓子对于中重度干眼治疗有一定帮助,可以暂时或永久性地减少泪液的引流。较严重的干眼症患者还可考虑行永久性泪小点封闭术。对于那些眼睑位置异常的睑内翻、外翻患者,则可以考虑睑缘缝合。

3. 促进泪液分泌 口服必嗽平(溴苄环己胺,bromhexine)、盐酸匹罗卡品、新斯的明等药物可以促进部分患者泪液的分泌,但疗效尚不肯定。全身应用糖皮质激素或雄激素对于Sjogren 综合征患者,可改善泪腺分泌功能。

4. 局部免疫抑制治疗 现已明确干眼的发病因素中基于炎症的免疫反应是重要的病理环节,因此对于重度干眼,可局部使用皮质类固醇激素和免疫抑制剂如低浓度(0.05%~0.1%)的环孢霉素 A(cyclosporin,CsA)或 0.05%FK506 滴眼液滴眼,抑制眼表的免疫活性细胞的浸润和炎症因子的表达。

5. 手术 自体颌下腺移植适合治疗重症干眼病,但仅适用于颌下腺功能正常者,此外该手术只能部分解决干眼病泪液分泌问题,并不能解决干眼病的并发症,如睑球粘连、角膜新生血管和角膜混浊等。

（二）睑板腺功能障碍

见本章第四节。

第四节 睑板腺功能障碍

睑板腺功能障碍（Meibomain gland dysfunction,MGD）是睑板腺的慢性、非特异性炎症，以睑板腺导管的阻塞或睑板腺分泌物异常为特征，是蒸发过强型干眼的主要原因。

一、病 因

发病机制未完全明了，可能是睑板腺的退行性改变。一些皮肤病与其发病关系密切，如酒渣鼻、脂溢性皮炎、特应性皮炎、银屑病和红斑狼疮等。晚期可出现睑板腺萎缩，腺泡消失，睑板腺导管角化和瘢痕化。根据睑板腺的分泌状态可分为低排放型和高排放型，低排放型又分为睑板腺分泌不足和排出障碍两型。绝大多数患者为排出障碍型。

二、临床表现

多见于老年人，在油性皮肤更常见，常伴有睑缘炎。无明显性别差异，寒冷地带的发病率高于温暖气候地区。主要症状有眼部烧灼感、异物感、干燥感、刺激感、视疲劳等。睑缘常增厚，可伴有红斑、过度角化等体征，睑缘后层出现自后向前的永久性血管扩张，睑板腺开口有白色角质蛋白堵塞而凸起变形，挤压后分泌物呈泡沫样、颗粒样或牙膏样。病变进展时睑板腺会有黄色的黏液样分泌物，睑板腺炎症持续多年后，睑板腺广泛萎缩。其他常见的伴随体征有睑板腺囊肿、结膜结石、结膜充血、乳头增生、角膜点状着色等，严重者出现角膜血管翳、角膜溃疡与睑外翻。

三、诊 断

MGD 尚没有统一的诊断标准，根据干眼的症状、体征，结合睑板腺体缺如、睑缘及睑板腺开口异常或睑板腺分泌物数量和质量改变时即可诊断。

四、治 疗

1. 眼睑的物理清洁 注意眼睑卫生。睑板腺堵塞时可热敷眼睑 5~10min 软化睑板腺分泌物，然后将手指放于眼睑皮肤面相对睑板腺的位置，边旋转边向睑缘方向推压，以排出分泌物。可用无刺激性的香波或专用药液如硼酸水溶液清洗局部眼睑缘和睫毛。由于夜晚鳞屑堆积，清晨清洗眼睑更有效。

2. 抗生素治疗 四环素 250mg 口服，4 次/d，或强力霉素 100mg 口服，2 次/d，需连续服用数周才起效，而且需维持数月。常见副作用是对光敏感，以及引起牙釉质异常。儿童、孕妇及哺乳期妇女可改用红霉素或阿奇霉素。

3. 局部药物的应用 包括抗生素滴眼液、短期使用糖皮质激素滴眼液、不含防腐剂的人工泪液。局部 1% 甲硝唑膏或 1% 克林霉素洗液对控制酒渣鼻面部皮肤的感染有效。对伴有脂溢性皮炎的患者，可使用含抗脂溢药如二硫化硒或焦油的洗发剂清洁头部皮肤。

（张 琦）

■ 第六章

结 膜 病

第一节　结膜的解剖、生理及检查法

结膜(conjunctiva)是一层薄的半透明黏膜,柔软光滑且富弹性,覆盖于眼睑后面(睑结膜)、部分眼球表面(球结膜)以及睑部到球部的反折部分(穹窿结膜)。这三部分结膜形成一个以睑裂为开口的囊状间隙,称结膜囊(conjunctival sac)。近年的研究认为穹窿部结膜以及睑缘部结膜可能是结膜干细胞所在之处。

1. 睑结膜(palpebral conjunctiva)　与睑板牢固黏附不能被推动,正常情况下可见小血管走行和透见部分睑板腺管。上睑结膜距睑缘后唇约 2mm 处,有一与睑缘平行的浅沟,较易存留异物。

2. 球结膜(bulbar conjunctiva)　覆盖于眼球前部巩膜表面,止于角膜缘,是结膜的最薄和最透明部分,可被推动。球结膜与巩膜间有眼球筋膜疏松相连,在角膜缘附近 3mm 以内与球筋膜、巩膜融合。在泪阜的颞侧有一半月形球结膜皱褶称半月皱襞,相当于低等动物的第三眼睑。

3. 穹窿结膜(fornical conjunctiva)　此部结膜组织疏松,多皱褶,便于眼球活动。上方穹窿部有提上睑肌纤维附着,下方穹窿部有下直肌鞘纤维融入。

结膜是一黏膜,组织学为不角化的鳞状上皮和杯状细胞组成,有上皮层和固有层。上皮 2~5 层,各部位的厚度和细胞形态不尽相同。睑缘部为扁平上皮,睑板到穹窿部由立方上皮逐渐过渡成圆柱形,球结膜呈扁平形,角膜缘部渐变为复层鳞状上皮,然后过渡到角膜上皮。杯状细胞是单细胞黏液腺,多分布于睑结膜和穹窿结膜的上皮细胞层内,分泌黏液。固有层含有血管和淋巴管,分腺样层和纤维层。腺样层较薄,穹窿部发育较好,含 Krause 腺、Wolfring 腺,分泌浆液。该层由纤细的结缔组织网构成,其间有多量淋巴细胞,炎症时易形成滤泡。纤维层由胶原纤维和弹力纤维交织而成,睑结膜缺乏。

结膜富含神经和血管,结膜血管来自眼睑动脉弓及睫状前动脉。睑动脉弓穿过睑板分布于睑结膜、穹窿结膜和距角结膜缘 4mm 以外的球结膜,充血时称结膜充血。睫状前动脉在角膜缘 3~5mm 处分出细小的巩膜上支组成角膜缘周围血管网并分布于球结膜,充血时称睫状充血。两种不同充血对眼部病变部位的判断有重要意义。

结膜感觉由第 V 脑神经眼支的泪腺、眶上、滑车上和眶下神经分支支配。结膜不仅具有眼表屏障功能,还含有相关的淋巴组织,包含了免疫球蛋白、中性粒细胞和淋巴细胞

(100 000 个 /mm^2)、肥大细胞 (5 000 个 /mm^2)、浆细胞等。除此之外,结膜基质层本身含有抗原递呈细胞。生理情况下结膜组织不含嗜碱性粒细胞和嗜酸性粒细胞。结膜作为黏膜相关淋巴组织 (MALT)。

结膜上皮与角膜上皮、泪道黏膜上皮及泪腺开口的上皮相延续,关系密切,因此这些部位的疾病容易相互影响。结膜大部分表面暴露于外界,易受外界环境的刺激和微生物感染而致病,最常见的疾病为结膜炎,其次为变性疾病。结膜上皮细胞的创伤愈合与其他的黏膜细胞相似,上皮细胞损伤通常在 1~2d 内可修复。而结膜基质的修复伴有新生血管的生长,修复过程受血管生成数量、炎症反应程度、组织更新速度等因素影响。结膜的浅表层通常由疏松组织构成,在损伤后不能恢复为与原先完全相同的组织,深层的组织 (纤维组织层) 损伤修复后,成纤维细胞过度增生,分泌胶原使结膜组织黏附于巩膜,这也是内眼手术后结膜瘢痕组织形成的原因。

检查结膜时将眼睑向上下翻转,检查睑结膜及穹窿部结膜。注意其颜色,以及是否透明光滑,有无充血、水肿、乳头肥大、滤泡增生、瘢痕、溃疡、睑球粘连,有无异物或分泌物潴集。检查球结膜时,以拇指和示指将上下眼睑分开,嘱患者向上下左右各方向转动眼球,观察有无充血,特别注意区分睫状充血 (其部位在角膜周围) 与结膜充血 (其部位在球结膜周边部),有无疱疹、出血、异物、色素沉着或新生物。

第二节 结膜炎总论

结膜与各种各样的微生物以及外界环境相接触,但眼表的特异性和非特异性防护机制使其具有一定的预防感染和使感染局限的能力,但当这些防御能力减弱或外界致病因素增强时,将引起结膜组织的炎症发生,其特征是血管扩张,渗出和细胞浸润,这种炎症统称为结膜炎。

一、病 因

结膜炎 (conjunctivitis) 是眼科最常见的疾病之一,其致病原因可分为微生物性和非微生物性两大类,根据不同来源可为外源性或内源性,也可因邻近组织炎症蔓延而致。最常见的是微生物感染,致病微生物可为细菌 (如肺炎球菌、流感嗜血杆菌、金黄色葡萄球菌、脑膜炎双球菌、淋球菌等)、病毒 (如人腺病毒株、单疱病毒Ⅰ型和Ⅱ型、微小核糖核酸病毒) 或衣原体。偶见真菌、立克次体和寄生虫感染。物理性刺激 (如风沙、烟尘、紫外线等) 和化学性损伤 (如医用药品、酸碱或有毒气体等) 也可引起结膜炎。还有部分结膜炎是由免疫性病变 (过敏性)、与全身状况相关的内因 (肺结核、梅毒、甲状腺病等)、邻近组织炎症蔓延 (角膜、巩膜、眼睑、眼眶、泪器、鼻腔与副鼻窦等) 引起。

二、分 类

根据结膜炎的发病快慢可分为超急性、急性或亚急性、慢性结膜炎。一般而言,病程少于三周者为急性结膜炎,而超过三周者为慢性结膜炎。根据病因可分为感染性、免疫性、化学性或刺激性、全身疾病相关性、继发性和不明原因性结膜炎。按结膜对病变反应的主要形态可分为乳头性、滤泡性、膜性／假膜、瘢痕性和肉芽肿性结膜炎。

三、常 见 体 征

结膜炎症状有异物感、烧灼感、痒、畏光、流泪。重要的体征有结膜充血、水肿、渗出物、乳头增生、滤泡、伪膜和真膜、肉芽肿、假性上睑下垂,耳前淋巴结肿大等。

(一) 结膜充血

是急性结膜炎最常见的体征。结膜充血的特点是表层血管充血,以穹窿部明显,向角膜缘方向充血减轻,这些表层血管可随结膜机械性移动而移动,并于局部点用肾上腺素后充血消失。

(二) 结膜分泌物

各种急性结膜炎共有的体征,分泌物可为脓性、黏脓性或浆液性。细菌侵及结膜后可致多形核白细胞反应,起初分泌物呈较稀的浆液状,随着杯状细胞分泌黏液及炎症细胞和坏死上皮细胞的增加,分泌物变成黏液性及脓性。最常引起脓性分泌物的病原体是淋球菌和脑膜炎球菌,其他致病菌通常引起黏液脓性分泌物。由于黏液脓性分泌物可紧紧黏住睫毛,从而使睑缘黏在一起,患者晨间醒来,可出现睁眼困难,提示可能为细菌性感染或衣原体感染。过敏性结膜炎分泌物呈黏稠丝状。病毒性结膜炎的分泌物呈水样或浆液性。

(三) 乳头增生

结膜炎症的一种非特异性体征。多见于睑结膜,外观扁平,乳头较小时,呈现天鹅绒样外观,角结膜缘部的多呈圆顶状。在生理状态下,翻转上眼睑后于睑结膜的上缘可见一些大乳头,可能与此部位膈样固定结构较少有关。乳头由增生肥大的上皮层皱叠或隆凸而成,裂隙灯下见中心有扩张的毛细血管到达顶端,并呈轮辐样散开。红色乳头性结膜炎多为细菌性或衣原体性结膜炎。上睑结膜乳头主要见于春季结膜炎和结膜对异物(如缝线、角膜接触镜、人工角膜等)的刺激反应,下睑也出现时多见于过敏性结膜炎。

直径大于1mm的增生乳头,称巨乳头,巨乳头可见于春季角结膜炎,特应性角结膜炎,接触镜、义眼或缝线引起等。睑结膜型春季结膜炎的巨乳头呈多角型,表面扁平,而角膜缘型春季结膜炎的巨乳头则表面光滑圆润,常与Horner-Trantas小点伴存。接触镜引起的巨乳头多发生在上睑结膜,轻度隆起,不对称,表面苍白,接触镜取下后,患者症状逐渐消退,但巨乳头体征仍将持续数月。

(四) 滤泡形成

由淋巴细胞反应引起,呈外观光滑,半透明隆起的结膜改变(图2-6-1)。滤泡散在分布,常发生于上睑结膜和下穹窿结膜,也可见于角结膜缘部结膜。滤泡的直径一般为0.5~2.0mm,也有些超过2.0mm,和乳头不同,滤泡中央无血管,血管从周边基底部向顶部逐渐消失。滤泡的鉴别非常重要,是某些结膜炎的相对特异的炎症反应体征。大多数病毒性结膜炎、衣原体结膜炎(除外新生儿包涵体结膜炎)、一些寄生虫引起的结膜炎、药物(碘苷、地匹福林、缩瞳剂)引起的结膜炎都造成滤泡形成。滤泡位于下穹窿睑板边缘,诊断价值不大,如果位于上睑板,则要考虑衣原体、病毒或药物性结膜炎的可能。儿童和青少年的滤泡增殖并不都意味着病理性改变,正常年轻人的颞侧结膜有时也可见小滤泡,常于穹窿部明显,近睑缘部消失,是一种生

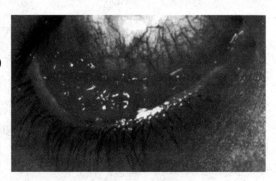

图2-6-1 结膜滤泡

理性改变称为良性淋巴样滤泡增殖症。

（五）真膜和伪膜

某些病原体感染可引起真膜或伪膜,由脱落的结膜上皮细胞、白细胞、病原体和富含纤维素性的渗出物混合形成。真膜是严重炎症反应渗出物在结膜表面凝结而成,累及整个上皮,强行剥除后创面粗糙,易出血。伪膜是上皮表面的凝固物,去除后上皮仍保持完整。过去认为,白喉棒状杆菌结膜炎和 β- 溶血性链球菌结膜炎是膜形成的主要病因,但近年来,腺病毒结膜炎则成为最常见病因,其次是原发性单疱病毒性结膜炎,其他还包括春季结膜炎、包涵体性结膜炎和念珠菌感染性结膜炎。多形性红斑或 Stevens-Johnson 综合征常累及黏膜和皮肤,导致双侧假膜形成,最终形成严重结膜瘢痕,杯状细胞丢失、睑内翻、倒睫和角膜缘干细胞衰竭。（图 2-6-2）

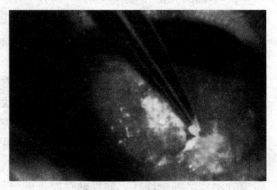

图 2-6-2　结膜表面膜

（六）球结膜水肿

血管扩张时的渗出液进入到疏松的球结膜下组织,导致结膜水肿,水肿严重时,球结膜可突出于睑裂之外。急性过敏性结膜炎、淋球菌或脑膜炎球菌结膜炎、腺病毒结膜炎都有明显的结膜水肿。结膜水肿的出现可以早于细胞浸润和分泌物等体征。除炎症外,眶静脉受损或淋巴回流受阻、血管内渗透压低等都可引起结膜水肿。

（七）结膜下出血

严重的结膜炎如腺病毒和肠道病毒所致的流行性结膜炎和 Kochweeks 杆菌所致的急性结膜炎等,除可出现结膜充血外,还可出现点状或片状的球结膜下出血,色鲜红,量多时呈暗红色。

（八）结膜肉芽肿

肉芽肿一般是由增殖的纤维血管组织和单核细胞、巨噬细胞所构成。常见睑板腺囊肿,及一些内源性疾病如梅毒、猫抓病、肉瘤病、Parinaud 眼腺综合征等。Parinaud 眼腺综合征表现为单眼肉芽肿性结膜炎和局部滤泡增殖,常伴有耳前或下颌下淋巴结肿大、发热和其他全身表现。组织活检有助于这些疾病的诊断。

（九）结膜瘢痕

单纯的结膜上皮损伤不会导致瘢痕的产生,只有损害累及基质层才形成瘢痕。瘢痕早期表现为结膜穹窿变浅,线状或星状、花边状的上皮纤维化。长期的结膜下瘢痕化可引起睑内翻和倒睫等并发症。随着病程的发展,变浅的结膜穹窿损害加重。严重的瘢痕化终末期表现为结膜穹窿消失,上皮角质化,睑球粘连,如眼类天疱疮病。膜性结膜炎后期可导致上皮下纤维化和睑球粘连,这种瘢痕化可出现在结膜的任何部位。特发性结膜炎后期的并发瘢痕常呈灶性且位于巨乳头的中央,最后可导致结膜下穹窿广泛性收缩,但一般不出现睑内翻和倒睫。沙眼的瘢痕特异性病理改变是瘢痕边缘围有滤泡,称为"Herbert 小凹"。沙眼的结膜下纤维化可发生于上睑板上界的附近,称为 Arlt 线。

（十）假性上睑下垂

由于细胞浸润或瘢痕形成使上睑组织肥厚,重量增加而造成下垂,多见于沙眼、浆细胞瘤等。轻度上睑下垂也可由炎症细胞浸润 Muller's 肌造成。

（十一）耳前淋巴结肿大

病毒性结膜炎的一个重要体征，是和其他类型结膜炎的重要鉴别点，疾病早期或症状轻者无此表现。还可见于衣原体性、淋球菌性和各种可致肉芽肿性结膜炎和泪腺炎的疾病。需注意儿童睑板腺感染时也可有耳前淋巴结肿大。

四、结膜炎的常用诊断方法

临床上可根据结膜炎的基本症状和体征如结膜充血、分泌物增多、眼睑肿胀等，作出诊断，但确诊是何病因所致的结膜炎尚需依靠实验室检查。实验室检查包括细胞学、病原体的培养和鉴定，以及免疫学和血清学检查等。

病史对诊断非常重要。感染性结膜炎多双眼发病，常传染至家人或社区人群。急性病毒性结膜炎的患者多于疾病早期出现一眼发病，数天后对侧眼也受累。单眼发病常见于中毒性、药物性或外伤引起的结膜炎。病程对诊断很有帮助，也是常用的结膜炎分类标准。一般而言，病程少于三周者为急性结膜炎，而超过三周者为慢性结膜炎。另外，渗出物的类型和炎症发生的部位亦是明确诊断的重要依据。

（一）临床检查

临床症状和主要体征出现的部位不同有助于结膜炎的鉴别诊断。其中结膜滤泡和乳头出现的位置、形态、大小均是重要的诊断和鉴别诊断依据，例如沙眼的炎症上睑结膜较下睑严重，滤泡常出现于上睑结膜边缘部，而包涵体性结膜炎的滤泡增殖性改变更常见于下睑结膜。此外分泌物的多少及性质、真膜／伪膜、溃疡、疱疹、角膜炎及血管翳是否存在，耳前淋巴结是否肿大，皆有助于诊断。

（二）病原学检查

为了病因诊断和正确治疗，有时必须进行病原学检查。结膜分泌物涂片可帮助诊断有无细菌感染，例如淋球菌引起的结膜感染，在结膜上皮和中性粒细胞的细胞内可以找到成双排列的淋球菌。必要时可做细菌和真菌的培养、药物敏感试验等。如无菌生长，则应考虑衣原体或病毒可能性，需做分离鉴定。病毒的分离和培养因其技术复杂、价格昂贵且耗时长而临床上不常进行。另外，还可应用免疫荧光、酶联免疫测定、多聚酶链反应（PCR）等方法来检测病原体的抗原。检查患者急性期和恢复期血清中血清抗体的效价也有助于诊断病毒性结膜炎，特别是单纯疱疹病毒性结膜炎，其急性期的外周血中血清抗体滴度可升高四倍甚至更多。

（三）细胞学检查

不同类型的结膜炎，其细胞反应也不相同，结膜分泌物涂片检查 Gram 染色（鉴别细菌种属），Giemsa 染色（分辨细胞形态、类型）有助于临床诊断。结膜刮片的取材部位应选择在炎症最明显的区域，以提高检出率，如果病变波及睑结膜，则上睑结膜是理想的进行结膜刮片取材的部位。

细菌性结膜炎涂片多形核白细胞占多数。病毒性结膜炎则是单核细胞特别是淋巴细胞占多数。伪膜形成（流行性角结膜炎）时中性粒细胞增多，提示结膜坏死。衣原体结膜炎涂片中性粒细胞和淋巴细胞各占一半。过敏性结膜炎活检标本中见嗜酸和嗜碱性粒细胞，但结膜涂片中数量很少。春季结膜炎上皮细胞中见大量嗜酸性颗粒。春季结膜炎、遗传性过敏结膜炎和过敏性结膜炎患者泪液中可以检出嗜酸性粒细胞分泌的蛋白产物。各种类型的结膜炎基质中都有浆细胞浸润,通常它们不能通过上皮细胞层,如果上皮层坏死,浆细胞才能到达结膜表面被检出,例如沙眼滤泡破裂后,结膜分泌物涂片和刮片检出浆细胞阳性。结膜刮片找到包涵体也有助于沙眼确诊。

五、结膜炎的治疗

针对病因治疗,局部给药为主,必要时全身用药。急性期忌包扎患眼。

1. 局部治疗 使用眼药水滴眼是治疗结膜炎最基本的给药途径。对于微生物性结膜炎,应选用敏感的抗菌药物或 / 和抗病毒眼药水。必要时可根据病原体培养和药敏试验选择有效的药物。重症患者在未行药物敏感实验前可用几种混合抗生素眼药水点眼。急性期应频繁点用眼药水,每 1~2h 一次。病情好转后可减少滴眼次数。眼膏在结膜囊停留的时间较长,宜睡前使用,可发挥持续的治疗作用。

2. 冲洗结膜囊 当结膜囊分泌物较多时,可用无刺激性的冲洗液(生理眼水或 3% 硼酸水)冲洗,每天 1~2 次,以清除结膜囊内的分泌物。冲洗液勿流入健眼,引起交叉感染。

3. 全身治疗 严重的结膜炎如淋球菌性结膜炎和衣原体性结膜炎,除局部用药外还需全身使用抗生素或磺胺药。

六、结膜炎的预后和预防

大多数类型的结膜炎愈合后不会遗留并发症,少数可因并发角膜炎症进而损害视力。严重或慢性的结膜炎症可发生永久性改变,如结膜瘢痕导致的睑球粘连、眼睑变形或继发干眼。

传染性结膜炎可造成流行性感染,因此必须做好预防。结膜炎多为接触传染,故提倡勤洗手、洗脸、不用手和衣袖擦眼。传染性结膜炎患者应隔离,患者用过的盥洗用具必须采取隔离并消毒处理。医务人员检查患者后要洗手消毒,防止交叉感染。对理发店、饭店、工厂、学校、托儿所、游泳池等人员集中场所进行卫生宣传、定期检查、加强管理。

第三节 细菌性结膜炎

正常情况下结膜囊内可存有细菌,大约 90% 的人结膜囊内可分离出细菌,其中 35% 的人更可分离出一种以上的细菌,这些正常菌群主要是表皮葡萄球菌(>60%),类白喉杆菌(35%)和厌氧痤疮丙酸杆菌,这些细菌可通过释放抗生素样物质和代谢产物,减少其他致病菌的侵袭。当致病菌的侵害强于宿主的防御功能或宿主的防御功能受到破坏的情况下,如干眼、长期使用糖皮质激素等,即可发生感染。当眼部有结膜炎症和脓性渗出物时,应怀疑细菌性结膜炎(bacterial conjunctivitis)。按发病快慢可分为超急性(24h 内)、急性或亚急性(几小时至几天)、慢性(数天至数周)。按病情的严重情况可分为轻、中、重度。

急性结膜炎患者均有不同程度的结膜充血和结膜脓性、黏液性或黏脓性分泌物。急性结膜炎通常有自限性,病程在 2 周左右,局部有效治疗可以减少发病率和疾病持续时间,给予敏感抗生素治疗后,在几天内痊愈。慢性结膜炎无自限性,治疗较棘手,可由急性结膜炎治疗不当演变而来,也可能为 Morax-Axenfeld 双杆菌、链球菌或其他毒力不强的菌类感染后一开始就呈慢性炎症过程,发病无季节性。还可由不良环境刺激如粉尘和化学烟雾等,眼部长期应用有刺激性的药物、屈光不正、烟酒过度、睡眠不足等引起。很多患者同时存在睑内翻、倒睫,以及慢性泪囊炎、慢性鼻炎等周围组织炎症。

一、病　因

奈瑟淋球菌、奈瑟脑球膜炎菌常导致超急性细菌性结膜炎。流感嗜血杆、肺炎链球菌、Kochweeks 杆菌、金黄色葡萄球菌感染可引起急性或亚急性细菌性结膜炎。Morax-Axenfeld 双杆菌、变形杆菌、大肠杆菌、假单孢菌属可致慢性细菌性结膜炎。其他较少见的细菌有结核分枝杆菌、白喉杆菌等。

二、临 床 表 现

大多数细菌性结膜炎的特征为急性乳头状结膜炎伴有卡他性或黏脓性渗出物。起先单眼发病，通过手接触传播后波及双眼。患者眼部刺激感和充血，晨间醒来睑缘有分泌物，起初分泌物呈较稀的浆液性，随病情进展变成黏液性及脓性。偶有眼睑水肿，视力一般不受影响，角膜受累后形成斑点状上皮混浊可引起视力下降。细菌性结膜炎乳头增生和滤泡形成的严重程度取决于细菌毒力包括侵袭力。白喉杆菌和溶血性链球菌可引起睑结膜面膜或伪膜形成。

（一）超急性细菌性结膜炎（hyperacute bacterial conjunctivitis）

由奈瑟氏菌属细菌（淋球菌或脑膜炎球菌）引起。其特征为，潜伏期短（10h 至 2~3d），病情进展迅速，结膜充血水肿伴有大量脓性分泌物。约有 15%~40% 患者可迅速引起角膜混浊，浸润，周边或中央角膜溃疡，治疗不及时，几天后可发生角膜穿孔，严重威胁视力。其他并发症包括前房积脓性虹膜炎、泪腺炎和眼睑脓肿。淋球菌性结膜炎成人主要是通过生殖器 - 眼接触传播而感染，新生儿主要是分娩时经患有淋球菌性阴道炎的母体产道感染，发病率大约为0.04%。奈瑟氏脑膜炎球菌性结膜炎最常见患病途径是血源性播散感染，也可通过呼吸道分泌物传播。成人淋球菌性结膜炎较脑膜炎球菌性结膜炎更为常见，而脑膜炎球菌性结膜炎多见于儿童，通常为双眼性，潜伏期仅为数小时至 1d，表现类似淋球菌性结膜炎，严重者可发展成化脓性脑膜炎，危及患者的生命。两者在临床上往往难以鉴别，两种致病菌均可引起全身扩散，包括败血症。特异性诊断方法需要培养和糖发酵试验。近年来，奈瑟菌属出现青霉素耐药菌群，因此药物敏感试验非常重要。

新生儿淋球菌性结膜炎（gonococcal conjunctivitis）潜伏期 2~5d 者多为产道感染，出生后7d 发病者为产后感染。双眼常同时受累。有畏光、流泪，眼睑高度水肿，重者突出于睑裂之外，可有假膜形成。分泌物由病初的浆液性很快转变为脓性，脓液量多，不断从睑裂流出，故又有"脓漏眼"之称。常有耳前淋巴结肿大和压痛。严重病例可并发角膜溃疡甚至眼内炎。感染的婴儿可能还有并发其他部位的化脓性炎症，如关节炎、脑膜炎、肺炎、败血症等。

（二）急性或亚急性细菌性结膜炎（acute or subacute conjunctivitis）

又称"急性卡他性结膜炎"，俗称"红眼病"，传染性强多见于春秋季节，可散发感染，也可流行于学校、工厂等集体生活场所。发病急，潜伏期 1~3d，两眼同时或相隔 1~2d 发病。发病3~4d 时病情达到高潮，以后逐渐减轻，病程多少于 3 周。最常见的致病菌是肺炎双球菌、金黄色葡萄球菌和流感嗜血杆菌。病原体可随季节变化，有研究显示冬季主要是肺炎双球菌引起的感染，流感嗜血杆菌性结膜炎则多见于春夏时期。

1. 金黄色葡萄球菌通过释放外毒素和激活生物活性物质如溶血素、溶纤维蛋白溶酶、凝固酶等引起急性化脓性结膜炎。患者多半有睑缘炎，任何年龄均可发病，晨起由于黏液脓性分泌物糊住眼睑而睁眼困难，较少累及角膜。表皮葡萄球菌引起的结膜炎少见。

2. 肺炎双球菌性结膜炎有自限性，儿童发病率高于成人。潜伏期大约 2d，结膜充血、黏脓性分泌物等症状在 2~3d 后达到顶点。上睑结膜和穹窿结膜可有结膜下出血,球结膜水肿。可有上呼吸道症状,很少引起肺炎。

3. 流感嗜血杆菌是儿童细菌性结膜炎的最常见病原体,80% 成人上呼吸道中可见流感嗜血杆菌共生。潜伏期约 24h,临床表现为结膜充血、水肿、球结膜下出血,脓性或黏液脓性分泌物,症状 3~4d 达到高峰,在开始抗生素治疗后 7~10d 症状消失,不治疗可复发。流感嗜血杆菌Ⅲ型感染还可并发卡他性边缘性角膜浸润或溃疡。儿童流感嗜血杆菌感染可引起眶周蜂窝织炎,部分患者伴有体温升高、身体不适等全身症状。

4. 其他 白喉杆菌引起的急性膜性或假性膜性结膜炎,20 世纪初开始使用白喉杆菌类毒素后发病率明显下降,如今白喉杆菌性结膜炎偶见于儿童咽白喉患者,最初,眼睑红、肿、热、痛,可有耳前淋巴结肿大,严重病例球结膜面可有灰白色 - 黄色膜和假膜形成,坏死脱落后形成瘢痕。角膜溃疡少见,但一旦累及很容易穿孔。白喉毒素可致眼外肌和调节麻痹,干眼、睑球粘连、倒睫和睑内翻是白喉杆菌性结膜炎的常见并发症。本病有强传染性,需全身使用抗生素。

其他少见的急性化脓性结膜炎有:摩拉克氏菌结膜炎在免疫力低下和酗酒人群中可见,假单胞菌属、埃希氏菌属、志贺氏菌和梭菌属等偶可引起单眼感染,眼睑肿胀,球结膜水肿,可有假膜形成,极少累及角膜。

(三) 慢性细菌性结膜炎 (chronic conjunctivitis)

可由急性结膜炎演变而来,或毒力较弱的病原菌感染所致。多见于鼻泪管阻塞或慢性泪囊炎患者,或慢性睑缘炎或睑板腺功能异常者。金黄色葡萄球菌和摩拉克菌是慢性细菌性结膜炎最常见的两种病原体。

慢性结膜炎进展缓慢,持续时间长,可单侧或双侧发病。症状多种多样,主要表现为眼痒,烧灼感,干涩感,眼刺痛及视力疲劳。结膜轻度充血,可有睑结膜增厚、乳头增生,分泌物为黏液性或白色泡沫样。摩拉克菌可引起眦部结膜炎,伴外眦角皮肤结痂、溃疡形成及睑结膜乳头和滤泡增生。金黄色葡萄球菌引起者常伴有溃疡性睑缘炎或角膜周边点状浸润。

三、诊 断

根据临床表现、分泌物涂片或结膜刮片等检查,可以诊断。结膜刮片和分泌物涂片通过 Gram 和 Giemsa 染色可在显微镜下发现大量多形核白细胞和细菌。为明确病因和指导治疗,对于伴有大量脓性分泌物者、结膜炎严重的儿童和婴儿,及治疗无效者应进行细菌培养和药物敏感试验,有全身症状的还应进行血培养。

四、治 疗

针对病因,抗感染治疗,局部治疗为主,必要时全身用药。在等待实验室结果时,医生应开始局部使用广谱抗生素,确定致病菌属后给予敏感抗生素。切勿包扎患眼,但可配戴太阳镜以减少光线的刺激。超急性细菌性结膜炎治疗应在诊断性标本收集后立即进行,以减少潜在的角膜及全身感染的发生,局部治疗和全身用药并重。成人急性或亚急性细菌性结膜炎一般选择滴眼液。儿童则选择眼膏,避免哭泣时滴眼液随眼泪排除,而且其作用时间更长。慢性细菌性结膜炎治疗基本原则与急性结膜炎相似,需长期治疗,疗效取决于患者对治疗方案的依从性。各类型结膜炎波及角膜时应按角膜炎治疗原则处理。

(一) 局部治疗

1. 当患眼分泌物多时,可用无刺激性的冲洗剂如 3% 硼酸水或生理盐水冲洗结膜囊。冲洗时要小心操作,避免损伤角膜上皮,冲洗液勿流入健眼,以免造成交叉传染。

2. 局部充分滴用有效的抗生素眼药水和眼药膏。急性阶段每 1~2h 一次。病情好转后减少滴眼次数。目前常使用广谱氨基苷类或喹诺酮类药物,如 0.3% 庆大霉素、0.3% 妥布霉素、0.3% 环丙沙星、0.3% 氧氟沙星、0.3%~0.5% 左氧氟沙星眼药水或眼药膏。在特殊情况下,可使用合成抗生素滴眼液。如甲氧苯青霉素耐药性葡萄球菌性结膜炎可使用 5mg/ml 万古霉素滴眼液。慢性葡萄球菌性结膜炎对杆菌肽和红霉素反应良好,还可适当应用收敛剂如 0.25% 硫酸锌眼药水。

(二) 全身治疗

1. 奈瑟氏菌性结膜炎应全身及时使用足量的抗生素,肌注或静脉给药。淋球菌性结膜炎角膜未波及,成人大剂量肌注青霉素或头孢曲松钠(ceftriaxone,菌必治)1g 即可,如果角膜也被感染,加大剂量,1~2g/d,连续 5d。青霉素过敏者可用壮观霉素(spectinomycin,淋必治)(2g/d,肌注)。除此之外,还可联合口服 1g 阿奇霉素或 100mg 强力霉素,每日 2 次,持续 7d;或喹诺酮类药物(环丙沙星 0.5g 或氧氟沙星 0.4g,每日 2 次,连续 5d)。

新生儿用青霉素 G 100 000U/(kg·d),静脉滴注或分 4 次肌注,共 7d。或用头孢曲松钠(0.125g,肌注)、头孢噻肟钠(cefotaxime,25mg/kg,静注或肌注),每 8h 或 12h 一次,连续 7d。

大约 1/5 外源性(原发性)脑膜炎球菌性结膜炎可引起脑膜炎球菌血症,单纯局部治疗患者发生菌血症的概率比联合全身用药患者高 20 倍。因此必须联合全身治疗。脑膜炎球菌性结膜炎可静脉注射或肌注青霉素。青霉素过敏者可用氯霉素代替。2d 内可有明显疗效。有脑膜炎球菌性结膜炎患者接触史者应进行预防性治疗,可口服利福平每日 2 次持续 2d,推荐剂量是成人 600mg,儿童 10mg/kg。

2. 流感嗜血杆菌感染而致的急性细菌性结膜炎,或伴有咽炎、急性化脓性中耳炎的患者局部用药的同时应口服头孢类抗生素或利福平。

3. 慢性结膜炎的难治性病例和伴有酒渣鼻患者需口服强力霉素 100mg,1~2 次 /d,持续数月。

五、预 防

1. 严格注意个人卫生和集体卫生。提倡勤洗手、洗脸和不用手或衣袖拭眼。

2. 急性期患者需隔离,以避免传染,防止流行。一眼患病时应防止另眼感染。

3. 严格消毒患者用过的洗脸用具、手帕及接触的医疗器皿。

4. 医护人员在接触患者之后必须洗手消毒以防交叉感染。必要时应戴防护眼镜。

5. 新生儿出生后应常规立即用 1% 硝酸银眼药水滴眼一次或涂 0.5% 四环素眼药膏,以预防新生儿淋菌性结膜炎和衣原体性结膜炎。

第四节 衣原体性结膜炎

一、衣原体的特性

衣原体是介于细菌与病毒之间的微生物,归于立克次纲,衣原体目。具有细胞壁和细胞膜,以二分裂方式繁殖,可寄生于细胞内形成包涵体。衣原体目分为二属。属 I 为沙眼衣原体,可引起沙眼、包涵体性结膜炎和淋巴肉芽肿;属 II 为鹦鹉热衣原体,可引起鹦鹉热。衣原体性结膜炎包括沙眼、包涵体性结膜炎、性病淋巴肉芽肿性结膜炎等。

二、沙　　眼

沙眼（trochoma）是由沙眼衣原体（chlamydia）感染所致的一种慢性传染性结膜角膜炎，是导致盲目的主要疾病之一。全世界有 3 亿 ~6 亿人感染沙眼，感染率和严重程度同当地居住条件以及个人卫生习惯密切相关。20 世纪 50 年代以前该病曾在我国广泛流行，是当时致盲的首要病因，70 年代后随着生活水平的提高、卫生常识的普及和医疗条件的改善，其发病率大大降低，但仍然是常见的结膜病之一。

（一）病因

沙眼衣原体由我国汤飞凡、张晓楼等于 1955 年用鸡胚培养的方法在世界上首次分离出来。从抗原性上可分为 A、B、Ba、C、D、E、F、J、H、I、K 等 12 个免疫型，地方性流行性沙眼多由 A、B、C 或 Ba 抗原型所致，D~K 型主要引起生殖泌尿系统感染以及包涵体性结膜炎。张力、张晓楼等（1990）对中国华北地区沙眼衣原体免疫型进行检测，结果表明华北地区沙眼以 B 型为主，C 型次之，我国其他地区的发病情况缺乏流行病学资料。沙眼为双眼发病，通过直接接触或污染物间接传播，节肢昆虫也是传播媒介。易感危险因素包括不良的卫生条件、营养不良、酷热或沙尘气候。热带、亚热带区或干旱季节容易传播。

（二）临床表现

急性沙眼感染主要发生在学前和低年学龄儿童，但在 20 岁左右时，早期的瘢痕并发症才开始变得明显。成年后的各个时期均可以出现严重的眼睑和角膜合并症。男女急性沙眼的发生率和严重程度相当，但女性沙眼的严重瘢痕比男性高出 2~3 倍，推测这种差别与母亲和急性感染的儿童密切接触有关。

一般起病缓慢，多为双眼发病，但轻重程度可有不等。沙眼衣原体感染后潜伏期 5~14d。幼儿患沙眼后，症状隐匿，可自行缓解，不留后遗症。成人沙眼为亚急性或急性发病过程，早期即出现并发症。沙眼初期表现为滤泡性慢性结膜炎，以后逐渐进展到结膜瘢痕形成。

急性期症状包括畏光、流泪、异物感，较多黏液或黏液脓性分泌物。可出现眼睑红肿，结膜明显充血，乳头增生，上下穹窿部结膜满布滤泡，可合并弥漫性角膜上皮炎及耳前淋巴结肿大。

慢性期无明显不适，仅眼痒、异物感、干燥和烧灼感。结膜充血减轻，结膜污秽肥厚，同时有乳头及滤泡增生，病变以上穹窿及睑板上缘结膜显著，并可出现垂帘状的角膜血管翳。病变过程中，结膜的病变逐渐为结缔组织所取代，形成瘢痕。最早在上睑结膜的睑板下沟处，称为 Arlt 线，渐成网状，以后全部变成白色平滑的瘢痕。角膜缘滤泡发生瘢痕化改变临床上称为 Herbet 小凹。沙眼性角膜血管翳及睑结膜瘢痕为沙眼的特有体征。

重复感染时，并发细菌感染时，刺激症状可更重，且可出现视力减退。晚期发生睑内翻与倒睫、上睑下垂、睑球粘连、角膜混浊、实质性结膜干燥症、慢性泪囊炎等并发症。症状更明显，可严重影响视力，甚至失明。

（三）分类

为了统一进行流行病学调查和指导治疗，国际上对沙眼的表征进行了分期。常用 MacCallan 分期法：

Ⅰ期：早期沙眼。上睑结膜出现未成熟滤泡，轻微上皮下角膜混浊、弥漫点状角膜炎和上方细小角膜血管翳。

Ⅱ期：沙眼活动期。

Ⅱa 期:滤泡增生。角膜混浊、上皮下浸润和明显的上方浅层角膜血管翳。

Ⅱb 期:乳头增生。滤泡模糊。可以见到滤泡坏死、上方表浅角膜血管翳和上皮下浸润。瘢痕不明显。

Ⅲ期:瘢痕形成。同我国Ⅱ期。

Ⅳ期:非活动性沙眼。同我国Ⅲ期。

我国在 1979 年也制定了适合我国国情的分期方法。即:

Ⅰ期(进行活动期)上睑结膜乳头与滤泡并存,上穹隆结膜模糊不清,有角膜血管翳。

Ⅱ期(退行期)上睑结膜自瘢痕开始出现至大部分变为瘢痕。仅留少许活动病变。

Ⅲ期(完全瘢痕期)上睑结膜活动性病变完全消失,代之以瘢痕,无传染性。

1987 年世界卫生组织(WHO)介绍了一种新的简单分期法来评价沙眼严重程度。标准如下:

TF 结膜滤泡(follicular conjunctival inflammation):上睑结膜 5 个以上滤泡。

TI 弥漫性结膜感染(diffuse conjunctival inflammation):弥漫性浸润、乳头增生、血管模糊区 >50%。

TS 睑结膜瘢痕(tarsal conjunctival scarring):典型的睑结膜瘢痕。

TT 倒睫(trichiasis):严重倒睫或眼睑内翻。

CO 角膜混浊(corneal opacification):不同程度的角膜混浊。

其中 TF、TI 是活动期沙眼,要给予治疗,TS 是患过沙眼的依据,TT 有潜在致盲危险需行眼睑矫正手术,CO 是终末期沙眼。

(四)诊断

多数沙眼根据乳头、滤泡、上皮角膜炎、血管翳、角膜缘滤泡、Herbert 小凹等特异性体征可以作出诊断。由于睑结膜的乳头增生和滤泡形成并非为沙眼所特有,因此早期沙眼的诊断在临床病变尚不完全具备时较困难,有时只能诊断"疑似沙眼",要确诊须辅以实验室检查。WHO 要求诊断沙眼时至少符合下述标准中的 2 条:

1. 上睑结膜 5 个以上滤泡。

2. 典型的睑结膜瘢痕。

3. 角膜缘滤泡或 Herbet 小凹。

4. 广泛的角膜血管翳。

除了临床表现,实验室检查可以确定诊断。沙眼细胞学的典型特点是可检出淋巴细胞、浆细胞和多形核白细胞,但细胞学检查的假阳性率高。

结膜刮片后行 Giemsa 染色可显示位于核周围的蓝色或红色细胞质内的包涵体。改良的 Diff-Quik 染色将检测包涵体的时间缩短为几分钟。荧光标记的单克隆抗体试剂盒检测细胞刮片衣原体抗原、酶联免疫测定、聚合酶链反应都有高度敏感和高特异性,但要求操作者较熟练地掌握操作技术,花费也昂贵。沙眼衣原体培养需要放射线照射或细胞稳定剂(如放线菌酮)预处理,通常在生长 48~72h 后用碘染色单层细胞,或通过特殊的抗衣原体单克隆抗体检测,是重要的实验室检查,但技术要求高,不能广泛应用。

(五)鉴别诊断

需和其他滤泡性结膜炎相鉴别。

1. 慢性滤泡性结膜炎(chronic follicular conjunctivitis) 原因不明。常见于儿童及青少年,皆为双侧。下穹隆及下睑结膜见大小均匀,排列整齐的滤泡,无融合倾向。结膜充血并有分泌物,但不肥厚,数年后不留痕迹而自愈,无角膜血管翳。无分泌物和结膜充血等炎症症状者谓之结膜滤泡症。一般不需治疗,只在有自觉症状时才按慢性结膜炎治疗。

2. 春季结膜炎 本病睑结膜增生的乳头大而扁平,上穹隆部无病变,也无角膜血管翳。结膜分泌物涂片中可见大量嗜酸性粒细胞。

3. 包涵体性结膜炎 本病与沙眼的主要不同之处在于,滤泡以下穹隆部和下睑结膜显著,没有角膜血管翳。实验室可通过针对不同衣原体抗原的单克隆抗体进行免疫荧光检测来鉴别其抗原血清型,从而与之鉴别。

4. 巨乳头性结膜炎(giant papillary conjunctivitis) 本病所致的结膜乳头可与沙眼性滤泡相混淆,但有明确的角膜接触镜配戴史。

(六)治疗

包括全身和眼局部药物治疗及对并发症的治疗。

局部用 0.1% 利福平眼药水、0.1% 酞丁胺眼药水或 0.5% 新霉素眼药水等点眼,4 次/d。夜间使用红霉素类、四环素类眼膏,疗程最少 10~12 周。经过一段时间治疗后,在上睑结膜仍可能存在滤泡,但这并不是治疗失败的依据。

急性期或严重的沙眼应全身应用抗生素治疗,一般疗程为 3~4 周。可口服强力霉素 100mg,2 次/d;或红霉素 1g/d 分四次口服。手术矫正倒睫及睑内翻,是防止晚期沙眼瘢痕形成致盲的关键措施。

(七)预防及预后

沙眼是一种持续时间长的慢性疾病,现在已有 600 万~900 万人因沙眼致盲。相应治疗和改善卫生环境后,沙眼可缓解或症状减轻,避免严重并发症。在流行地区,再度感染常见,需要重复治疗。预防措施和重复治疗应结合进行。应培养良好的卫生习惯,避免接触传染,改善环境,加强对服务行业的卫生管理。

三、包涵体性结膜炎

包涵体性结膜炎(inclusion conjunctivitis)是 D~K 型沙眼衣原体引起的一种通过性接触或产道传播的急性或亚急性滤泡性结膜炎。包涵体性结膜炎好发于性生活频繁的年轻人,多为双侧。衣原体感染男性尿道和女性子宫颈后,通过性接触或手 - 眼接触传播到结膜,游泳池可间接传播疾病。新生儿经产道分娩也可能感染。由于表现有所不同,临床上又分为新生儿和成人包涵体性结膜炎。

(一)临床表现

1. 成人包涵体性结膜炎 接触病原体后 1~2 周,单眼或双眼发病。表现为轻、中度眼红、眼部刺激和黏性分泌物,部分患者可无症状。眼睑肿胀,结膜充血显著,睑结膜和穹隆部结膜滤泡形成,并伴有不同程度的乳头反应,多位于下方。耳前淋巴结肿大。3~4 个月后急性炎症逐渐减轻消退,但结膜肥厚和滤泡持续存在 3~6 个月方可恢复正常。有时可见周边部角膜上皮或上皮下浸润,或细小表浅的血管翳(<1~2mm),无前房炎症反应。接种成人包涵体性结膜炎衣原体血清型的志愿者,其结膜炎的发生时间和程度呈剂量依赖性,而且 14% 的志愿者发生中耳炎,而虹膜炎非常少见,这提示沙眼衣原体容易通过泪液由鼻泪管到鼻黏膜传播感染,但难以穿过角膜进入葡萄膜。包涵体性结膜炎可有结膜瘢痕但无角膜瘢痕,极少引起虹膜睫状体炎。可能同时存在其他部位如生殖器、咽部的衣原体感染征象。

2. 新生儿包涵体性结膜炎 潜伏期为出生后 5~14d,有胎膜早破时可生后第 1 天即出现体征。感染多为双侧,新生儿开始有水样或少许黏液样分泌物,随着病程进展,分泌物明显增多并呈脓性。结膜炎持续 2~3 个月后,出现乳白色光泽滤泡,较病毒性结膜炎的滤泡更大。严重病例伪膜形成、结膜瘢痕化。大多数新生儿衣原体结膜炎是轻微自限的,但可能有角膜瘢痕和新生血管出现。衣原体还可引起新生儿其他部位的感染威胁其生命,如衣原体性中耳炎、呼吸道感染、肺炎。沙眼衣原体可以与单纯疱疹病毒共感染,除注意全身感染外,检查时还应注意眼部合并感染的可能性。

(二)诊断

根据临床表现诊断不难。实验室检测手段同沙眼。新生儿包涵体性结膜炎上皮细胞的胞浆内容易检出嗜碱性包涵体。血清学的检测对眼部感染的诊断无多大价值,但是检测 IgM 抗体水平对于诊断婴幼儿衣原体肺炎有很大帮助。新生儿包涵体性结膜炎需要和沙眼衣原体、淋球菌引起的感染鉴别。

(三)治疗

衣原体感染可波及呼吸道、胃肠道,因此口服药物很有必要。婴幼儿可口服红霉素[40mg/(kg·d)],分四次服下,至少用药 14d。如果有复发,需要再次全程给药。成人口服强力霉素(100mg,2 次 /d)或红霉素(1g/d),治疗 3 周。局部使用抗生素眼药水及眼膏如 15% 磺胺醋酸钠、0.1% 利福平等。

(四)预后及预防

未治疗的包涵体性结膜炎持续 3~9 个月,平均 5 个月。采用标准方案治疗后病程缩短,复发率较低。

应加强对年轻人的卫生知识特别是性知识的教育。高质量的产前护理包括生殖道衣原体感染的检测和治疗是成功预防新生儿感染的关键。有效的预防药物包括 1% 硝酸银、0.5% 红霉素和 2.5% 聚烯吡酮碘。其中 2.5% 的聚烯吡酮碘点眼效果最好、毒性最小。

第五节 病毒性结膜炎

病毒性结膜炎(viral conjunctivitis)是一种常见感染,病变程度因个体免疫状况、病毒毒力大小不同而存在差异,通常有自限性。临床上按病程分为急性和慢性两组,以前者多见,包括流行性角结膜炎、流行性出血性结膜炎、咽结膜热、单疱病毒性结膜炎和新城鸡瘟结膜炎等。慢性病毒性结膜炎包括传染性软疣性睑结膜炎、水痘 - 带状疱疹性睑结膜炎、麻疹性角结膜炎等。

一、腺病毒性角结膜炎

腺病毒性角结膜炎症是一种重要的病毒性结膜炎,主要表现为急性滤泡性结膜炎,常合并有角膜病变。本病传染性强,可散在或流行性发病。腺病毒是一种脱氧核糖核酸(DNA)病毒,可分为 37 个血清型。已经从眼部感染灶分离到 2、3、4、7、8、9、14、16、19、29、31 和 37 型。不同型别的腺病毒引起的病毒性结膜炎可有不同的临床表现,同样的临床表现也可由几种不同血清型的腺病毒所引起。腺病毒性角结膜炎主要表现为两大类型,即流行性角结膜炎和咽结膜热。

(一)流行性角结膜炎(epidemic keratoconjunctivitis)

是一种强传染性的接触性传染病,由腺病毒 8、19、29 和 37 型腺病毒(人腺病毒 D 亚组)

引起。潜伏期为 5~7d。

1. 临床表现 起病急、症状重、双眼发病。主要症状有充血、疼痛、畏光、伴有水样分泌物。疾病早期常一眼先发病，数天后对侧眼也受累，但病情相对较轻。急性期眼睑水肿，结膜充血水肿，48h 内出现滤泡和结膜下出血，色鲜红，量多时呈暗红色。伪膜(有时真膜)形成后能导致扁平瘢痕、睑球粘连。发病数天后，角膜可出现弥散的斑点状上皮损害，并于发病 7~10d 后融合成较大的、粗糙的上皮浸润。2 周后发展为局部的上皮下浸润，并主要散布于中央角膜，角膜敏感性正常。发病 3~4 周后，上皮下浸润加剧，形态大小基本一致，数个至数十个不等。上皮下浸润由迟发性过敏反应引起，主要是淋巴细胞在前弹力层和前基质层的浸润，是机体对病毒抗原的免疫反应。这种上皮下浸润可持续数月甚至数年之久，逐渐吸收，极个别情况下，浸润最终形成瘢痕，造成永久性视力损害。结膜炎症最长持续 3~4 周。原发症状消退后，角膜混浊数月后可消失。患者常出现耳前淋巴结肿大和压痛，且于眼部开始受累侧较为明显，是和其他类型结膜炎的重要鉴别点，疾病早期或症状轻者无此表现。需注意儿童睑板腺感染时也可有耳前淋巴结肿大。儿童可有全身症状，如发热、咽痛、中耳炎、腹泻等。

2. 诊断 急性滤泡性结膜炎和炎症晚期出现的角膜上皮下浸润是本病的典型特征，结膜刮片见大量单核细胞，有伪膜形成时，中性粒细胞数量增加。病毒培养、PCR 检测、血清学检查可协助病原学诊断。

3. 治疗 必须采取措施减少感染传播。所有接触感染者的器械必须仔细清洗消毒，告知患者避免接触眼睑和泪液，经常洗手。当出现感染时尽可能避免人群之间的接触。治疗无特殊方法，局部冷敷和使用血管收缩剂可减轻症状，急性期可使用抗病毒药物抑制病毒复制如干扰素滴眼剂、0.1% 无环鸟苷、0.15% 更昔洛韦、0.1% 三氮唑核苷、4% 吗啉双胍等，每小时 1 次。合并细菌感染时加用抗生素治疗。出现严重的膜或伪膜、上皮或上皮下角膜炎引起视力下降时可考虑使用糖皮质激素眼药水，病情控制后应减少糖皮质激素眼药水的点眼频度至每天 1 次或隔天 1 次。应用中要注意逐渐减药，不要突然停药，以免复发；另外还要注意激素的副作用。

(二) 咽结膜热(pharyngoconjunctival fever)

是由腺病毒 3、4 和 7 型引起的一种表现为急性滤泡性结膜炎伴有上呼吸道感染和发热的病毒性结膜炎，传播途径主要是呼吸道分泌物。多见于 4~9 岁儿童和青少年。常于夏、冬季节在幼儿园、学校中流行。散发病例可见于成人。

1. 临床表现 前驱症状为全身乏力，体温上升至 38℃ 以上，自觉流泪、眼红和咽痛。患者体征为眼部滤泡性结膜炎、一过性浅层点状角膜炎及上皮下混浊，耳前淋巴结肿大。咽结膜热有时可只表现出 1~3 个主要体征。病程 10d 左右，有自限性。

2. 诊断 根据临床表现可以诊断。结膜刮片中见大量单核细胞，培养无细菌生长。

3. 治疗和预防 无特殊治疗。可参考流行性角结膜炎的治疗和预防措施。发病期间勿去公共场所、泳池等，减少传播机会。

二、流行性出血性结膜炎

流行性出血性结膜炎(epidemic hemorrhagic conjunctivitis)是由 70 型肠道病毒(偶由 A 24 型柯萨奇病毒)引起的一种暴发流行的自限性眼部传染病，又称"阿波罗 11 号结膜炎"。1969 年在加纳第一次爆发，1971 年曾在我国大范围流行。该病在许多国家和岛屿发生过流行。

（一）临床表现

潜伏期短 18~48h（病程短 5~7d），常见症状有眼痛、畏光、异物感、流泪、结膜下出血、眼睑水肿等。结膜下出血呈片状或点状，从上方球结膜开始向下方球结膜蔓延。多数患者有滤泡形成，伴有上皮角膜炎和耳前淋巴结肿大。少数人发生前葡萄膜炎，部分患者还有发热不适及肌肉痛等全身症状，印度和日本曾报告个别病例出现类似小儿麻痹样下肢运动障碍。

（二）诊断

急性滤泡性结膜炎的症状，同时有显著的结膜下出血，耳前淋巴结肿大等为诊断依据。

（三）治疗和预防

无特殊治疗，有自限性，加强个人卫生和医院管理，防止传播是预防的关键。

第六节　免疫性结膜炎

免疫性结膜炎（immunologic conjunctivitis）以前又称变态反应性结膜炎，是结膜对外界过敏原的一种超敏性免疫反应。结膜经常暴露在外，易与空气中的致敏原如花粉、尘埃、动物羽毛等接触，也容易遭受细菌或其他微生物的感染（其蛋白质可致敏），药物的使用也可使结膜组织发生过敏反应。由体液免疫介导的免疫性结膜炎呈速发型，临床上常见的有枯草热、异位性结膜炎和春季角结膜炎；由细胞介导的则呈慢性过程，常见的有泡性角结膜炎。眼部的长期用药又可导致医源性结膜接触性或过敏性结膜炎，有速发型和迟发型两种。还有一种自身免疫性疾病，包括干燥性角结膜炎、结膜类天疱疮、Stevens-Johnson 综合征等。

一、春季角结膜炎

春季角结膜炎（vernal keratoconjunctivitis，VKC）又名春季卡他性结膜炎、季节性结膜炎等，是反复发作的双侧慢性眼表疾病，主要影响儿童和青少年，20 岁以下男性多见，有环境和种族倾向。春夏季节发病高于秋冬季节可反复发作持续 2~10 年。（图 2-6-3）

（一）病因

VKC 的确切病因尚不明确，通常认为和花粉敏感有关，各种微生物的蛋白质成分、动物皮屑和羽毛等也可能致敏。VKC 是以体液免疫和细胞免疫均参与的超敏反应，即 Ⅰ 型超敏反应（速发型超敏反应）和 Ⅳ 型超敏反应（迟发型超敏反应）的组合。

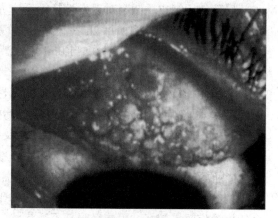

图 2-6-3　春季角结膜炎

（二）临床表现

VKC 主要的症状是眼部奇痒。在白天经过刺激或环境诱发后，夜间症状加重，伴有黏性分泌物增多。根据眼部体征的不同，临床上把春季角结膜炎分为睑结膜型、角结膜缘型及混合型。

睑结膜型的特点是睑结膜呈粉红色，上睑结膜巨大乳头呈铺路石样排列。乳头形状不一，扁平外观，包含毛细血管丛。裂隙灯下可见乳头大小在 0.1~0.8mm，彼此相连。春季角结膜炎下睑结膜可出现弥散的小乳头，严重者上睑结膜可有伪膜形成。一般炎症静止后结膜乳头可完全消退,不遗留瘢痕。

角结膜缘型更常见于黑色人种。上下睑结膜均出现小乳头。其重要临床表现是在角膜缘有黄褐色或污红色胶样增生,以上方角膜缘明显。混合型睑结膜和角膜同时出现上述两型检查所见。

各种类型春季角结膜炎均可累及角膜,文献报告角膜受损发生率为3%~50%。以睑结膜型更为常见,主要是由于肥大细胞及嗜酸性粒细胞释放炎症介质引起。角膜受损最常表现为弥漫性点状上皮角膜炎,甚至形成盾形无菌性上皮缺损,多分布于中上1/3角膜称为"春季溃疡"。部分患者急性期可在角膜缘见到白色Horner-Trantas结节。结膜分泌物涂片和Trantas结节活检行Giemsa染色,可见大量嗜酸性粒细胞和嗜酸性颗粒。角膜上方可有微小血管翳,极少全周角膜血管化。

部分患者还可出现上睑下垂,可能与继发性乳头肥大造成眼睑重量增加有关。近年来认为VKC与圆锥角膜、特应性白内障的发生有一定关联性。

(三) 诊断

严重的VKC患者具有典型的体征:根据男性青年好发,季节性反复发作,奇痒,睑结膜乳头铺路石样增生,角膜盾形溃疡,Horner-Trantas结节等。然而对于轻型病例,确诊比较困难,常需要借助实验室检查。在结膜刮片中发现嗜酸性粒细胞或嗜酸性颗粒,提示局部有变应性反应发生。此外患者泪液中嗜酸性粒细胞、中性粒细胞或淋巴细胞数量增加;IgE的水平高于正常值(7.90mg/ml ± 0.32mg/ml),可达到80.48mg/ml ± 3.35mg/ml。

(四) 治疗

春季角结膜炎是一种自限性疾病,短期用药可减轻症状,长期用药则对眼部组织有损害作用。治疗方法的选择需取决于患者的症状和眼表病变严重程度。物理治疗包括冰敷,以及在有空调房间可使患者感觉舒适。患者治疗效果不佳时,可考虑移居寒冷地区。

局部使用糖皮质激素对迟发性超敏反应亦有良好的抑制作用。急性期患者可采用激素间歇疗法,先局部频繁(例如每2h一次)应用激素5~7d,后迅速减量。顽固的睑结膜型春季角结膜炎病例可在睑板上方注射0.5~1.0ml短效激素如地塞米松磷酸钠(4mg/ml)或长效激素如去炎松奈德(40mg/ml)。但要注意长期使用会产生青光眼、白内障等严重并发症。

非甾体类抗炎药在过敏性疾病发作的急性阶段及间歇阶段均可使用,对缓解眼痒、结膜充血、流泪等眼部症状及体征均显示出一定的治疗效果。

肥大细胞稳定剂常用的有色甘酸二钠及奈多罗米等,最好在接触过敏原之前使用,对于已经发作的患者治疗效果较差。目前多主张在春季角结膜炎易发季节每日滴用细胞膜稳定剂4~5次,预防病情发作或维持治疗效果,待炎症发作时才短时间使用激素进行冲击治疗。

抗组胺药可拮抗已经释放的炎症介质的生物学活性,减轻患者症状,与肥大细胞稳定剂联合使用治疗效果较好。可减轻眼部不适症状。

经过一系列药物治疗(抗组胺药、血管收缩剂)仍有强烈畏光以至于无法正常生活的顽固病例,局部应用2%的环孢素可以很快控制局部炎症及减少激素的使用量。但是在停药2~4月后炎症往往复发。0.05%FK506可以抑制IL-2基因转录及IgE合成信号传递通路,对顽固性春季角结膜炎有良好的治疗效果。

人工泪液可以稀释肥大细胞释放的炎症介质,同时可改善因角膜上皮点状缺损引起的眼部异物感,但需使用不含防腐剂的剂型。对花粉和其他过敏原进行脱敏治疗效果尚不肯定。春季角结膜炎伴发的葡萄球菌睑缘炎和结膜炎要给予相应治疗。

二、过敏性结膜炎(allergic conjunctivitis)

是由于眼部组织对过敏原产生超敏反应所引起的炎症。此处专指那些由于接触药物或其他抗原而过敏的结膜炎。分为速发型和迟发型两种。引起速发型的致敏原有花粉、角膜接触镜及其清洗液等;药物一般引起迟发型,如睫状肌麻痹药阿托品和后马托品,氨基苷类抗生素,抗病毒药物碘苷和三氟胸腺嘧啶核苷,防腐剂硫柳汞和乙二胺四醋酸及缩瞳剂等。

(一)临床表现

接触致敏物质数分钟后迅速发生的为Ⅰ型超敏反应,眼部瘙痒、眼睑水肿和肿胀、结膜充血及水肿。极少数的患者可表现为系统性过敏症状。在滴入局部药物后24~72h才发生的为迟发Ⅳ型超敏反应。表现为眼睑皮肤急性湿疹、皮革样变。睑结膜乳头增生、滤泡形成,严重者可引起结膜上皮剥脱。下方角膜可见斑点样上皮糜烂。慢性接触性睑结膜炎的后遗症包括色素沉着、皮肤瘢痕、下睑外翻。

(二)诊断

根据有较明显过敏原接触史,脱离接触后症状迅速消退;结膜囊分泌物涂片发现嗜酸性粒细胞增多等可以诊断。

(三)治疗

查找过敏源,Ⅰ型超敏反应经避免接触过敏原或停药即可得到缓解。局部点糖皮质激素眼药水(如0.1%地塞米松)、血管收缩剂(0.1%肾上腺素或1%麻黄素),伴有睑皮肤红肿、丘疹者,可用2~3%硼酸水湿敷。近年来,研制的几种新型药物如非甾体类抗炎药0.5%酮咯酸氨丁三醇、抗组胺药0.05%富马酸依美斯汀以及细胞膜稳定剂奈多罗米钠点眼,可明显减轻症状。严重者可加用全身抗过敏药物,如氯苯那敏、氯雷他定、抗组胺药或激素等。

三、季节性过敏性结膜炎(seasonal allergic conjunctivitis)

又名枯草热性结膜炎(hay fever conjunctivitis),是眼部过敏性疾病最常见的类型,其致敏原主要为植物的花粉。

(一)临床表现

该病主要特征是季节性发作(通常在春季);通常双眼发病,起病迅速,在接触致敏原时发作,脱离致敏原后症状很快缓解或消失。最常见的症状为眼痒,几乎所有的患者均可出现,轻重程度不一。也可有异物感、烧灼感、流泪、畏光及黏液性分泌物等表现,高温环境下症状加重。

主要体征为结膜充血及非特异性睑结膜乳头增生,有时合并有结膜水肿或眼睑水肿,小孩更易出现。很少影响角膜,偶有轻微的点状上皮性角膜炎的表现。许多患者有过敏性鼻炎及支气管哮喘病史。

(二)治疗

1. 一般治疗包括脱离过敏原,眼睑冷敷,生理盐水冲洗结膜囊等手段。

2. 药物治疗常用的有抗组胺药、肥大细胞稳定剂、非甾体类抗炎药及血管收缩剂,对于病情严重,使用其他药物治疗无效的患者可以考虑短期使用糖皮质激素。多采用局部用药,对于合并有眼外症状者可以全身使用抗组胺药、非甾体类抗炎药及糖皮质激素。

3. 脱敏治疗如果致敏原已经明确,可以考虑使用脱敏治疗。对于因植物花粉及杂草引起的过敏性结膜炎其效果相对较佳。但对于许多其他原因引起的过敏性结膜炎患者,其治疗效果往往并不理想。

(三) 预后

预后良好,多无视力损害,很少出现并发症。

四、常年性过敏性结膜炎 (perennial allergic conjunctivitis)

远比季节性过敏性结膜炎少见,致敏原通常为房屋粉尘、虫螨、动物的皮毛、棉麻及羽毛等。

(一) 临床表现

临床表现与季节性相似。由于抗原常年均有,故其症状持续存在,一些患者有季节性加重现象。眼部症状通常比季节性过敏性结膜炎轻微。检查时常发现结膜充血、乳头性结膜炎合并少许滤泡、一过性眼睑水肿等。一些患者可能没有明显的阳性体征。

(二) 治疗

治疗手段基本同季节性过敏性结膜炎。由于致敏原常年存在,因此通常需要长期用药。常用的药物为抗组胺药物及肥大细胞稳定剂,糖皮质激素仅在炎症恶化其它治疗无效时才使用,且不宜长期使用。脱敏治疗效果往往很不理想,故很少采用。

(三) 预后

预后良好,多无视力损害,很少出现并发症。

五、巨乳头性结膜炎

巨乳头性结膜炎发生与抗原沉积及微创伤有密切的关系,为机械性刺激与超敏反应共同作用的结果,其免疫损伤基础为 IgE 介导的 I 型速发型超敏反应和细胞介导的 IV 型迟发型超敏反应。

(一) 临床表现

该病多见于戴角膜接触镜(尤其是配戴材料低劣的软性角膜接触镜者)或义眼,患者常首先表现为接触镜不耐受及眼痒,也可出现视矇(因接触镜沉积物所致),异物感及分泌物等。持续戴软性接触镜者出现巨乳头性结膜炎的平均时间是 8 个月,而硬性接触镜是 8 年,症状最早可在戴软性接触镜的 3 周出现,硬性接触镜的 14 个月出现。

检查最先表现为上睑结膜轻度的乳头增生,之后被大的乳头(>0.3mm)替代,最终变为巨乳头(>1mm)。巨乳头性结膜炎很少累及角膜,少数患者可以出现浅点状角膜病变及 Trantas 斑。

(二) 治疗

1. 一般治疗 更换接触镜,选择高透气性的接触镜或小直径的硬性接触镜,缩短接触镜佩戴时间;加强接触镜的护理,避免使用含有防腐剂及汞等具有潜在抗原活性的护理液;炎症恶化期间,最好停戴接触镜。义眼必须每日用肥皂清洗,在清水中浸泡,置于干燥的地方备用。对有缝线及硅胶摩擦者,如情况许可应加以拆除。

2. 药物治疗 巨乳头性结膜炎的药物治疗主要是减少肥大细胞的组胺释放,抑制局部炎症。常用的药物有肥大细胞稳定剂、抗组胺剂、糖皮质激素及非甾体类抗炎药。糖皮质激素应尽量避免使用,应限于巨乳头性结膜炎的急性阶段,但对于佩戴义眼患者可以放宽使用范围。

尽管治疗过程中症状及体征消退缓慢,但一般预后良好,很少出现视力受损。

六、泡性角结膜炎 (phlyctenular keratoconjunctivitis)

是由微生物蛋白质引起的迟发型免疫反应性疾病。常见致病微生物包括:结核杆菌、金黄色葡萄球菌、白念珠菌、球孢子菌属，以及 L1、L2、L3 血清型沙眼衣原体等。

（一）临床表现

多见于女性、青少年及儿童，春夏季节好发。有轻微的异物感，如果累及角膜则症状加重。泡性结膜炎初起为实性，隆起的红色小病灶（1~3mm）周围有充血区。角膜缘处三角形病灶，尖端指向角膜，顶端易溃烂形成溃疡，多在 10~12d 内愈合，不留瘢痕。病变发生在角膜缘时，有单发或多发的灰白色小结节，结节较泡性结膜炎者为小，病变处局部充血，病变愈合后可留有浅淡的瘢痕，使角膜缘齿状参差不齐。初次泡性结膜炎症状消退后，遇有活动性睑缘炎、急性细菌性结膜炎和挑食等诱发因素可复发。反复发作后疱疹可向中央进犯，新生血管也随之长入，称为束状角膜炎，痊愈后遗留带状薄翳，血管则逐渐萎缩。极少数患者疱疹可以发生于角膜或睑结膜。

（二）诊断

根据典型的角膜缘或球结膜处实性结节样小泡，其周围充血等症状可正确诊断。

（三）治疗

治疗诱发此病的潜在性疾病。伴有相邻组织的细菌感染要给予抗生素治疗。补充各种维生素，并注意营养，增强体质。对于反复束状角膜炎引起角膜瘢痕导致视力严重下降的患者可以考虑行角膜移植进行治疗。

七、自身免疫性结膜炎

自身免疫性结膜炎可引起眼表上皮损害、泪膜稳定性下降，导致眼表泪液疾病的发生，严重影响视力。主要有 Sjögren 综合征（SS）、结膜类天疱疮、Stevens-Johnson 综合征等疾病。

（一）Sjögren 综合征

是一种累及全身多系统的疾病，该综合征包括：干眼症、口干、结缔组织损害（关节炎）。三个症状中两个存在即可诊断。绝经期妇女多发。泪腺有淋巴细胞和浆细胞浸润，造成泪腺增生，结构功能破坏。

1. 临床表现　SS 导致干眼症状。睑裂区结膜充血、刺激感，有轻度结膜炎症和黏丝状分泌物，角膜上皮点状缺损，多见于下方角膜，丝状角膜炎也不少见，疼痛有朝轻暮重的特点。泪膜消失，泪液分泌试验异常，结膜和角膜染色阳性有助于临床诊断。

2. 诊断　唾液腺组织活检有淋巴细胞和浆细胞浸润，结合临床症状可确诊。

3. 治疗　主要为对症治疗，缓解症状，治疗措施要有针对性。可采用人工泪液、封闭泪点、湿房镜等措施。

（二）Stevens-Johnson 综合征（Stevens-Johnson syndrome）

Stevens-Johnson 综合征发病与免疫复合物沉积在真皮和结膜实质中有关。部分药物如氨苯磺胺，抗惊厥药，水杨酸盐，青霉素，氨苄青霉素和异烟肼；或单疱病毒、金黄色葡萄球菌、腺病毒感染可诱发此病。

1. 临床表现　该病的特征是黏膜和皮肤的多形性红斑，该病好发于年青人，35 岁以后很少发病。在出现眼部和皮肤损害之前，可有发热、头痛或上呼吸道感染等前驱症状，严重者可伴有高热、肌肉痛、恶心、呕吐、腹泻和游走性关节痛、咽炎。数天后，发生皮肤和黏膜损害，典型病程持续 4~6 周。

急性期患者主诉有眼疼刺激，分泌物和畏光等。双眼结膜受累。最初表现为黏液脓性结膜炎和浅层巩膜炎，急性期角膜溃疡少见，某些患者可以出现严重的前部葡萄膜炎。强烈的眼表炎症反应导致结膜杯状细胞的丢失,造成黏蛋白缺乏,泪膜稳定性下降,结膜杯状细胞破坏加上泪腺分泌导管的瘢痕性阻塞可致严重干眼。晚期瘢痕形成引起的内翻、倒睫致持续性角膜上皮损害,患者角膜血管瘢痕化,严重影响视力。

2. 治疗　全身使用糖皮质激素可延缓病情进展,局部激素使用对眼部损害治疗无效,还可能致角膜融解、穿孔。结膜炎分泌物清除后给予人工泪液可减轻不适症状。出现倒睫和睑内翻要手术矫正。

(三)瘢痕性类天疱疮(Cicatricial pemphigoid)

病因未明,治疗效果不佳的一种非特异性慢性结膜炎,伴有口腔、鼻腔、瓣膜和皮肤的病灶。女性患者严重程度高于男性。部分有自行减轻的趋势。

1. 临床表现　常表现为反复发作的中度、非特异性的结膜炎,偶尔出现黏液脓性的改变。特点为结膜病变形成瘢痕,造成睑球粘连,特别是下睑,以及睑内翻、倒睫等。根据病情严重程度可分为Ⅰ期结膜下纤维化,Ⅱ期穹窿部缩窄,Ⅲ期睑球粘连,Ⅳ期广泛的睑球粘连而导致眼球运动障碍。

结膜炎症的反复发作可以损伤杯细胞,结膜瘢痕阻塞泪腺导管的分泌。泪液中水样液和黏蛋白的缺乏最终导致干眼。合并睑内翻和倒睫时,出现角膜损伤,角膜血管化、瘢痕加重、溃疡、眼表上皮鳞状化生。

2. 诊断　根据临床表现,结膜活检有嗜酸性粒细胞,基底膜有免疫荧光阳性物质(IgG、IgM、IgA)等可诊断。在某些类天疱疮患者的血清中可以检测到抗基底膜循环抗体。

3. 治疗　治疗应在瘢痕形成前就开始,减少组织受损程度。口服氨苯砜和免疫抑制剂环磷酰胺等对部分患者有效。近年有研究认为静脉注射免疫球蛋白可以治疗包括类天疱疮在内的自身免疫性疾病。病程长者多因角膜干燥,完全性睑球粘连等严重并发症失明,可酌情行眼表重建手术。

第七节　结膜变性疾病

一、睑裂斑

睑裂斑(pingueculae)是睑裂区角巩膜缘连接处水平性的、三角形或椭圆形、隆起的、灰黄色的球结膜结节。

(一)病因

病理显示睑裂斑上皮下连接组织透明样变性,嗜碱性弹力纤维、颗粒状物质增多,通常病变区没有炎症细胞,这被认为是紫外线诱发胶原变性的结果。睑裂斑主要位于鼻侧区域,因此有学者认为与鼻梁对阳光的反射,导致的光化学损伤有直接关系。此外眼睑闭合对睑裂区球结膜造成的重复性损伤也被认为是一个致病因素。

(二)临床表现

鼻侧发生多且早于颞侧,多为双侧性。外观常像脂类渗透至上皮下组织,内含黄色透明弹性组织。睑裂部接近角膜缘处的球结膜出现三角形隆起的斑块,三角形基底朝向角膜。睑裂斑通常是无症状,至多是美容的问题。偶尔睑裂斑可能会充血、表面变粗糙,发生睑裂斑炎。

（三）治疗

一般无须治疗。发生睑裂斑炎给予作用较弱的激素或非甾体消炎药局部点眼即可。严重影响外观、反复慢性炎症或干扰角膜接触镜的成功配戴时可考虑予以切除。

二、翼状胬肉

翼状胬肉（pterygia）是一种向角膜表面生长的与结膜相连的纤维血管样组织，常发生于鼻侧的睑裂区。翼状胬肉的存在不仅影响美观，还会引起角膜散光导致视力下降，如果胬肉遮盖视轴区，会严重影响患者的视力。

（一）病因

翼状胬肉的确切病因与发病机制虽然尚未完全弄清，但流行病学显示，有两个因素与它的发生有密切关系，一是所居住地区的地理位置，二是暴露于日光及风沙下的时间。热带地区的居民以及长时间从事户外工作的人翼状胬肉的发病率均较正常为高，这显示日光中的紫外线可能是引起翼状胬肉的主要原因。另外，遗传也是其发病中不可忽视的一个因素，家族成员中有翼状胬肉病史的人较正常人更易发生翼状胬肉。其他尚有许多因素包括局部泪液异常、Ⅰ型变态反应、人乳头瘤病毒感染等都被认为与胬肉的发生有重要联系。胬肉的病理所见与睑裂斑相同，角膜前弹力层被玻璃样或弹性组织所代替。

（二）临床表现

多双眼发病，以鼻侧多见。一般无明显自觉症状，或仅有轻度异物感，当病变接近角膜瞳孔区时，因引起角膜散光或直接遮挡瞳孔区而引起视力下降。睑裂区肥厚的球结膜及其下纤维血管组织呈三角形向角膜侵入，当胬肉较大时，可妨碍眼球运动。典型的翼状胬肉可以分为头、颈、体三部分，它们之间没有明显的分界。翼状胬肉的体部通常起自球结膜，偶尔起自半月皱襞或穹隆部结膜（特别是复发胬肉）。在角巩膜缘翼状胬肉的体部转为颈部。翼状胬肉的头部指的是位于角膜的部分，此处的胬肉与下面的角膜紧密相连。Stocker线指的是含金属的色素在上皮的沉积，它的存在常常是胬肉生长缓慢的表现。胬肉外形上的不同常常提示了病变发展的不同阶段：进展期胬肉充血肥厚，静止期胬肉色灰白，较薄，呈膜状。

（三）诊断和鉴别诊断

由于翼状胬肉的病变直观，诊断并不困难，但是仍需要和其他一些疾病相鉴别。

1. 假性胬肉　假性胬肉是由于外伤、手术及炎症伤及角膜边缘区而导致的结膜与角膜的粘连。与真性胬肉不同在于：它没有清晰的头、体、尾的外形特点；可以发生在角膜的任何位置；之前常常有明确的外伤及炎症病史；另外假性胬肉的下方常常可以被探针通过。

2. 睑裂斑　睑裂斑位于睑裂区角膜两侧的球结膜，微隆起于结膜，呈黄白色的三角形外观。它的成因也与长期户外活动有关，但睑裂斑很少侵入角膜。

3. 结膜肿瘤　一些结膜的肿瘤在发病初期易与翼状胬肉相混淆，但良性肿瘤一般很少侵犯角膜，而恶性肿瘤生长迅速，呈不规则外观。病理检查可明确诊断。

（四）治疗

胬肉小而静止时一般不需治疗，但应尽可能减少风沙、阳光等刺激。胬肉进行性发展，侵及瞳孔区，可以进行手术治疗，但有一定的复发率。手术方式有单纯胬肉切除或结膜下转移术。胬肉切除＋球结膜瓣转移、移植或羊膜移植术。联合角膜缘干细胞移植、自体结膜移植、β射线照射、局部使用丝裂霉素等，可以减少胬肉复发率。

三、结膜结石

结膜结石(conjunctival concretion)是在睑结膜表面出现的黄白色凝结物,常见于慢性结膜炎患者或老年人。结石由脱落的上皮细胞和变性白细胞凝固而成。患者一般无自觉症状,无须治疗。如结石突出于结膜表面引起异物感,导致角膜擦伤,可在表面麻醉下用异物针或尖刀剔除。

第八节　结膜肿瘤

一、原发结膜良性肿瘤

(一) 结膜色素痣(conjunctival nevi)

是来源于神经外胚层的先天性良性错构瘤,极少恶变。组织病理学见,结膜痣由痣细胞或巢组成。1/3的结膜黑色素痣缺乏色素,一半以上色素痣可见囊肿样上皮包涵体。结膜痣多发于角膜缘附近及睑裂部的球结膜,呈不规则圆形,大小不等,境界清楚,稍隆起于结膜面。痣一般为黑色,色素深浅不一,有的为棕红色。痣内无血管。如痣体突然变大且表面粗糙、有血管长入者提示有恶变的可能。

色素性结膜色素痣要和原发性后天性结膜黑变病相鉴别,后者通常为单侧、不规则、扁平而弥散的色素沉着,有恶变趋势。

一般不需治疗。如影响外观,可予以切除,但要注意切除彻底。切除时必须常规送病理检查,一旦发现有恶变,应给予广泛的彻底切除,以免复发。

(二) 结膜乳头状瘤(conjunctival papilloma)

人乳头瘤病毒(HPV)6或11亚型,可以诱发眼睑皮肤表皮细胞和血管增殖形成寻常疣或者带柄的结膜乳头状瘤。HPV-16或者HPV-18常常引起基底较宽的结膜病变。病理显示乳头状瘤有覆盖以增殖上皮的结缔组织芯,上皮中度角化,偶有不规则生长。

常发生于角膜缘、泪阜及睑缘部位,瘤体色鲜红,呈肉样隆起。带蒂结膜乳头状瘤由多个小叶组成,外观平滑、有很多螺旋状的血管。宽基底部的乳头状瘤,表面不规则,有时会播散及角膜。活检有助于诊断。乳头状瘤手术切除后易复发,博莱霉素局部注射可降低复发率。

(三) 结膜皮样瘤(dermoid tumor)和皮样脂肪瘤(dermolipoma)

是常见的先天性良性肿瘤,皮样瘤常见于颞下角膜缘,表现为圆形、表面光滑的黄色隆起的肿物,其中常见有毛发。皮样脂肪瘤多见于颞上象限近外眦部的球结膜下,呈黄色、质软的光滑肿块。一般不需治疗,如生长扩大影响美观,可考虑部分切除,后部切除要谨慎,其与眶脂肪相连,手术可能会引起眼眶紊乱等并发症,这比原发病更严重。

(四) 结膜血管瘤(conjunctival angioma)

多为先天性,出生时或出生后不久即出现。结膜血管瘤外观可以为孤立的、团块状,或弥漫性扩张的海绵血管瘤。通常和眼睑皮肤、眼眶毛细血管瘤以及静脉血管瘤有广泛联系,应注意和结膜毛细血管扩张相鉴别,如Rendu-Osler-weber病或Louis-Bar综合征。

化脓性肉芽肿和毛细血管瘤常共生于睑板腺囊肿的睑结膜面,或者新近施行过手术的区域。艾滋病相关的Kaposi肉瘤,在结膜上表现为蓝色血管结节,放疗最有效。

（五）结膜囊肿（conjunctival inclusion cyst）

小的结膜囊肿可能是由于结膜皱褶的异位造成的。较大的囊肿常常是由于外伤、手术或者炎症导致的结膜上皮细胞种植到结膜上皮下的基质中，异常增生引起。结膜囊肿边界清楚，周围是正常结膜上皮细胞，多位于下睑穹窿。单纯切开囊肿引流，复发率高，手术完整切除是有效的治疗方法，切除后的缺损区范围较大时可行羊膜移植。

二、原发结膜恶性肿瘤

（一）结膜上皮内瘤变（conjunctival epithelial neoplasia，CIN）

CIN 和眼睑皮肤的光化性角化病相似，根据非典型细胞侵及上皮的广泛程度划分为轻度、中度和重度 CIN。如果仅局限于部分上皮的病变称为鳞状细胞发育不良，当非典型细胞发展到整个上皮层时则为原位癌。致病原因与日光过度照射、人乳头瘤病毒感染等有关，户外工作人群、吸烟老年男性人群发病率较高，免疫抑制患者如 AIDS 病灶发展较快。

结膜上皮内新生物多生长于睑裂暴露区，近角膜缘处。可以呈乳头状或凝胶状外观，生长缓慢，常伴有轻度炎症和不同程度的血管异常，如果进入病灶区的新生血管粗大，则意味着结膜上皮中午有浸润性生长的趋势，可能突破基底膜。

手术切除是有效的治疗方法，但有复发的可能，有报道手术切除后，切除缘病检阴性的患者仍存在约 30% 的复发率。因此有学者建议病灶切除后，切除缘邻近组织进行冷冻治疗或使用抗代谢药物如丝裂霉素、5-FU 等减少肿瘤的复发。

（二）结膜鳞状细胞癌（squamous cell carcinoma）

是一种比较常见的结膜恶性肿瘤，紫外线过度照射是鳞状细胞癌发生的重要因素，病毒感染和先天因素可能也起作用。鳞状细胞癌在 HIV 阳性患者和色素沉着性干皮病患者中发生率较高。（图 2-6-4）

多发生于睑裂区的角膜缘处、睑缘皮肤和结膜的交界处或内眦部泪阜等部位，很少见于结膜的非暴露区。一些肿瘤外观类似胬肉。鳞状细胞癌大多数肿瘤呈胶质样，上皮异常角化。肿瘤生长缓慢，但可向深部组织浸润，很少发生转移。

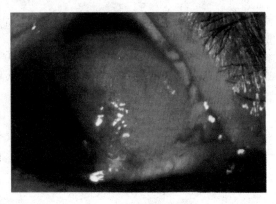

图 2-6-4 鳞状细胞癌

因此，彻底切除病灶是最佳的治疗方式，创面用黏膜、结膜或羊膜移植，角膜创面用板层角膜移植修复。切除不彻底肿瘤可复发，此时需行二次手术。冷冻可降低复发率。有报告用博来霉素于癌肿病灶区行球结膜下注射可使癌肿萎缩。若病变已侵犯眼睑或穹窿部无法彻底清除时应考虑做眼眶内容物剜出术。

（三）恶性黑色素瘤（malignant melanoma）

结膜恶性黑色素瘤是潜在的致命性肿瘤。有报道 26% 的患者晚期发生重要脏器转移，手术后 10 年的患者死亡率为 13%。恶性黑色素瘤多数起自后天原发性黑色瘤，一部分起自结膜色素痣，极少数起自正常结膜。

结膜黑色素瘤最常见于球结膜或角巩膜缘，也可出现于睑结膜，呈结节状生长，肿瘤滋养血管丰富，色素的深浅可以变化。其预后一定程度上取决于病变部位，生长于球结膜的黑色素瘤较发生于睑结膜、穹窿或泪阜处的黑色素瘤预后好。黑色素瘤能向眼球或眼眶侵袭,并且可向局部淋巴结、脑及其他部位转移。

对任何眼球表面可疑的色素性病变应进行切除活检,正确的活检并不会增加转移的危险。多数结膜黑色素瘤可手术切除,推荐的方法为切除范围包括肿瘤边界外 4mm 处结膜,以及肿瘤下方薄的板层巩膜瓣,手术区域的巩膜用无水酒精处理,结膜创缘进行冷冻治疗。结膜切除范围较大时可进行结膜或羊膜移植,防止术后粘连。对进行性病变,不能进行局部切除,可考虑眼球摘除或眶内容物剜除术。放疗不一定能提高手术预后。

第九节　球结膜下出血

球结膜下血管破裂或其渗透性增加可引起球结膜下出血(subconjunctival hemorrhage)。由于球结膜下组织疏松,出血后易积聚成片状。严格地说,结膜下出血是症状,而不是真正的病种,极少能找到确切的病因。单眼多见,可发生于任何年龄组。偶尔可有激烈咳嗽、呕吐等病史。其他可能相关的病史有:外伤(眼外伤或头部挤压伤)、结膜炎症、高血压、动脉硬化、肾炎、血液病(如白血病、血友病)、某些传染性疾病(如败血症、伤寒)等。

一、临床表现

初期呈鲜红色,以后逐渐变为棕色。一般 7~12d 内自行吸收。出血量大可沿眼球全周扩散。如果反复发作,此时应特别着重全身系统疾病的检查。

二、治　疗

首先寻找出血原因,针对原发病进行治疗。出血早期可局部冷敷,两天后热敷,每天 2 次,可促进出血吸收。向患者作好解释,以消除其顾虑。

(张　琦)

第七章

角 膜 病

角膜病是第三位的致盲性眼病,我国有 300 万 ~500 万角膜盲人,在防盲工作中占有重要地位。炎症、外伤、变性、营养不良等均可导致角膜病,要求我们医务工作者掌握每种角膜病的临床特点,给予正确的诊断及治疗,提高治愈率。

第一节 概 述

一、角膜的解剖和组织学

角膜(cornea)位于眼球的最前端,与巩膜一起构成眼球外侧壁,主要由纤维结缔组织构成,又称为纤维膜。角膜约占眼球外侧壁的 1/6,呈椭圆形,略向前突,横径约为 11.5~12mm,纵径约为 10.5~11mm。前曲率半径为 7.8mm,后曲率半径为 6.8mm。正常情况下,中央部最薄,平均约为 0.5mm,周边部最厚,平均约为 1mm。角膜厚度随着年龄的增加有变薄的趋势,即儿童较成人厚,成人较老年人厚。

角膜组织结构分为 5 层(图 2-7-1),由前到后分别为上皮层、前弹力层、基质层、后弹力层和内皮层。上皮细胞层:厚约 35μm,由 5~6 层鳞状上皮细胞组成,排列特别整齐,无角化,易与前弹力层分离;前弹力层(Bowman membrane):厚约 12μm,为一层均质无细胞成分的透明膜;基质层:厚约 500μm,占角膜厚度的 90%,由近 200 层排列规则的胶原纤维束薄板组成,其间有角膜细胞和少数游走细胞,并有黏蛋白和糖蛋白填充;后弹力层(Descemet membrane):为较坚韧的透明均质膜,成年人厚约 10~12μm;内皮细胞层:厚 5μm,为一层六角形扁平细胞构成。

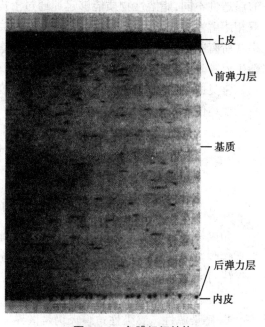

上皮
前弹力层

基质

后弹力层
内皮

图 2-7-1 角膜组织结构

二、角膜胚胎发育

胚胎第五周表皮外胚层与晶状体泡分开后即开始角膜的发育,间充质细胞形成角膜基质层,神经嵴细胞形成角膜内皮细胞,表皮外胚层形成角膜上皮细胞。胚胎第3~4个月,基质浅层角膜细胞合成前弹力层,内皮层分泌参与形成后弹力层。

三、角膜的生理

角膜组织结构排列规则有序,具有良好透明性和自我保护及修复的能力。上皮层和后弹力层损伤后可再生,内皮层具有良好的屏障作用,其离子泵功能维持了角膜相对脱水状态,在维持角膜透明中起决定性作用。在成人,角膜内皮细胞损伤后不能增生,其修复靠细胞的移行与扩展。角膜内皮细胞密度小于临界功能密度(500~800 个 /mm^2),引起角膜内皮失代偿,导致角膜水肿。角膜无血管,其代谢所需的营养物质主要来源于房水中的葡萄糖和通过泪膜弥散的氧,此外,周边角膜还接受来自角膜缘血管循环供应的氧。角膜是重要的屈光间质,角膜总屈光力约为43D。角膜的主要生理功能有:维持眼球的完整、保护眼内容物,透过光线并参与屈光,感知环境及外界刺激等。

四、角膜的神经支配

角膜的神经支配:一是感觉神经,二是交感神经和副交感神经。角膜的感觉神经来自三叉神经的眼支;角膜内含有肾上腺素能神经纤维,表明交感神经和副交感神经的存在,但其来源和作用尚需进一步研究。

角膜是重要的屈光介质,位于角膜中央的病灶严重影响视力,角膜病是目前我国主要的致盲眼病之一。角膜无血管,代谢缓慢,一旦患病,修复时间长。由于角膜各层对局部使用药物的渗透性不同,脂溶性物质能够迅速通过上皮层,水溶性物质易通过基质层,理想药物应具备双相溶解性才能通过角膜进入眼内。角膜移植是角膜病治疗的重要手段,虽然角膜移植成功率在所有器官移植中最高,免疫排斥反应仍是角膜移植失败的主要原因,尤其当病变角膜出现新生血管时更容易发生排斥反应。

常见的角膜病有炎症、外伤、营养不良、变性、先天异常及肿瘤等,其中炎症在角膜病中占有重要地位。

第二节 角 膜 炎 症

一、角膜炎总论

角膜炎是最常见的角膜病,是主要的致盲眼病之一。当角膜的防御能力减低,外界或内源性致病因素均可引起角膜组织的炎症发生,统称为角膜炎(keratitis)。

(一)病因

主要有以下三类。

1. 感染源性 感染性角膜炎仍是世界上最常见致盲眼病之一。常见的病原体有细菌、真菌、病毒、棘阿米巴及衣原体,其他还有结核杆菌和梅毒螺旋体等。单纯疱疹病毒角膜炎易复发,致盲率高。真菌性角膜炎的发病有逐年上升趋势,与滥用抗生素有关。

2. 内源性 一些全身疾病如类风湿关节炎、梅毒、结核等,可出现角膜病变。糖尿病可引起角膜上皮脱落,维生素 A 缺乏引起角结膜干燥或角膜软化。

3. 局部蔓延 邻近组织的炎症可波及角膜,如睑缘、结膜、巩膜、虹膜的炎症有时会引起角膜的炎症。

(二) 病理

角膜炎的病因虽然不同,但通常有共同的病理变化过程。可分为浸润期、溃疡形成期、溃疡恢复期和瘢痕期四个阶段。

1. 浸润期 致病因子侵袭角膜时,引起角膜缘血管网的充血,炎性渗出液及炎细胞侵入病变区,造成角膜组织结构破坏,形成局限性灰白色混浊灶,称为角膜浸润(corneal infiltration)。此时有明显的眼部刺激症状,出现畏光、流泪、眼睑痉挛、视力下降等。若病变位于瞳孔区,则视力下降明显。经治疗浸润可吸收,角膜能恢复透明。

2. 溃疡形成期 病情未能控制,浸润继续加重,坏死的角膜上皮和基质脱落形成角膜溃疡(corneal ulcer)。溃疡底部污秽,病灶区角膜水肿。如果致病菌向基质深层进一步侵犯,导致角膜基质溶解变薄,变薄区靠近后弹力层时,在眼压的作用下后弹力层膨出(descemetocele)呈透明水珠状。病情继续发展则发生角膜穿孔,此时房水涌出,虹膜被冲至穿破口,部分脱出,阻塞角膜穿破口;若穿破口位于角膜中央,引起房水不断流出,致穿孔区不能完全愈合,形成角膜瘘(corneal fistula)。角膜穿孔或角膜瘘的患眼,易发生眼内感染,可致眼球萎缩而失明。

3. 溃疡恢复期 正确治疗后,抑制致病因子对角膜的侵袭,阻止了基质胶原的进一步损害,溃疡边缘浸润减轻,上皮将溃疡表面覆盖,可有新生血管进入角膜。此期患者症状和体征明显改善。

4. 角膜瘢痕期 溃疡区上皮愈合,前弹力层和基质缺损由瘢痕组织填充修复。溃疡愈合后,根据溃疡深浅程度,遗留瘢痕的厚薄不同。浅层的瘢痕薄如云雾状,透过混浊部位能看清虹膜纹理者称为角膜云翳(corneal nebula)。混浊较厚略呈白色,但仍可看见虹膜者称为角膜斑翳(corneal macula)。很厚呈现瓷白色的混浊,不能透见虹膜者称为角膜白斑(corneal leucoma)。如果角膜穿孔,虹膜部分脱出,角膜瘢痕中嵌有虹膜组织,便形成粘连性角膜白斑(adherent leucoma),虹膜前粘连,瞳孔变为梨形。如果白斑面积大,虹膜又与之广泛粘连,堵塞房角,致房水流出受阻而眼压升高,引起继发性青光眼。在长期高眼压的作用下,角膜瘢痕膨出形成紫黑色隆起,称为角膜葡萄肿(corneal staphyloma)。

内因性角膜炎通常发生在角膜基质层,一般不引起角膜溃疡,修复后瘢痕位于角膜深层,可有新生血管长入角膜。各种类型角膜炎症,若持续时间长,均可引起角膜新生血管。(图 2-7-2)

严重的角膜炎,可累及虹膜,引起虹膜睫状体炎,严重者会出现前房积脓,但多为反应性无菌性炎症。值得注意的是,真菌性角膜炎即便未发生穿孔,其病原体也可侵入眼内,发生真菌

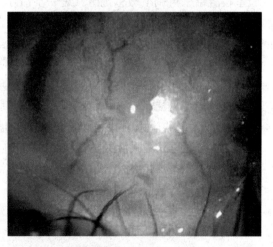

图 2-7-2 角膜新生血管

性眼内炎。

(三) 临床表现

除神经麻痹性角膜炎外,患者可出现眼痛、畏光、流泪、眼睑痉挛等眼部刺激症状,常伴有不同程度的视力下降,若病变位于角膜中央光学区,则视力下降更明显。化脓性角膜炎还伴有不同性状的脓性分泌物。

角膜炎典型的体征为睫状充血,角膜浸润及角膜溃疡形成。病因不同,角膜浸润及溃疡的形态和部位也不同。革兰氏阳性细菌感染性角膜炎通常病变为局限的角膜脓肿性病灶,而革兰氏阴性细菌性角膜炎进展迅速,可出现广泛角膜基质液化性溶解坏死。真菌性角膜炎通常病灶致密,呈牙膏状角膜浸润,伴有卫星病灶或伪足。角膜炎还可引起虹膜炎症反应,表现为房水混浊、瞳孔缩小以及虹膜后粘连。

(四) 诊断

根据典型的临床表现及体征,角膜炎的临床诊断通常并不困难,但病因诊断更重要。

1. 病史 详细询问患者病史,感染性角膜炎易感因素为角膜外伤、异物、使用角膜接触镜等。询问是否有可能引起角膜炎的全身疾病如自身免疫性疾病、结核、艾滋病、梅毒、糖尿病、营养不良及其他慢性消耗性疾病。以及既往有无眼病病史,有无长期全身及局部应用糖皮质激素及免疫抑制剂等。

2. 实验室诊断 实验室检查对于确定病因诊断有重要意义。将溃疡组织刮片行 Gram 和 Giemsa 染色有助于早期病因学诊断,同时还可进行细菌、真菌、棘阿米巴培养,制订合理治疗方案。怀疑免疫性角膜炎者需要进行相应免疫学的检测。

3. 角膜共焦显微镜检查 共焦显微镜为临床提供了一种无创性的检查手段,对于棘阿米巴角膜炎和真菌性角膜炎有较高的诊断价值。在病程的不同阶段多次使用,可衡量治疗是否有效,调整治疗方案。

(五) 治疗

角膜炎治疗原则为去除病因,控制感染,促进溃疡愈合,减少瘢痕形成。

1. 病因治疗 以眼部治疗为主,严重的加用全身用药。但要认识到许多眼药对角膜上皮有毒性作用,临床上应注意合理用药。

细菌性角膜炎宜选用敏感的抗生素进行治疗,致病菌未明之前,使用广谱抗生素,根据实验室检查结果再调整敏感抗生素进一步治疗。抗真菌药物仍是治疗真菌性角膜炎的重要手段,但临床上缺乏高效,低毒、广谱抗真菌的理想药物,多采用联合用药的方法提高疗效,病情严重者配合全身用药。病毒性角膜炎应用抗病毒药物治疗,可联用干扰素提高疗效,防止复发。

2. 糖皮质激素的应用 要严格掌握适应证,密切观察病情,否则可致病情恶化甚至角膜穿孔。细菌性角膜炎急性期不宜使用,慢性期病灶愈合后可酌情使用,减少瘢痕形成。真菌性角膜炎禁用糖皮质激素。单纯疱疹病毒性角膜炎只能用于非溃疡型的角膜基质炎。

3. 散瞳剂的应用 并发虹膜睫状体炎时,轻者可用短效如托品酰胺滴眼液点眼,严重者可用 1% 的阿托品滴眼液或眼膏散瞳,减轻虹膜炎症反应。

4. 手术 药物治疗无效,溃疡穿孔或即将穿孔者,应采取羊膜移植术或角膜移植术,清除病灶,术后继续药物治疗,挽救眼球。

5. 其他 局部热敷,减轻炎症反应。补充维生素及微量元素促进角膜愈合。应用胶原酶抑制剂可减轻角膜基质层胶原结构的破坏。

二、细菌性角膜炎

细菌性角膜炎(bacterial keratitis)是由细菌感染引起的化脓性角膜炎。如果得不到有效的治疗,可发生角膜溃疡穿孔,甚至眼内炎,最终眼球萎缩,失明。即使能控制炎症也会留有角膜瘢痕,不同程度影响视力。

(一)病因

1. 病原学 可引起角膜炎的细菌种类繁多,常见的有四组:细球菌科(葡萄球菌、细球菌等)、链球菌科、假单胞菌科、肠杆菌科(枸橼酸杆菌属、克雷伯氏杆菌属、肠杆菌属、变形杆菌属、沙雷氏菌属等),87%的细菌性角膜炎是由这四类细菌引起。

2. 诱发因素 眼局部因素:角膜外伤或剔除角膜异物后感染,特别是无菌操作不严格,滴用污染的表面麻醉剂及荧光素等。患有干眼症、眼睑炎症、角膜暴露、慢性泪囊炎、配戴角膜接触镜、眼部长期使用糖皮质激素及抗生素药物等。全身因素:如糖尿病、免疫缺陷、酗酒、年老体弱、维生素缺乏、全身长期使用免疫抑制剂等。上述情况可降低机体的抵抗力,或造成角膜对细菌易感性增加。

(二)临床表现

1. 匐行性角膜溃疡 致病菌多为 G⁺ 球菌,发病以夏秋季节较多,农村患者多于城市。多半发生于老年人,婴幼儿或儿童少见。起病常有角膜表面外伤史,慢性泪囊炎亦为造成感染的重要因素。患者可有眼异物感、刺痛感甚或烧灼感。球结膜混合性充血,溃疡首先出现于角膜外伤受损的部位,最初为灰白色或黄白色浓密浸润点,不久坏死脱落形成圆形或椭圆形溃疡,如未能控制炎症,可造成后弹力层膨出,最后导致溃疡穿孔。严重的虹膜睫状体炎反应,亦为本病特征之一,早期即有前房混浊和瞳孔缩小现象,前房积脓。(图 2-7-3)

2. 铜绿假单胞菌性角膜溃疡 是由铜绿假单胞菌所引起的,快速发展的角膜液化性坏死。

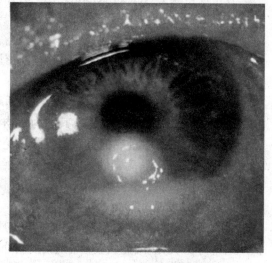

图 2-7-3 匐行性角膜溃疡

多发于角膜异物剔除术后或戴接触镜,使用了被铜绿假单胞菌污染的滴眼液。起病迅速、发展迅猛,潜伏期很短,一般为 0.5~1d。患者眼痛剧烈,视力骤降,混合性充血。由于铜绿假单胞菌产生蛋白分解酶,使角膜呈现迅速扩展的浸润及黏液性坏死,前房积脓,结膜囊内见略带黄绿色的分泌物。如感染未控制,可迅速导致角膜坏死穿孔、眼内容物脱出或全眼球炎。

(三)诊断

药物治疗前,从浸润灶刮取坏死组织,涂片染色找到细菌,结合临床特征能作出初步诊断,但真正的病原学诊断需要作细菌培养。

(四)治疗

局部使用抗生素是治疗细菌性角膜炎最有效途径。致病菌未明确之前,应给予广谱抗生素,然后再根据细菌培养+药敏试验等检查结果,调整使用敏感抗生素。病原体未明的 G⁺ 菌感染首选头孢霉素药物,50mg/ml 头孢唑啉是代表药物。G⁻ 菌感染角膜炎首选氨基糖苷类。

对 G⁻ 细菌和许多 G⁺ 菌都有抗菌作用是氟喹诺酮类,尤其对耐药葡萄球菌也有作用。万古霉素能有效抑制 G⁺ 球菌,尤其对耐药的表皮葡萄球菌和金黄色葡萄球菌如耐甲氧西林菌株敏感性较高。对万古霉素耐药的 G⁺ 菌感染可应用 0.2% 的利奈唑胺。

急性期应采用高浓度的抗生素眼药水频繁滴眼(每 15~30min 滴眼一次),病情严重者,可开始 30min 内,每 5min 一次滴药,使角膜基质很快达到抗生素治疗浓度,然后在 24~36h 内,每 30min 一次滴药。眼膏和凝胶剂型可增加药物在眼表停留,同时还能保证用药的延续性,特别适合儿童使用。浸泡抗生素溶液的胶原盾能提高抗生素生物利用度,促进溃疡区上皮愈合。

也可进行结膜下注射,提高角膜和前房的药物浓度,但存在局部刺激性,在使用滴眼液依从性不佳时,考虑使用结膜下注射。严重角膜炎应在局部点眼的同时全身应用抗生素。如并发虹膜睫状体炎者应给予 1% 阿托品滴眼液或眼膏散瞳。局部还可使用胶原酶抑制剂如依地酸钠、半胱胺酸等,抑制溃疡发展。口服维生素 C、维生素 B 有助于溃疡愈合。

药物治疗无效、可能或已经导致角膜溃疡穿孔,可考虑治疗性角膜移植,挽救眼球。

三、真菌性角膜炎

真菌性角膜炎(fungal keratitis)是一种由真菌引起的致盲率极高的感染性角膜病变。随着抗生素和糖皮质激素的广泛使用以及对本病的认识和诊断水平的提高,其发病率不断增高。

(一)病因

1. 病原学 主要是镰孢属、弯孢属、曲霉属和念珠菌属四大类,我国的首位致病真菌为镰孢菌属。

2. 诱发因素 最主要的诱因为工作生活环境潮湿,眼部外伤。发病大多与植物性小外伤有密切关系,其中以稻谷伤最多,其次为植物枝叶擦伤以及尘土等异物入眼。其他诱因有眼部长期使用糖皮质激素或抗生素造成眼表免疫环境改变或菌群失调,配戴接触镜,眼表疾病(干眼、眼睑闭合不全、病毒性角膜炎、过敏性结膜炎等)或全身免疫力低下者(糖尿病、免疫抑制等)。

(二)临床表现

多有角膜植物性外伤史或长期使用糖皮质激素和抗生素病史。起病缓慢,亚急性经过,潜伏期通常为 3~7d,刺激症状较轻。角膜浸润灶呈白色或乳白色,致密,呈牙膏样或苔垢样外观,表面无光泽,周围有浅沟或免疫环,有时可见伪足或卫星样浸润灶,角膜后可有斑块状沉着物,前房积脓。真菌穿透性强,甚至进入前房侵犯虹膜和眼内组织,形成顽固的真菌性虹膜炎及瞳孔膜闭,可继发青光眼。此外,可并发白内障及真菌性眼内炎。

(三)诊断

临床上可根据角膜植物损伤史,结合角膜病灶的特征作出初步诊断。确定诊断需实验室检查,角膜刮片找到真菌和菌丝。如角膜刮片及培养均为阴性,而临床又高度怀疑者,可考虑作角膜组织活检。此外,免疫荧光染色、电子显微镜检查和 PCR 技术也用于真菌角膜炎的诊断。角膜共焦显微镜作为非侵入性检查手段可在疾病早期阶段直接发现病灶内的真菌病原体。

(四)治疗

局部使用抗真菌药治疗。目前,0.15% 两性霉素 B 和 5% 那他霉素滴眼液是治疗真菌性角膜炎的一线药物。如果实验室检查证实病原菌是丝状菌属,应首选 5% 那他霉素;如果病原菌是酵母菌属,则可选用 0.15% 两性霉素 B、2% 氟康唑、5% 那他霉素或 1% 氟胞嘧啶。抗真菌药物可联用,产生协同作用,减少药物用量,降低毒副作用。目前较为肯定的联用方案有氟

胞嘧啶 + 两性霉素 B 或氟康唑,利福平 + 两性霉素 B 等。

为增加病灶区药物浓度,抗真菌药物局部使用应每 0.5~1h 一次,晚上涂抗真菌眼膏,感染控制后逐渐减少次数。如果病情较重,可结膜下注射抗真菌药物如咪康唑 5~10mg 或两性霉素 B 0.1mg。也可全身使用抗真菌药物。治疗过程中注意药物的眼表毒性,药物治疗应至少持续 6 周。

并发虹膜睫状体炎者,应使用 1% 阿托品眼药水或眼膏散瞳。禁用糖皮质激素。

如患者病情不能控制,考虑手术治疗,包括清创术、结膜瓣遮盖术和角膜移植术。术后选用敏感的、毒性较低的抗真菌药物治疗,以防止术后感染复发。若出现角膜穿孔或真菌已侵入前房引起真菌性眼内炎,预后则非常差,甚至导致摘除眼球。

四、单纯疱疹病毒性角膜炎

由单纯疱疹病毒(herpes simplex virus,HSV)引起的角膜感染称为单纯疱疹病毒性角膜炎(herpes simplex keratitis,HSK)。具有反复发作的临床特点,由于目前尚无有效药物控制复发,多次发作后角膜混浊逐次加重,常最终导致失明,角膜病中其致盲率占第一位。

(一)病因

由 HSV 感染引起。HSV 分为 Ⅰ 型和 Ⅱ 型(HSV-1 和 HSV-2)两个血清型,眼部感染多数为 HSV-1 型,HSV-2 型的感染部位是生殖器,偶可引起眼部感染。

(二)临床表现

HSV 引起感染分为原发和复发两种类型。绝大多数人都感染过 HSV,人群中 HSV-1 的血清抗体阳性率为 50%~90%。原发感染后,HSV 潜伏在三叉神经节,角膜组织和虹膜组织均是 HSV 潜伏的场所。复发性 HSV 感染是由潜伏病毒的再活化所致。当机体抵抗力下降,全身或局部使用糖皮质激素,免疫抑制剂等时,引起 HSK 复发。

1. 原发感染 原发感染是指病毒第 1 次侵犯人体,仅见于对本病无免疫力的儿童。有全身发热,耳前淋巴结肿大,唇部或皮肤疱疹。眼部感染表现为急性滤泡性结膜炎,假膜性结膜炎,眼睑皮肤疱疹,点状或树枝状角膜炎,出现时间晚,持续时间短。约不到 10% 的患者发生角膜基质炎和葡萄膜炎。

2. 复发感染

(1)上皮型角膜炎:角膜上皮的病变占到 HSK 的 2/3 以上,典型体征是角膜感觉减退(病变部的角膜知觉常减低或消失,但其周围角膜的敏感性却相对增加)。感染初期出现角膜上皮细小针尖样小疱,点状或排列成行或聚集成簇。未得到正确治疗,上皮细胞坏死脱落,形成树枝状溃疡,树枝状末端分叉和结节状膨大(图 2-7-4)。若病情进展,则发展为地图状角膜溃疡。少数病变可向深部继续发展,导致角膜实质层形成溃疡。

(2)神经营养性角膜病变:神经营养性角膜病变多发生在 HSV 感染的恢复期或静止期。由于角膜神经知觉功能障碍,患者主动瞬目减

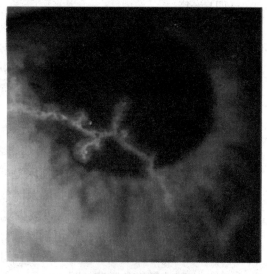

图 2-7-4 树枝状角膜炎

少，减少了对角膜上皮的保护作用。早期角膜上皮干燥脱落，弥漫性缺损，进而形成无菌性溃疡。溃疡多位于睑裂区，一般呈圆形或椭圆形，边缘光滑，浸润轻微。如处理不当可能会引起角膜穿孔。

（3）基质型角膜炎：分为免疫性和坏死性两种亚型。

1）免疫性基质型角膜炎：最常见类型是盘状角膜炎，是对病毒的抗原反应引起的。角膜中央基质盘状水肿，直径约为 5~8mm，后弹力层可有皱褶，病变部位内皮面出现沉积物。慢性或复发性单纯疱疹病毒盘状角膜炎后期可发生大泡性角膜病变，新生血管化以及脂质沉积。盘状角膜炎病程较长，通常为 2~6 个月。

2）坏死性基质型角膜炎：常见于那些先前多次复发的树枝状角膜炎（图 2-7-5），正在局部应用糖皮质激素治疗的盘状角膜炎。角膜基质内单个或多个黄白色坏死浸润灶，角膜后沉积物，虹膜睫状体炎，引起眼压增高等；新生血管形成、瘢痕、偶尔变薄和穿孔。它的自然病程是 2~12 个月，病情重，预后差。

（4）角膜内皮炎：角膜内皮炎可分为盘状、弥漫性和线状三种类型。盘状角膜内皮炎通常表现为角膜中央或旁中央的角膜基质水肿，呈毛玻璃样外观，内皮面有角膜沉积物，伴有轻中度的虹膜炎。线状角膜炎表现为角膜缘内皮沉积物，伴有周边角膜基质和上皮水肿，引起小梁炎时可导致眼压增高。角膜内皮炎严重者则导致角膜内皮失代偿，发生大泡性角膜病变。

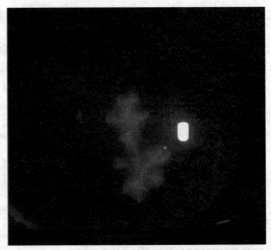

图 2-7-5　树枝状角膜炎

（三）诊断

根据病史及角膜树枝状、地图状溃疡灶，或盘状角膜基质炎等体征，可以诊断。实验室检查有助于诊断，如角膜病灶发现多核巨细胞，分离到单纯疱疹病毒等。近年原位 PCR 技术有更高敏感性和特异性。

（四）治疗

治疗原则为抑制病毒复制，减轻炎症反应引起的角膜损害。

上皮型角膜炎必须给予有效的抗病毒药物抑制病毒的活力，控制病情。基质型角膜炎以机体的免疫炎症反应为主，除抗病毒外，还需抗炎治疗。内皮型角膜炎给予抗病毒、抗炎治疗同时，还应保护角膜内皮细胞的功能。神经营养性角膜病变多出现于恢复期，治疗同神经麻痹性角膜溃疡。

1. **药物治疗**　常用抗病毒药物有更昔洛韦、无环鸟苷、三氮唑核苷、环孢苷等滴眼液和眼膏，急性期每 1~2h 一次点眼，晚上涂抗病毒药物眼膏。上皮型角膜炎禁用糖皮质激素治疗。由免疫反应引起的盘状角膜基质炎，临床上可在抗病毒治疗同时使用糖皮质激素，但要密切观察角膜情况。伴发虹膜睫状体炎时，要及时使用阿托品滴眼液或眼膏散瞳。本病易复发，口服无环鸟苷 400mg，2 次 /d，持续 1 年，可减少复发率。

2. **手术治疗**　树枝状角膜炎可刮除病灶区上皮，减少病毒向角膜基质蔓延，术后加压包扎，继续应用抗病毒药治疗。已穿孔的病例可行治疗性穿透角膜移植。形成严重的角膜瘢痕，影响视力，在静止期行角膜移植手术复明。

五、棘阿米巴角膜炎

棘阿米巴角膜炎(acanthamoeba keratitis)由棘阿米巴原虫感染引起。是一种慢性、进行性的角膜溃疡,严重威胁视力。病程可持续数月之久。

(一)病因

由棘阿米巴原虫感染引起。既往是一种罕见的眼病,但随着角膜接触镜的普遍应用,其发病率有逐渐增多的趋势,常因角膜接触棘阿米巴污染的水源,特别是污染的接触镜或清洗镜片的药液感染。已知棘阿米巴属有17种,以滋养体和孢囊形式存在,主要存在于土壤、淡水、海水、泳池、谷物和家畜中。其中可引起棘阿米巴角膜炎的有5种,以卡氏棘阿米巴最为常见。

(二)临床表现

多单眼发病,畏光、流泪伴视力减退,眼痛剧烈,多数病程长达数月。感染初期表现为上皮混浊、呈假树枝状,容易与单纯疱疹病毒角膜炎相混淆。随着病变进展,出现角膜基质混浊,形成浸润环,周围出现卫星灶,容易误诊为真菌性角膜炎。出现化脓性角膜溃疡,角膜基质脓肿而误诊为细菌性角膜炎。此病虽有严重慢性角膜基质炎症,但很少有角膜新生血管形成。部分病例可有结节性巩膜炎和严重的虹膜炎及前房积脓。由于发生放射状角膜神经炎,本病有明显的眼痛和角膜知觉减退。

(三)诊断

棘阿米巴角膜炎角膜病变无特殊体征,易同单纯疱疹病毒性角膜炎、真菌性、细菌性角膜炎相混淆。从角膜病灶中取材涂片染色找到棘阿米巴原虫及包囊即可确定诊断。必要时可做角膜活检。角膜共焦显微镜检查有助于棘阿米巴角膜炎的诊断。

(四)治疗

早期可试行角膜病灶区上皮刮除。选用二咪或联咪类(0.15%羟乙醛酸双溴丙咪)、咪唑类(咪康唑10mg/ml)药物治疗。治疗初期局部用药1次/h,症状明显改善后逐渐减少为每天4~6次,疗程4个月以上,直至感染完全控制。不主张使用糖皮质激素,以防病情恶化。

药物治疗失败可行穿透性角膜移植术,术后应继续药物治疗。

六、角膜基质炎

角膜基质炎(interstitial keratitis)是角膜基质非化脓性炎症,通常不累及角膜上皮和内皮。以细胞浸润和血管化为特点,为角膜基质内发生剧烈的免疫反应。

(一)病因

最常见的原因是先天性梅毒,此外结核、单纯疱疹、带状疱疹、麻风、腮腺炎等也可引起本病。

(二)临床表现

先天性梅毒性角膜基质炎,年龄多为5~20岁发病,小于5岁或大于20岁者极少见,初期为单侧,数周至数月后常累及双眼,女性多见。起病时有畏光、流泪、眼痛等刺激症状及视力下降。早期见上方角膜周边部基质呈雾状混浊,轻度水肿,随后出现扇形血管翳性炎性浸润,角膜呈毛玻璃样模糊,有毛刷状新生血管长入角膜板层间,常伴发虹膜睫状体炎。炎症高峰期角膜透明度显著下降,呈暗红色。退行期炎症缓慢减退,角膜水肿消失,少数患者遗留厚薄不同的瘢痕,基质内血管萎缩为灰白色纤细丝状物,称为幻影血管。

患者梅毒血清学检查为阳性,还常合并Hutchinson齿、马鞍鼻、口角皲裂、马刀胫骨等先天性梅毒体征。

后天性梅毒角膜基质炎,临床少见,多单眼受累,炎症反应比先天性的轻,常侵犯角膜某一象限,伴有前葡萄膜炎。

结核性角膜基质炎较少见,多发生于青年女性,多单眼发病,病程缓慢,反复发作。好发部位为角膜下 2/3 部,基质的中、深层出现灰黄色斑块状或结节状浸润灶,新生血管深浅不一。角膜后常有黄色油脂样沉着物或假性前房积脓形成。晚期角膜遗留浓厚瘢痕(或钙化)。

(三) 治疗

治疗原发病,全身给予抗梅毒、抗结核治疗。炎症急性期,局部使用睫状肌麻痹剂和糖皮质激素。角膜瘢痕形成造成视力严重障碍者,可行角膜移植复明。

七、神经麻痹性角膜炎

神经麻痹性角膜炎(neuroparalytic keratitis)又称神经营养性角膜病变。

(一) 病因

为三叉神经遭受外伤、手术、炎症或肿瘤等破坏时,引起角膜敏感性下降以及营养障碍,防御能力减弱而使角膜上皮干燥、易受损伤及感染。

(二) 临床表现

自觉症状轻微,无明显疼痛。出现眼红、视力下降。病变常发生在角膜中央或旁中央下方,最初见浅层点状角膜上皮缺失,后出现片状上皮缺损。角膜知觉消失,反射性瞬目减少。如继发感染可引起化脓性角膜溃疡,穿孔。

(三) 治疗

积极治疗导致三叉神经损害的原发疾病,预防感染,促进角膜上皮愈合。使用不含防腐剂的人工泪液保持眼表湿润,抗生素眼药预防感染,戴软性接触镜或包扎患眼促进角膜上皮愈合。药物治疗无效可行睑缘缝合术,待原发病治愈后,切开缝合的睑缘。

八、暴露性角膜炎

暴露性角膜炎(exposure keratitis)是角膜失去眼睑保护而暴露在空气中,引起干燥、上皮脱落进而继发感染的角膜炎症(图 2-7-6)。

(一) 病因

常见角膜暴露原因为眼睑缺损、睑外翻、眼睑闭合不全、眼球突出、深麻醉或重度昏迷等。

(二) 临床表现

病变多位于角膜的下 1/3。早期暴露部位的结膜充血、粗糙肥厚,角膜、结膜上皮干燥,无光泽,角膜上皮点状缺损,后融合成大片,新生血管形成。继发感染时出现化脓性角膜溃疡、前房积脓,甚至穿孔。

(三) 治疗

去除暴露因素、保护角膜、预防感染。治疗原发病恢复正常闭睑功能,使用不含防腐剂的人工泪液保持眼表湿润,抗生素眼药预防感染,

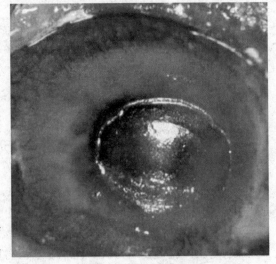

图 2-7-6 暴露性角膜炎

促进角膜上皮愈合。

九、蚕蚀性角膜溃疡

蚕蚀性角膜溃疡（Mooren's ulcer）是一种自发性、慢性、边缘性、进行性、疼痛性角膜溃疡。

（一）病因

病因尚不清楚，目前认为可能是一种自身免疫性疾病。某些因素如外伤、手术或感染改变了结膜和角膜抗原的稳定性，刺激机体对自身的结膜和角膜产生免疫反应，致使角膜、巩膜形成溃疡。

（二）临床表现

多发于成年人，单眼发病者常见于老年人。男女比例相似，病情进展缓慢。患者有剧烈眼痛、畏光、流泪及视力下降。溃疡自角膜缘发生，大多数病例由睑裂处起病，开始表现为角膜缘充血和灰色浸润，几周内发展为局限性溃疡。溃疡沿角膜缘环行发展，边缘呈潜掘状，最终累及全角膜。向深层发展，引起角膜穿孔。溃疡进展同时，周边溃疡区上皮逐渐修复，伴新生血管长入。应排除其他可引起周边部角膜溃疡的疾病如类风湿性关节炎、角膜边缘变性、Wegener肉芽肿等，方能诊断此病。

（三）治疗

此病治疗相当棘手。抑制免疫反应，局部可用糖皮质激素或免疫抑制剂如环孢霉素A、FK506滴眼液；全身应用免疫抑制剂如环磷酰胺、氨甲蝶呤和环孢霉素等。胶原酶抑制剂（如2%半胱氨酸眼药水）点眼，抑制胶原酶活性。局部应使用抗生素眼药防止混合感染。适当补充维生素类药物。如药物治疗不能控制病情，需行手术治疗，术后继续用环孢霉素A或FK506，防止复发。

第三节 角膜变性与营养不良

角膜变性（corneal degeneration）指由于某些先期的疾病引起角膜组织退化变质并使功能减退。多为后天获得性疾病，无家族遗传性，常继发于眼部或全身性疾病。角膜营养不良（corneal dystrophy）指角膜组织受某种异常基因的决定，使其结构或功能发生进行性损害过程。角膜营养不良为遗传性眼病，大多为常染色体显性遗传。

一、角膜老年环

角膜老年环（cornea arcus senilis）为角膜周边部基质内的类脂质沉着。是一种有遗传倾向的退行性改变，发生频率与年龄密切相关，超过80岁的老人几乎全部有老年环。偶尔见于青壮年，称为青年环。双眼发病，混浊起于角膜上下方，逐渐发展为环形，外侧边界清楚，内侧边界稍模糊，呈灰白色，约1mm宽，与角膜缘之间有透明角膜带相隔（图2-7-7）。病理组织学上，类脂质主要沉积于靠近前、后弹力层的部位。对视力无影响，无须治疗。

二、带状角膜病变

带状角膜病变（band-shaped keratopathy）是主要累及前弹力层的表浅角膜钙化变性，常发生于慢性眼病或有钙、磷紊乱的全身疾病。

（一）临床表现

单眼、双眼皆可发病。病变开始于睑裂部暴露区角膜边缘部,前弹力层出现细点状灰白色钙质沉着,病变外侧与角膜缘之间有一约1mm宽的透明带,后汇合成一条3~5mm宽带状混浊,横过角膜的睑裂区(图2-7-8),混浊逐渐致密、增厚,引起角膜上皮糜烂,出现畏光、流泪及眼部磨痛等刺激症状。晚期患者视力明显减退。

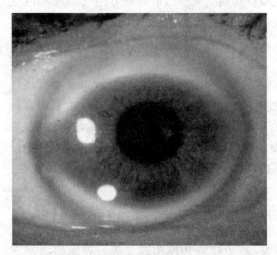

图 2-7-7　老年环

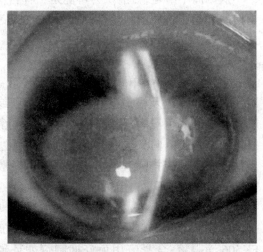

图 2-7-8　带状角膜变性

（二）治疗

积极治疗原发病。早期局部使用依地酸二钠滴眼液点眼,通过螯合作用去除钙质。混浊严重者可行板层角膜移植术或准分子激光治疗(PTK)。

三、边缘性角膜变性

边缘性角膜变性(marginal degeneration)又称 Terrien 边缘变性(Terrien marginal degeneration),是一种双侧性周边部角膜扩张病。病因未明,目前认为和免疫性炎症有关。男性多见,常于青年时期(20~30 岁)发病,进展缓慢,病程长。双眼同时或先后发病。

（一）临床表现

主要症状为视力慢性进行性下降,由角膜变薄扩张导致不规则近视散光所致,无法矫正。一般无明显眼部刺激症状。病变多起自角膜上方,早期形同老年环,在角膜周边出现细小点状实质层混浊,若干年后病变区变薄扩张,厚度通常仅为正常的1/2~1/4,最薄处仅残留上皮和后弹力层,轻微创伤后发生穿孔。病变区有新生血管长入,血管止端附近有黄白色条状脂质沉着。

（二）治疗

药物治疗无效,早期验光配镜提高视力,避免外伤导致破裂。晚期手术治疗,行板层或穿透性角膜移植术。

四、大疱性角膜病变

大疱性角膜病变(bullous keratopathy)是由于各种原因引起角膜内皮细胞严重受损,导致内皮细胞失代偿,引起角膜基质和上皮持续性水肿的疾病。常见原因为眼球前段手术如白内障摘除、人工晶状体植入等,绝对期青光眼,单纯疱疹病毒或带状疱疹病毒角膜炎,角膜内皮营养不良等使角膜内皮细胞显著减少,当内皮细胞密度低于 1 000 个 /mm^2 时,会出现内皮细胞失代偿。

(一)临床表现

患者多有上述病史。轻者患眼雾视,晨起重,午后有所改善。重者刺激症状明显,疼痛流泪,难以睁眼。结膜混合性充血,角膜基质增厚水肿,上皮雾状混浊,表面见大小不等的水疱。晚期角膜新生血管形成,基质混浊,视力显著下降。

(二)治疗

轻症可局部应用高渗剂和角膜营养剂,使用抗生素眼药预防感染。重者需手术治疗,如角膜层间烧灼术、角膜层间晶状体囊膜植入术、穿透角膜移植术或深板层角膜内皮移植术,近年角膜内皮移植术取得良好治疗效果。

五、角膜营养不良

为正常角膜组织中的某种细胞受异常基因的控制,使其结构或(和)功能受到进行性损害的过程,为遗传性眼病,大多为常染色体显性遗传,是原发于角膜上的病变,一般不伴全身病。病程进展缓慢或静止不变。近年来对一些角膜营养不良已找出其遗传相关的基因。

临床上多采用解剖部位分类法分为角膜前部、实质部及后部角膜营养不良三类。

(一)上皮基底膜营养不良(epithelial basement membrane dystrophy)

又称为 Cogan 微囊肿性角膜营养不良(Cogan's microcystic dystrophy)或地图 - 点状 - 指纹状营养不良(map-dot-finger print dystrophy),是最常见的前部角膜营养不良。由于上皮细胞基底膜异常,使上皮细胞与基底膜黏附不良并发生退变所致。

1. 临床表现 女性较多见,主要见于成人。患者常反复出现眼痛、刺激症状及暂时的视力模糊。裂隙灯检查见角膜中央上皮层及基底膜内灰白色小点或斑片、地图样和指纹状细小线条。上皮反复剥脱。

2. 治疗 预防感染,促进上皮愈合。局部应用刺激性小的抗生素眼药预防感染,使用人工泪液,佩戴软性角膜接触镜,绷带包扎促进上皮愈合。反复不愈者采用准分子激光去除糜烂角膜上皮促进愈合。

(二)颗粒状角膜营养不良(granular dystrophy)

为角膜基质营养不良,属常染色体显性遗传,外显率为97%。

1. 临床表现 童年开始发病,多因无症状而不引起注意,到中年才被发现,男女均可发病。裂隙灯检查见,双眼病变对称,中央部角膜实质浅层有多个灰白色点状、面包渣样混浊。病变进展缓慢,混浊逐渐增多,融合,混浊间角膜透明。最后除周边部 2~3mm 透明外,角膜混浊,视力减退。病理组织学检查角膜颗粒为玻璃样物质。

2. 治疗 早中期无须治疗。视力显著下降,考虑行角膜移植术或准分子激光治疗性角膜切削术(PTK),但术后可复发。

(三)Fuch 角膜内皮营养不良(Fuch endothelial dystrophy)

是角膜后部营养不良的典型代表。角膜内皮进行性损害,最后发展为角膜内皮失代偿而视力下降。可能为常染色体显性遗传。

1. 临床表现 女性多见,常于 50~60 岁时开始双眼发病,但双侧常不对称,病情进展极为缓慢。早期病变为角膜中央部后弹力层出现滴状赘疣,突入前房,互相融合并向周边部扩展,侵及全角膜的后面。角膜内皮生物泵功能失常后,基质和上皮出现水肿,大疱性角膜病变,患者视力下降,眼痛、流泪。晚期角膜出现新生血管,瘢痕形成。

2. 治疗　早期无症状,无须治疗。角膜水肿、内皮失代偿者可试用角膜营养药和生长因子,佩戴软性角膜接触镜。治疗效果不理想考虑行角膜移植手术。

第四节　角膜软化症

角膜软化症(keratomalacia)由维生素 A 缺乏引起的角膜干燥、软化、坏死。多见于 4 岁以下儿童,常累及双眼。

一、临床表现

起病缓慢,双眼发病。早期症状暗适应功能下降,夜盲。随着病情进展,出现结膜干燥,失去光泽和弹性,眼球转动时,球结膜产生与角膜缘平行的皱褶,在睑裂区内外侧结膜见基底朝向角膜缘的三角形泡沫状上皮角化斑,称 Bitot 斑,不被泪液所润湿。同时出现角膜上皮干燥,感觉迟钝,上皮脱落。病情进一步发展,出现角膜灰白色混浊或黄白色混浊,自溶坏死形成溃疡,如合并感染,可出现前房积脓,角膜穿孔,形成粘连性角膜白斑,或角膜葡萄肿或眼球萎缩而致失明。世界卫生组织将眼表改变分为三个阶段:Ⅰ结膜干燥,无或有 Bitot 斑;Ⅱ角膜干燥,点状上皮脱失,角膜干凹斑;Ⅲ角膜溃疡,伴有不同程度角膜软化。

同时患儿出现维生素 A 缺乏的全身症状,表现为重度营养不良,体质消瘦虚弱,精神萎靡,声音嘶哑,皮肤干燥和毛囊角化。因消化道及呼吸道的上皮角化,患儿可能伴有腹泻或咳嗽。

二、治　疗

积极进行全身治疗,纠正营养不良,补充维生素 A,防止严重并发症。眼部滴用鱼肝油滴剂,适当选用抗生素眼药水及眼膏,预防和治疗角膜继发感染。

第五节　角膜的先天异常

一、圆锥角膜

圆锥角膜(keratoconus)是一种角膜局限性圆锥样突起,伴突起区基质变薄,产生高度不规则近视散光的先天性发育异常。病因不明,与遗传和代谢等有关。可以是一种独立的疾病,也可伴有其他先天性异常如先天性白内障、Marfan 综合征、无虹膜、视网膜色素变性等。还可继发于角膜屈光手术后。

(一)临床表现

多于青春期发病,男性多见。早期近视程度进行性加重,视力下降,可矫正。后期出现不规则散光及高度近视,视力严重下降,矫正困难。典型特征是角膜中央或旁中央锥形扩张(图2-7-9),圆锥的顶端角膜基质变薄最显著。圆锥基底部可见铁质沉着形成的褐色 Fleischer 环,深基质层见垂直性 Vogt 条纹,眼球加压后条纹消失。患眼下转时,圆锥顶压向下睑缘,使下睑缘出现一个弯曲,即 Munson 征。后弹力层破裂,角膜急性水肿时,患者出现眼痛,视力明显下降。一般 6~8

周急性水肿消退,角膜遗留混浊瘢痕。

(二) 诊断

明显的圆锥角膜易于确诊。早期诊断困难,最有效的早期诊断方法是角膜地形图检查,其他的检查方法还有 Placido 盘、角膜曲率计、视网膜检影等。

(三) 治疗

轻症患者可验光配镜矫正,出现不规则散光,硬性角膜接触镜矫正效果较好。如矫正不良,应行角膜移植手术治疗。

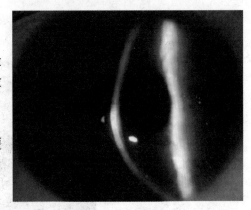

图 2-7-9 圆锥角膜

二、大 角 膜

大角膜(megalocornea)是一种角膜直径较正常大而眼压、眼底和视功能在正常范围的先天性发育异常。晶体、睫状环也相应增大,部分患者伴骨骼、神经与皮肤异常。该病为 X 染色体连锁隐性遗传,基因位点已被证实位于 Xq2.13-q22。

男性多见,多为双侧性。角膜横径 >13mm,垂直径 >12mm,透明,角膜弧度有时增加,出现高度散光。少数患者可合并眼部其他异常或全身先天性异常如 Marfans 综合征。常见的并发症为由晶体脱位或半脱位所致的青光眼与白内障。诊断大角膜时应与先天性青光眼鉴别。

三、小 角 膜

小角膜(microcornea)为角膜直径小于 10mm,常合并虹膜缺损、脉络膜缺损、先天性白内障等其他眼部异常。多为常染色体显性遗传。无性别差异,单眼或双眼均可发病,角膜扁平,常伴浅前房,易发生闭角型青光眼。

四、扁 平 角 膜

扁平角膜(applanation)是先天性发育异常,为角膜曲率低于正常,基质常弥漫性混浊,同时常伴有其他眼部异常如虹膜缺损,先天性白内障,视网膜脉络膜缺损和晶体异位等,可发展为青光眼。视力通常较差,屈光状态多为远视。显性或较强的隐性遗传方式,显性遗传位点位于染色体 12q21。

第六节　角 膜 肿 瘤

一、角结膜皮样瘤

角结膜皮样瘤(corneal dermoid tumor)为先天性跨越角膜缘部的纤维脂肪瘤。来自胚胎性皮肤,属典型的迷芽瘤。

(一) 临床表现

肿物出生时即存在,单眼或双眼患病,随年龄而增长。多位于角巩膜颞下方,少数侵犯全角膜。呈灰黄或粉红色隆起的半球状(图 2-7-10),如表面有毛发生长,患者可出现眼部刺激症状。常伴发附耳、眼睑缺损等其他先天异常。

（二）治疗

以手术切除为主,根据肿物的位置、大小及深浅选择术式。

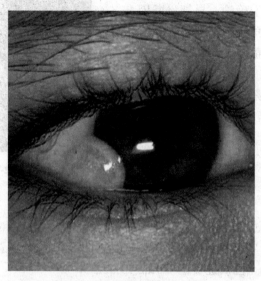

图 2-7-10　角膜缘处皮样瘤

二、上皮内上皮癌

上皮内上皮癌(intraepithelial epithelioma)又称角膜原位癌或 Bowen 病,是一种病程缓慢的上皮样肿瘤。

（一）临床表现

多见于中老年男性,单眼发病,进展缓慢。好发于睑裂区的角膜缘处,外观呈半透明或胶冻样,微隆起,粉红色或霜白色,表面布满"松针"样新生血管,界限清楚。病理学可确诊,病变局限于上皮层。

（二）治疗

可行肿瘤彻底切除联合板层角膜移植术。

三、角结膜鳞癌

角结膜鳞癌(corneal squamous cell carcinoma)是一种原发性上皮恶性肿瘤,也可由上皮内上皮癌迁延而来。

（一）临床表现

多见于中老年男性。好发于睑裂区角膜缘,颞侧多见。早期为灰白色结节,逐渐向角膜内蔓延,呈乳头状或胶冻样隆起,基底宽,血管丰富。少数向眼内蔓延甚至侵犯眼眶组织。恶性程度较低,相当长时间在局部缓慢生长,淋巴转移的发生率也较低。

（二）治疗

早期病变局限,彻底切除,辅以冷冻治疗。肿瘤侵犯眼内组织或眼眶组织时需行眼球摘除或眶内容物剜除术。淋巴转移者加用化疗。

（李 兵）

■ 第八章

巩 膜 病

第一节　巩膜病的解剖、生理与检查法

一、解剖与生理

巩膜质地坚韧、呈乳白色,位于眼球的最外层。巩膜前部和角膜缘,后部与视神经周围组织相连。巩膜主要由 I 型胶原和蛋白聚糖构成,与角膜不同,其胶原纤维排列紊乱,成纤维细胞沿胶原束分布。巩膜具有血管和神经少的特点,这决定了巩膜的病理改变比较单一,通常表现为巩膜胶原纤维的变性、坏死、炎性细胞浸润和肉芽肿性增殖反应,易形成炎性结节或弥漫性炎性病变,而肿瘤性的病变相对较少。

巩膜的自我修复能力差,其修复和愈合主要依靠邻近富有血管组织的血液供应,巩膜损伤后形成结缔组织修复,当损害较严重时,葡萄膜的纤维血管组织进入巩膜伤口,从而形成葡萄膜和巩膜间的粘连性瘢痕,瘢痕组织抵挡不住眼内的压力从而引起病变区的巩膜向外膨出或巩膜葡萄肿。巩膜的生理功能主要包括:与角膜结膜等共同构成眼内容物的外屏障、避光以及眼外肌的附着点。巩膜的感觉神经来自三叉神经的眼支,巩膜表层的知觉敏感,炎症时疼痛症状比较明显。巩膜病以炎症多见,其次为变性。其临床特点是病程长、反复发作。依据炎症累及的部位,巩膜炎分为表层巩膜炎和巩膜炎。

二、检　查　法

1. 眼局部的检查　裂隙灯检查眼前段以及散瞳后眼底的检查。

2. 全身检查　胸部、脊柱、骶髂关节的 X 线检查。

3. 实验室检查　血常规、血沉、肝功能、血清尿酸测定、梅毒血清学试验、结核菌素皮内试验等。免疫指标包括:类风湿因子、外周血 T 淋巴细胞亚群、外周血免疫球蛋白、免疫复合物测定、抗核抗体、补体 C3 等。

4. 巩膜炎的前节及眼底荧光血管造影　有视网膜下渗出液者,荧光血管造影早期可见脉络膜背景荧光呈斑驳状,继而出现多个针尖大小的强荧光区,随后此强荧光区逐渐变大变亮。造影晚期这些病灶的荧光素渗入视网膜下液内。

5. 超声扫描检查　是近年诊断后巩膜炎症肥厚不可缺少的方法。B 型超声扫描可见球后部变平,眼球后部各层变厚,以及球后水肿。若球后水肿围绕视神经,则可见"T"形征。这

种体征表示沿巩膜扩展的水肿与正常圆形视神经阴影成直角。

6. CT 扫描检查 CT 显示巩膜厚度，注射增强剂可使其影像增强。也可见球后水肿。但特发性炎性眶假瘤、急性巩膜周围炎和眼眶蜂窝织炎病例也可有类似表现。

第二节 表层巩膜炎

表层巩膜炎（episcleritis）是巩膜表层组织的炎症，多位于角膜缘至直肌附着处之间的赤道前部，以睑裂暴露部位常见。病程短，易复发、有周期性发作的病史，女性较为多见，多数为单眼发病。目前表层巩膜炎的病因尚未完全明了，多见于外源性抗原抗体所致的过敏性反应，其他与全身性疾病如代谢性疾病如类风湿性关节炎、痛风或感染等有一定关系。临床上依据表现不同常分为两种类型：结节性巩膜表层炎和单纯性表层巩膜炎。

一、结节性表层巩膜炎

结节性表层巩膜炎（nudular episcleritis）是一种以局限性结节为特征的巩膜表层炎。多为急性发病，有眼红、疼痛、羞明、压疼，以及轻度刺激等症状，通常不影响视力。在近角膜缘尤其在颞侧，常出现粉红色或紫红色结节，结节可为圆形或椭圆形，其结节表面的球结膜充血水肿，可被推动。病程呈自限性，大约 2 周，长期反复发作可使局部巩膜变薄，部分累及深层形成深层巩膜炎。

二、单纯性表层巩膜炎

单纯性表层巩膜炎（simple episcleritis）多为突发性的眼胀和眼痛。病变部位的巩膜表层与球结膜呈弥漫性充血与水肿（图 2-8-1）。周期性复发、发作时间短暂、数小时或数天即愈，复发不限于同一眼或同一部位，但常在巩膜前部，无局限性的结节。偶尔可有眼痛、怕光，并因虹膜括约肌与睫状肌的痉挛而造成的瞳孔缩小与暂时性近视。发作时眼睑可见神经血管反应性水肿，严重的病例且可伴有周期性偏头痛。

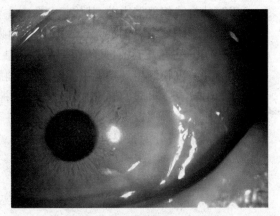

图 2-8-1 结膜及其下方浅层巩膜呈局限性充血

（一）诊断要点

首先表层巩膜炎的充血和水肿仅局限在巩膜表层，不累及其下的巩膜，通过裂隙灯光束可以清楚辨认。其充血多呈暗红色，滴用肾上腺素后血管可迅速变白。其次表层巩膜血管相对不可移动，表层巩膜炎多局限在角膜缘至直肌附着处的区域内，不累及睑结膜，充血的血管呈放射状垂直走行，从角膜缘向后延伸。

（二）治疗

本病一般无须特殊处理，常为自限性，局部滴用血管收缩剂可减轻充血。必要时可全身应用非甾体消炎药或糖皮质激素药物。

第三节 巩 膜 炎

巩膜炎（scleritis）是一种以眼红和视力下降为始发症状、以重度眼痛为主要特点的巩膜感染性的疾病。其预后及病情比表层巩膜炎严重，但较表层巩膜炎少见。发病急，常伴发角膜及葡萄膜炎，预后不佳。本病一般女性多见，双眼可先后或同时发生。依据发病部位可以分为前巩膜炎及后巩膜炎。

巩膜炎常与多种全身感染性疾病、自身免疫性结缔组织疾病以及代谢性疾病等有关，因此，巩膜炎的患者应作系统性的检查，实验室检查有助于病因学的诊断。

一、前 巩 膜 炎

前巩膜炎（anterior scleritis）的病变位于赤道部前。常见于青年人，女性多于男性，双眼可先后发病，眼部疼痛剧烈，有刺激症状，持续数周，迁延可达数月甚至数年，如病变发生在眼外肌附着处，眼球运动时疼痛更甚，巩膜浅层和深层可呈弥漫性或局限性紫红色充血、隆起、有压痛，结膜可以移动与巩膜无粘连。本病可以并发角膜炎、葡萄膜炎、白内障、眼压升高。依据临床表现可分为结节性、弥漫性和坏死性三类：

1. 结节性巩膜炎（nodular anterior scleritis） 此类型所占巩膜炎的比例最大，病变区的巩膜呈紫红色充血，炎症浸润肿胀，结节样隆起，质硬，压痛，结节可多个，不能推动，可伴有表层巩膜炎。

2. 弥漫性巩膜炎（diffuse anterior scleritis） 此类型预后较好，巩膜弥漫性充血，球结膜水肿，巩膜呈特征性的蓝色。

3. 坏死性巩膜炎（necrotizing anterior scleritis） 此类型破坏性较大，常引起视力损害的炎症。本病常单眼发作，眼痛明显，早期表现为局部巩膜炎性斑块，边缘炎症较中心重（图2-8-2）。晚期巩膜可坏死变薄，透见脉络膜，甚至穿孔。病灶可迅速向后和周围蔓延扩展。炎症消退后，巩膜呈蓝灰色，粗大血管围绕病灶。常伴眼部和全身的并发症，导致视力下降或失明。

随着病情的发展巩膜组织发生软化、坏死和穿孔，故又名穿孔性巩膜软化症（scleromalacia perforans）。常双眼发病，病程不一，大多见于女性，特别是年逾50岁者，通过巩膜缺损区葡萄膜膨出，有时在缺损区边缘可见到粗大的血管，其上覆盖一薄层结缔组织，有时通过结膜下注射而造成穿孔。

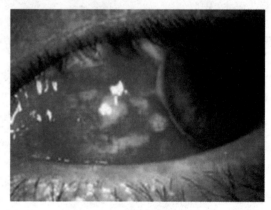

图 2-8-2 局部巩膜炎性斑块

二、后 巩 膜 炎

后巩膜炎（posterior scleritis）是指病变位于后方的巩膜，因眼前部无明显变化，故在诊断上有一定困难。

（一）临床表现

此型较少见，多为单眼发生，女性多于男性，亦常和前巩膜炎联合发生。临床表现为剧烈眼痛,眼睑水肿,眼球轻度突出,球结膜水肿明显。由于眼外肌受侵,眼球运动受限而发生复视。一般视力尚好,如合并脉络膜炎、玻璃体混浊、球后视神经炎及渗出性视网膜脱离时,则视力减退。

(二) 鉴别诊断

本病可并发白内障和青光眼,应与眼眶蜂窝组织炎鉴别。后者的表现是眼球突出明显,球结膜水肿比后巩膜炎轻。本病与眼球筋膜囊炎的鉴别较困难,两者可同时发生,称为巩膜筋膜囊炎(sclerotenonitis),但眼球筋膜囊炎早期即出现眼外肌麻痹。

(三) 治疗

本病的治疗为眼部或者全身应用糖皮质激素及非甾体类抗炎药,如果效果不好时可加用免疫抑制剂,伴睫状肌痉挛者可用阿托品散瞳以麻痹睫状肌。严重病例在无血管区、葡萄膜区禁止结膜下、球后或球周注射糖皮质激素,以防止巩膜穿孔。对于巩膜坏死、穿孔患者可试行异体巩膜移植术。

第四节 巩膜葡萄肿

巩膜葡萄肿(scleral staphyloma)是指巩膜连同葡萄膜一起状如葡萄的紫黑色向外膨出。其原因是由于巩膜的先天缺陷或病理性损害使其抵抗力减弱,在正常眼压或高眼压的作用下,巩膜和葡萄膜向外膨出。根据膨出的部位分为前巩膜葡萄肿和后巩膜葡萄肿。前巩膜葡萄肿表现为巩膜和睫状体部分成环状隆起。后巩膜葡萄肿常见于视神经周围及后极部,多有高度近视。

巩膜葡萄肿的治疗原则可分为病因治疗、降低眼压以及手术治疗。

(刘 丹)

第九章

晶 状 体 病

透明的晶状体能将光线准确地聚焦于视网膜上,通过调节作用可看清远、近物体。任何因素引起晶状体透明度降低或颜色改变所导致的光学质量下降的退行性改变称为白内障。除白内障外,晶状体位置和形态异常(晶状体异位、脱位和异形),都会引起明显的视力障碍。

第一节 晶状体的解剖与生理

晶状体(lens)位于虹膜的后方、玻璃体的前方(图 2-9-1、图 2-9-2),呈双凸透镜状,前面曲度较小,后面曲度较大;其屈光指数为 1.437,总屈光力约为 19D。

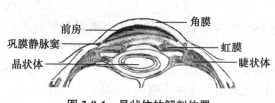

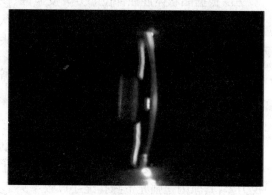

图 2-9-1 晶状体的解剖位置   图 2-9-2 正常晶状体

晶状体的外面包以具有高度弹性的被膜,称为晶状体囊(lens capsule)。在前囊膜下及赤道部囊膜下有一层单层立方上皮细胞,能不断分裂增殖形成晶状体纤维,平行排列的晶状体纤维组成了晶状体的实质,并随年龄增长,新的晶状体纤维不断向内推挤旧的晶状体纤维,形成周围部较软的晶状体皮质,中央部较硬的晶状体核。

晶状体透明,无血管及神经,是眼球光学系统的重要组成部分,具有光学聚焦的功能。其营养主要来自房水和玻璃体,正常的代谢是保证晶状体透明性和光学性能的前提。

晶状体借睫状小带(ciliary zonule)系于睫状体。睫状小带又称晶状体悬韧带(suspensory ligament),由透明、坚硬、无弹性的纤维交错构成。晶状体的曲度随所视物体的远近不同而改变。当视近物时,睫状肌收缩牵睫状突向前,使睫状突向内伸,睫状小带也向内而变得松弛,因而放松了对晶状体的牵拉,晶状体借助于晶状体囊及其本身的弹性而变凸,特别是其前部的凸度增大。由于晶状体的曲度增加,屈光度亦加强,使进入眼球的光线恰能聚焦于视网膜上,以适应看近物。反之,睫状肌舒张时,可使睫状突向外伸,睫状小带的张力增大,从而加强了对晶状体的牵拉,使晶状体的曲度变小,以适应看远物。随着年龄的增长,晶状体核逐渐增大、变硬、弹性减弱以及睫状肌逐渐萎缩,致使晶状体改变曲度的调节能力减弱,出现老视。

第二节　白　内　障

一、白内障的病因学及分类

晶状体处于眼内环境中,主要通过房水循环带来其所需的营养物质并带走其代谢产物,任何影响眼内环境的因素,如老化、理化损伤、遗传、药物、炎症以及某些全身性代谢性及免疫性疾病,都可以直接或间接地破坏晶状体的组织结构、干扰其正常代谢而使晶状体混浊。发病机制为:①晶状体氧化损伤;②晶状体蛋白变化;③晶状体上皮细胞凋亡。此外,晶状体或眼球的发育异常以及某些先天性全身性综合征,都可以导致晶状体的形成异常而致白内障。

白内障有多种分类方法:

1. 根据病因　分为年龄相关性、先天性、外伤性、并发性、代谢性、中毒性、辐射性、后发性等。

2. 根据发病时间　分为先天性和后天获得性。

3. 根据晶状体混浊部位　分为皮质性、核性和囊膜下性。

4. 根据晶状体混浊形态　分为点状、冠状和板层状。

5. 根据晶状体混浊程度　分为初发期、未成熟期、成熟期和过熟期。

二、白内障的临床表现

(一) 症状

1. 视力下降　渐进性、无痛性视力减退,最终导致视力仅有光感。视力下降程度与晶状体混浊的部位和程度有关。周边部的轻度混浊可不影响视力,但中央部的混浊,由于位于视轴区,即使范围小、程度较轻,也可能对视力产生明显影响,常表现较暗光线下视力较好,强光下视力差,其原因是强光下瞳孔缩小以致中央部混浊灶阻挡光线进入眼内。

2. 屈光改变　晶状体核混浊时屈光指数增加,曲折力增大,产生晶状体核性近视,原有近视度数加深,远视和老视减轻。由于晶状体内各部位混浊程度不均匀,还会产生晶状体性散光。

3. 单眼复视或多视　晶状体内混浊不均匀或水隙形成,使各部分屈光力不均一,产生类似棱镜的作用,引起单眼的复视或多视。

4. 眩光　光线通过混浊的晶状体产生散射进入眼内引起眩光感。

5. 色觉改变　混浊的晶状体对光谱中位于蓝光端的光线吸收增强,使患者对这些光的色觉敏感度下降。晶状体核颜色的改变也可以使患眼产生相同的色觉改变。

6. 其他　如对比敏感度下降、相应晶状体混浊部位对应的视野缺损等。

(二) 体征

晶状体混浊可在裂隙灯显微镜下以直接照明法或彻照法清晰地看到。晶状体周边的混浊需要散瞳后方可看到。严重的混浊可在聚光灯下肉眼观察到。

晶状体核硬度分级：晶状体核硬度的准确评价对白内障手术术式选择和超声乳化吸出术适应证的选择有重要意义。临床上，最常用的是 Emery 核硬度分级标准，根据核的颜色分为5级：

Ⅰ级：透明，软性，无核。

Ⅱ级：核呈黄白色或黄色，软核。

Ⅲ级：核呈深黄色，中等硬度核。

Ⅳ级：核呈棕色或琥珀色，硬核。

Ⅴ级：核呈棕褐色或黑色，极硬核。

三、年龄相关性白内障

年龄相关性白内障（age-related cataract）又称为老年性白内障（senile cataract），是最为常见的白内障类型，多见于50岁以上的中、老年人，随年龄增加发病率明显升高。其病因较为复杂，是环境、营养、代谢、遗传等多重因素对晶状体长期综合作用，引起晶状体老化后的退行性改变。

（一）临床表现

为双眼发病，但多发病有先后，且程度不一致。根据晶状体开始出现混浊的部位分为三个类型。

1. 皮质性白内障（cortical cataract）　是年龄相关性白内障中最常见的类型。按其发展过程分为4期。

（1）初发期（incipient stage）：最早晶状体皮质内出现空泡、水裂，水裂逐渐扩大，形成赤道部为基底、尖端朝向晶状体中心的楔形混浊（图 2-9-3），位于前、后皮质中，这些混浊逐渐在赤道部汇合，最后形成类似羽毛的轮辐状混浊，因未累及瞳孔区多不影响视力。此期进展缓慢，可历经数年甚至十余年。

（2）膨胀期（intumescent stage）：又称未熟期（immature stage），晶状体混浊继续加重呈现不均匀的灰白色混浊，晶状体纤维水肿，纤维间液体不断增加，使其急剧肿胀，体积变大，将虹膜向前推移，前房变浅（图 2-9-4），有青光眼体质患者极易诱发急性闭角型青光眼。患眼视力明显减退，眼底难以看清。以斜照法检查晶状体时，投照侧虹膜在深层混浊皮质上形成新月形阴影，称为虹膜投影，这是本期白内障的特点，表明在混浊的皮质前还存在透明皮质。

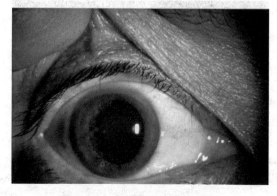

图 2-9-3　皮质性白内障初发期

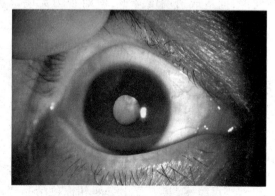

图 2-9-4　皮质性白内障膨胀期

(3) 成熟期(mature stage):晶状体纤维脱水、变性、崩溃,失去正常形态,水肿消退,前房深度恢复正常。晶状体全部混浊呈白色,部分患者可在囊膜上看到钙化斑(图 2-9-5),虹膜投影转为阴性,眼底完全窥不入,视力降至眼前手动或光感,但光定位及色觉正常。

(4) 过熟期(hypermature stage):如果成熟期白内障未手术治疗并持续时间过长,晶状体内水分继续丢失,皮质大部分液化,晶状体体积明显缩小,囊膜皱缩、有白色斑点及胆固醇结晶,前房加深,虹膜震颤。棕黄色晶状体核沉于囊袋下方,可随体位变化而移动(图 2-9-6),上方前房进一步加深,称为 Morgagnian 白内障。当晶状体核下沉后,视力可以突然提高。晶状体囊膜变性,通透性增加或出现细小的破裂,当液化的皮质渗漏到前房内时,可发生晶状体诱导的葡萄膜炎。长期存在于房水中的晶状体皮质沉积于前房角,或被巨噬细胞吞噬,堵塞前房角而引起继发性青光眼,称为晶状体溶解性青光眼。晶状体悬韧带发生退行性改变,容易发生晶状体脱位,晶状体囊膜破裂,晶状体核可能脱入前房或玻璃体内,脱位的晶状体或晶状体核堵塞瞳孔区也可引起继发性青光眼。上述情况引起的葡萄膜炎和青光眼药物一般治疗无效,尽早手术摘除晶状体是唯一有效的手段。

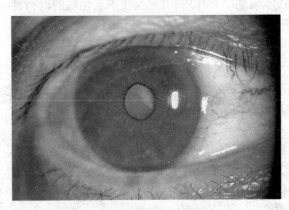

图 2-9-5 皮质性白内障成熟期

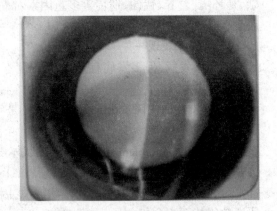

图 2-9-6 皮质性白内障过熟期

2. 核性白内障(nuclear cataract) 发病年龄较早,一般从 40 岁左右开始,进展缓慢。混浊大多开始于胎儿核,逐渐发展到成人核,直至其完全混浊,这一过程可能持续数年。晶状体核混浊开始呈灰黄色,以后逐渐加重而呈黄褐色、棕色或棕黑色(图 2-9-7)。初期晶状体核混浊很难与核硬化相鉴别,核硬化是一种生理现象,是由于晶状体终身生长,核密度逐渐增加,颜色变深,而造成透明度降低,但对视力无明显影响。核性白内障由于核屈光力增加,可发生近视,所以临床上有的患者到了老年出现近视加重、老视减轻的现象。如果仅仅胎儿核混浊而未累及成人核者,可能会出现中央区近视、周边区为远视的特殊的双屈光现象,从而导致单眼复视现象。

3. 囊膜下白内障(subcapsular cataract) 混浊多位于后囊膜下,浅层皮质出现混浊,为许多致密小点组成,其中有小空泡和棕色结晶样颗

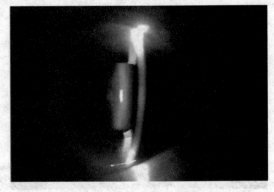

图 2-9-7 核性白内障

粒,外观似锅巴状(图2-9-8)。前囊膜下有时也会出现类似改变。由于混浊位于视轴,且病变更接近结点位置,所以即使早期病变范围很小、程度很轻,也会出现明显视力障碍。临床上常常发现视力与晶状体混浊程度不相符的情况,经仔细检查可发现后囊膜下浅层皮质混浊是主要原因。囊膜下性白内障除后囊膜下浅层皮质混浊外其他部分的皮质及核均透明,经缓慢进展,后期可发展为完全性白内障。

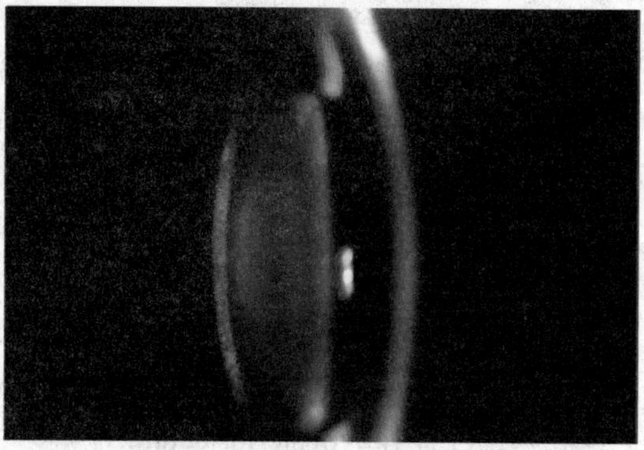

图 2-9-8 后囊膜下性白内障

(二)诊断

以裂隙灯显微镜检查晶状体,散大瞳孔检查更有利于全面检查晶状体的混浊部位和程度。当视力减退程度与晶状体混浊程度不相符合时,应进一步检查,避免因晶体混浊而遗漏其他眼病。

(三)治疗

目前尚未寻找到有效的药物预防和延缓年龄相关性白内障的发展。减少白内障的危险因素,如预防辐射、控制全身疾病、用药时考虑诱发白内障的危险等,可减少白内障的发生。当白内障发展到影响工作和日常生活时,应考虑手术治疗。

四、先天性白内障

先天性白内障(congenital cataract)是儿童常见眼病,为出生时或出生后第一年内发生的晶状体部分或全部混浊。可以为双眼或者单眼发病;可以为家族性的或散发的;可以伴发或不伴发其他眼部异常或遗传性和系统性疾病。先天性白内障是造成儿童失明和弱视的重要原因。

(一)病因

各种影响胎儿晶状体发育的因素都可能引起先天性白内障。

1. 遗传 约1/3患者与遗传有关。有三种不同的遗传方式:常染色体显性遗传(AD)、常染色体隐性遗传(AR)和X连锁隐性遗传(XR),其中以AD最多见,可连续传代。如伴有眼部其他先天异常,则常由主要异常的遗传方式所决定,通常是AR或XR。

2. 非遗传因素 环境因素影响是引起先天性白内障的另一个重要原因。母亲怀孕前3个月宫内病毒性感染,如风疹、疱病毒感染、腮腺炎、麻疹、水痘等,可引起胎儿的晶状体混浊。这是由于此时晶状体囊膜还没有发育完全,不能抵御病毒侵犯,而且晶状体蛋白合成活跃,对病毒感染敏感。妊娠期营养不良、盆腔受到放射线照射、服用某些药物(如大剂量的四环素、激素、水杨酸制剂、抗凝剂等)、妊娠期患系统性疾病(心脏病、肾病、糖尿病、贫血、甲亢、手足搐搦症、钙代谢紊乱等)以及维生素D缺乏,均可造成胎儿晶体混浊。此外,发育不成熟的早产儿、胎儿宫内缺氧等也可以引起先天性白内障。

3. 原因不明 多为散发病例,难以确定遗传因素以及环境因素。也可能由于是第一代新的染色体显性基因突变而家族史阴性或隐性遗传的单发病例而难以诊断为遗传性。

(二)临床表现

先天性白内障患儿幼小,不能自诉,多由患儿家长发现其白瞳、斜视、眼球不规则震颤、不能固视等前来就诊。应详细询问相关病史,如出生时是否足月、足重,是否有缺氧史,是否有家族史及母亲孕期疾病、用药史等。

先天性白内障多数为静止性的,少数出生后继续发展,也有直至儿童期才影响视力。许多先天性白内障患者合并其他眼病或异常,如斜视、眼球震颤、先天性小眼球、视网膜和脉络膜病变、瞳孔扩大肌发育不良以及晶状体脱位或缺损、先天性无虹膜、先天性虹膜和/或脉络膜缺损、瞳孔残膜、大角膜、圆锥角膜、永存玻璃体动脉等。

先天性白内障患儿晶状体混浊的形态具有一定的特征性,一般根据晶状体混浊部位、形态和程度进行分类。比较常见的有以下几种。

1. 前极白内障(anterior cataract) 多为双侧,为晶状体前囊膜中央局限性混浊,多为圆形。可伸入晶状体皮质内或表面突出于前房内,多静止不发展,对视力影响不大。

2. 后极白内障(posterior cataract) 多为双眼发生,晶状体后囊膜中央局限性混浊,边缘不齐,可呈盘状、核状或花萼状。由于混浊位于眼屈光系统的结点附近,故对视力有一定影响。

3. 核性白内障(nuclear cataract) 较常见的先天性白内障,多数为双眼发病。以常染色体显性遗传为多见,胚胎核和胎儿核均可以受累,呈致密的白色混浊,周边皮质透明,小瞳孔时视力障碍明显。

4. 绕核性白内障(perinuclear cataract) 儿童期最常见的白内障,常为双眼发生,静止性,是晶状体在胚胎某一时期的代谢障碍而形成。混浊位于透明晶状体核周围的层间(图2-9-9),因此又称为板层白内障。有时在此层混浊之外,又有一层或数层混浊,各层之间仍有透明皮质间隔,最外层常有"V"字形混浊骑跨在混浊带的前后,称为"骑子"。视力下降程度与中央区核混浊程度、大小及密度有关。

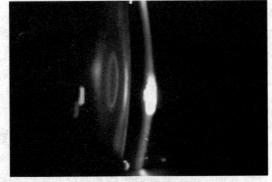

图 2-9-9 绕核性白内障

5. 冠状白内障(coronary cataract) 多与遗传因素有关,常为双侧。晶状体皮质深层周边部有圆形、椭圆形、短棒状、哑铃状混浊,呈花冠状排列。晶状体中央部及周边部透明。多为静止性,很少影响视力。

6. 全白内障(total cataract) 以常染色体显性遗传最为多见,也可由于子宫内炎症引起。晶状体全部或近于全部混浊,有时囊膜增厚、钙化,皮质浓缩。多为双眼发生。视力障碍明显。

7. 膜性白内障(membrance cataract) 先天性全白内障的晶状体纤维在宫内发生退行性变时,白内障的内容物全部液化,逐渐被吸收而形成膜性白内障,前、后囊膜接触机化,两层囊膜间可夹有残留的晶状体纤维或上皮细胞,使膜性白内障呈厚薄不匀的混浊。可单眼或双眼发生,视力损害严重。

8. 其他 还有缝性白内障(sutural cataract),为常染色体显性遗传,晶状体前后缝出现各种形式的混浊,对视力影响不大;纺锤形白内障(fusiform cataract),为贯穿晶状体前后轴、连接前后极的纺锤形混浊;珊瑚状白内障(coralliform cataract),为常染色体显性或隐性遗传,皮质呈珊瑚状混浊,一般不发展,对视力有一定影响;点状白内障(punctate cataract):晶状体皮质有白色、蓝色或淡色细小点状混浊,发生在出生后或青少年期,多静止不发展,一般不影响视力。

(三) 诊断

主要根据晶状体混浊形态和部位来诊断。为明确诊断,应针对不同情况选择一些实验室检查,例如先天性白内障合并其他系统畸形时,应当完成染色体核型分析和分带检查;糖尿病、新生儿低血糖症者应进行血糖、尿糖和酮体检查。合并肾病者应检查尿常规和尿氨基酸;怀疑合并代谢病者应进行血氨基酸水平测定;此外,还可选做尿苯丙酮酸测定、同型胱氨酸尿的定性检查、半乳糖尿的筛选等。

先天性白内障的瞳孔区有白色反射,这是白瞳症的最常见的一种,其他眼病也可造成这种情况,但临床表现、治疗和预后不同,应注意鉴别。

(四)治疗

治疗先天性白内障一定要结合患儿视力发育尚未完成的特点,考虑选择安全、有效、远期疗效好的医疗干预方式。并应向患儿家长做详尽的说明和解释,以获得他们的理解和合作。

对于单、双眼全白内障或位于视轴中心、混浊程度明显的白内障,应在出生后及早手术(出生4周后),最迟不超过6个月。双眼白内障者在完成一眼手术后,应在较短的时间间隔后完成另一眼手术。

无晶状体眼需进行屈光矫正,儿童常采用的矫正方法为眼镜矫正及人工晶状体植入。目前认为,一般最早在1.5~2岁时施行人工晶状体植入手术;矫正屈光不正后,应及早进行视力训练,治疗弱视,促进视功能的发育。

五、并发性白内障

并发性白内障(complicated cataract)是指眼内疾病引起的晶状体混浊。

(一)病因

由于眼内炎症或退行性病变,使晶状体营养或代谢发生障碍,而导致其混浊。常见于葡萄膜炎、视网膜色素变性、视网膜脱离、青光眼、眼内肿瘤、高度近视及低眼压等。

(二)临床表现

患者有原发病的表现。眼前段疾病引起的并发性白内障常由前囊膜或前部皮质开始;由葡萄膜炎引起者,先于晶状体后极部囊膜及囊膜下皮质出现颗粒状灰黄色混浊,并有较多空泡形成,逐渐向晶状体核中心部及周边部扩展;由青光眼引起者多由前皮质和核开始(图2-9-10);高度近视所致者多为核性白内障。

(三)诊断

晶状体混浊的形态和位置有助于诊断。此外正确地诊断原发病在并发性白内障的诊断也是至关重要的。

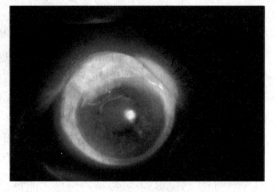

图2-9-10　青光眼滤过手术后并发性白内障

(四)治疗

治疗原发病。对于已影响工作和生活的并发性白内障,如果患眼光定位准确,红、绿色觉正常,可进行手术摘除白内障。对白内障摘除后是否植入人工晶状体应根据原发病的状况慎重考虑。各种炎症引起的并发性白内障应根据原发病的种类,在眼部炎症很好控制以后,再考虑手术。如活动期虹膜睫状体炎不宜手术,应采取有效措施加以控制,于炎症完全消退3个月再行手术治疗最为理想,术前给予抗炎治疗,术后局部或全身应用糖皮质激素的剂量应大于普通白内障患者,维持时间也应长一些。

六、代谢性白内障

(一)糖尿病性白内障(diabetic cataract)

1. 病因　糖尿病时血糖升高,进入晶状体的葡萄糖增多,己糖激酶被饱和醛糖还原酶活化,将葡萄糖转化为山梨酸醇在晶状体内蓄积,细胞内渗透压升高,晶状体纤维吸水肿胀而混浊。

2. 临床表现　可分为两种类型:真性糖尿病性白内障和合并年龄相关性白内障。

以合并年龄相关性白内障较为多见,其临床表现与无糖尿病的年龄相关性白内障相似,但发生较早,进展较快,容易成熟。

真性糖尿病性白内障多发生于30岁以下、尤其是Ⅰ型青少年糖尿病患者。常为双眼发病,进展迅速,晶状体可能在数天、数周或数月内全混浊。可伴有屈光变化:当血糖升高时,血液中无机盐含量减少,渗透压降低,房水渗入晶状体内,使之更加变凸,而成为近视;当血糖降低时,晶状体内水分渗出,晶状体变为扁平,而形成远视。

3. 诊断　根据糖尿病的病史和白内障的形态可做出诊断。

4. 治疗　早期积极治疗糖尿病,晶状体混浊可能会部分消退,视力有一定程度的改善。当白内障明显影响视力妨碍患者的工作和生活时,可在血糖控制下进行白内障摘除术。如无增生性糖尿病视网膜病变时,可植入后房型人工晶状体。手术前后应积极治疗糖尿病视网膜病变。

(二)半乳糖性白内障(galactose cataract)

1. 病因　多见于儿童,是由于与半乳糖代谢有关的酶缺陷所致,为常染色体隐性遗传疾病。患儿缺乏半乳糖-1-磷酸尿苷转移酶和半乳糖激酶,使半乳糖不能转化为葡萄糖而在体内积聚,组织内的半乳糖被醛糖还原酶还原为半乳糖醇,醇的渗透性很强,使晶状体纤维水肿、肿胀导致混浊。

2. 临床表现　可在生后数日或数周内发生,多为板层白内障。

3. 诊断　对于先天性白内障患儿应当对尿中半乳糖进行筛选。如测定红细胞半乳糖-1-磷酸尿苷转移酶的活性,可明确诊断半乳糖-1-磷酸尿苷转移酶是否缺乏;应用放射化学法可测定半乳糖激酶的活性,有助于诊断。

4. 治疗　给予无乳糖和半乳糖饮食,可控制病情的发展或逆转白内障。

(三)手足搐搦性白内障(tetany cataract)

1. 病因　多由于先天性甲状旁腺功能不足,或甲状腺切除时误切了甲状旁腺,或营养障碍等原因,导致血清钙过低,低钙增加了晶状体囊膜的渗透性,晶状体内电解质平衡失调,影响了晶状体代谢。

2. 临床表现　患者有手足搐搦、骨质软化和白内障三项典型改变。双眼晶状体前、后皮质内有辐射状或条纹状混浊,与囊膜间有透明带隔开。如果间歇发作低血钙,晶状体可有板层混浊。

3. 诊断　有甲状腺手术史或营养障碍史,血钙过低血磷升高,以及全身和眼部的临床表现可有助于诊断。

4. 治疗　初期给予足量的维生素D、钙剂,纠正低血钙,有利于控制白内障发展。当白内障明显影响视力时可进行白内障摘除术,术前应纠正低血钙。

七、外伤性白内障

眼球钝挫伤、穿通伤、爆炸伤、电击伤等引起的晶状体混浊称外伤性白内障(traumatic cataract)。

(一)病因和临床表现

1. 钝挫伤白内障 挫伤时,瞳孔缘部虹膜色素上皮破裂脱落,附贴在晶状体前表面称Vossius环混浊(图2-9-11),相应的囊膜下出现混浊,可在数日后消失,或长期存在。受伤后晶状体囊膜完整性受到影响,渗透性改变,可引起浅层皮质混浊;严重钝挫伤可致晶状体囊膜,尤其是后囊膜破裂,房水进入晶状体内而致混浊。眼钝挫伤后除形成外伤性白内障外,还可伴有前房出血、前房角后退、晶状体脱位、继发性青光眼等。

2. 穿通伤白内障 穿通伤时,可使晶状体囊膜破裂,房水进入皮质,引起晶状体很快混浊(图2-9-12)。如破口小而浅,伤后破口可很快闭合,形成局限混浊;如破口大而深,则晶状体全部混浊。皮质经囊膜破口突入前房,可以继发葡萄膜炎或青光眼。

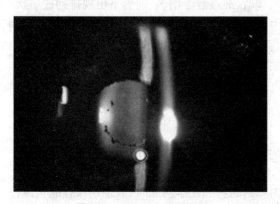

图2-9-11 Vossius 环混浊

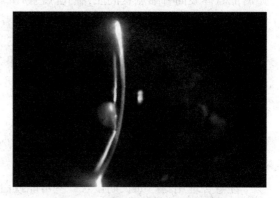

图2-9-12 角膜穿通伤致外伤性白内障

3. 爆炸伤白内障 爆炸时气浪可对眼部产生压力,引起类似钝挫伤所致的晶状体损伤。爆炸物本身或掀起的杂物也可造成类似于穿通伤所致的白内障。

4. 电击伤白内障 触电引起晶状体前囊及前囊下皮质混浊。雷电击伤时,晶状体前、后囊及皮质均可混浊。多数病例静止不发展,也可能逐渐发展为全白内障。

(二)诊断

根据外伤史和晶状体混浊的形态和程度可做出诊断。

(三)治疗

晶状体局限混浊,对视力影响不大时,可以随诊观察。当晶状体混浊明显而影响视力时,应当施行白内障摘除术。当晶状体破裂,皮质突入前房时,可用糖皮质激素、非甾体抗炎药及降眼压药物治疗,待前段炎症反应消退后,再行手术摘除白内障。如晶状体皮质与角膜内皮层接触或眼压升高不能控制,应当及早摘除白内障,并尽可能同时植入人工晶状体。

八、药物及中毒性白内障

长期应用或接触对晶状体有毒性作用的药物或化学物可导致晶状体混浊,称为药物及中毒性白内障。

（一）病因

晶状体的代谢依赖于眼球的健康程度，任何影响眼部氧和营养供应或产生毒性产物的物质都会加速白内障的形成。容易引起晶状体混浊的药物有糖皮质激素、氯丙嗪、缩瞳剂等，化学物质有苯及其化合物、二硝基酚、萘和汞等。

（二）临床表现

1. 糖皮质激素所致的白内障　与后囊下型晶状体混浊有关。病变程度与用药量和时间有密切关系，也和个体对皮质类固醇的敏感性有关。由初发时后囊膜下出现散在的点状和浅棕色的细条状混浊逐渐形成后囊膜下淡棕色的盘状混浊，其间有彩色小点和空泡，最后大部分皮质混浊。少数病例在停用糖皮质激素后，晶状体的改变可以逆转。

2. 缩瞳剂所致的白内障　位于前囊膜下，呈玫瑰花或苔藓状，有彩色反光。一般不影响视力，停药后可逐渐消失。有些病例发现过晚，混浊扩散到后囊膜下和核，停药后混浊不易消失，但可停止发展。

3. 氯丙嗪所致的白内障　长期大量服用氯丙嗪后可对晶状体和角膜产生毒性作用。开始时晶状体表面有细点状混浊，瞳孔区色素沉着。以后细点混浊增多，前囊下出现排列成星状的大色素点，中央部较密集，并向外放射。重者中央部呈盘状或花瓣状混浊。并向皮质深部扩展。当前囊下出现星状大色素点时，角膜内皮和后弹力层有白色、黄色或褐色的色素沉着。

4. 三硝基甲苯所致的白内障　三硝基甲苯是制造黄色炸药的主要原料。长期接触有发生白内障的危险。晶状体周边部出现密集的小点混浊，逐渐进展为楔形混浊并连接成环形，最终呈盘状或发展为全白内障。

（三）诊断

根据接触药物和化学药品史，及晶状体混浊的形态、位置等，可以做出明确的诊断。

（四）治疗

注意合理用药。如长期接触一些可能致白内障的药物和化学药品时，应定期检查晶状体；如果发现有白内障，应停用药物和脱离与化学药品的接触；当白内障严重到影响患者工作和生活时，可手术摘除白内障和植入后房型人工晶状体。

九、放射性白内障

（一）病因和临床表现

1. 红外线所致白内障（infra-red cataract）　多发生于玻璃厂和炼钢厂的工人中，为熔化的高温玻璃和钢铁产生的短波红外线被晶状体吸收后，产生晶状体混浊。晶状体后皮质由空泡、点状和线状混浊，逐渐发展为盘状混浊，最后发展为全白内障。有时前囊膜下也有羽毛状混浊。

2. 电离辐射所致白内障（ionizing radiation cataract）　电离辐射射线包括中子、X线、γ线及高能量的β线。晶状体对电离辐射异常敏感，青年人的晶状体细胞生长更加旺盛，因此更易受到电离辐射损伤。晶状体后囊膜下有空泡和灰白色颗粒状混浊，后期可有盘状及楔形混浊，最后形成全白内障。

3. 微波所致白内障（microwave cataract）　微波来源于太阳射线、宇宙射线和电视、雷达、微波炉等，大剂量的微波可产生类似于红外线的热作用。晶状体对微波敏感，形成类似于红外线所致的白内障。

（二）诊断

根据长期接触放射线的病史，及晶状体混浊形态、位置等，可做出诊断。

(三) 治疗

接触放射线时应配戴防护眼镜。当白内障严重到影响患者工作和生活时,可手术摘除白内障和植入后房型人工晶状体。

十、后发性白内障

后发性白内障(after-cataract)是指白内障囊外摘除术后或外伤性白内障部分皮质吸收后所形成的晶状体后囊膜混浊(posterior capsular opacities,PCO)。

(一) 病因

囊外白内障摘除术后持续存在的囊膜下晶状体上皮细胞可增生,形成 Elschnig 珠样小体。这些上皮细胞可发生肌成纤维细胞样分化,它们收缩后使晶状体后囊膜产生细小的皱褶。白内障摘除和外伤性白内障部分皮质吸收后残留的部分皮质可加重混浊,导致视物变形和视力下降等变化。

(二) 临床表现

白内障囊外摘除术后晶状体后囊膜混浊的发生率可高达 50%,儿童白内障术后发生率接近 100%。晶状体后囊膜出现厚薄不均的机化组织和 Elschnig 珠样小体,影响视力的程度与晶状体后囊膜混浊程度和厚度有关。

(三) 诊断

有白内障囊外摘除术或晶状体外伤史。应用裂隙灯检查容易确定晶状体后囊膜是否混浊和混浊程度。

(四) 治疗

当后发性白内障影响视力时,可用 Nd-YAG 激光将瞳孔区的晶状体后囊膜切开术。如无条件施行激光治疗时,可进行手术将瞳孔区的晶状体后囊膜刺开或剪开。

十一、白内障的治疗

(一) 药物治疗

多年来人们对白内障的病因和发生机制进行了大量研究,针对不同的病因学说应用不同的药物治疗,虽然目前在世界范围内有将近 40 余种抗白内障的药物在临床上应用,但其疗效均不十分确切。

(二) 手术治疗

手术治疗仍然是各类白内障的主要治疗手段。由于显微手术技术的进步,白内障手术取得了重大的进展。

1. 手术适应证 当白内障引起的视力下降影响到患者工作、学习和生活时,即可进行手术。但不同的患者对视力有明显不同的需求,因此很难确定一个视力标准作为白内障手术的适应证。由于矫正视力低于 0.3 即为低视力,所以此时进行手术是有理由的。如果由于白内障引起眼部其他病变,如晶状体源性青光眼及炎症,或晶状体混浊妨碍眼后节疾病的诊断治疗时,应当施行白内障手术。另外有些患者,虽然患眼已丧失视力,但成熟或过熟的白内障使瞳孔区变成白色,影响美容时,也可以考虑施行白内障手术。

无论何时决定施行白内障手术时,应当充分考虑到患者晶状体混浊程度是否与其视力下降程度相符;白内障是否继发于其他眼部或系统疾病;术后是否能够达到患者的理想视力;医师是否有熟练的手术技术;以及是否有适合患者手术方式的医疗设备。

2. 术前评估 白内障手术前有必须要做的评估和检查。

(1)患者病史:包括患者的视功能状态评估及系统疾病史。

(2)视力和屈光状态检查。

(3)外眼检查:包括眼睑、睫毛、泪器和眼眶。

(4)眼位和眼球运动的检查。

(5)瞳孔功能的评估。

(6)眼压的测量。

(7)裂隙灯显微镜下眼前节检查。

(8)散瞳后检查晶状体、玻璃体、视神经、黄斑、周边部视网膜。

(9)对患者相关的精神状态和身体状态进行评估。

3. 术前检查

(1)眼部检查:①视力、矫正视力,对成熟期白内障检查光感、光定位和色觉;②裂隙灯、检眼镜检查:记录角膜、虹膜、前房、视网膜情况以及晶状体混浊程度,排除眼内活动行炎症等病变。

(2)特殊检查:①眼压;②角膜曲率以及眼轴长度测量,以计算人工晶体度数;③角膜内皮细胞;④眼部 B 超等。

(3)全身检查:①高血压患者:应当将血压控制在正常或接近正常范围;②糖尿病患者:将血糖控制在 8.3mmol/L 以下;③进行心电图、胸部 X 线片和肝功能等检查,除外严重的心、肺、肝、肾疾病;④血、尿常规及出、凝血时间检查。

(4)术后视力预测性检查:①光定位检查;②视觉电生理;③激光干涉仪检查;④内视性图像检查等。

4. 术前准备

(1)冲洗泪道和结膜囊。

(2)术眼滴用抗菌眼药水 2~3d,3~4 次 /d。

(3)术前尽量散大瞳孔。

5. 手术方法 1000 多年前,我国及印度就有针拨术治疗白内障的记载。近 200 多年来白内障手术的技术得到了快速的发展,尤其是近几十年,显微手术和人工晶体植入技术的开展应用,使白内障手术有了质的飞跃,成为现代眼科学中发展最快的领域之一。

(1)白内障囊内摘除术(intracapsular cataract extraction,ICCE):是将混浊的晶状体完整摘除的手术方式。曾经是常用的白内障手术,手术操作简单,肉眼下可完成。但手术需在大切口下完成,并且不保留后囊膜,因此不能植入人工晶体,而且玻璃体脱出发生率高,易造成玻璃体疝而引起青光眼、角膜内皮损伤、黄斑囊样水肿和视网膜脱离等并发症。现在仅适用于晶状体脱位、晶状体皮质过敏性炎症的患者。

(2)白内障囊外摘除术(extracapsular cataract extraction ECCE):是将混浊的晶体核和皮质摘出而保留后囊膜,可以减少眼内结构的扰动,减少并发症,并且为后房型人工晶状体的植入准备了条件。现代的白内障囊外摘除术应当在手术显微镜下、使用显微手术器械完成。

操作方法:①开睑器开睑。②做上直肌牵引线,以便固定眼球和调整眼球位置。③做以穹窿部为基底的角膜缘结膜切口。④做角巩膜缘小切口,截晶状体前囊膜。⑤以角膜剪自截囊切口插入,扩大角巩膜缘切口,根据晶状体核的大小,决定切口的长度。⑥挽出晶状体核。常用双手持器械挽核技术,或采用晶状体核圈套器取核。⑦应用双管注吸针或自动注吸器清除晶状体皮质。⑧囊袋内植入人工晶状体。⑨完成角巩膜和球结膜切口的缝合。结膜下注射抗生素和糖皮质激素,涂抗生素眼膏后遮盖。

(3)白内障超声乳化术(phacoemulsification):采用角巩膜或透明角膜切口进行手术,应用超声乳化仪将硬的晶状体核粉碎成乳糜状后吸出。手术切口小,伤口愈合快,视力恢复迅速。

操作方法:①开睑器开睑。②做角膜缘内透明切口或角巩膜切口进入前房,切口宽约3mm。③于3点钟位角膜缘穿刺前房,以供左手持器械进入前房操作。④向前房内注入黏弹剂,以连续环行撕囊法截晶状体前囊膜,大小为5mm左右。⑤以注水针头自前囊膜下注入平衡盐水,进行囊下水分离,使晶状体囊膜与囊膜下皮质分离。并进行层间分离,使晶状体核从包绕的皮质中充分游离。⑥将超声乳化头从角膜或角巩膜切口伸入前房内,以表面蚀刻、原位碎核、刻槽分块清除、拦截劈核、乳化-劈裂等技术,将晶状体核粉碎吸除。⑦换灌吸手柄,吸除晶状体皮质。⑧前房及晶状体囊袋内注入黏弹剂,植入人工晶状体。如植入折叠式人工晶状体,无须扩大切口;如植入硬性人工晶状体,则需扩大切口。⑨吸除前房内黏弹剂。⑩检查角膜或角巩膜伤口是否渗漏。如有渗漏,则应缝合。结膜下注射抗生素和糖皮质激素,涂抗生素眼膏后遮盖。

此外,还有小切口非超声乳化白内障摘除术,可以在小切口下采用非超声乳化的方法,完成晶状体核的摘除。

6. 白内障术后的视力矫正　白内障摘除后的无晶状体眼呈高度远视状态,一般达 +8D~+14D,须采取一定措施矫正视力。

(1)眼镜:采用高度正球面镜片进行矫正,可使物像放大 20%~35%,用以矫正单眼无晶状体眼时双眼物像不等,不能融合,而产生复视;并且配戴后出现环形暗点,视野受限,且有球面差,视物变形等,因此不是最理想的矫正方式。

(2)角膜接触镜:可改变角膜前表面的屈折力,使其接近正视。物像放大率为 7%~12%,无球面差,无环形暗点,周边视野正常,可用于单眼无晶状体眼,但对老年人、婴幼儿而言,配戴、取出操作困难,且使用不当易造成角膜感染等并发症。

(3)人工晶状体:是目前为止矫正无晶状体眼的最佳方法,于摘除白内障后在眼内同期植入人工晶状体。后房型的人工晶状体仅使物像放大 1%~2%。术后可迅速恢复视力、双眼单视和立体视觉,无环形暗点,周边视野正常。

近年来出现了很多新型人工晶体:如多焦点人工晶状体及可调节人工晶状体,可使患者在术后不戴眼镜下保持较好的远、近视力;散光人工晶状体,可以矫正散光以获得更好的视功能。

第三节　晶状体的异位、脱位和异形

一、晶状体的异位和脱位

正常情况下,晶状体由晶状体悬韧带悬挂于睫状体上,如果晶状体悬韧带部分或全部断裂或缺损,可使悬挂力减弱,导致晶状体的位置异常。若出生时晶状体就不在正常位置,称为晶状体异位。若出生后由于先天因素、外伤或一些疾病使晶状体位置改变,称为晶状体脱位。

(一)病因

先天性悬韧带发育不全或松弛无力,多见于一些遗传病,如 Marfan 综合征、Marchesani 综合征和同型胱氨酸尿症等;外伤引起悬韧带断裂;眼内一些病变,如葡萄肿、牛眼或眼球扩张使悬韧带机械性伸长;眼内炎症,如睫状体炎使悬韧带变性等,均能导致晶状体位置异常。

(二)临床表现

1. 晶状体全脱位　为晶状体悬韧带全部断裂。当晶状体全脱位离开瞳孔区,患眼的视力为无晶状体眼视力,前房加深,虹膜震颤,晶状体可脱位至下列部位。

(1)前房内:多沉于前房下方,晶状体直径比位于正常位置时小,但凸度增加,透明晶状体边缘带金色光泽呈油滴状,混浊的晶状体则呈白色盘状物,因引起瞳孔阻滞及影响到前房角,而致眼压急性升高,并可损伤角膜内皮,导致角膜混浊(图2-9-13)。

(2)玻璃体腔内:呈一透明的球状物,早期可活动,后期固定于下方,晶状体变混浊并与视网膜粘连,可导致晶状体过敏性葡萄膜炎、视网膜脱离、继发性青光眼等。

(3)晶状体嵌于瞳孔区:晶状体一部分突至于前房内,影响房水循环而致眼压升高。

(4)晶状体脱位于眼球外:严重外伤角巩膜缘破裂时,晶状体可脱位至球结膜下,甚至眼外。

2. 晶状体半脱位　瞳孔区可见部分晶状体,散大瞳孔后可见悬韧带断裂部分的晶状体赤道部(图2-9-14)。Marfan综合征的晶状体常向上移位,Marchesani综合征和同型胱氨酸尿症的晶状体常向下移位。前房深浅不一致,虹膜震颤,所出现的症状取决于晶状体移位的程度。如果晶状体的前后轴仍在视轴上,则仅出现由于悬韧带松弛、晶状体凸度增加而引起晶状体性近视。晶状体半脱位后可产生单眼复视,眼底可见到双像,一个像为通过正常晶状体区所形成,另一个像较小,为通过无晶状体区所见。

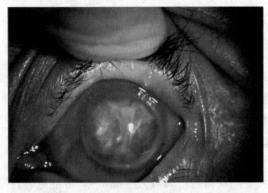

图2-9-13　晶状体脱位至前房引起继发青光眼、
　　　　　　角膜内皮损伤

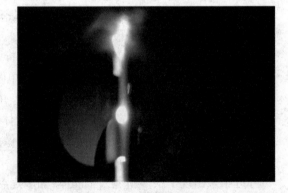

图2-9-14　晶状体半脱位

(三)诊断

根据病史、症状和裂隙灯显微镜下检查结果,可以做出较明确的诊断。

(四)治疗

根据晶状体脱位程度进行治疗。

1. 晶状体全脱位　脱入前房内和嵌于瞳孔区晶状体应立即手术摘除;脱入玻璃体腔者,如无症状可以随诊观察;如果发生并发症,如晶状体过敏性葡萄膜炎、继发性青光眼或视网膜脱离时需将晶状体取出;如脱位于结膜下时,应手术取出晶状体并缝合角巩膜伤口。

2. 晶状体半脱位　如果晶状体透明,且无明显症状和并发症时,可以不必手术,所引起的屈光不正可以试用镜片矫正。如半脱位明显,有发生全脱位危险或所引起的屈光不正不能用镜片矫正时,也应当考虑手术摘除晶状体。

二、晶状体的异形

晶状体异形包括晶状体形成的异常和形态异常,属于晶状体的先天性异常,可发生于胚胎晶状体泡形成至出生的不同阶段。

(一)晶状体形成异常

晶状体形成异常包括先天性无晶状体、晶状体形成不全和双晶状体等。

1. 先天性无晶状体 极为罕见,是胚胎早期未形成晶状体板,为原发性无晶状体。当晶状体形成后发生退行性变使其结构消失,仅遗留其痕迹者为继发性无晶状体,多合并小眼球以及眼部其他结构发育不良。

2. 晶状体形成不全 晶状体泡与表面外胚叶分离延迟时,会发生角膜混浊和后部锥形角膜及晶状体前部圆锥畸形。晶状体纤维发育异常时可发生晶状体双核或无核或晶状体内异常裂隙。

(二)晶状体形态异常

1. 球形晶状体 多为双侧,晶状体呈球形,直径较小,体积小且前后径较长。充分散大瞳孔后晶状体赤道部和悬韧带完全暴露。由于晶状体悬韧带松弛,晶状体变凸、前移,容易导致瞳孔阻滞而发生闭角型青光眼。滴用缩瞳剂后可使睫状肌收缩,晶状体悬韧带更松弛,晶状体前移而加重瞳孔阻滞,因而又称逆药性青光眼。球形晶状体屈折力增大,可致高度近视。常发生晶状体不全脱位,有时可发生全脱位。

2. 圆锥形晶状体 晶状体前面或后面突出,呈圆锥形或球形,通常为皮质突出,因此多发于胎儿后期或出生后。为少见的晶状体先天异常,前圆锥更为少见。常伴有先天性白内障、高度近视。

3. 晶状体缺损 多为单眼,也可为双眼。晶状体下方偏内赤道部有切迹样缺损,形状大小不等。缺损处晶状体悬韧带减少或缺如。晶状体各方向屈光力不等,呈近视散光。

4. 晶状体脐状缺陷 极为少见。在晶状体前表面或后表面有一小的陷凹。

无症状和无并发症时一般不必治疗;对于球形晶状体并发青光眼者,应用睫状体麻痹剂使晶状体悬韧带拉紧,使晶状体后移,解除瞳孔阻滞;合并晶状体脱位、白内障者可手术治疗。

(刘 华)

第十章

青 光 眼

第一节 房水循环的解剖与生理

　　眼内容物包括房水,晶状体以及玻璃体。眼球内容物作用于眼球内壁的压力构成眼压。统计学上的正常眼压是 10~21mmHg(均数 ±2 倍标准差),代表 95% 正常人群的生理性眼压范围。正常眼压不仅反映在眼压的绝对值上,还有双眼对称,昼夜压力相对稳定等特点。正常人一般双眼眼压差异不应 >5mmHg,24h 眼压波动范围不应 >8mmHg。由于眼球的容量是固定的,因此构成眼球内容物的晶状体,玻璃体及房水的变化必然伴随眼压的变化。而通常前二者的变化不大,唯有房水循环的动态平衡直接影响到眼压的稳定性。

　　房水主要由睫状体的睫状突上皮细胞分泌生成,生成房水要按一定速率排出,才能保持正常眼压,房水生成和排出过程称为房水循环(图 2-10-1)。房水循环途径中任何一个环节发生障碍都会影响到房水生成与排除之间的平衡,表现为眼压异常。房水自睫状突生成后,经后房越过瞳孔到达前房,然后主要通过两个途径外流:①小梁网通道,经前房角小梁网进入 Schlemm 管,再通过巩膜内集合管至巩膜表层睫状前静脉;②葡萄膜巩膜通道,通过前房角睫状体带进入睫状肌间隙,然后进入睫状体和脉络膜上腔,最后穿过巩膜胶原间隙和神经血管间隙出眼。正常人大约 20% 的房水经由葡萄膜巩膜通道外流。眼压高低主要取决于房水循环中的三个因素:睫状突生成房水的速率、房水通过小梁网流出的阻力和上巩膜静脉压。如果房水生成量不变,则房水循环途径中任一环节发生阻碍,房水不能顺利流通,眼压即可升高。

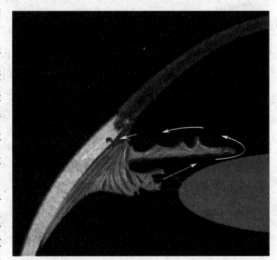

图 2-10-1　房水循环,小梁网通道及
葡萄膜巩膜通道

第二节 青光眼的概述

　　青光眼(glaucoma)是一组以病理性眼压增高,特征性视神经萎缩和视野缺损为共同特

征的疾病,其中病理性眼压增高是其主要危险因素。眼压升高水平和视神经对压力损害的耐受性与青光眼视神经萎缩和视野缺损的发生和发展有关。临床上,因为视神经对压力的耐受力有很大的个体差异,部分患者眼压虽已超越统计学正常上限,但长期随访并不出现视神经、视野损害,称为高眼压症(ocular hypertension);也有部分患者眼压在正常范围内,却发生了典型青光眼视神经萎缩和视野缺损,称为正常眼压青光眼(normal tension glaucoma,NTG)。因此,高眼压并非都是青光眼,而正常眼压也不能排除青光眼。青光眼如不及时采取有效的治疗,视野可以全部丧失,终至失明。原发性青光眼有一定遗传倾向。在患者的直系亲属中,10%~15% 的个体可能发生青光眼。早期诊断及合理治疗有可能避免其致盲。关于青光眼视神经损害的机制主要有两种学说,即机械学说和缺血学说。机械学说强调眼压直接作用于筛板直接压迫视神经纤维,阻碍了轴浆的运输;缺血学说则强调视神经供血不足,对眼压耐受性降低。目前一般认为青光眼视神经损害的机制很可能为机械压迫和缺血的合并作用。

视神经血管自动调节功能紊乱也是青光眼视神经损害的原因之一。正常眼压存在一定波动性,视神经血管根据眼压的高低,通过增加或减少自身张力以维持恒定的血液供应。如血管自动调节功能减退,当眼压升高时,血管不能自动调节,视神经血液供应可明显减少,以致造成病理性损害。

一、青光眼检查方法

青光眼最基本的检查项目有眼压、房角、视野和视盘检查。

(一) 眼压

临床眼压测量方法主要有三种:①压平眼压计测量,其测量中央角膜被压平一定面积所需要的力量,目前公认 Goldmann 眼压计的准确性相对最好。方法:眼表面麻醉,在裂隙灯下,滴荧光素钠,生理盐水冲洗,将裂隙灯与显微镜之间角度调整为 35°~60°,选择钴蓝光,选择 10 倍目镜观察,调整刻度,将所见半环调节为合适为止,将此时刻度乘以 10 即得眼压毫米汞柱值(图 2-10-2)。②压陷眼压计测量,测量一定重量施加在角膜上,角膜被压陷的程度;由于操作比较复杂,且测量眼压值受影响因素较多,目前临床基本不用。③非接触式眼压计测量,其测量一定力量的气流喷射在角膜上后,所回弹气流的强度(图 2-10-3)。应用简单,便捷,患者无痛苦,临床常用,但仪器价格较高。

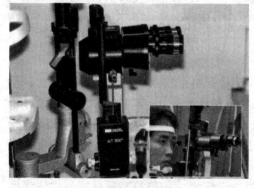

图 2-10-2 压平眼压计

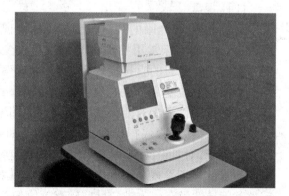

图 2-10-3 非接触眼压计

(二) 房角

房角的开放或关闭是诊断开角型青光眼或闭角型青光眼的依据。简单通过手电筒光源斜照于前房,根据虹膜膨隆情况和虹膜阴影范围可大致判断房角的宽窄。利用裂隙灯窄光带60°角侧照在颞侧角膜缘,以角膜厚度为参照,也可以估计周边前房的宽窄。如果从虹膜表面到角膜内面的距离小于1/4角膜厚度,应考虑是窄房角。目前最好的方法是通过房角镜检查直接观察房角结构。开角(w):全部房角结构能看见。窄角(N):仅能看见房角部分。窄Ⅰ:看不到睫状体带;窄Ⅱ:看不到巩膜突能看到全部小梁网;窄Ⅲ:只能看到前部小梁网;窄Ⅳ:看不到小梁网只能看到 schwalbe 线(图 2-10-4)。此外,超声生物显微镜(ultrasoundbiomicroscopy,UBM)以及眼前节光学相干断层扫描仪(anterior segment optical coherence tomography,AS-OCT)也可检测生理状态下的虹膜形态和房角结构。

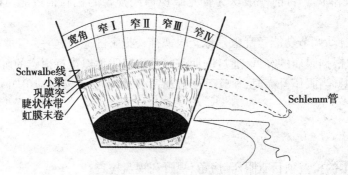

图 2-10-4　前房角的 Scheie 分类法

(三) 视野

青光眼视野缺损的类型、发展方式,以及视野缺损与视盘改变的关系都具有一定特征性。定期视野检查对于青光眼的诊断和随访十分重要。手动视野计可作手动定性和定量视野检查,而自动视野计可精确快速地进行光阈值测定(图 2-10-5)。目前自动视野计已成为评价青光眼视野的标准检查。

(四) 视盘

一般认为,青光眼的视盘改变早于标准视野改变。目前临床常用检测青光眼视盘改变的方法有方便易行的直接检眼镜检查,以观察

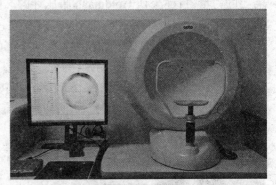

图 2-10-5　自动视野计

视盘表面轮廓改变为特点的裂隙灯前置镜检查,以及对资料可作永久记录的眼底照相。早期青光眼获得性视盘改变与正常生理性大凹陷有时不容易区分,近年来多种眼底图像分析系统,如共焦激光眼底扫描系统、光学相干断层成像仪、视神经分析仪,用于评价早期青光眼视盘改变,对盘沿面积、杯容积等有关视盘参数进行定量检测和追踪观察,有助于青光眼眼底改变的早期发现。眼底图像分析系统可对视盘进行定量测量,但在形态识别方面的敏感性和特异性尚有待改进。目前较有价值的青光眼视盘评价方法仍是高质量同步立体眼底照相。

（五）暗室及暗室俯卧检查

嘱患者在暗室内,清醒状态下静坐 60~120min,然后在暗光下测眼压,如眼压较试验前明显升高,超过 8mmHg 为阳性。俯卧实验,暗室加俯卧实验同样可以诊断。暗室内,测量双眼眼压后,给患者戴上眼罩俯卧于诊查床上,患者俯卧时要求背部平衡,眼球不能受压,1.5h 后尽快测眼压,如果眼压较俯卧前增高 ≥ 8mmHg 以上为阳性。其原理是暗室中瞳孔散大,房角阻塞,加上俯卧时晶体虹膜隔前移,房角狭窄使眼压升高。通过 3min 暗室试验的房角评估,再联合 1.5h 暗室俯卧试验的眼压评估,可以将大大提高暗室俯卧试验的敏感性及特异性。

二、青光眼的分类

根据解剖学,病因机制(明确或不明确),以及发病年龄三个主要因素,一般将青光眼分为原发性、继发性和发育性三大类:

原发性青光眼:是主要的青光眼类型,在我国占 86.7%,发生在成年以后人群。这类青光眼的病因机制经过长期的研究,逐步了解但尚未完全阐明,为了与继发性相区别,习惯性称为原发性青光眼。

继发性青光眼:有眼部其他疾病或者全身其他疾病引起的一类青光眼。

发育性青光眼:为眼球在胚胎期和发育期内房角结果发育不良或异常的一类青光眼。

第三节　原发性青光眼

原发性青光眼是指病因机制尚未充分阐明的一类青光眼。表现为特征性视野缺损以及典型视盘凹陷,其中病理性眼压增高是其发生危险因素。一般系双侧性,但双眼的发病可有先后,严重程度也常不同。视眼压升高时前房角的状态——关闭或开放,分为闭角型青光眼和开角型青光眼。

一、原发性闭角型青光眼

原发性闭角型青光眼(primary angle-closure glaucoma,PACG)是由于周边虹膜堵塞小梁网,或与小梁网产生永久性粘连,房水外流受阻,引起眼压升高的一类青光眼。患眼具有房角狭窄,周边虹膜易于与小梁网接触的解剖特征。根据眼压升高是骤然发生还是逐渐发展,又可分为急性闭角型青光眼和慢性闭角型青光眼。原发性闭角型青光眼的发病有地域、种族、性别、年龄上的差异,主要分布在亚洲地区,女性多见,男女比例 1:3,与正常女性的房角较窄解剖结构有关系。多发生在 40 岁以上,50~70 岁最多,30 岁以下很少发病。

瞳孔与晶状体的相对位置被称为"生理性瞳孔阻滞"。原发性闭角型青光眼房角关闭的机制可分为两个因素:解剖结构的异常以及瞳孔阻滞的存在。

1. 眼球解剖结构的异常　原发性闭角型青光眼的眼球有着特征性的解剖结构,即前房较浅,角膜相对较小,晶状体相对较大较厚,房角入口狭窄,加之眼轴较短,形成晶状体位置相对偏前,使得相对狭小的眼前段更为拥挤。晶状体前表面与虹膜紧贴的面积增大,增加了生理性瞳孔阻滞,使得房水从后房经由瞳孔向前房的阻力增加,造成后房压力升高,将虹膜向前推移。

2. 瞳孔阻滞　原发性闭角型青光眼往往有内在外在的促发因素,包括全身的或者局部的,生理的或者病理的。临床上多见的是情绪波动,也见于疲劳,近距离用眼过度,暗室环境,全身疾病等。可能的机制是这些刺激直接或间接通过内分泌系统引起眼部自主神经功能的紊乱,交感-副交感系统失去平衡,使得瞳孔扩大并加重瞳孔阻滞;或者睫状肌调节痉挛,顶推根部的虹膜向前;或者周边虹膜触碰摩擦小梁组织,加之局部血管舒缩功能失调,共同导致了瞳孔阻滞,房水不能从后房经瞳孔进入前房。后房压增高,周边虹膜向前膨隆堵塞房角导致房角急性关闭或缓慢粘连,促使青光眼的发生。

(一) 急性闭角型青光眼(acute angle-closure glaucoma)

是一种以眼压急剧升高并伴有相应症状和眼前段组织病理改变为特征的眼病,多见于 50 岁以上老年人,女性更常见,男女之比约为 1:2,患者常有远视,双眼先后或同时发病。情绪激动,暗室停留时间过长,局部或全身应用抗胆碱药物,均可使瞳孔散大,周边虹膜松弛,从而诱发本病。另外长时间阅读、疲劳和疼痛也是本病的常见诱因。临床上多见于虹膜膨隆型的明显狭窄房角眼,相对性瞳孔阻滞较重。

1. 临床表现及病期 典型的急性闭角型青光眼有几个不同的临床阶段(分期),不同的病期各有其特征及治疗原则。

(1)临床前期:凡有一眼急性发作被确诊后,另一眼即使没有任何临床症状也可以诊断为急性闭角型青光眼临床前期。另外,部分闭角青光眼患者在急性发作以前,可以没有自觉症状,但具有急性闭角型青光眼家族史,前房浅、虹膜膨隆、房角狭窄等解剖因素存在,特别是在一定诱因条件下,如暗室试验后眼压明显升高者,也可诊断为本病的临床前期。

(2)先兆期:表现为一过性或反复多次的小发作。发作多出现在傍晚时分,突感雾视、虹视,可能有患侧额部疼痛,或伴同侧鼻根部酸胀,通常休息后上述症状自行缓解或消失。小发作缓解后,除具有特征性浅前房外,一般不留永久性组织损害。

(3)急性发作期:起病急,房角大部分或者全部关闭,眼压突然升高。表现为剧烈头痛、眼痛、畏光、流泪,视力严重减退,常降到指数或手动,可伴有恶心、呕吐等全身症状。体征有眼睑肿胀,混合性充血,角膜上皮雾状水肿,裂隙灯下上皮呈小水珠状(图 2-10-6),患者可有"虹视"的主诉。角膜后可见细色素样沉着,前房极浅,周边部前房几乎完全消失。如虹膜有严重缺血坏死,房水可有混浊,甚至出现絮状渗出物。瞳孔中等散大,常呈竖椭圆形,光反射消失,有时可见局限性后粘连。房角完全关闭,常有较多色素沉着。眼压常在 50mmHg 以上。眼底可见视网膜动脉搏动、视盘水肿或视网膜血管阻塞,但在急性发作期因角膜水肿,眼底多看不清。高眼压缓解后,症状减轻或消失,视力好转,眼前段常留下永久性组织损伤,如扇形虹膜萎缩、色素脱失、局限性后粘连、瞳孔散大固定、房角广泛性粘连。晶状体前囊下有时可见小片状白色混浊,称为青光眼斑。青光眼三联征:虹膜扇形萎缩,角膜后壁和晶状体前囊的色素沉着以及晶状体的青光眼斑(图 2-10-7)。临床上凡见到上述改变,即可证明患者曾有过急性闭角型青光眼大发作。大多数病例症状部分缓解而进入慢性期,有些病例症状完全缓解而进入间歇期,少数患者急性发作严重眼压极高而又未能控制可于数日内失明。

(4)间歇期:指小发作后自行缓解,房角重新开放或大部分开放,小梁尚未遭受严重损害,不用药或仅用少量缩瞳剂,眼压不再升高,房水流水系数恢复正常。间歇期的主要诊断标准是:①有明确的小发作史;②房角开放或大部分开放;③不用药或单用少量缩瞳剂眼压能稳定在正常水平。从理论上讲,急性大发作经过积极治疗后,也可进入间歇期,但实际上由于房角广泛粘连,这种可能性很小。

(5)慢性期:急性大发作或反复小发作后,由于房角关闭过久,周边虹膜发生了永久性的粘连,房水排出仍然受阻,小梁功能已遭受严重损害,眼压中度升高,慢性期早期急性青光眼症状及检查继续存在但程度减轻,到晚期则自觉症状和充血均消退,仅留下虹膜萎缩、瞳孔中等大和青光眼斑,晚期眼底常可见青光眼性视盘凹陷,并有相应视野改变,此期与慢性闭角青光眼类似。

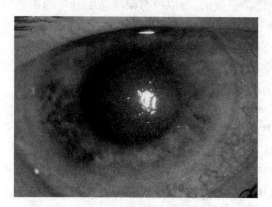

图 2-10-6 急性闭角青光眼发作期
角膜水肿,瞳孔中等散大

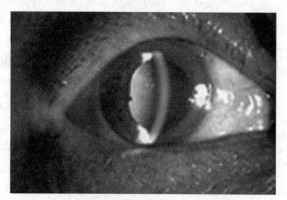

图 2-10-7 急性闭角青光眼三联征
虹膜扇形萎缩,角膜后壁和晶状体前囊的色素
沉着以及晶状体的青光眼斑

(6)绝对期:指高眼压持续过久,眼组织,特别是视神经已遭严重破坏,视力已降至无光感且无法挽救的晚期病例,由于长期高眼压已能耐受,故自觉症状常不明显,仅有轻度眼胀头疼,但有些病例尚有明显症状。

2. 诊断与鉴别诊断 大发作的症状和眼部体征都很典型,诊断多无困难,房角镜检查证实房角关闭则是重要诊断依据,有些患者需要首先药物降眼压和局部甘油点眼,缓解角膜水肿后才能看清房角情况。UBM 显示周边虹膜膨隆,房角关闭。但如果症状不够典型,检查又不仔细时,有时会将急性青光眼发作误诊为急性虹膜睫状体炎,尤其是有前房纤维渗出并且眼压已经下降时,通过相反的扩瞳治疗而使病情恶化。所以应掌握以下鉴别要点:闭角型青光眼发作后瞳孔常常扩大,前房浅,房角窄,还可以从另一只眼也存在的闭角型青光眼的解剖特征来判断,如果是急性虹膜睫状体炎,则瞳孔是缩小的,前房深度和房角常正常。由于急性闭角型青光眼大发作期常伴有恶心、呕吐和剧烈头痛,这些症状甚至可以掩盖眼痛及视力下降,临床上应注意鉴别,以免误诊为胃肠道疾病、颅脑疾病、急性高血压或偏头痛而贻误治疗。

先兆期小发作持续时间很短,临床医生不易遇到,大多依靠一过性发作的典型病史、特征性浅前房、窄房角等表现作出诊断。先兆期小发作有时会误诊为偏头痛,对可疑患者可利用暗室试验进行检查。

(二)慢性闭角型青光眼(chronic angle-closure glaucoma)

发病年龄较急性闭角型青光眼者为早。这类青光眼的眼压升高,同样也是由于周边虹膜与小梁网发生粘连,使小梁功能受损所致,但房角粘连是由点到面逐步发展的,小梁网的损害是渐进性的,眼压水平也随着房角粘连范围的缓慢扩展而逐步上升。

1. 发病因素 慢性闭角型青光眼的眼球与正常人比较,亦有前房较浅、房角较狭窄等解剖变异,但其程度较急性闭角型青光眼者为轻,瞳孔阻滞现象也不如急性者明显。部分患者的房角粘连最早出现在虹膜周边部的表面突起处,可能与该处的虹膜较靠近小梁,更容易和小梁网接触有关,粘连以点状开始,逐渐向两侧延伸扩展,房角逐渐被损害,眼压也逐渐升高,在这样一个漫长的过程中,患者可以逐渐适应高眼压的病理情况,因此可以表现得很"安静"而无自觉症状。导致周边虹膜逐步与小梁网发生粘连的因素可能是多方面的,而房角狭窄是最基本条件。

2. 临床表现 由于房角粘连和眼压升高都是逐渐进展的,所以没有眼压急剧升高的相应症状,眼前段组织也没有明显异常,不易引起患者的警觉,而视盘则在高眼压的持续作用下,渐渐萎缩,形成凹陷,视野也随之发生进行性损害。常有小发作,发作时症状轻微,仅轻度眼胀、头痛,视物模糊,但常有虹视。部分患者无任何症状。有时患者眼压较高,但角膜却不发生水肿。本病往往只是在做常规眼科检查时,或于病程晚期患者感觉到有视野缺损时才被发现。本病慢性进展过程与原发性开角型青光眼病程相类似,但其视神经损害的发展较原发性开角型青光眼更快。

3. 诊断 慢性闭角型青光眼的诊断应根据以下要点:①周边前房浅,中央前房深度略浅或接近正常,前房轴深一般正常,虹膜膨隆现象不明显;②房角为中等狭窄,有程度不同的虹膜周边前粘连;③如双眼不是同时发病,则对侧的"健眼"尽管眼压、眼底、视野均正常,但有房角狭窄,或可见到局限性周边虹膜前粘连;④眼压中等度升高;⑤眼底有典型的青光眼性视盘凹陷;⑥伴有不同程度的青光眼性视野缺损。

慢性闭角型青光眼和开角型青光眼的鉴别主要依靠前房角镜检查,后者虽同样具有眼压升高,视盘凹陷萎缩和视野缺损,但前房不浅,在眼压升高时房角也是开放的。

(三)原发性闭角青光眼的治疗

原发性闭角青光眼眼压增高的原因是周边虹膜堵塞了房水外流通道,通过解除瞳孔阻滞或周边虹膜成型,加宽房角,避免周边虹膜与房水外流通道接触和粘连是主要治疗目的。

1. 缩小瞳孔 先兆期小发作时,用1%毛果芸香碱每5min滴眼一次,2~3次后一般即可达到缩小瞳孔、降低眼压的目的。急性大发作时,每隔5min滴眼一次,共滴3次,然后每隔30min一次,共4次,以后改为每小时一次,如瞳孔括约肌未受损害,一般用药后3~4h瞳孔就能明显缩小,可减量至一日4次。如眼压过高,瞳孔括约肌受损麻痹,或虹膜发生缺血坏死,则缩瞳剂难以奏效。通常在全身使用降眼压药后再滴缩瞳剂,缩瞳效果较好。如频繁用高浓度缩瞳剂滴眼,每次滴药后应用棉球压迫泪囊部数分钟,以免药物通过鼻黏膜吸收而引起全身中毒症状。

2. 联合用药 急性发作期,除局部滴用缩瞳剂外,常需联合用药,如全身应用高渗剂(甘露醇)、碳酸酐酶抑制剂,局部滴用 β- 受体阻滞剂减少房水生成,以迅速降低眼压。

3. 辅助治疗 全身症状严重者,可给予止吐、镇静、安眠药物。局部滴用糖皮质激素有利于减轻充血及虹膜炎症反应。

4. 手术治疗 急性闭角青光眼急性发作缓解后,眼压可以保持较低水平数周,原因是睫状体缺血,房水分泌功能减退,因此这时眼压不是评价房角功能指标。应该向患者强调指出,经药物治疗眼压下降后,治疗尚未结束,必须进一步行手术治疗。术前应仔细检查前房角,并在仅用毛果芸香碱的情况下,多次测量眼压。如房角仍然开放或粘连范围 <1/3 周,眼压稳定在 21mmHg 以下,可作周边虹膜切除术或激光虹膜切开术,目的在于沟通前后房,解除瞳孔阻滞,平衡前后房压力,减轻虹膜膨隆并加宽房角,防止虹膜周边部再与小梁网接触。如房角已有广泛粘连,应用毛果芸香碱眼压仍超过 21mmHg,表示小梁功能已遭永久性损害,应作滤过性手术。

临床上少数病例病程相对较长,虽然联合用药,但眼压仍居高不下,可试行前房穿刺术,降低眼压,防止持续性过高眼压对视神经产生严重损害,有些病例穿刺后,眼压下降,但眼压还可能再次增高,可多次放房水,同时配合降眼压药物。如眼压还不能下降,为了保留视力,考虑手术治疗。也可在药物减轻角膜水肿的情况下,考虑激光周边虹膜成型术和激光虹膜切开术以迅速解除瞳孔阻滞。

临床前期如不予治疗,其中部分患者5~10年内可能急性发作。故多数人主张做预防性虹膜周边切开术以期获得治愈,目前多采用激光虹膜切除术。

慢性闭角型青光眼也应早期手术。手术方式的选择与急性闭角型青光眼相同。对虹膜高褶型患者应作虹膜周边切除术,大多数可以治愈,少数仍有发作者,可长期用匹罗卡品液控制复发,应慎用散瞳剂,必要时,可用肾上腺素能药物而不用睫状肌麻痹剂。

二、原发性开角型青光眼

原发性开角型青光眼(primary open angle glaucoma,POAG)是小梁网途径的房水外流排除系统异常导致房水外流受阻。病因尚不完全明了,可能与遗传有关,其特点是眼压虽然升高,房角始终是开放的,即房水外流受阻于小梁网-Schlemm管系统。目前,大多数的临床和基础研究表明,小梁组织,尤其近Schlemm管区的组织是主要病变所在部位。组织学检查提示小梁网胶原纤维和弹性纤维变性,内皮细胞脱落或增生,小梁网增厚,网眼变窄或闭塞,小梁网内及Schlemm管内壁下有细胞外基质沉着,Schlemm管壁内皮细胞的空泡减少等病理改变。

(一)临床表现

1. 症状 发病隐匿,进展缓慢,早期一般没有任何症状,当病情发展到一定程度的时候可有雾视、眼胀、视力疲劳、头疼。常常直到晚期,视功能遭受严重损害时才发觉。视力一般短期内不受影响,而视野逐渐缩小,晚期视野缩小呈管状,出现行动不便和夜盲等症状。

2. 眼压 早期表现为不稳定性,有时可在正常范围,但眼压波动幅度较大。测量24小时眼压较易发现眼压高峰和较大的波动值。总的眼压水平多较正常值略为偏高。随病情进展,眼压逐渐增高。少有超过60mmHg。

3. 眼前节 前房深浅正常或较深,周边前房深度>1/2CT,虹膜平坦,房角开放。大多数为宽角,少数前房狭窄,但不会关闭。晚期角膜可轻度水肿,瞳孔稍开大,对光反射迟缓,虹膜萎缩。其他多无明显异常。

4. 眼底 青光眼视盘改变主要表现为:①视盘凹陷进行性扩大和加深(图2-10-8);②视盘上下方局限性盘沿变窄,其中以颞下或颞上方盘沿最早开始变窄,或形成盘沿切迹,垂直径C/D值(杯盘比,即视杯直径与视盘直径比值)增大;③双眼凹陷不对称,C/D差值>0.2,视盘血管鼻侧偏移;④视盘上或盘周浅表线状出血;⑤视网膜神经纤维层缺损。

5. 视野缺损 为青光眼诊断和病情评估的重要指标之一。青光眼视野损害具有一定的特征性,其视野损害表现的病理学基础与视网膜神经纤维层的分布和走向及青光眼对视盘和视网膜神经纤维层的损害特点有关。

早期视野改变最常见的是旁中心暗点,出现率可

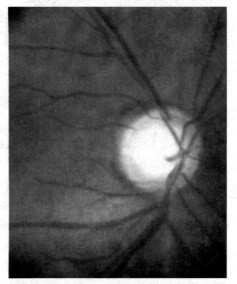

图2-10-8 视盘C/D增大,视盘凹陷进行性扩大和加深

高达80%,在注视点周围5°~25°以内,生理盲点上下方(图2-10-9)。鼻侧阶梯也是一种早期视野损害,出现率70%,是指鼻侧视野水平分界线附近等视线的上下错位或者压陷。随着病程的发展,旁中心暗点扩大,多个暗点互相融合形成典型的弓形暗点(图2-10-10)。这种视野损害可以延伸至鼻侧的中央水平分界线,形成较大的鼻侧阶梯,如上方和下方的弓形暗点相接则形成环形暗点。在中心视野出现暗点损害的同时和稍后,周边视野可以开始出现变化。通常先是鼻侧周边缩小,且常在鼻上方开始然后是鼻下方,最后是颞侧。颞侧视野的改变,可表现为周边部的楔形或者扇形的等视线压陷缺损。随后,开始进行性缩小,与鼻侧缺损共同形成向心性缩小,最后可净剩中央部5°~10°的视野,称管状视野。管状视野可保留较好的中心视力。视野损害在鼻侧进展速度较快,可最终在颞侧留下颞侧视岛。这些残存的视野的进一步缩小或丧失,就导致完全失明。

 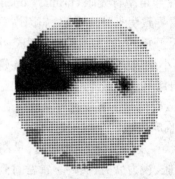

图 2-10-9 旁中心暗点　　　　　　　　图 2-10-10 弓形暗点

青光眼视野检查的目的在于两方面,即检测有无视神经损害和监测病情进展情况。①检测有无视野缺损,判断有无视神经损害。青光眼的诊断不完全决定于眼压,单纯眼压高而没有视盘损害及相应视野缺损,只能诊断为高眼压症。相反,正常眼压性青光眼,眼压正常,但有视盘改变和视野缺损。因此视野缺损是诊断青光眼的主要指标之一,这在原发性开角型青光眼尤为重要。临床上高眼压症患者可不治疗,定期随访眼底及视野,一旦出现早期视盘损害及视野改变,即予治疗。②通过视野检查,监测病情进展。抗青光眼治疗是否有效,也不能仅凭眼压,而应检查视盘损害及视野缺损是否继续进展。眼压一日之内有波动,一次测量眼压正常不等于眼压控制满意,在原发性开角型青光眼,尤其是那些正常眼压性青光眼,视盘对眼压的耐受性低,即使眼压在正常范围,视功能损害可能继续,如不定期检查眼底和视野,可能给患者造成无法挽回的损失。

根据临床观察,多数青光眼患者视盘形态学改变出现在视野缺损之前,这种形态改变和功能改变不一致的原因之一可能是现有视野检查方法尚不够敏感。近年来不少学者在致力探讨更为敏感的视野检测方法,如蓝黄色视野检查、图形分辨视野检查,以期发现更为早期的视野缺损。

过去认为青光眼对中心视力的影响不大,因为部分晚期、甚至仅存管状视野的青光眼患者,中心视力仍可保留在1.0左右。然而近年发现,除视野改变外,青光眼也损害黄斑部功能,表现为获得性色觉障碍,视觉对比敏感度下降,以及某些电生理指标,如图形视网膜电图、视诱发电位等的异常,但这些指标的异常,不如视野变化那样具有特异性。

(二)诊断　POAG多无自觉症状,早期极易漏诊,很大程度上依靠健康普查来发现,其主

要诊断指标有:

1. 眼压升高　应注意在疾病早期,眼压并不是持续性升高,约有50%的青光眼患者单次眼压测量低于22mmHg,故不能依靠一两次正常眼压值就认为眼压不高,测定24小时眼压有助于发现眼压高峰值及其波动范围。在某些巩膜硬度偏低的患者,如高度近视者,须用压平式眼压计测量或测校正眼压,以了解此类患者的真实眼压,如果最高眼压水平超过30mmhg,波动又大于10mmhg,则基本可以做出诊断。如果波动大于6mmhg,眼压水平略超过正常,则可疑青光眼,要定期随访,并结合其他指标来分析判断。

2. 视神经损害　青光眼视神经改变有三个要素:盘沿丢失,视网膜神经纤维层缺损及视盘线状出血。3个要素中如果有两个同时改变,视神经损害诊断即可成立,如果只有一项,需结合眼压视野的指标综合诊断。正常盘沿形态遵循ISNT原则,即下方盘沿最宽,上方次之,鼻侧较窄,颞侧最窄。如果违反了此原则,即下方或上方窄于鼻侧或者上方窄于下方都要考虑盘沿丢失。但是正常的变异也会违反ISNT原则。例如正常的小视盘有时下方盘沿窄于上方盘沿,应当以鼻侧作为基准,椭圆形视盘鼻侧较宽,应当上下盘沿比较,下方弧综合征应当考虑视盘旋转的因素,近视眼视盘倾斜应以鼻侧盘沿做基准,视盘主干血管发出位置偏移也会影响盘沿宽度。所以在诊断青光眼视神经损害的时候也不能只注意视杯大小,应将鼻侧盘沿向下向上的延伸作为盘沿来观察,如果盘沿不符合ISNT原则又不能以生理变异来解释,则要考虑青光眼的盘沿丢失。同时结合是否有视网膜神经纤维层缺损及视盘线状出血可以考虑青光眼视神经损害。

3. 视野缺损　可重复性旁中心暗点或鼻侧阶梯,常系青光眼早期视野损害的征象。采用Goldmann视野计超阈值静点检查或计算机自动视野计阈值定量检查,较容易发现早期视野缺损。视盘损害和视野缺损有密切对应关系,如两者相互吻合,其结果可相互印证。

眼压升高、视神经损害、视野缺损三大诊断指标,如其中二项为阳性,房角检查属开角,诊断即可成立。尚有一些辅助指标,如房水流畅系数降低、相对性传入性瞳孔障碍、获得性色觉异常、对比敏感度下降、某些视觉电生理的异常,以及阳性青光眼家族史等,对开角型青光眼的诊断也有一定参考价值。

(三)治疗

目的是尽可能地阻止青光眼的病程进展,最终目标是减少视网膜神经节细胞的丧失,以保持视觉功能的生理需要。治疗策略的制定应该以患者的全身检查结果为基础,包括眼压的高度和波动,视野的变化,视神经的情况,以及患者的全身情况如心血管系统,呼吸系统情况等来综合考虑。治疗手段是降低眼压到靶眼压,改善视网膜视神经血液循环以及视网膜神经节细胞的保护,主要方法有药物治疗,激光治疗和手术治疗,可以联合应用。对已经有明显视神经视野损害的患者多主张手术治疗,并给予视神经保护。

1. 常用降眼压药　药物降低眼压主要通过三种途径:增加小梁网途径的房水引流,减少睫状体的房水生成,增加葡萄膜巩膜途径的房水引流。如果局部滴用1~2种药物可使眼压控制在安全水平,视野和眼底改变不再进展,患者能耐受,则可长期选用药物治疗。

(1)拟副交感神经药(缩瞳剂):最常用为1%~4%毛果芸香碱(pilocarpine)滴眼液,每日3~4次,或4%毛果芸香碱凝胶,每晚1次滴眼。毛果芸香碱直接兴奋瞳孔括约肌,缩小瞳孔和增加虹膜张力,解除周边虹膜对小梁网的堵塞,使房角重新开放,为治疗闭角型青光眼的一线药。对开角型青光眼,毛果芸香碱的降压机制为刺激睫状肌收缩,牵引巩膜突和小梁网,减小房水外流阻力。但该药可引起眉弓疼痛、视物发暗、近视加深等副作用,若用高浓度制剂频繁滴眼,还可能产生胃肠道反应、头痛、出汗等全身中毒症状。毛果芸香碱缓释膜或毛果芸香碱凝胶作用时间长,不需频繁滴药,副作用也相对较小。

(2)β-肾上腺能受体阻滞剂:β-受体阻滞剂通过抑制房水生成降低眼压,不影响瞳孔大小和调节功能,作用时间长,明显降压作用可维持24h。常用0.25%~0.5%噻吗洛尔(timolol)、0.25%~0.5%盐酸左旋布诺洛尔(levobunolol)和0.25%~0.5%倍他洛尔(betaxolol)等滴眼液,每日1~2次滴眼。噻吗洛尔和盐酸左旋布诺洛尔为非选择性β_1、β_2受体阻滞剂,对有房室传导阻滞、窦房结病变、支气管哮喘者忌用。倍他洛尔为选择性β_1受体阻滞剂,呼吸道方面的副作用较轻,可用于哮喘患者,但仍能引起心跳减慢。

(3)肾上腺能受体激动剂:此类药物可同时兴奋α和β受体促进房水经小梁网及葡萄膜巩膜外流通道排出。β_2受体激动剂主要有1%肾上腺素(epinephrine)、0.1%地匹福林(dipivefrin)。用药早期,肾上腺素可增加房水产生,随用药时间延长,又可抑制房水生成。肾上腺素滴药后有短暂结膜贫血及瞳孔扩大,禁用于闭角型青光眼。肾上腺素也可以导致囊样黄斑水肿,无晶状体眼患者不宜使用;对严重高血压、冠心病患者禁用。地匹福林是肾上腺素的前药,该药渗透力强,进入前房后转化为肾上腺素而起作用,其脂溶性强易于穿过角膜,明显低的浓度即可达到治疗效果。0.1%溶液相当于1%肾上腺素的作用,故副作用少。对患有心血管疾病者较为安全。α_2受体激动剂有0.2%酒石酸溴莫尼定(brimonidine),其选择性兴奋α_2受体,可同时减少房水生成和促进房水经葡萄膜巩膜外流通道排出。酒石酸溴莫尼定对α_1受体作用甚微,不引起瞳孔扩大,对心肺功能无明显影响,还有视神经保护作用。

(4)前列腺素衍生物:具有显著的降压效果,可持续至少24h,故每天只需用一次。目前已投入临床应用的制剂有0.005%拉坦前列素(latanoprost)、0.004%曲伏前列素和0.03%贝美前列素,其降眼压机制为增加房水经葡萄膜巩膜外流通道排出,但不减少房水生成,对眼前节营养有益。每日傍晚1次滴眼,可使眼压降低20%~40%。本药不影响心肺功能,副作用主要为滴药后局部短暂性烧灼、刺痛、痒感和结膜充血,长期用药可使虹膜色素增加、睫毛增长、眼周皮肤色素沉着。毛果芸香碱可减少葡萄膜巩膜通道房水外流,理论上与前列腺素制剂有拮抗作用,一般认为两者不宜联合用药。

(5)碳酸酐酶抑制剂:其通过减少房水生成降低眼压,常用1%布林佐胺(azopt),2%杜塞酰胺,复合药物cosopt(噻吗心安和杜塞酰胺的联合制剂),每天2~3次。1%布林佐胺其降眼压效果略小于全身用药,但全身副作用也很少。长期不良反应是结膜炎和眼睑反应,与磺胺药过敏有关,其他的有局部异物灼烧感,口中味苦感,均能耐受。

(6)高渗剂:常用50%甘油(glycerin)和20%甘露醇(mannitol)。前者供口服,2~3ml/kg体重;后者静脉快速滴注,1~2g/kg体重。这类药物可在短期内提高血浆渗透压,使眼组织,特别是玻璃体中的水分进入血液,从而减少眼内容量,迅速降低眼压,但降压作用在2~3h后即消失。高渗剂主要用于治疗闭角型青光眼急性发作和某些有急性眼压增高的继发性青光眼。使用高渗剂后因颅内压降低,部分患者可出现头痛、恶心等症状,宜平卧休息。甘油参与体内糖代谢,糖尿病患者慎用。

2. 激光治疗 如药物治疗不理想,可试用氩激光小梁成型术(ALT)。目前临床常用选择性激光小梁成型术SLT,可以多次爆破小梁网组织,以达到降眼压作用。

3. 滤过性手术 小梁切除术是最常用的术式。一般认为手术适应证是药物治疗无效或无法耐受长期用药,或没有条件进行药物治疗的病例。近来有人主张一旦诊断明确,且已有明显视盘、视野改变时,滤过性手术可作为首选的治疗手段,并认为早期手术比长期药物治疗失败后再做手术效果更好。

4. 视神经保护性治疗　由于青光眼疾病的慢性、进行性的特征,在病理组织上存在已经死亡、正在损害和受到威胁的不同神经和神经元,对于已经死亡的神经无能为力,但是对于正在损害和受到威胁的神经元要采取措施保护和拯救邻近正常和受损的组织。

目前临床上应用最多的是钙离子通道阻滞剂、谷氨酸拮抗剂、神经营养因子、抗氧化剂(维生素 C、维生素 E)以及植物药如银杏叶提取物可从不同环节起到一定的视神经保护作用。β_1 受体阻滞剂倍他洛尔,除降低眼压外,尚可增加视神经血流量,α_2 受体激动剂酒石酸溴莫尼定也有一定神经保护作用。

第四节　高 眼 压 症

压平式眼压计测量眼压至少 2 次高于 21mmHg,无可检测出的视盘视网膜神经纤维层异常及青光眼性视野缺损,房角开放,排除可引起眼压升高的其他眼病,称为高眼压症。在 40 岁以上的人群中,约有 4%~10% 的个体眼压超过 21mmHg,大多数高眼压症经长期随访观察,并不出现视盘和视野损害,仅有大约 10% 的个体可能发展为开角型青光眼。

诊断高眼压症要考虑眼压测量误差,角膜中央厚度对眼压影响,角膜中央厚度越大,所测眼压值越高;另外还应注意眼压昼夜差的变化。

对于高眼压症的治疗,一般认为可选择性治疗那些具有危险因素的高眼压症患者,如眼压超过 30mmHg、阳性青光眼家族史、高度近视、患有心血管疾病或糖尿病者。虽然大多数高眼压症不会发展为青光眼,但高眼压毕竟是青光眼发病的一种危险因素。因此,对于接受治疗或未治疗的高眼压症患者,都应定期进行随访。

第五节　继发性青光眼

继发性青光眼(secondary glaucoma)是由于某些眼病或全身疾病,干扰或破坏了正常的房水循环,使房水流出通路受阻而引起眼压增高的一组青光眼,其病因比较明确。多为单眼,一般无家族性。由于原发病不同,临床表现也各异,应针对原发病进行治疗,同时用药物控制眼压,必要时进行手术治疗。

(一)青光眼睫状体炎综合征(glaucomatocyclitic crisis)

好发于中年男性,常为单眼发病,偶有双眼者。发病急,典型病例呈发作性眼压升高,可达 50mmHg 以上,在眼压升高的同时或前后,结膜轻微睫状充血,角膜上皮水肿,出现羊脂状角膜后沉着物,前房深,房角开放,房水中偶见浮游物,闪光弱阳性,不引起瞳孔后粘连,一般 3~5 天,偶有延续数月者,常能自行缓解,预后较 POAG 好,但易复发。治疗以控制炎症为主,充分扩瞳和足量的糖皮质激素类固醇应用,配合降眼压治疗,多能较快控制高眼压状况。有学者认为此病与巨细胞病毒感染有关,因此治疗上除常规降眼压后,还可给予抗病毒药物治疗。

(二)糖皮质激素性青光眼(corticosteroid-induced glaucoma)

局部或全身长期应用糖皮质激素,可引起眼压升高。正常人局部滴糖皮质激素眼药后可引起低度,中度,高度眼压反应(幅度分别为小于 5mmHg、6~15mmHg、大于 16mmHg),正常人的子女中三种不同反应百分比的分布情况与遗传规律所应出现的百分比完全一致,说明糖皮质激素所引起的眼压升高幅度是由遗传基因决定的。糖皮质激素性青光眼临床表现与 POAG 相似,用药史有助于鉴别诊断。多数病例停用糖皮质激素后眼压可逐渐恢复正常,对少数停药后眼压仍持续升高的患者,可按开角型青光眼治疗原则处理。发病隐匿的 POAG 在应用糖皮质激素后眼压可明显升高,因此对于可疑青光眼或有青光眼家族史的个体特别应避免长期应用糖皮质激素。对临床需要长期糖皮质激素治疗的患者,则应密切观察眼压情况。

(三) 眼外伤所致的继发性青光眼

眼球钝挫伤伴发的眼压升高可在损伤后立即发生,也可迟至数月、数年后才表现出来。常和大量前房出血或小梁网直接损伤有关。这是由于红细胞堆积在小梁网上,或同时伴有血凝块阻滞瞳孔,以及小梁网损伤后炎性水肿,使房水排出受阻所致。

眼内出血最常见的是前房积血,其次是玻璃体积血,前房积血眼压升高多为暂时性的,与积血量多少有关,最常见的是由于红细胞堆积在小梁网上使房水排出受阻导致眼压升高。主要处理是通过限制活动减少再出血,药物促进积血的吸收和降眼压。一般能较快控制眼压。如伤后眼压很高,伴全前房积血,可行前房穿刺冲洗,如眼压仍不能控制则施行滤过性手术。

眼内玻璃体出血时可发生溶血性青光眼(hemolytic glaucoma)或血影细胞性青光眼(ghost-cell glaucoma),其发病机制分别为吞噬了血红蛋白的巨噬细胞和退变的红细胞阻塞了小梁网,房水流出受阻而使眼压升高。这两种情况也可随眼内血液的清除,眼压逐渐正常化。因此应首选药物治疗控制眼压。对少数眼压不能控制者,可考虑前房冲洗术。

眼球钝挫伤数月或数年后还可能发生房角后退性青光眼(angle-recession glaucoma),房角后退是由于睫状体的环形肌和纵行肌之间发生撕裂和分离,因环形肌与虹膜相连,环形肌挛缩引起虹膜根部后移,纵行肌仍附着在原位的巩膜突。分为浅、中、深三度。其临床表现与 POAG 相似,既往的眼球挫伤、前房出血病史以及房角检查异常增宽(后退),有助于诊断。治疗原则与 POAG 相同。

穿通伤后眼压高由于眼内组织嵌入伤口,或由于晶状体囊膜破裂,皮质肿胀而引起。如眼内有异物,可由于炎症,铁锈或铜锈沉着使小梁发生改变而引起。对穿通伤,应妥善做好初步处理,使伤口内不嵌顿眼内组织。

(四) 晶状体源性青光眼

白内障膨胀期,晶状体膨胀推挤虹膜前移,可使前房变浅,房角关闭,而发生类似急性闭角型青光眼的眼压骤然升高。治疗原则是早期首先药物治疗,由于眼压增高是晶体膨胀、瞳孔阻滞所致,此时不用缩瞳剂,因为会加重瞳孔阻滞,眼压升高,应用睫状肌麻痹剂反而可解除瞳孔阻滞。要与原发性急性闭角青光眼相鉴别,如果是白内障膨胀所致青光眼,发病眼前房极浅,而另眼前房深度正常。最根本治疗方法是晶状体摘除术,如房角已有广泛粘连,则可考虑白内障和青光眼联合手术。

白内障过熟期,晶状体囊皮变薄或者自发破裂,液化的晶状体皮质被巨噬细胞吞噬。吞噬了晶状体蛋白的巨噬细胞以及大分子晶状体蛋白均可阻塞小梁网,使房水外流受阻,眼压升高。特征为前房深,房角开敞,在角膜后壁、房水、房角、虹膜及晶状体表面有多量灰白色具有彩色反光的碎片。治疗原则为药物控制眼压后行白内障摘除术,术前局部滴用激素眼液有助于缓解晶状体皮质过敏性眼内炎。

晶状体过敏性眼内炎继发青光眼,这是由于晶状体物质过敏而引起的眼内炎,可发生于晶状体囊皮完整或者破裂以及摘除后有皮质残存,前房炎性反应明显,有多量白细胞渗出,角膜后壁有成团的沉着物,急性反应是眼压多偏低,当有小梁和房角损害时产生青光眼。治疗原则是糖皮质激素治疗,减轻反应,摘除晶状体或取出残留皮质。

外伤性或自发性晶状体脱位可引起眼压升高。脱位的晶状体可脱入前房或前移嵌顿在瞳孔区,也可向后进入玻璃体。对前脱位的晶状体,行晶状体摘除术。晶状体脱入玻璃体并引起眼压升高者,可先试用药物治疗控制眼压。此外,晶状体脱位或半脱位时,晶状体前后径增加,或由于悬韧带断离,玻璃体异位,都可造成瞳孔阻滞,使前房变浅,房角关闭,眼压升高。如果药物治疗无效,可行晶体摘除,解除瞳孔阻滞。如晶体坠入玻璃体腔引起眼压增高,可行玻璃体手术取出晶体。

球形晶体是一种先天异常,表现为晶体呈球形改变,导致瞳孔阻滞及房角关闭。可以有家族遗传史,也可散发,或与 Marchesani 综合征或 Marfan 综合征并存。

(五)虹膜睫状体炎继发性青光眼

虹膜睫状体炎可导致继发性开角型或者闭角型青光眼。活动性炎症、炎症后遗症或过量的糖皮质激素治疗均可引起眼压升高。慢性葡萄膜炎发生青光眼要比急性葡萄膜炎至少高出一倍以上。急性虹膜睫状体炎时,应及时扩大瞳孔,防止虹膜后粘连。一旦发生瞳孔闭锁,虹膜膨隆,应及早行激光虹膜切开术,以防止周边虹膜前粘连和小梁网永久性损害。虹膜睫状体炎时,也可因炎性产物阻塞小梁网、炎症累及小梁网或发生周边前粘连,房水外流通路受阻导致继发性开角青光眼。治疗一般可选用房水生成抑制剂降低眼压,不宜使用缩瞳剂。如房角已经发生不可逆性粘连,药物治疗不能控制眼压,可在炎症基本控制后行滤过性手术。

(六)新生血管性青光眼(neovascular glaucoma)

新生血管性青光眼是一种最终以虹膜和房角新生血管为特征表现的青光眼。主要与引起眼部缺氧的血管性疾病有关,如视网膜静脉阻塞、糖尿病性视网膜病变等之后的难治性青光眼(图 2-10-11)。其临床特点是在原发性眼病基础上虹膜出现新生血管,疾病早期可见瞳孔缘有细小的新生血管芽,随着病程的发展,新生血管从瞳孔周围延伸开蜿蜒走行在虹膜表面,晚期虹膜表面可见粗大新生血管。本病治疗比较棘手,降眼压药物治疗仍难以控制病情发展,而常规滤过性手术常常失败,术前全视网膜光凝术或冷凝术使新生血管退化,或术中、术后应用抗代谢药可提高手术成功率。此外青光眼阀植入也可作为一种方法,但术后有植入阀周围组织增殖致手术失败可能。若上述方法失败,可考虑睫状体破坏手术减少房水形成,降低眼压以缓解症状,此法患者术后较为痛苦。视网膜缺血缺氧和毛细血管无灌注是虹膜新生血管形成的根源,一旦发现视网膜有缺血现象时应考虑及时作全视网膜光凝术,以预防虹膜新生血管的发生。此外,抗 VEGF 药物问世,为该病治疗带来新的进展。玻璃体腔注射抗 VEGF 药物(雷珠单抗等),能有效地减少新生血管的活动性,促进虹膜和房角新生血管消退,有效地控制眼压。一般 3~5 天新生血管即可消退,如果眼压降至正常,直接眼底激光即可。若术后眼压仍

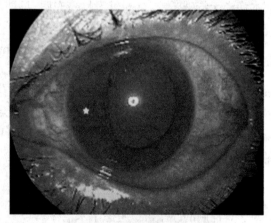

图 2-10-11 新生血管青光眼

高,可行滤过手术降低眼压,术后进行眼底激光。

(七) 睫状环阻塞性青光眼(ciliary-block glaucoma)

又称恶性青光眼(malignant glaucoma),多见于内眼手术,特别是青光眼手术后。发病机制主要为睫状环水肿或者肥大,晶状体悬韧带松弛,导致晶状体虹膜隔前移,瞳孔缘被晶状体前部紧紧顶住,并且将虹膜整个推向小梁网和角膜,关闭房角。后房房水不能进入前房,而向后逆流并积聚玻璃体内或玻璃体后,也可在玻璃体腔内形成水囊。导致前房消失,眼压增高。睫状环阻塞性青光眼最常发生于青光眼术后早期,特别是停用睫状肌麻痹剂或滴用缩瞳剂后。因此,抗青光眼手术后如前房不形成,伴有眼压升高、充血、疼痛等表现时,要考虑到发生睫状环阻塞性青光眼的可能性。应尽快滴用1%~2%阿托品充分麻痹睫状肌,使前移的晶状体-虹膜隔后退,静脉滴注高渗剂如甘露醇减少玻璃体容积,服用乙酰唑胺降低眼压,全身和局部应用糖皮质激素控制炎症反应。部分患者通过以上药物治疗能得到缓解,但应长期滴用阿托品避免复发。如药物治疗无效,应负压抽吸玻璃体内积液并重建前房,必要时作晶状体摘除联合玻璃体切割术,单纯的晶状体囊外摘除术约有一半患者复发。

(八) 视网膜玻璃体手术后继发性青光眼

视网膜脱离手术,如环扎术、巩膜垫压术后因眼内容积减少、脉络膜渗漏、睫状体前旋,可使前房变浅,房角关闭,导致继发性闭角型青光眼。采用睫状肌麻痹剂、抗炎和降眼压治疗病情多可得到缓解。如药物治疗无效,可考虑氩激光房角成型术或脉络膜上腔积液引流手术。如果巩膜垫压块压迫涡状静脉,可予以适当调整。玻璃体手术术中玻璃体腔注入气体、硅油也可增加瞳孔阻滞,引起继发性闭角型青光眼。如注气或注入硅油过多所致眼压增高,术后即发现前房变浅或消失,可行放气或放硅油。另外术后睫状体水肿或炎性反应均可致眼压增高,术后抗炎和降眼压治疗,患者保持头低位,病情可得到缓解。

(九) 虹膜角膜内皮综合征(iridocorneal endothelial syndrome,ICE)

是一组伴有继发青光眼的疾病,包括进行性虹膜萎缩、虹膜痣(Cogan-Reese)综合征和Chandler综合征。本病可能与疱疹病毒有关,多见于中青年女性,单眼发病。共同特点是角膜内皮的特征性异常,导致不同程度的角膜水肿,前房房角进行性的关闭青光眼,以及一系列虹膜改变。进行性虹膜萎缩主要表现为瞳孔异位、虹膜基质和色素上皮萎缩、虹膜孔形成;虹膜痣综合征以虹膜表面结节或弥漫性虹膜痣为特点;而Chandler综合征则以角膜内皮功能障碍、角膜水肿为突出表现。前房角内皮化和虹膜周边前粘连是眼压增高,继发性青光眼的原因。本病尚无特殊治疗,针对继发性青光眼,早期可用房水生成抑制剂控制眼压,若无效可试行滤过性手术。

(十) 色素性青光眼(pigmentary glaucoma)

为色素沉积在小梁网,房水外流受阻导致的一类青光眼。患者多为近视眼、深前房和宽房角。有一定家族性,为常染色体遗传,基因定位于第七对染色体。其发病特点是中周边虹膜向后凹陷,瞳孔运动时,虹膜与其下的悬韧带产生摩擦,色素颗粒脱落进入前房,沉着于角膜后和小梁网,色素性KP典型以垂直纺锤样分布(Krukenberg's spindle),色素脱落也可使虹膜出现放射状裂隙透光区。如果眼压小于21mmHg,称色素播散综合征,如果大于21mmHg,则称色素性青光眼。色素播散综合征中约1/3发生色素性青光眼。UBM检查可揭示周边虹膜后凹、虹膜-悬韧带接触。药物治疗降压选用β受体阻滞剂,碳酸酐酶抑制剂等,可以行激光治疗,对于难控制的眼压可以考虑手术治疗。

第六节 先天性或发育性青光眼

先天性青光眼(congenital glaucoma)系胎儿发育过程中,前房角发育异常引起眼压升高的一类青光眼。

一、婴幼儿型青光眼

婴幼儿型青光眼(infantile glaucoma)见于新生儿或婴幼儿时期。60%在出生6个月内,80%在1岁内得到确诊。因婴儿眼球壁软弱易受压力的作用而扩张,致使整个眼球不断增大,故又名水眼。65%的婴幼儿型青光眼为男性,70%为双眼性。虽然部分家系显示常染色体显性遗传,但大多数患者表现为常染色体隐性遗传,其外显率不全且有变异,或呈多基因遗传疾病表现。

(一)临床表现

1. 畏光、流泪、眼睑痉挛是本病三大特征性症状。这些症状在角膜发雾,眼球变大前数周出现,是由于角膜水肿,感觉末梢受刺激所致。如果已经有眼球扩大多是由于下睑的睫毛刺激角膜引起的。

2. 角膜增大,前房加深。角膜横径超过12mm(正常婴儿角膜横径一般不超过10.5mm)。角膜进行性变大是眼压未被控制的表现,常有角膜上皮水肿,角膜外观呈毛玻璃样混浊。有时可见到后弹力层膜破裂,典型表现为角膜深层水平或同心圆分布的条纹状混浊(Haab条纹)。

3. 眼压升高、房角异常、青光眼性视盘凹陷及眼轴长度增加,这些体征对确诊先天性青光眼十分重要,但常需要在全身麻醉下进行检查,才能充分确认。

4. 特征性深前房,可有房角发育不全,虹膜前位插入,房角隐窝缺失,睫状肌越过巩膜突,周边虹膜色素上皮掩蔽房角,或出现葡萄膜小梁网增厚致密。

5. 视盘青光眼凹陷出现较早且进展较快,双侧凹陷不对称是早期重要体征。早期的凹陷是可逆的。

(二)鉴别诊断

本病流泪症状应与婴儿鼻泪管阻塞、睑内翻倒睫、角膜炎相鉴别,角膜增大应与先天性大角膜相鉴别。产伤也可导致角膜后弹力层膜破裂,患儿多有产钳助产史,产伤引起的角膜水肿,持续一个月或更久,常为单侧,角膜不扩大,眼压常偏低。此外,还应排除先天性营养不良引起的角膜混浊。

(三)治疗

原则上一旦确诊及早施行手术,行房角切开术或小梁切开术或者小梁切开加小梁切除术。因为角膜混浊本身可导致弱视,眼球扩大可引起轴性近视,而后弹力层膜破裂可产生明显散光,眼压控制后还应尽早采取适当的措施防治弱视。

二、青少年型青光眼

青少年型青光眼(juvenile glaucoma)一般3岁以后高眼压不使眼球再扩大。眼球壁组织弹性减弱,眼压增高通常不引起畏光流泪、角膜增大等症状和体征。因高眼压使眼轴加长,加重近视。除眼压有较大的波动外,青少年型青光眼临床表现与POAG基本一致,两者的诊断和处理也基本相同,药物治疗不能控制眼压时,可行小梁切开或小梁切除术。

三、合并其他眼部或全身发育异常的先天性青光眼

这一类青光眼同时伴有角膜、虹膜、晶状体、视网膜、脉络膜等的先天异常，或伴有全身其他器官的发育异常，如伴有骨骼、心脏以及晶状体形态或位置异常的青光眼（Marfan 综合征、Marchesani 综合征），前房角发育不全（Axenfeld-Rieger 综合征）；无虹膜性青光眼；伴有颜面部血管病和脉络膜血管瘤的青光眼（Sturge-Weber 综合征）；等等。治疗主要依靠手术，预后往往不良。

（庞东渤）

■第十一章

葡萄膜疾病

葡萄膜富于色素和血管,且血流缓慢,所以许多全身病都可通过血流影响葡萄膜而使其致病,反之葡萄膜疾患如肿瘤也可向全身转移。因此葡萄膜病在眼病中占重要位置。最常见者为炎症。在此章节中介绍了常见的几种葡萄膜疾病,重点介绍了葡萄膜炎症的病因、发病机制、类型及临床表现,诊断和治疗。并介绍了葡萄膜的先天异常及肿瘤。

第一节 葡萄膜的解剖及生理功能及免疫

一、葡萄膜的解剖及生理

葡萄膜(uvea)为眼球壁的中层,又称血管膜、色素膜,富含黑色素和血管。此层由三部分组成,由前到后为虹膜、睫状体和脉络膜。睫状体脉络膜上腔为除在巩膜突、巩膜导水管出口和视神经三个部位与巩膜牢固附着其余处的潜在腔隙。

虹膜(iris)为一圆盘状膜,自睫状体伸展到晶状体前面,将眼球前部腔隙隔成前房与后房。虹膜表面有辐射状凹凸不平的皱褶称虹膜纹理及隐窝。虹膜的中央有一2.5~4mm的圆孔称为瞳孔(pupil)。虹膜的表面距瞳孔缘约1.5mm处有一环形齿轮状隆起称为虹膜卷缩轮,此轮将虹膜分成瞳孔区和睫状区。虹膜周边与睫状体连接处为虹膜根部,此部很薄弱,当眼球受挫伤时,易从睫状体上离断,形成D字瞳孔。虹膜位于晶状体的前面,当晶状体脱位或手术摘除后,虹膜失去依托,在眼球转动时可发生虹膜颤动,为虹膜震颤。

虹膜由前表面层、基质和瞳孔括约肌、前上皮和瞳孔开大肌、后色素上皮构成。基质层是由疏松的结缔组织和虹膜色素细胞所组成的框架网,其间有神经、血管。瞳孔括约肌(平滑肌)呈环形分布于瞳孔缘部的虹膜基质内,司缩瞳作用,受副交感神经支配。基质内色素上皮细胞内的色素含量多少决定虹膜的颜色,棕色虹膜色素致密,见于黄种人,蓝色虹膜色素较少,见于白种人。色素上皮层分前后两层,两层细胞内均含致密黑色素,故虹膜后面颜色深黑,在前层的扁平细胞前面分化出肌纤维,形成瞳孔开大肌(平滑肌),司散瞳作用,受交感神经支配;后层的色素上皮在瞳孔缘可向前翻转呈一条窄窄的环形黑色花边,称瞳孔领。

睫状体(ciliary body)是位于虹膜根部与脉络膜之间的约6~7mm宽的环状组织,其矢状面略呈三角形,巩膜突是睫状体基底部附着处。睫状体前1/3较肥厚称睫状冠(pars plicata),富含血管,宽约2mm,内表面有70~80个纵行放射状嵴样皱褶称睫状突(ciliary processes),其后2/3薄而平坦称睫状体扁平部(pars plana),此处为眼科手术的重要部位。扁平部与脉络膜连接处因呈锯齿状故称锯齿缘(ora serrata),为睫状体后界。睫状体主要由睫状肌和睫状上皮细胞组成。睫状肌由外侧的纵行、中间的放射状和内侧的环形三组肌纤维构成,纵行肌纤维向前分布可达小梁网。睫状肌是平滑肌,受副交感神经支配。晶体悬韧带分布于睫状体上,睫状体的舒缩,改变晶体的凸度,调节晶体的屈光度。睫状上皮细胞层由外层的色素上皮和内层的无色素上皮二层细胞组成。睫状突上皮细胞有产生房水的功能。

脉络膜(choroid)为葡萄膜的后部,前起锯齿缘,后止于视盘周围,介于视网膜与巩膜之间,有丰富的血管和黑色素细胞,组成小叶状结构。脉络膜平均厚约 0.25mm,由三层血管组成:外侧的大血管层,中间的中血管层,内侧的毛细血管层,借玻璃膜(Bruch's membrane)与视网膜色素上皮相连。

睫状后长动脉、睫状后短动脉、睫状神经均经脉络膜上腔通过。血管神经穿过巩膜导水管处,脉络膜与巩膜粘着紧密。

脉络膜的生理特点:①血供丰富:富有血管,营养视网膜外层,晶体和玻璃体等。由于血流量大,病原体容易在此滞留并致病。②通透性好:脉络膜毛细血管壁有许多小窗孔,比视网膜毛细血管通透性好。荧光血管造影时,荧光素可以从其管壁漏出,形成背景荧光。③避光作用:含有丰富的色素,有避光和暗房的作用。④免疫功能:血运丰富,血流缓慢,容易引起免疫反应。

二、葡萄膜的功能

1. 虹膜的主要功能　通过瞳孔反射路,使瞳孔缩小或扩大,调节进入眼内的光线,保证视网膜成像清晰。

2. 瞳孔光反射　光线照射一侧眼时,引起两侧瞳孔缩小的反射,分别称为直接光反射(同侧瞳孔缩小)及间接光反射(对侧瞳孔缩小)。

3. 睫状体的功能

(1)形成房水:由睫状上皮细胞通过主动转运(约占 75%)和睫状突超滤过产生。

(2)调节作用:由睫状肌舒缩调节晶状体引起。

(3)房水外流的葡萄膜巩膜途径。

(4)睫状上皮细胞的紧密连接,是血 - 房水屏障的一部分。

4. 瞳孔近反射　视近物时瞳孔缩小,与调节和集合作用同时发生的现象,是大脑皮质的协调作用。

三、免疫学基础

免疫系统可区分自身抗原和外来抗原,即对自身抗原无反应而对外来抗原发生反应。这种现象称为自身耐受。当自身耐受遭到破坏时,免疫系统就会针对自身成分产生免疫应答,即产生自身免疫。当免疫系统对自身成分发生免疫应答而产生的疾病状态称为自身免疫性疾病。葡萄膜超敏反应,其包括 I 型超敏反应:抗体 IgE 与抗原作用,引起的一系列生物效应反应;Ⅱ型超敏反应又称细胞毒性免疫反应:IgM、IgG 与细胞膜表面抗原结合,激活补体而损伤细胞;Ⅲ型超敏反应又称免疫复合物反应,因机体对免疫复合物清除发生障碍时,使其沉积引起损伤;Ⅳ型超敏反应又称细胞免疫反应或迟发型超敏反应,是致敏的淋巴细胞引起的炎症反应。眼组织相关的抗原:视网膜可溶性 S 抗原,光感受器间维生素 A 类结合蛋白,晶状体蛋白抗原。HLA 在葡萄膜炎中有重要的地位,Vogt- 小柳原田综合征与 HLA-DR4、HLA-DRW53

相关。Behcet 病与 HLA-B5,强直性脊柱炎与 HLA-B27 有关,交感性眼炎与 HLA-A11 有关。

四、病理学基础

葡萄膜炎的病理学基础如下。

1. 非肉芽肿性葡萄膜炎　特点为受累组织内弥漫性炎症细胞浸润,浸润的炎症细胞以淋巴细胞、单核细胞为主。

2. 肉芽肿性葡萄膜炎　慢性炎细胞浸润的基础上,有聚集性的上皮细胞增殖灶,或可见有巨噬细胞。

3. 交感性眼炎　炎性细胞主要以淋巴细胞、类上皮细胞、异物巨噬细胞及吞噬有色素的巨噬细胞,有些病例可见嗜酸性粒细胞及浆细胞。亦有 Dalen-Fuchs 小体。

4. Vogt-小柳原田综合征　主要由类上皮细胞和黑色素性巨噬细胞组成,也可形成 Dalen-Fachs 小体结构,病变内有大量浆细胞浸润累及脉络膜毛细血管层,RPE 细胞可以增生或移入视网膜内。

病理改变致病因子作用:炎症初期是血-房水屏障或血-视网膜屏障破坏,血液中的大分子物质和细胞渗入前房及玻璃体腔内,血浆蛋白和细胞从血管内渗入到前房,房水混浊,裂隙灯下见房水闪辉。蛋白质凝固,沉积于虹膜表面,诱发纤维细胞增生,形成虹膜与晶状体的粘连,反复发作的葡萄膜炎形成瞳孔闭锁及膜闭,继发青光眼发作。

角膜后沉积物(KP):角膜内皮细胞后表面沉积大小不一的,主要由淋巴细胞、单核细胞组成的小灶炎症细胞团。前房积脓,前房内聚集大量变性,坏死的中性多形核粒细胞的病理改变,多见于化脓性眼内炎或 Behcet 病、晶体过敏性眼内炎,在急性炎症期及非肉芽肿性葡萄膜炎通常表现为葡萄膜内大量渗出物积聚,虹膜睫状体及脉络膜渗出,表现为玻璃体混浊,视网膜血管炎性改变及脉络膜的渗出物渗入视网膜下或视网膜内,严重者可导致渗出性视网膜脱离,玻璃体炎性渗出,由于血眼屏障的破坏葡萄膜或视网膜血管内的蛋白质物质和某些成分渗入到玻璃体内形成弥漫性玻璃体炎性细胞浸润。

晚期的改变:细胞增生性病变,表现为炎性渗出物机化,睫状膜形成。即前房,玻璃体及葡萄膜内的渗出物被吸收或形成纤维性机化,在慢性肉芽肿性葡萄膜炎的晚期形成葡萄膜的广泛的纤维化。由于睫状体上皮增生或炎性纤维性化生,前部出血,炎性渗出物的机化,在晶体后方于睫状体之间形成一个纤维血管性或炎性纤维性膜,此膜即称为睫状膜,引起继发性睫状体脱离,脉络膜脱离,视网膜脱离,随着病情的发展,出现脉络膜毛细血管增生,视网膜胶质细胞增生,最终引起眼球萎缩。

葡萄膜新生血管:表现为虹膜红变。虹膜表面新生血管形成的病理改变。见于糖尿病性视网膜病变,视网膜中央静脉阻塞,视网膜脱离术后及慢性虹膜睫状体炎等。病理改变主要为:虹膜表面被覆一层血管性膜。此种新生血管壁仅由一层内皮细胞组成,细胞间无紧密连接,无肌纤维层,容易破裂导致前房反复出血。

脉络膜新生血管是脉络膜毛细血管供血不足,出现新生血管芽,经 Bruch 膜破损部位进入 RPE 或视网膜下方的一种病理改变。临床常见于老年性黄斑变性,局灶性脉络膜炎,近视眼性脉络膜变性及脉络膜外伤破裂等疾病。病理学改变初期为毛细血管缺氧性病变导致 Bruch 膜的破坏,新生血管牙穿过破溃的 Bruch 膜及 REP 下方。由于新生血管通透性高,血管内液体渗漏到视网膜下,形成脂性或蛋白性渗出物的聚集。而且,新生血管壁比较脆,容易破裂出血,血液集聚在视网膜下,形成纤维性机化,最终形成瘢痕,严重影响视力。

第二节 葡萄膜先天异常

一、无 虹 膜

无虹膜(aniridia)是一种少见的眼部先天畸形,几乎都是双眼受累。常伴有角膜、前房、晶状体、视网膜和视神经异常,属常染色体显性遗传。虹膜完全缺失,可直接看到晶状体赤道部边缘、悬韧带及睫状突。症状可有畏光及各种眼部异常引起的视力低下,较多患者因进行性可伴有角膜混浊、晶状体混浊或青光眼(由于虹膜残根可发生前粘连,阻塞房角,或由于晶状体移位引起眼压升高)而失明。斜视,眼球震颤。玻璃体动脉残留,部分患者可伴发全身异常,如骨骼畸形、颜面部发育不良及 Wilms 瘤,即肾脏的肿瘤。为减轻畏光不适,可戴有色眼镜或角膜接触镜。(图 2-11-1)

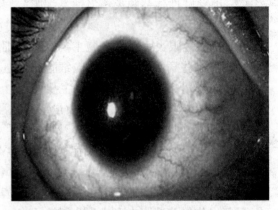

图 2-11-1 无虹膜

二、虹 膜 缺 损

虹膜缺损(coloboma of the iris)分为典型性和单纯性缺损两种。典型性虹膜缺损是位于下方的完全性虹膜缺损,形成梨形瞳孔,尖端向下,常伴有其他眼部先天畸形,如睫状体或脉络膜缺损等。单纯性虹膜缺损表现为瞳孔缘切迹、虹膜孔洞、虹膜周边缺损、虹膜基质和色素上皮缺损等,多不影响视力。(图 2-11-2)

三、脉 络 膜 缺 损

脉络膜缺损(coloboma of the choroid)是先

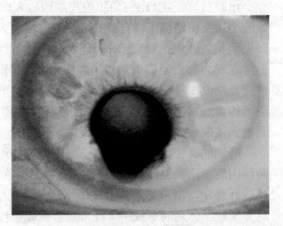

图 2-11-2 虹膜缺损

天性疾病,多双眼发生,位于视盘鼻下方,也有包括视盘在内。缺损区表现为无脉络膜,通过菲薄的视网膜可透见白色巩膜,边缘多整齐,有色素沉着,常伴有小眼球、虹膜异常、视神经异常、晶状体缺如以及黄斑部发育异常等。非典型缺损者较少见,多为单眼,可位于眼底任何部位,以黄斑区缺损最多见,中心视力丧失,其他与典型者相似。无特殊治疗,并发视网膜脱离时可行手术治疗。

四、瞳 孔 残 膜

瞳孔残膜(residual membrane of the pupil)为胚胎时期晶状体表面的血管膜吸收不全的残迹。有丝状一般一端始于虹膜小环,另一端附着在对侧的虹膜小环外,通常不影响视力和瞳孔活动,不需要治疗。膜状附着于晶状体前囊。对于影响视力的较厚的瞳孔残膜,可行手术或激光治疗。(图 2-11-3)

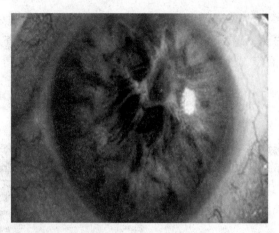

图 2-11-3 瞳孔残膜

第三节 葡萄膜囊肿和肿瘤

一、虹膜囊肿

虹膜囊肿（iris cyst）由于虹膜隐窝封闭液体贮积形成的。病因有多种，包括先天性、外伤植入性、炎症渗出性和寄生虫性等。其中以外伤植入性最常见，是眼球穿通伤或内眼手术后，结膜或角膜上皮通过伤口进入前房，种植于虹膜并不断增生所致，前葡萄膜炎所致的虹膜囊肿也较为常见。结膜角膜上皮组织虹膜囊肿表现为虹膜局限性隆起，也可向后房伸展，于瞳孔区见到虹膜后有黑色隆起块，易被误诊为黑色素瘤。当囊肿增大占据前房或堵塞房角时，可引起难以控制的青光眼。目前多采用激光或手术治疗。

睫状体部囊肿多为无色素上皮细胞囊肿，囊壁由无色素上皮细胞组成，外观呈半透明灰白色泡状，不易被发现，诊断要靠 UBM 检查，可见囊肿呈圆形或卵圆形，单个或数个，囊壁光滑，囊内为无回声区，这是重要的诊断依据。大部分临床观察，当继发青光眼时考虑激光或手术治疗。（图 2-11-4）

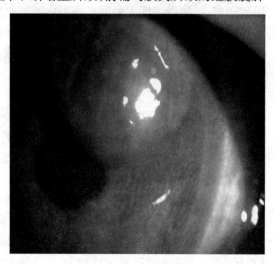

图 2-11-4 虹膜囊肿

二、脉络膜血管瘤

脉络膜血管瘤（choroidal hemangioma）为先天性血管发育畸形所形成的错构瘤。为良性肿瘤，伴有颜面血管瘤或脑膜血管瘤以及青光眼者，称为 Sturge-Weber 综合征。脉络膜血管瘤多发生于青年人，分为弥漫性和孤立性两种。

病变常从视盘及黄斑部附近开始，可为孤立性，表现为一淡红色圆形或近似球形隆起，瘤体表面的视网膜可有色素沉着及黄白色的纤维组织增生，常发生视网膜脱离。也可为弥漫性，表现为广泛、弥漫、扁平、边界不清楚的番茄色增厚。易引起视网膜脱离而致视力高度减退,或并发顽固性青光眼而失明。超声波、荧光素眼底血管造影(FFA)检查、CT、MRI 对诊断有较大帮助。可采用激光治疗、光动力疗法或 ICG 引导下的光栓疗法等,必要时行玻璃体手术治疗。

三、脉络膜恶性黑色素瘤

脉络膜恶性黑色素瘤(malignant melanoma of the choroid)最常见的眼内恶性肿瘤,多见于 50~60 岁,常为单侧性。主要起源于葡萄膜组织内的色素细胞和痣细胞。(图 2-11-5)

(一)临床表现

因部位关系,早期不易发现。分为眼内期、青光眼期、眼外蔓延期和全身转移期。脉络膜恶性黑色素瘤典型限局性者,最初呈椭圆形或半球形,位于脉络膜外层,因受巩膜和玻璃膜的阻挡,病变只能向周围扩延。一旦玻璃膜被破坏,阻力解除,肿瘤在视网膜下腔向各个方向自由发展,从而形成一个典型蕈状即肿瘤顶部呈球形膨大,在玻璃膜处呈一细颈,在脉络膜上有

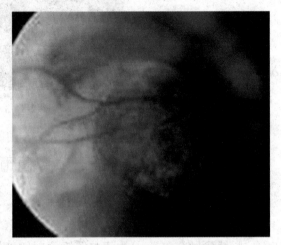

图 2-11-5 脉络膜黑色素瘤

较宽的基底,肿瘤周围有渗出性视网膜脱离,富有蛋白的视网膜下液体向下沉积,更加扩大视网膜脱离,肿瘤继续增大最后充满眼内腔。个别严重病例不发生视网膜脱离,肿瘤穿破视网膜直接伸入玻璃体内。弥漫型黑色素瘤生长缓慢,早期向巩膜蔓延,仅病变部位的正常色调消失或稍变暗或出现色素紊乱,类似脉络膜视网膜炎病变,诊断困难。有时已有眼外转移而视力仍正常,眼底无明显改变,最后侵犯前房角引起青光眼。

自觉症状根据病变部位而有所不同,位于黄斑部或其附近者早期就有闪光和视力障碍,因而易被发现;如果病变位于周边部,则在视野有显著缺损或发生继发性青光眼等并发症时才被发觉。恶性黑色素瘤经常引起青光眼,小的肿瘤也不例外,因为渗出物、色素以及肿瘤细胞等可以阻塞前房角;当肿瘤压迫涡状静脉,影响血液回流或肿瘤坏死引起大出血时也可发生青光眼。有时由于肿瘤破坏了睫状体或因坏死组织的毒素抑制了睫状体上皮的功能而引起低眼压,在肿瘤穿破巩膜时,眼压可突然降低。多数肿瘤因血液供给不足而发生坏死,引起色素膜炎或全眼球脓炎;使眼球壁坏死破溃,肿瘤向外扩展,有的病例甚至引起交感性眼炎。色素膜黑色素瘤的恶性程度很高,必须详细追问病史、家族史和进行细致的全身和眼部检查,包括巩膜透照、超声波、荧光血管造影、磷 -32 试验以及 CT 等检查。必要时照相记录,追踪观察。

(二)治疗

个体化综合性治疗,应根据肿瘤的大小、位置、形态、生长速度、患眼及对侧眼的视力、年龄、全身情况、心理因素等选择不同的治疗方法及多种方法联合治疗。局部光凝:用于眼球后部直径 ≤ 3mm、厚 ≤ 2mm 者;局部冷凝:用于赤道部及赤道部之前;局部温热疗法:经瞳孔温热疗法(TTT),用于后部的直径 ≤ 3mm、厚 2~5mm 者;放射治疗;局部切除手术治疗;眼球摘除:当肿瘤进展到晚期及患者视力功能丧失时可行此治疗,肿瘤已向眼外蔓延者,应作眼眶内容剜除术;其他辅助治疗:化疗、免疫疗法、中药疗法。

四、脉络膜转移癌

脉络膜转移癌(metastatic carcinoma of the choroid)多见于 40~70 岁,女性多见,以乳腺癌转移最为多见,男性可为肺癌转移,可为单眼或双眼。由于转移癌生长较快,可压迫睫状神经,早期就伴有剧烈眼痛和头痛。眼底表现为后极部视网膜下灰黄色或黄白色、结节状的扁平隆起,晚期可发生广泛视网膜脱离。诊断时应详细询问肿瘤病史,查找原发病灶。肝、肾、肺、乳腺、头部的 CT、MRI、超声波、FFA 和 ICGA 检查有助于诊断。一般多为癌症晚期,已有颅内或其他部位的转移,除非为解除痛苦,眼球摘除术已无治疗意义,可考虑化疗或放射治疗。

五、脉络膜骨瘤

脉络膜骨瘤(choroidal osteoma)为良性肿瘤。好发于青年女性,单眼居多。肿瘤多位于视盘附近,呈黄白色或橘红色的扁平隆起,可见色素沉着,肿物边缘不规则,似伪足向四周伸出,可形成视网膜下新生血管膜,伴有出血或浆液性视网膜脱离。FFA、超声波及 CT 检查有助于诊断。目前尚无确切有效的治疗方法。出现视网膜下新生血管者可考虑新生血管抑制剂、激光光凝、PDT 治疗。

第四节 葡萄膜炎

一、概 述

葡萄膜是营养眼球的重要组织,有分泌房水的作用,其有炎症则影响眼球的营养;因虹膜和睫状体靠近前房角,发炎时不但有大量渗出物进入前、后房或玻璃体内产生混浊,使视力减退,同时影响房水循环,引起继发性青光眼,视力更严重地受到损害,甚至失明。所以色素膜炎是致盲的主要原因之一。葡萄膜的虹膜和睫状体的血液供给同为虹膜大环,故二者经常同时发炎而总称为虹膜睫状体炎(iridocyclitis)。如果脉络膜也同时发炎,则称为葡萄膜炎(uveitis)。视网膜外层的营养由脉络膜供给,后者发炎时常影响视网膜而形成脉络膜视网膜炎。

概念:葡萄膜炎(uveitis)过去是指葡萄膜本身的炎症,但目前通常将发生于葡萄膜、视网膜、视网膜血管以及玻璃体的炎症通称为葡萄膜炎,还将视盘的炎症也归类于葡萄膜炎。葡萄膜炎多见发于青壮年人,易合并全身性自身免疫性疾病,常反复发作,治疗棘手,可引起一些严重并发症,是一类常见而又重要的致盲性眼病。

(一)病因

1. 外因性

(1)眼球穿通伤、球内异物、内眼手术、角膜溃疡穿孔使细菌、病毒、真菌等病原体作为感染性因素进入眼内,引起葡萄膜的炎症。

(2)机械伤、化学烧伤及动植物毒素的刺激等,眼内铁铜异物长期化学反应的非感染性因素引起。主要通过激活花生四烯酸代谢产物而引起葡萄膜炎,花生四烯酸在环氧酶作用下形成前列腺素和血栓烷 A2,在脂氧酶作用下形成白三烯等炎症介质,这些介质可引起葡萄膜炎,炎症发生后又可通过导致抗原暴露从而引起自身免疫反应性炎症。眼内反复陈旧性出血、陈旧性视网膜脱离、恶性色素瘤坏死组织的毒素及化学刺激都可引起色素膜炎。

2. 内因性

(1)细菌(结核、梅毒、钩端螺旋体等)、病毒(腺病毒、单疱病毒、带状疱疹、巨细胞病毒等)、真菌(镰刀菌、白念珠菌等)、寄生虫(弓形体、猪囊虫)等感染性因素通过直接侵犯葡萄膜、视网膜、视网膜血管或眼内容物引起炎症,也可通过诱发抗原抗体及补体复合物反应而引起葡萄膜炎,还可通过病原体与人体或眼组织的交叉反应(分子模拟)而引起免疫反应和炎症。

(2)自身视网膜S抗原、色素、光感受器间结合蛋白、晶体蛋白等非感染内因产生变态反应,引起葡萄膜炎。在机体免疫功能紊乱时,可出现对这些抗原的免疫应答,从而引起葡萄膜炎。以往认为葡萄膜炎主要通过IL-12/IFN-γ通路引起,最近研究发现IL-23/IL-17通路在其发病中所起的作用可能更为重要,如交感性眼炎、Vogt-Koyanagi-Harada综合征、Bchcet病伴有关节炎的葡萄膜炎等。已发现多种类型的葡萄膜炎与特定的HLA抗原相关,如强直性脊椎炎伴发的葡萄膜炎与HLA-B27抗原密切相关,Vogt-小柳原田综合征与HLA-DR4、HLA-DRw53抗原密切相关,与HLA-DQA1*0301、DR4*0101、DRB1*0405和DQB1*0401等亚型密切相关,Behcet病与HLA-B5、HLA-B51密切相关,鸟枪弹样脉络膜视网膜病变与HLA-A29相关。这些说明某些葡萄膜炎的发生有遗传因素参与。

3. 继发性 继发于眼球本身的炎症:角膜溃疡、巩膜炎、视网膜炎等。继发于眼球附近的炎症,如眼眶脓肿、副鼻窦炎、脑膜炎。

4. 伴有全身非感染性疾病 类肉瘤、风湿性关节炎、多发硬化症和某些皮肤疾病等均可合并葡萄膜炎。近年来许多学者又注意到前列腺素(prostaglandin.PG)对色素膜发炎的机制作用。发现在急性前葡萄膜炎的房水内有大量前列腺素,而在无炎症的白内障患者则不存在。因此推想葡萄膜的炎症表现是前列腺素引起的血管扩张和渗透性增强所致。临床上消炎痛或皮质类固醇对色素膜炎的疗效机制也是由于抑制前列腺素的产生,从而控制炎症。皮质类固醇对色素膜炎的疗效机制也是由于抑制前列腺素的产生,从而控制炎症。

(二)葡萄膜炎的分类

常用的分类方法有以下几种:

1. 按解剖位置分类 将葡萄膜炎分为前葡萄膜炎、中间葡萄膜炎、后葡萄膜炎和全葡萄膜炎。

2. 按临床和病理分类 根据炎症的临床和组织学改变,可将其分为肉芽肿性和非肉芽肿性葡萄膜炎。以往认为肉芽肿性炎症主要与病原体感染有关,而非肉芽肿性炎症与过敏有关。实际上感染和非感染因素均可引起两种类型的炎症,并且一些类型的葡萄膜炎在疾病的不同阶段以及不同个体,既可表现为肉芽肿性炎症,又可表现为非肉芽肿性炎症。

3. 按病因分类 感染性(包括细菌、真菌、螺旋体、病毒、寄生虫等所引起的感染);和非感染性(包括特发性、创伤性、自身免疫性、风湿性疾病伴发的葡萄膜炎、伪装综合征等类型)两大类。

4 按病程分类 小于3个月为急性,大于3个月为慢性。

二、前葡萄膜炎

前葡萄膜炎(anterior uveitis)包括虹膜炎、虹膜睫状体炎和前部睫状体炎三种类型。它是葡萄膜炎中最常见的类型,占我国葡萄膜炎总数的50%左右。

从病因和病程上大致可将前葡萄膜炎分为三类:①第一类仅出现急性前葡萄膜炎,此类患者多呈 HLA-B27 阳性,并且多合并有强直性脊椎炎、银屑病关节炎、Reiter 综合征和炎症性肠道疾病;②第二类为慢性前葡萄膜炎,如 Fuchs 综合征、儿童白色葡萄膜炎;③第三类既可出现急性炎症又可出现慢性炎症,幼年型慢性关节炎、结核、梅毒等均可引起此类炎症。

(一)前葡萄膜炎的临床表现

1. 症状　患者可出现眼痛、畏光、流泪、视物模糊。疼痛是一种痉挛性疼痛,睫状肌收缩,组织的肿胀充血和毒性物质刺激睫状神经末梢所引起。疼痛常放射到眉弓和颊部,在光刺激或眼球受压时更为明显,夜间多加剧。慢性炎症时可为钝痛。急性炎症时疼痛明显常伴有羞明流泪,是由于三叉神经受刺激所致,可同时伴有眼睑痉挛。前房出现大量纤维蛋白渗出,玻璃体混浊,角膜后及晶体前的渗出可引起视力下降,睫状肌痉挛所引起的近视都可影响视力。发生并发性白内障或继发性青光眼时,可导致视力严重下降。反应性黄斑水肿、视盘水肿时,可引起视力下降或明显下降。

2. 体征

(1)睫状充血:睫状充血是指位于角膜缘周围的表层巩膜血管的充血,是急性前葡萄膜炎的一个常见体征。在较重的时候可呈混合性充血。角膜炎、急性闭角型青光眼也可引起此种充血。

(2)角膜后沉着物(keratic precipitates,KP):炎症细胞、渗出物及脱失的色素等随房水对流,由于温差的关系,虹膜侧房水流动向上,角膜侧房水流动向下,炎性细胞或色素沉积于角膜后表面,被称为 KP。其形成需要角膜内皮损伤和炎症细胞或色素的同时存在。根据 KP 的形状,其分为三种类型:细小尘埃状(呈灰白色点状,由多核中性细胞,淋巴细胞和少量浆细胞组成,多见于非肉芽肿性炎症)、色素状(呈棕色,由炎性细胞吸收后的细胞膜或细胞残渣形成,多见于陈旧性葡萄膜炎)和羊脂状(较大的圆形,灰色结节,由巨噬细胞和类上皮细胞组成,常见于肉芽肿性炎症或慢性炎症)。(图 2-11-6、图 2-11-7)

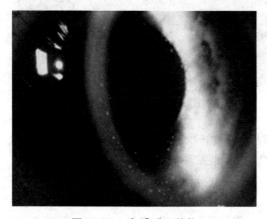

图 2-11-6　角膜后沉着物

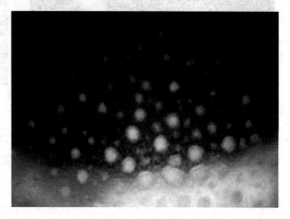

图 2-11-7　羊脂样 KP

(3)前房闪辉(anterior chamber flare):是由虹膜血管壁有血 - 房水屏障功能,正常情况下房水内有微量蛋白,房水透明。炎症时虹膜血管扩张,血 - 房水屏障功能破坏,蛋白及细胞成分进入房水所造成的,房水混浊,裂隙灯检查时表现为前房内白色的光带,称为 Tyndall 征,或房水闪辉。这表示有活动性炎症。(图 2-11-8)

(4) 前房细胞(anterior chamber cell): 指房水中尘埃状的颗粒,大小均匀一致。裂隙灯检查可见到大小一致的灰白色尘状颗粒,近虹膜面向上运动,近角膜面则向下运动(图2-11-9)。炎症细胞是反映眼前段炎症的可靠指标。在病理情况下,房水中可出现炎症细胞、红细胞、肿瘤细胞或色素细胞。葡萄膜炎时主要为炎症细胞,当房水中大量炎症细胞沉积于下方房角内,可见到液平面,称为前房积脓(hypopyon)。尚可出现大量纤维蛋白性渗出,使房水处于相对凝固状态,一般呈线状、片状、网状甚至膜状,轻者仅少量居瞳孔区或下方,重者充满前房。前

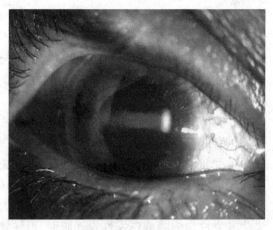

图 2-11-8 前房闪辉

房内还可有出血,在前房下方形成水平面。前房出血多见于疱疹和淋病性急性炎症,呈灰黄色前房积脓,多见于细菌感染性炎症、Behcet氏病和晶状体性眼内膜炎等。恶性肿瘤进入前房后,也可形成假性前房积脓。(图2-11-10)

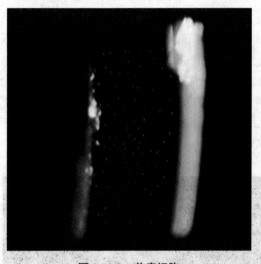

图 2-11-9 前房细胞

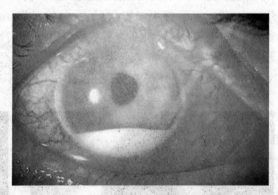

图 2-11-10 前房积脓

(5) 虹膜改变:虹膜可出现多种改变。虹膜纹理不清:虹膜组织如同海绵,一旦发炎则因充血水肿而纹理不清,颜色变暗,检查时与健眼对比则不难发现异常。炎症可引起三种结节:①Koeppe结节:是发生于瞳孔缘的灰白色半透明结节,可见于非肉芽肿性和肉芽肿性炎症;多在炎症早期出现,数目多少不一,可在数天内消失,但炎症如不消退可再出现新结节。有时使虹膜形成广泛后粘连。②Busacca结节:是发生于虹膜实质内的白色或灰白色半透明结节,主要见于肉芽肿性炎症,多在虹膜卷缩轮附近。有时很快消失,也可持续数月,偶尔形成团状引起机化和血管新生。位于虹膜根部者容易形成虹膜前粘连。③虹膜肉芽肿:虹膜深层结节位于虹膜基质内,是虹膜组织内限局炎性细胞浸润所形成的肉芽肿性结节,如粟粒性或团球状结核结节和类肉瘤病的虹膜结节。这种结节多较大,明显隆起,呈灰色或黄灰色,附近有血管,多长时间不消失,可发生玻璃样变,或形成限局性萎缩。多见于结节病所引起的前葡萄膜炎。虹

膜与晶状体前表面的纤维蛋白性渗出和增殖可使二者黏附在一起,称为虹膜后粘连(posterior synechia of the iris)。当出现广泛虹膜后粘连,房水不能由后房流向前房,导致后房水压力升高,虹膜被向前推移而呈膨隆状,称为虹膜膨隆(iris bombe);(图2-11-11)虹膜与角膜后表面的黏附则称为虹膜前粘连(anterior synechia of the iris),此种粘连发生于房角处,则称为房角粘连(goniosynechia),可导致继发青光眼;炎症损伤可导致虹膜脱色素、萎缩、异色等改变。

(6)瞳孔变小,变形:由于虹膜充血水肿,炎性细胞浸润,使睫状肌痉挛和瞳孔括约肌的持续性收缩,可引起瞳孔缩小,光反应迟钝或消失。虹膜部分后粘连用散瞳药物不能拉开,散瞳后常出现多种形状的瞳孔外观,如梅花状、梨状或和不规则状,如炎症较重,渗出较多时瞳孔区可形成全部的后粘连,前后房流通受阻,则称为瞳孔闭锁(seclusion of pupil);渗出物机化形成膜状物覆盖个瞳孔区,则被称为瞳孔膜闭(occlusion of pupil)。(图2-11-12)

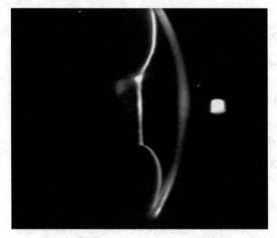

图 2-11-11　瞳孔闭锁,虹膜前膨隆

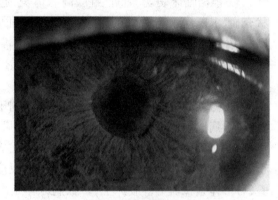

图 2-11-12　瞳孔闭锁

(7)晶状体和玻璃体的改变:由于炎症渗出引起虹膜后粘连,应用散瞳后,后粘连拉开,色素可沉积于晶状体前表面,晶状体前表面可遗留下环形色素。玻璃体内可见色素性,絮状,雪球状,条索状混浊,严重者呈膜状,严重影响视力。

(8)眼底改变:视盘水肿,视网膜灰白色或灰黄色,弥漫性或局限性水肿渗出,可出现黄斑水肿。

(二) 前葡萄膜炎的并发症

1. 角膜混浊　前葡萄膜的长期炎症,几乎都会引起后弹力层皱褶。当炎症累及角膜内皮细胞,破坏角膜水化作用(hydration)则引起角膜上皮水肿,出现大泡和小泡样改变,持久性水肿会引起血管翳和角膜实质层周边血管新生。当角膜内皮细胞严重水肿和广泛脱落时,在脱落部位渗出物沉着,并逐渐机化,遗留永久性混浊,此外也可发生玻璃样变,形成玻璃样沉着物(hyaline deposits)。疾病晚期发生角膜带状混浊,更多见于青年患者。

2. 并发性白内障　炎症反复发作或慢性化,造成房水改变,影响晶状体代谢,从而引起白内障,主要表现为晶状体后囊下混浊。此外,由于长期使用糖皮质激素点眼,也可引起晶状体后囊下混浊。

3. 继发性青光眼　虹膜后粘连,瞳孔闭锁,瞳孔膜闭,可引起瞳孔阻滞,可因炎症细胞、纤维蛋白性渗出以及组织碎片阻塞小梁网;虹膜周边前粘连或小梁网的炎症,使房水引流受阻;

房角新生血管等均可引起眼压增高而继发青光眼。

4. 低眼压及眼球萎缩 炎症反复发作或慢性化,可导致睫状体脱离或萎缩,房水分泌减少,引起眼压下降,眼球变小,严重者可致眼球萎缩。

(三) 鉴别诊断

1. 急性结膜炎 有异物感、烧灼感、分泌物多,检查见眼睑肿胀,结膜充血水肿,水肿严重遮盖角膜上皮或累及角膜上皮时可引起视力下降。这些与急性前葡萄膜炎的畏光、流泪、视物模糊、睫状充血以及前房炎症反应有明显不同。

2. 急性闭角型青光眼 视力突然下降,眼痛剧烈,头痛、恶心、呕吐、角膜上皮水肿、角膜雾状混浊、前房浅、前房闪辉等,但无前房炎症细胞,瞳孔呈椭圆形散大,眼压增高,与急性前葡萄膜炎的角膜可透明、大量 KP、前房深度正常、房水大量炎症细胞、瞳孔缩小、眼压正常或偏低等易于鉴别。

(四) 临床诊断

1. 根据临床表现 急性虹膜睫状体炎,起病急,除疼痛和视力下降外,尚有瞳孔缩小、睫状充血、KP、房水闪辉和虹膜后粘连五个体征可以诊断。若只有虹膜后粘连,瞳孔不圆或不规则,晶体前囊可见色素及机化物,提示为陈旧性虹膜睫状体炎。

2. 影像学检查 合并有眼底病变的可借助 FFA、ICGA、OCT、B 超、CT、MRT 等影像学检查技术。

3. 实验室检查 血液及生化检查,有利于发现全身病症如结核病选血沉及结核菌素试验,风湿病选抗"O"及类风湿因子,化脓性葡萄膜炎可抽取房水或玻璃体液做细菌涂片病毒分离及细菌培养。

4. 免疫抗原抗体检测 目前细胞免疫反应检测常用特异性抗原皮肤试验,如结核菌素试验,弓形体素试验等。临床上,多数病原体是由检测抗体的体液免疫反应来确定的,如单纯疱疹病毒抗体、弓形体抗体、巨细胞病毒抗体等的检测。另外,HLA 的检测可以了解各种葡萄膜炎的遗传基因及免疫基因,进一步作出病因诊断。

(五) 治疗

治疗基本原则是散大瞳孔、拮抗炎症、消除病因。

1. 睫状肌麻痹剂 是治疗前葡萄膜炎的必需药物,一旦发病应立即给药,其作用主要是使睫状肌松弛,减轻对动脉的压力,以增强色素膜的血液循环,同时降低毛细血管渗透性,使渗出减少,起到消炎作用,并可使组织得到休息,起止痛作用。另外散瞳还能拉开和防止虹膜后粘连。在急性发作瞳孔开大前,1% 阿托品眼膏每日 1~2 次。炎症减轻时改用后 2% 马托品眼膏每日 1~2 次,为防止复发,在炎症消退后,仍须继续散瞳 2 周左右。对阿托品过敏者可改用 0.25%~0.5% 东莨菪碱,用法与阿托品相同。如果用阿托品仍不能充分散瞳,可加用 4%~10% 新福林液刺激开瞳肌,增强散瞳效果。有虹膜后粘连者可在粘连附近结膜下注射 0.1~0.2ml 混合散瞳剂(mydrican)(含等量的 1% 阿托品、4% 可卡因,1:1 000 肾上腺素)或者用散瞳力更强、作用时间较短的新混合散瞳剂(含等量 0.5% 新福林、0.4% 后马托品、1% 普鲁卡因)0.1~0.2ml。使用散瞳剂时应注意眼压,对于前房浅的老年患者可先试用 2% 后马托品,以防止诱发急性青光眼发作,滴药后无眼压增高再改用阿托品,以保证安全。对于炎症恢复期可用复方托品酰胺滴眼液滴眼。

2. 热敷 方法有湿热敷、热气、蜡疗、电热等,可促进眼内血液循环,使炎症产物吸收,抗体增加,并有止痛作用。可戴有色玻璃眼镜,以避免强光刺激,在散瞳后及阳光下尤有必要。

3. 糖皮质激素 为了控制炎症可即时应用皮质类固醇,利用其非特异性的抗炎、抗过敏作用,防止炎症对眼组织的进一步破坏,保护视功能。但使用大剂量时,可抑制抗原 - 抗体反应,甚至抑制抗体形成,也就是抑制了机体的防御功能,从而使细菌得以繁殖,所以对感染性葡萄膜炎必须同时加用抗感染药物。激素给药方法:开始时要给足量,以便迅速控制炎症,病情好转后可逐渐减量,万不可突然停药,以免产生反跳作用,使炎症复发。最后用最小维持量直到炎症活动完全消失为止。大多数前葡萄膜炎病例,仅局部滴用或结膜下注射即可。但对于葡萄膜炎或脉络膜炎患者,最好加用球后注射结合全身给药,这样才有足量到达眼内组织。常用的制剂有醋酸氢化可的松(0.2%、2.5%)、醋酸氟美松龙(0.1%)、醋酸泼尼松龙(0.12%、0.125%、0.5%、1%)和地塞米松磷酸盐(0.1%)悬液或溶液。对严重的急性前葡萄膜炎,可给予 0.1% 地塞米松磷酸盐溶液每 15min 点眼一次,连续四次后改为每小时一次,连续应用数天后,根据炎症消退情况逐渐减少点眼次数,并应改为作用缓和的糖皮质激素滴眼剂。因为滴眼液点眼可在房水中达到足够的浓度,达到与结膜下注射相同的治疗效果,并能避免结膜下注射给患者带来的痛苦和并发症。一般不宜或不宜反复给予糖皮质激素结膜下注射。

糖皮质激素眼周和全身治疗对于出现反应性视盘水肿或黄斑囊样水肿的患者,可给予地塞米松 2.5mg 后 Tenon 囊下注射。方法是选用 25 号针头,从颞上或颞下方穹窿部结膜和球结膜移行处进针,在进针过程中要注意左右摆动,以避免针头误刺入眼球内。对于不宜后 Tenon 囊下注射者、或双侧急性前葡萄膜炎出现反应性黄斑水肿、视盘水肿者,可给予泼尼松口服,开始剂量为 30~40mg,早晨顿服,使用一周后减量,一般治疗时间为 2~4 周。

使用皮质类固醇激素时的注意事项:①应定期检查血压、血糖和体重,注意有无水肿、糖尿病或高血压,并注意精神状态。②注意防止电解质平衡紊乱,尤其是发生低血钾。长期使用者应口服氯化钾,每次 1g 每日三次或 10% 枸橼酸钾 10ml 每日三次。③对长期用药的患者特别是老年人,要防止骨质疏松,以免引起病理性骨折,给予补钙治疗。④防止感染。注意有无潜在病灶,长期大量使用并用广谱抗生素,可导致严重的霉菌感染,应当注意。⑤防止肾上腺皮质功能减退。需要长期用药者,应当尽量减少其维持量或采取隔日给药方法,即每隔日早 8 时顿服 2 日量。有人建议每 3 个月中改用 ACTH 7 天,每日 25 单位或在疗程结束后使用 ACTH 7 天。⑥注意引起的青光眼和白内障等。⑦有以下疾病患者禁用或慎用皮质类固醇激素:严重高血压、动脉硬化、结核、糖尿病、消化性溃疡、心肌梗死、严重精神病、子痫、骨质疏松、霉菌性感染及妊娠初期等。

4. 非甾体消炎药物治疗 非甾体消炎药主要通过阻断前列腺素、白三烯等花生四烯酸代谢产物而发挥其抗炎作用。有花生四烯酸代谢产物的参与,因此可给予吲哚美辛、双氯芬酸钠、普拉洛芬等滴眼液点眼治疗,每日 3~8 次。一般不需用口服治疗,特别是手术后或外伤后所致者。水杨酸钠可使凝血酶原减少而导致出血,对有肝肾病者禁用。消炎痛可引起头痛、头晕、失眠以及胃肠道症状,故消化道溃疡及孕妇禁用。此外氯化钙、葡萄糖酸钙等能使血管渗透性降低,从而减轻炎症。

5. 病因治疗 由感染因素所引起的,应给予相应的抗感染治疗。

6. 并发症治疗 ①继发性青光眼:可给予降眼压药物点眼治疗,必要时联合口服或静脉滴注降眼压药(参见青光眼),对有瞳孔阻滞者应在积极抗炎治疗下,尽早行激光虹膜切开术或行虹膜周边切除术,如果房角粘连广泛者可行滤过性手术。②并发性白内障:应在炎症得到很好控制的情况下,行白内障摘除术和人工晶状体植入术,术前、术后应局部或全身使用糖皮质激素,必要时给予其他免疫抑制剂治疗,以预防术后葡萄膜炎的复发。③低眼压和眼球萎缩:

一般低眼压者要加强抗感染治疗,尽快控制炎症,同时给予全身及眼部支持疗法,改善微循环药物治疗。④黄斑水肿及黄斑退行性变:抗炎、消肿及促进吸收治疗。必要时行 FFA 或 ICGA 检查,如有脉络膜新生血管形成可行 VEGF,光凝或 PDT 治疗。

(六) 慢性前葡萄膜炎

1. 临床表现　无睫状充血或有轻微睫状充血,KP 可为尘状、中等大小或羊脂状,可出现 Koeppe 结节或 Busacca 结节、虹膜水肿、脱色素、萎缩和后粘连等改变,易发生并发性白内障、继发性青光眼等。

2. 诊断　根据临床表现一般易于诊断,但应注意合并的全身性疾病,特别是发生于 16 岁以下者应详细询问关节炎、皮疹等病史,并进行抗核抗体检查,以确定是否合并幼年型慢性关节炎。

3. 治疗　糖皮质激素、非甾体消炎药和睫状肌麻痹剂是常用的局部治疗药物,但点眼频度应视炎症严重程度而定。对于合并有全身性疾病的患者,如幼年型慢性关节炎、炎症性肠道疾病、Vogt- 小柳原田综合征等的患者,除了局部用药外,尚需全身使用其他免疫抑制剂。

三、中间部葡萄膜炎

中间葡萄膜炎(intermediate uveitis)又名为睫状体平坦部或周边部葡萄膜炎。累及睫状体扁平部、玻璃体基底部、周边视网膜和脉络膜的炎症性和增殖性疾病。国际葡萄膜炎研究组将此类疾病统一命名为中间葡萄膜炎。多见于 40 岁以下,男女相似,常累及双眼,可同时或先后发病。通常表现为一种慢性炎症过程。

(一) 临床表现

1. 症状　轻者可无任何症状或仅出现飞蚊症眼前黑影,重者可有视物模糊、暂时性近视;中心及周边视力减退,黄斑受累或出现白内障时,可有明显视力下降,少数患者可出现眼红、眼痛等表现。

2. 体征　眼前段一般正常,少数会有 KP 或房水闪辉,三面镜检查:玻璃体雪球状混浊、睫状体扁平部雪堤样(snowbank)改变、周边视网膜静脉周围炎以及炎症病灶是最常见的改变,同时也可出现眼前段受累和后极部视网膜改变。睫状体的机化膜可伸入玻璃体内并包绕晶体形成睫状膜。

(二) 并发症

最常于黄斑病变黄斑囊样水肿,可有出现黄斑前膜、黄斑裂孔等改变。并发性白内障较常见,主要表现为后囊下混浊,与炎症持续时间长和局部应用糖皮质激素有关。视网膜新生血管、玻璃体积血、增生性玻璃体视网膜病变、视盘水肿或视神经萎缩等也可发生。

(三) 诊断

其在临床上易被误诊或漏诊,因此对以下情况应进行三面镜、双目间接检眼镜及周边眼底检查:出现飞蚊症并有加重倾向;其他原因难以解释的晶状体后囊下混浊;不能用其他原因解释的黄斑囊样水肿。根据典型的玻璃体雪球样混浊、雪堤样改变以及下方周边视网膜血管炎等改变,可做出诊断。FFA 检查可发现视网膜血管炎、黄斑囊样水肿、视盘水肿等改变,有助于诊断。ICGA 检查也有助于诊断。

(四) 治疗

对视力大于 0.5 且眼前段炎症者可定期随访观察。对视力下降至 0.5 以下并有明显的活动性炎症者、眼前段受累者,应点用糖皮质激素滴眼剂和睫状肌麻痹剂。单眼受累,应给予糖皮质激素后 Tenon 囊下注射(地塞米松(5mg/ml),曲安西龙(40mg/ml)或醋酸泼尼松龙(40mg/ml),一般注射量为 0.5ml。双侧受累者,宜选用泼尼松口服,初始剂量为 1~1.2mg/(kg·d),随着病情好转逐渐减量,用药时间一般宜在半年以上。在炎症较重时,则宜选用其他免疫抑制剂,如苯丁酸氮芥、环磷酰胺、环孢霉素 A 等,由于需长时间的治疗,在使用此类药物过程中应注意全身毒副作用,前两种药物尚可引起不育,对有生育要求者应禁用或慎用。药物治疗无效者,可行睫状体扁平部冷凝;可行激光光凝治疗(出现视网膜新生血管);玻璃体切除术应在各种药物治疗无效时,或确需清除玻璃体混浊和玻璃体积血时,才考虑选用此种手术治疗。其可清除玻璃体内炎症介质、有毒有害物质、抗原等物质,有助于控制顽固性炎症。

四、后葡萄膜炎

后葡萄膜炎(posterior uveitis)炎症累及脉络膜、视网膜、视网膜血管和玻璃体的总称。因脉络膜的血管源于睫状后短动脉,临床上可单独发病。但与视网膜紧贴,并供应视网膜的外层的营养,二者关系紧密,可互相影响。因此,后葡萄膜炎应包括:脉络膜炎、视网膜炎、脉络膜视网膜炎、视网膜脉络膜炎、视网膜血管炎、视神经脉络膜视网膜炎等。

(一) 临床表现

1. **症状** 主要取决于炎症的类型、受累部位及严重程度。早期病变未波及黄斑时,多无症状或仅有眼前闪光感。当炎症渗出造成玻璃体混浊时则出现眼前黑影飘动,严重者出现雾视。波及黄斑时视力会锐减,并出现中心视野实性暗点。但炎症渗出引起视网膜水肿或视网膜脱离时,视力会出现严重下降并有视野缺损、视物变形等。在疾病开始时由于视网膜细胞受刺激,常在病变相应的视野部位出现闪光感觉。当病变进一步进展才发生视力紊乱。因为视网膜水肿有不规则隆起,使成像紊乱,视物变形。如果视细胞之间的渗出物使细胞的间距加大,则成像变小,称为小视症(micropsia);相反,如果视细胞堆挤在一起,则成像变大,称为大视症(macropsia),病变发生在黄斑部者症状极为明显,相当于病变部位还出现自觉性暗点(实性暗点)。在严重病例的后期,相应的视网膜遭受严重破坏而不再产生视觉冲动,则在相应部位产生所谓虚性暗点。这时患者可能不自觉,但检查时可发现相应暗点。

2. **体征** 视炎症受累部位(水平)及严重程度而定,一般不出现眼前段改变,偶尔可出现前房闪辉、房水中少量炎症细胞。脉络膜炎都有玻璃体混浊,患者主诉有飞蚊症,其混浊程度根据炎症的轻重而有不同,严重者视力高度减退。眼底改变在眼底的不同部位可见大小、形状不等的脉络膜病灶。一般新鲜渗出病灶为白色、黄白色或灰白色,呈圆形或不整形,边界不清,有时轻微隆起。如果病变区视网膜水肿明显,则表现为白色或灰白色;如果无水肿则在色素上皮的色素不十分浓密的患者呈淡黄色或中心部为黄色或灰黄色的白色病灶。视网膜血管炎:血管有白鞘,血管闭塞和出血。某些色素膜炎如 Vogt- 小柳原田综合征、交感性眼炎和周边色素膜炎等,可能引起视网膜或脉络膜脱离。当急性期过去、萎缩期开始时,病变区边界逐渐清楚,由于渗出物机化,纤维组织形成而出现白色斑或者由于脉络膜组织萎缩变薄,最后消失,暴露出白色巩膜。此外由于色素上皮增生,在病变区出现黑色斑块,尤多见于病灶的周围。这是陈旧性病变的表现。有浅层色素脱失,红色调增强,成晚霞状眼底;形成瘢痕病灶;视网膜或黄斑水肿。此外,还可出现渗出性视网膜脱离、增生性玻璃体视网膜病变、视网膜新生血管、视网膜下新生血管或玻璃体积血等改变。

(二) 并发症

1. **黄斑前纤维膜** 黄斑的内界膜受损,引起的黄斑区的病变,眼底检查可见黄斑区呈放射状反光,如皱褶的玻璃纸,又称为黄斑皱褶,并可见视网膜下新生血管。

2. 视盘及黄斑水肿。

3. 视网膜血管炎、视神经炎。

4. 视网膜、脉络膜脱离 炎症渗出,玻璃体混浊牵拉等引起视网膜裂孔,最终视网膜脱离、眼球萎缩。

(三) 诊断

根据临床表现,可做出诊断。

辅助检查:① FFA 可诊断视网膜及其血管炎、脉络膜色素上皮病变有很大帮助;② ICGA 可确定脉络膜及其血管的病变;③确定病变或追溯病因:B 超、OCT、CT 和 MRI 有很大帮助;④病因诊断:血清学检查、眼内液病原体直接涂片检查、聚合酶链反应,测定感染因素的 DNA、病原体培养、抗体测定等。

(四) 治疗

局部及全身治疗:散瞳,糖皮质激素,非甾体抗炎药物(见前及中间部葡萄膜炎)。免疫抑制剂治疗如苯丁酸氮芥、环磷酰胺或环孢霉素 A、秋水仙碱。由于一些类型的后葡萄膜炎较为顽固,免疫抑制剂应用时间要足够长。联合用药常能降低药物的副作用,并增强疗效。在治疗过程中应定期检查血常规、血钾等离子、肝肾功能。免疫增强剂左旋咪唑、转移因子有一定疗效。病因治疗是根据实验室检查及影像检查找到病因,对因治疗,如抗生素治疗对细菌感染的疗效显著。

五、全葡萄膜炎

全葡萄膜炎(generalized uveitis or panuveitis)是整个葡萄膜的炎症,常伴有视网膜和玻璃体的炎症。当感染因素引起的全葡萄膜炎症主要局限于玻璃体或房水时,称为眼内炎(endophthalmitis)。国内常见的全葡萄膜炎主要为 Vogt- 小柳原田综合征、Behcet 病、全葡萄膜炎等,这些类型将在后面叙述。

第五节 几种常见的特殊葡萄膜炎

一、强直性脊椎炎

强直性脊椎炎(ankylosing spondylitis)是一种病因尚不完全清楚的、主要累及中轴骨骼的特发性炎症疾病,约 20%~25% 并发急性前葡萄膜炎。

(一) 临床表现

此病多发于青壮年人,男性占大多数,常诉有腰骶部疼痛和僵直,于早晨最为明显,活动后减轻。绝大多数患者表现为急性、非肉芽肿性前葡萄膜炎。多为双眼受累,但一般先后发病,易复发,双眼往往呈交替性发作。

(二) 诊断

主要根据腰骶部疼痛,骶髂关节、脊椎改变和葡萄膜炎的临床特点。X 线检查可发现软骨板模糊,骨侵蚀,骨硬化,关节间隙纤维化、钙化、骨化及骨性强直等改变,HLA-B27 抗原阳性对诊断有一定帮助。

(三) 治疗

前葡萄膜炎的治疗主要使用糖皮质激素滴眼液、睫状肌麻痹剂和非甾体消炎药(详见前葡萄膜炎的治疗）。脊椎病变应由有关科室治疗。

二、Vogt-小柳原田综合征

Vogt-小柳原田综合征（Vogt-Koyanagi-Harada syndrome，VKH综合征）又名特发性葡萄膜性大脑炎，其特征是双眼的弥漫性渗出性葡萄膜炎。常伴有脑膜刺激征、听力障碍、白癜风、毛发变白或脱落。病理表现为双侧肉芽肿性全葡萄膜炎，此病也被称为"Vogt-小柳原田病"，是国内常见的葡萄膜炎类型之一。

（一）病因

由自身免疫反应所致，还与HLA-DR4、HLA-DRw53抗原相关。

（二）临床表现

1. 前驱期（葡萄膜炎发病前约1周内） 患者可有头痛、耳鸣、听力下降和头皮过敏等感冒症状。严重者可有颈强等脑膜炎刺激征。

2. 眼病期 前驱症状出现后3~5天双眼同时出现或先后出现弥漫性渗出性葡萄膜炎，视力下降明显，视盘充血，周边视网膜及黄斑水肿，后期眼底水肿，渗出性视网膜脱离，无明显裂孔，典型表现为双侧弥漫性脉络膜炎、脉络膜视网膜炎、视盘炎、视网膜神经上皮脱离、视网膜脱离等；前葡萄膜受累，除后葡萄膜炎本期的表现外，出现尘状KP、前房闪辉、前房细胞等，非肉芽肿性前葡萄膜炎改变。

3. 恢复期 典型表现为复发性肉芽肿性前葡萄膜炎，常有眼底晚霞状改变、Dalen-Fuchs结节和眼部并发症。本病可伴有皮肤和毛发的改变，全身皮肤发生白斑，毛发脱落、变白，眉毛和睫毛也变白，并有一过性耳鸣耳聋；大多数病例在5~8个月后恢复正常。常见的并发症有并发性白内障、继发性青光眼或渗出性视网膜脱离。（图2-11-13）

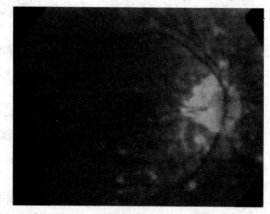

图2-11-13 后部葡萄膜炎晚期，晚霞样眼底

（三）诊断

根据典型的病史及特征性的临床表现诊断。FFA+ICGA检查，早期出现多发性细小的荧光素渗漏点，以后扩大融合，对诊断有很大帮助。

（四）治疗

对初发者主要给予泼尼松口服，一般开始剂量为1~1.2mg/（kg·d），于10~14d开始减量，维持剂量为15~20mg/d（成人剂量），治疗多需8个月以上。对于复发的患者，一般应给予其他免疫抑制剂，如苯丁酸氮芥、环磷酰胺、环孢霉素A、硫唑嘌呤等，通常联合小剂量糖皮质激素治疗。前段炎症见前段葡萄膜炎治疗。对于继发性青光眼和并发性白内障，应给予相应的药物或手术治疗。

三、Behcet病

Behcet病（Behcet's disease）是一种以复发性葡萄膜炎、口腔溃疡、皮肤损害和生殖器溃疡为特征的多系统受累的疾病。此病主要发生于远东、中东和地中海沿岸的一些国家，也是国内葡萄膜炎中常见的类型之一。病理性改变时闭塞性小血管炎。本病为迁延性色葡萄膜炎，反复再犯，每年多者可达 4~5 次，病程长达 10~20 年之久，终至失明。甚至失明后还要反复发作。严重的全身并发症可以危及生命。早期常有全身不适，疲劳虚弱、低热、食欲缺乏及反复咽喉炎，有的患者先有肌肉痛、关节痛和结节红斑。以后才出现黏膜溃疡和眼部症状。

（一）病因

可能与细菌、疱疹病毒感染有关，主要通过诱发自身免疫应答导致 IL-23/IL-17、IL-12/IFN-γ 激活而引发疾病。

（二）临床表现

1. 眼部损害　表现为反复发作的全葡萄膜炎，呈非肉芽肿性，少部分的患者出现前房积脓，双眼色素膜炎同时或先后发病。早期为轻度虹膜睫状体炎，多次复发后。本病也可由后部开始，先有黄斑部水肿，血管周围炎，脉络膜炎，玻璃体混浊，最后才发生虹膜睫状体炎伴有前房积脓。有的病例因玻璃体严重混浊或出血看不见眼底。虹膜睫状体炎反复发作后引起严重后粘连和继发性青光眼；眼底发生增殖性视网膜炎、视网膜脱离、视神经炎和萎缩，最后失明。

2. 全身改变　口腔溃疡为多发性，反复发作，疼痛明显，一般持续 7~14d。皮肤损害呈多形性改变，主要表现为结节性红斑、痤疮样皮疹、溃疡性皮炎、脓肿等。针刺处出现结节或脓疱（皮肤过敏反应阳性）是此病的特征性改变。生殖器溃疡为疼痛性，愈合后可遗留瘢痕。其他可出现关节红肿、血栓性静脉炎（可发生在视网膜中心静脉、颅内静脉和下腔静脉，引起相应部位的出血）、神经系统损害（如脑软化、痴呆、神经麻痹）、消化道溃疡（便血）、副睾炎等。严重者可导致死亡。

（三）诊断

Behcet 出现反复发作的葡萄膜炎、复发性口腔溃疡、多形性皮肤病变和生殖器溃疡 4 种主征称为完全型；出现 3 种主征或 2 种主征及其他一些病变则称为不完全型。国际 Behcet 病研究组制定的诊断标准为：复发性口腔溃疡（一年内至少复发 3 次）。下面四项中出现两项即可确诊：①复发性生殖器溃疡或生殖器瘢痕；②眼部损害（前葡萄膜炎、后葡萄膜炎、玻璃体内细胞或视网膜血管炎）；③皮肤损害（结节性红斑、假毛囊炎或脓丘疹或发育期后的痤疮样结节）；④皮肤过敏反应试验阳性。

（四）治疗

1. 免疫抑制剂　苯丁酸氮芥 0.1mg/（kg·d）或环孢霉素 A3~5mg/（kg·d），待病情稳定后逐渐减量，一般治疗时间在一年以上。此外尚可选用秋水仙碱（0.5mg，每日两次）、硫唑嘌呤［1~2mg/（kg·d）］。在治疗过程中，应每两周行肝肾功能和血常规检查，如发现异常应减药或停药。一些生物制剂已开始试用于顽固性 Behcet 病的治疗，如抗肿瘤坏死因子的单克隆抗体或可溶性受体等，但有关这些制剂的适应证、治疗时间及注意事项等尚需更多的研究始能确定。

2. 糖皮质激素　不宜长期大剂量使用，出现以下情况可考虑使用：

局部：糖皮质激素滴眼液点眼：眼前段受累，特别是出现前房积脓者可给予。

全身：出现严重的视网膜炎或视网膜血管炎，在短期内即可造成视功能严重破坏，可大剂量短期使用；与其他免疫抑制剂联合应用，使用剂量一般为 20~30mg/d。

3. 睫状肌麻痹剂及并发症的治疗　前者用于眼前段受累者。现并发性白内障，应在炎症完全控制后考虑手术治疗。出现继发性青光眼，应给予相应的药物治疗，手术治疗应非常慎重。在炎症未完全控制时，手术易诱使葡萄膜炎复发。

四、交感性眼炎

交感性眼炎（sympatheticophthalmia）是指发生于一眼穿通伤或内眼手术后的双侧肉芽肿性葡萄膜炎，受伤眼被称为诱发眼，另一眼则被称为交感眼。

（一）病因

主要由外伤或手术造成眼内抗原暴露并激发自身免疫应答所致。色素膜的色素是抗原。刺激眼的外伤反应严重破坏了正常色素膜结构，引起色素膜的退化，经过异己（foreigen）抗原的免疫认识，把退化的色素膜当做自家抗原，引起抗原 - 抗体反应。自家抗体达到适当水平可能经血液或淋巴系统到达健眼而引起交感性色素膜炎。近年来应用体外的细胞免疫检查方法又进一步证明本病是一种迟发型自身免疫性疾病，和细胞免疫有关系。并认为从视网膜杆外段分离出的抗原（S- 抗原）在激惹这种反应是最有效的。

（二）临床表现

可发生于外伤或手术后 5 天 ~56 年内，但多发生于 2 周 ~2 个月内。一般发病隐匿，多为肉芽肿性炎症，表现为前葡萄膜炎、后葡萄膜炎、中间葡萄膜炎或全葡萄膜炎，其中以全葡萄膜炎为多见。可出现与 Vogt- 小柳原田综合征相似的晚霞状眼底和 Dalen-Fuchs 结节，也可出现一些眼外病变，如白癜风、毛发变白、脱发、听力下降或脑膜刺激征等。个别眼内恶性肿瘤也可引起本病。眼球穿通伤有以下情况时更易发生交感性眼炎：穿通伤晚期愈合或不完全愈合的眼球，同时伴有亚急性炎症，眼球穿通伤有色素膜或晶状体嵌顿于伤口，以及眼球内有异物存留。而全眼球脓炎则很少发生交感性眼炎。

诱发眼：症状并无特殊性，该眼受穿通伤后，未能迅速恢复正常，而继续发炎，并伴有刺激症状，如羞明和流泪，同时出现慢性色素膜炎症状，不断进展，发生角膜后沉着物，虹膜变厚发暗，瞳孔边缘有小结节，以及晶状体前囊有沉着物等。这时则应警惕发生交感性眼炎的可能性，随时仔细检查健眼。交感眼：当健眼发生交感性眼炎时，最初自觉症状极为轻微，由于睫状体发炎影响调节功能或发生一过性近视致使视力稍有降低。眼部检查有轻度睫状充血，睫状体部压痛，房水闪光阳性及细小 KP 等。随着病情的进展，炎症症状加重，逐渐形成成形性虹膜睫状体炎，瞳孔闭锁、膜闭，并有血管增殖到新生膜上。有时病变由眼球后部开始。眼底周边部出现黄白色类似玻璃疣样的脉络膜渗出点，可能是脉络膜浸润处的视网膜色素上皮脱色，在组织病理上大概相当于 Dalen-Fuchs 小体。有色素紊乱，有时可发生视神经炎和视网膜下水肿，尤其黄斑部，严重者引起视网膜脱离。少数病例伴有全身症状如白发、白眉、白癜风、脑膜刺激症状和听力障碍等。

（三）诊断

有眼球穿通伤或内眼手术史，全葡萄膜炎的表现，FFA+ICGA 检查可见视网膜色素上皮和脉络膜水平的早期多灶性渗漏及晚期染料积存现象，可伴有视盘染色。

（四）治疗

对眼前段受累者，可给予糖皮质激素点眼和睫状肌麻痹剂等治疗。对于表现为后葡萄膜炎或全葡萄膜炎者，则应选择糖皮质激素口服或其他免疫抑制剂治疗。至于是否还应该立即摘除刺激眼，如果刺激眼已确实不可能再恢复视力，则应该摘除。如果尚有一线希望则暂时保留，因为摘除刺激眼无助于改变交感性眼炎的演变，应当积极治疗，抢救双眼。有时交感眼完全失明，而刺激眼还能保存一些有用视力。

（五）预防

眼球穿通伤后及时修复创口，要缝合紧密，避免漏水，避免葡萄膜嵌顿及预防感染及激素的应用,对此病可能有预防作用。

五、Fuchs 综合征

Fuchs 综合征(Fuchs syndrome)是一种慢性非肉芽肿性葡萄膜炎,以虹膜脱色素为特征的一般为单眼受累。也被称为 Fuchs 虹膜异色性睫状体炎或 Fuchs 虹膜异色性葡萄膜炎等。

(一) 临床表现

本病多发生于青年,男多于女,患眼颜色变浅,双眼变浅者非常少见。睫状体炎的经过极为缓慢,不知不觉地发病,无自觉症状,没有睫状充血,可有视物模糊,眼前黑影,很多病例到晚期出现并发性白内障,视力减退时才来就医,此时双眼颜色不同已很明显。虹膜颜色变浅是由于虹膜实质萎缩,色素减少,一般后色素上皮尚好。有的病例瞳孔缘色素缺损或虹膜后面色素有斑状消失呈虫咬状或筛样。如果深层色素消失多时,在裂隙灯下虹膜呈半透明状。虹膜萎缩变薄,小梁构造消失,表面凸起减少,纹理不清。瞳孔可变大,对光反应迟钝,这是由于瞳孔括约肌萎缩所致。角膜内皮细胞水肿,有细小白色角膜后沉着物,多在角膜下部,从不集聚成团,不呈油脂状,且保持数年不变。有时在白内障摘除后沉着物可能消失。可有 Koeppe 结节。一般房角是开放的,虹膜没有前后粘连,但小梁有纤维样组织和细小血管。玻璃体内有细小点状混浊。本病常伴有并发性白内障,初起时晶状体后皮质内有细小点状混浊,周边部有细条状混浊,这种白内障发展迅速,很快成熟,手术摘除并不困难。在病变过程中有时发生继发性青光眼。以往认为是由于房水蛋白增加,使流出抗力加大而引起。目前组织学已证实房水流出抗力增加是和小梁硬化、小梁内腔闭锁有关。青光眼有时发生在白内障手术后,这可能是由于排出管已有障碍,再加上手术出血、晶状体碎片堵塞房角或小梁部分被破坏,从而更加影响房水的排出。易发生晶状体后囊下混浊和眼压升高,前玻璃体内可有混浊和细胞,少数有下方周边部的视网膜脉络膜炎症病灶。

(二) 诊断

本病为轻度的前葡萄膜炎;有白色的、中等大小的特征性 KP;虹膜弥漫性脱色素;无虹膜后粘连,常单眼受累、晶状体后囊下混浊、眼压升高等。轻微的虹膜脱色素易被忽略,应仔细对比检查双侧虹膜,以免误诊和漏诊。

(三) 治疗

观察病情,前房炎症明显时,可给予短期糖皮质激素点眼治疗。非甾体消炎药可能有助于炎症的控制。对并发性白内障,可行超声乳化和人工晶状体植入术。对眼压升高者,给予降眼压药物,少数需行抗青光眼手术治疗。

六、晶状体过敏性色素膜炎

本病多发生于白内障囊外摘除术、截囊术或晶状体损伤以后,偶尔发生于针拨术后或晶状体全脱位在玻璃体内,囊皮自发破裂。这是严重的眼病,若不及时治疗可引起失明。本病是对晶状体蛋白的自家过敏反应。晶状体蛋白皮内试验阳性以及晶状体蛋白脱敏,可使病情好转都支持过敏学说。

(一) 临床表现

炎症多开始于晶状体皮质进入前房内 1~14d,一般反应很强,眼睑、结膜、角膜水肿,有大量羊脂状 KP,有时前房积脓,有广泛后粘连,引起继发性青光眼,有时由于晶状体碎片或吞噬细胞堵塞房角而使眼压升高。这种炎症容易形成慢性反复发作,最后眼球萎缩。轻病例也需要长时间才能缓解。炎症多局限于一眼,如果双眼发病,例如一只眼在白内障手术或外伤后发炎,而另一只有白内障的健眼发生晶状体性色素膜炎很像交感性眼炎,常被误诊而摘除眼球,经组织病理检查后才得到确诊。

(二) 诊断和鉴别诊断

如果成熟或过熟期白内障患者,自发地发生了色素膜炎和青光眼,有巨大角膜后沉着物,房水闪光强阳性并有皮质在前房内,首先应当考虑晶状体性色素膜炎。在白内障囊外摘除术或外伤后发生前色素膜炎,而角膜后沉着物突然增多时也要想到本病的可能性。

(三) 治疗及预防

出现此病应用糖皮质激素治疗,可眼局部及全身治疗。必要时手术吸取皮质(白内障术后残留的),或成熟期或过熟期白内障患者应及早行手术治疗。对于白内障患者应及时手术,避免过熟期再手术,或白内障手术时尽量防止皮质残留。

七、急性视网膜坏死综合征

急性视网膜坏死综合征(acute retinal necrosis syndrome,ARN)又称桐泽型葡萄膜炎,其1971年日本的浦山最先报道。确切病因不清,可能由疱疹病毒感染引起,特征性表现为视网膜坏死、以视网膜动脉炎为主的血管炎、玻璃体混浊和后期的视网膜脱离,多处裂孔。可发生于任何年龄,男女差异不明显,多单眼受累。

(一) 临床表现

多隐匿发病,出现眼红、眼痛或眶周疼痛。

1. 急性期

(1)眼前节:早期出现视物模糊、眼前黑影,眼痛,眼前段可有轻至中度的炎症反应,易发生眼压升高。出现睫状充血、细小 KP、房水闪辉、虹膜结节等。

(2)玻璃体出现尘埃样,絮状混浊,病变累及黄斑区时可有严重视力下降。眼底早期出现视网膜血管炎,以动脉为主,视网膜动脉变细伴白鞘,周围出现阶段状渗出,呈斑块状("拇指印"状),静脉扩张,甚至血管闭塞,逐渐白色混浊融合成大片状白色渗出。1~2周后视盘充血水肿,边界不清,黄斑部水肿,视力下降明显,后融合并向后极部推进。视网膜血管炎是另一重要体征,动脉、静脉均可受累,但以动脉炎为主,可伴有视网膜出血。疾病早期可有轻至中度玻璃体混浊,以后发展为显著的混浊。

2. 缓解期 发病 1 个月后进入缓解期,自觉症状好转,眼前炎症减轻,视网膜血管浸润逐渐消退,渗出吸收,视盘颜色变淡,动脉变细,玻璃体混浊重,视力差。

3. 晚期 1.5~3 个月后,眼底周边视网膜萎缩变薄,形成多个视网膜裂孔,引起视网膜脱离。甚至全脱,视力丧失。

(二) 诊断

主要跟据临床表现诊断,实验室检查有助于诊断,如血清 HSV 或 HZV 抗体测定、眼内液抗体测定、玻璃体及视网膜组织活检等。

(三) 治疗

1. 抗病毒制剂 阿昔洛韦静脉滴注(常用 7.5~10mg/kg,每日 3 次,连用 1~2 周),病变控制后改为局部滴眼及口服治疗。

2. 抗凝剂 可选用肝素,也可选用小剂量的阿司匹林口服(100~400mg/d)。减轻血管闭塞。

3. 糖皮质激素 在抗病毒治疗的同时可选用泼尼松 1mg/(kg·d)口服治疗,1 周后逐渐减量或局部治疗。

4. 激光光凝及手术光凝 缓解期:视网膜萎缩部位;晚期:全视网膜光凝。对预防视网膜脱离可能有一定的作用。

5. 发生视网膜脱离时,应行玻璃体切除联合玻璃体内气体填充、硅油填充等手术。

八、化脓性葡萄膜炎

化脓性葡萄膜炎(suppurative uveitis),为葡萄膜和视网膜的急性化脓性炎症,发病急剧,可由前部或后部开始。其特点是病势猛烈,发展迅速,有大量脓性渗出物,如果不及时治疗,很快侵犯全葡萄膜形成全眼球脓炎,眼球组织完全被破坏。炎症的发展程度主要决定于全身和眼部的抵抗力或侵入细菌的数量和毒力的强弱,以及是否及时治疗等。

(一)病因

分为外因性和内因性两大类。外因性是细菌由外界直接进入眼内,如眼球穿通伤、内眼手术后感染或化脓性角膜炎穿孔等。内因性一般是由于体内其他部位的化脓病灶如产褥热、蜂窝织炎和一些急性传染病的细菌进入眼内血管所致,故又称转移性眼炎。

(二)临床表现

根据病变侵犯部位的不同而有所不同。

1. 化脓性虹膜睫状体炎 早期出现眼痛,随着渗出物的增加,视力迅速下降。眼睑肿胀,球结膜高度充血、水肿、角膜混浊,前房内有大量渗出物,形成前房积脓。如果感染的毒性弱或治疗及时则炎症可能局限或消失,但严重时由于前房渗出物的机化而引起瞳孔闭锁或和瞳孔膜闭。如果炎症波及全葡萄膜炎则产生全眼球脓炎(panophthalmitis)。

2. 化脓性脉络膜炎和化脓性眼内膜炎 化脓性脉络膜炎(suppurative choroiditis)的病变仅限于玻璃体和脉络膜,往往是由于异物穿进玻璃体内而引起。玻璃体是细菌最好的培养基,可使炎症迅速加重,形成玻璃体脓肿,内因性者少见。除视力丧失外,眼前节无明显炎症现象,但由瞳孔区往往可见微黄色或灰黄色反光,称为假性黑矇猫眼。如果发生在儿童必须与真性黑矇猫眼即视网膜母细胞瘤相鉴别。如果不能鉴别而视力恢复无望者可考虑摘除眼球,以免贻误病情。如果炎症累及全葡萄膜,则称为化脓性葡萄膜炎或化脓性眼内膜炎(endophthalmitis)。患者有剧烈疼痛,前房和玻璃体内均充满脓液,视力完全丧失。如果炎症继续进展,可形成全眼球脓炎。

3. 全眼球脓炎 是由毒性猛烈的化脓性细菌所引起,多属外因。病情发展迅速,很难控制,24h 内即可失明。霉菌感染者可能在不知不觉中开始,进展缓慢。化脓性葡萄膜炎之所以发展为全眼球脓炎是由于炎症通过巩膜导水管,使感染向眼球筋膜和巩膜上组织扩散而引起眼内外组织水肿浸润。临床表现为:①剧烈疼痛不能忍受;②视力完全丧失;③体温增高、头痛以至恶心、呕吐等,直到施行手术或眼球自发穿孔时为止;④眼睑高度肿胀,以上睑为重;⑤球结膜高度水肿充血,甚至暴露在眼裂外;⑥眼球突出:由于眼眶组织水肿浸润所致,眼睑不能闭合;⑦眼球运动受限:由于病变累及眼外肌及眼球筋膜及邻近组织所致。病程晚期,眼球壁发生浸润,致使眼球破裂、脓液和眼内容物排出,最后眼球完全机化、变小,形成眼球痨。本病的预后极差。如果诊断和治疗及时,化脓性虹膜睫状体炎患者可保留一定的视力,大多数化脓性脉络膜或眼内膜炎患者仅能保留一个失明的眼球。内因性病例往往更为严重,因全身已患败血病,除非及时使用对致病菌高度敏感的抗生素,否则有生命危险。

真菌性眼内炎起病迟缓,潜伏期稍长,早期症状较轻,可有轻度的疼痛和视力下降。数日后病情进展,出现眼内化脓性改变,前房积脓,瞳孔周围及玻璃体有灰白色黏性纤维素样渗出,随后出现玻璃体严重混浊,最后波及视网膜,引起视力下降或丧失。

(三) 诊断

根据病史,结合临床可初步诊断。如需进一步病因诊断可抽取房水或玻璃体液做涂片及微生物培养检查。

(四) 治疗

首先要积极控制炎症。为了抢救严重的眼内感染患者,必要时可将抗生素和皮质类固醇同时注入前房内或玻璃体内,同时取标本培养。真菌感染玻璃体内也可注入抗生菌药物如两性霉素 B 3~5μg,静脉滴注抗真菌药物,口服氟胞嘧啶等。细菌感染在应用有效的抗生素迅速全身及局部给药,包括眼内注射。广谱抗生素的同时,对外因性者要做结膜囊细菌培养及药物敏感试验,内因性者要做血液培养,针对病原治疗。除抗生素外同时采用皮质类固醇治疗,对抑制炎症,防止眼球组织进一步遭受破坏,有一定作用。药物控制不良者,选择玻璃体手术。切除受感染的玻璃体组织,眼内注射敏感的抗生素。经积极治疗而炎症仍然继续进展,视力已完全丧失,恢复无望则应摘除眼球,以免发展成全眼球脓炎。如已形成全眼球脓炎,则做眼球内容剜出术。

(金旭红)

■ 第十二章

玻 璃 体 病

第一节 玻璃体解剖与生理

玻璃体(vitreous)是一种特殊的黏液性透明的凝胶体,主要由纤细的胶原(collagen)结构和亲水的透明质酸(hyaluronic acid)和玻璃体细胞组成。玻璃体的容积约4ml,构成眼内最大容积。玻璃体周围由视网膜内界膜构成除视神经区域的基底层(basal lamina)。玻璃体前界为晶状体和悬韧带,两侧及后面分别为睫状体、视网膜和视神经。玻璃体有玻璃体皮质,中央玻璃体和玻璃体管。连接视网膜的玻璃体厚约100~200μm,称皮层玻璃体。玻璃体视网膜的连接由玻璃体皮层和视网膜的内界膜组成。在晶状体和周边视网膜之间,前部的皮层凝胶暴露于后房的房水。晶体后的玻璃体前面的膝状凹,又称"环形膈"(annular gap)。玻璃体膝状凹前有一腔,玻璃体通过Wieger韧带附着到晶体上。Wieger韧带断裂可导致玻璃体前脱离,使膝状凹的玻璃体凝胶与房水接触,Cloquet管是原始玻璃体的残余,它从视盘延伸到晶体后极的鼻下方,位于膝状凹内。如果玻璃体动脉退化不完全,持续存在视盘上,称Bergmeister视盘。

玻璃体与视网膜附着最紧的部位是侧面的玻璃体基底部(vitreous base),其次是视盘周围,中心凹部和视网膜的主干血管(图2-12-1)。

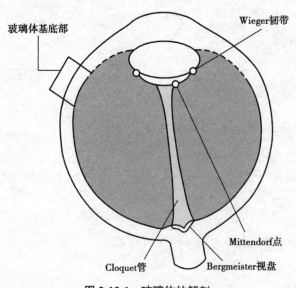

图2-12-1 玻璃体的解剖

玻璃体是眼内屈光间质的主要组成部分,具有导光作用;玻璃体为黏弹性胶质,对视网膜具有支撑作用,有缓冲外力及抗振动作用;在胚胎期对眼球发育起重要作用;玻璃体构成血-玻璃体屏障:又称视网膜玻璃体屏障,能阻止视网膜血管内的大分子进入玻璃体凝胶;正常玻璃体能抑制多种细胞的增生,对新生血管有一定抑制作用,维持玻璃体内环境的稳定。

玻璃体 80% 为Ⅱ型胶原,Ⅳ型胶原交联于胶原纤维的表面,Ⅴ/Ⅺ型胶原组成玻璃体胶原纤维的核心部分。还有透明质酸是由 D－葡萄糖醛酸和 N－乙酰氨基葡萄糖组成的黏多糖,玻璃体凝胶是由带负电荷的双螺旋透明质酸分子和胶原纤维相互作用形成的网状结构。严重的炎症,温度升高,pH 下降,胶原酶可破坏胶原纤维,导致透明质酸的丧失和胶原的塌陷,最终导致凝胶液化。

第二节 玻璃体的年龄性改变

一、玻璃体液化

人出生时玻璃体呈凝胶状,玻璃体液化是由于玻璃体内代谢变化,或因光线与玻璃体内的维生素 C、氧和铁离子发生氧化反应,透明质酸大分子降解,胶原纤维支架坍陷浓缩,水分析出,凝胶变性而成为液体。表现为凝胶状的玻璃体逐渐脱水收缩,水与胶原分离。14~18 岁时,20% 的玻璃体腔为液体。45~50 岁时,玻璃体内水的成分明显增多,同时胶状成分减少。80~90 岁时,50% 以上的玻璃体液化(liquifaction)。老年人玻璃体进一步液化导致玻璃体脱离,玻璃体和晶状体囊的分开称玻璃体前脱离,玻璃体和视网膜内界膜的分离称玻璃体后脱离(posterior vitreous detachment,PVD)。PVD 在 50 岁以上人群发生率约 58%,65 岁以上人群为 65%~75%。随年龄增长,玻璃体的组织学变化有:透明质酸逐渐耗竭溶解,胶原的稳定性被破坏,玻璃体内部分胶原网状结构塌陷,产生液化池,周围包绕胶原纤维,称玻璃体凝缩(syneresis)。玻璃体劈裂(vitreoschisis),玻璃体皮层内的劈裂。后玻璃体腔液体玻璃体通过皮层孔进入玻璃体后腔,开始仅部分玻璃体和视网膜分离,逐渐导致玻璃体完整的后脱离。基底层(视网膜内界膜)增厚,与后部视网膜粘连变松。

二、玻璃体后脱离

由于变性(如外伤,出血,炎症或年龄相关性退行性病变),玻璃体自后部开始于视网膜脱离,成为玻璃体后脱离(posterior vitreous detachment,PVD)。当发生 PVD 时,患者忽觉眼前有漂浮物并伴有闪光感,当眼球转动时液化的玻璃体可发生摆动,并作用于潜在的玻璃体视网膜粘连处,故而发生闪光的感觉。点状物、飞蝇、环形物等,这是浓缩凝胶体漂浮到视野内造成的(图 2-12-2)。如牵引导致血管的破裂,可产生玻璃体积血,患者会出现烟雾感觉。过强的牵引导致视网膜裂孔形成和视网膜脱离时,视物有遮挡。视网膜血管的破裂导致玻璃体积血;视网膜马蹄孔形成,可导致视网膜脱离;不完全的玻璃体后脱离可导致老年特发性黄斑裂孔的形成;视网膜内界膜的缺损可刺激产生黄斑前膜。

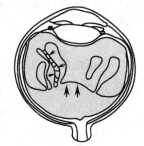

图 2-12-2 玻璃体后脱离

治疗:无特殊治疗。出现 PVD 症状时要详查眼底,存在玻璃体积血时,要进行眼超声波检查并随诊到看清楚眼底,警惕视网膜裂孔的形成。

第三节　玻璃体积血

玻璃体积血是一种重要的玻璃体疾病,玻璃体本身无血管,不发生出血。玻璃体积血多因内眼血管性疾患和外伤引起,也可由全身性疾患引起。

一、病　因

玻璃体积血通常来自视网膜和葡萄膜破损的血管和新生血管,见于多种原因(图2-12-3)。主要有以下原因:

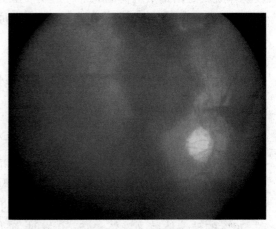

图 2-12-3　玻璃体积血

1. 视网膜裂孔和视网膜脱离　视网膜裂孔及视网膜脱离时,有些时候裂孔在视网膜血管之间,可牵拉视网膜血管破裂出血。

2. 玻璃体后脱离(PVD)　玻璃体后脱离时,未完全脱离玻璃体可牵拉视网膜,破坏视网膜血管。

3. 视网膜血管性或炎性疾病伴缺血性改变　①增生性糖尿病视网膜病变(PDR);②视网膜中央静脉或分枝静脉阻塞(CRVO、BRVO);③视网膜静脉周围炎(Eales 病);④镰状细胞病(sickle cell disease);⑤早产儿视网膜病变(premature retinopathy);⑥视网膜血管炎(retinal vasculitis);⑦葡萄膜炎。病变血管或新生血管的出血进入玻璃体腔。

4. 眼外伤或手术　眼球破裂伤,眼内异物,眼球钝挫伤等原因致眼球壁组织血管破裂。

5. 其他眼底疾病　如视网膜血管瘤和视网膜毛细血管扩张、湿性黄斑变性、息肉状脉络膜视网膜病变、家族渗出性玻璃体视网膜病、视网膜劈裂症、蛛网膜下腔玻璃体出血综合征,以及特发性视网膜下新生血管,均可因血管破裂致玻璃体积血。

二、临床表现

玻璃体出血少时患者眼前飘动烟雾感,出血量大时,视力可突然减退甚至仅有光感。检眼镜检查可见玻璃体内有血性浮游物,出血量小时可隐约见视网膜,出血量大时眼底窥不见。

三、诊　断

依据症状和眼底检查进行诊断。应对患者进行双眼眼底检查,以寻找病因。眼底不能窥见时应进行超声波检查,排除视网膜脱离和眼内肿瘤。也可令患者头高位卧床休息两天以后,再行眼底检查。

四、治　疗

治疗原则应根据出血的原因、出血的量、出血的时间和原发病的处理情况来确定治疗方案。出血量少的不需特殊处理,可等待其自行吸收。也可给予止血药或活血化瘀中药治疗。怀疑存在视网膜裂孔时,令患者卧床休息,待血下沉后及时给予激光封孔或视网膜冷冻封孔。

大量出血者吸收困难,未合并视网膜脱离和纤维血管膜的可以等候 3 个月,如玻璃体内血仍不吸收时可进行玻璃体切割术;合并视网膜脱离或牵拉性视网膜脱离时,应及时进行玻璃体切割术,术后继续针对病因治疗。玻璃体积血如果长期不吸收,可引起纤维增殖、机化,进而导致牵拉性视网膜脱离,可能合并或不合并裂孔,引起白内障、继发性青光眼等并发症。

第四节 玻璃体炎症

各种类型葡萄膜炎或眼内炎均可引起玻璃体炎症。常继发于周围组织如中间葡萄膜炎、后葡萄膜炎等炎症疾病,也可由外伤或手术将细菌带入眼内引发。玻璃体不同程度的混浊,轻者呈灰白色尘埃状混浊,重者呈致密的灰白色或灰黄色混浊。裂隙灯下玻璃体内可见灰白色颗粒。视力有不同程度的下降,有原发病的相应表现。对于由葡萄膜炎引起玻璃体炎症可使用糖皮质激素治疗原发病,一般玻璃体炎症可随病情好转而减轻。而对于眼内炎,需要重视,特殊处理。

眼内炎(endophthalmitis)广义地讲是指各种严重的眼内炎症,如眼内感染、眼内异物、肿瘤坏死、严重的非感染性葡萄膜炎、晶状体皮质过敏等引起的玻璃体炎、前房积脓和眼部疼痛。临床上一般指由细菌、真菌或寄生虫引起的感染性眼内炎(infectious endophthalmitis)。根据感染途径不同又分为外源性眼内炎(exogenous endophthalmitis)和内源性眼内炎(endogenous endophthalmitis),其中以外源性眼内炎较为常见。当炎症累及巩膜或眼外眶组织时,称为"全眼球炎"。

一、外源性眼内炎

患者有明确的外伤或手术史,眼球穿通伤如细小穿通伤口(如注射针刺伤)或植物戳伤或眼内异物存留最易引起眼内炎。一般情况下,大多数细菌性眼内炎患者起病急骤,伤眼的疼痛明显加重,畏光流泪,视力骤降,甚至无光感,眼睑痉挛,结膜水肿、充血,结膜囊的黄色分泌物增多,玻璃体混浊。可有明显的眼睑水肿,不易睁开。角膜有不同程度的水肿、KP(角膜后沉着物),伤口可能会裂开,严重者有分泌物从伤口流出。前房内蛋白及细胞增多,下部常有积脓,有时前房积脓混有血液。常见致病菌有金黄色葡萄球菌、链球菌、铜绿假单胞菌、芽孢杆菌等,真菌感染常发生于植物性眼球穿通伤。

二、内源性眼内炎

内源性眼内炎是指细菌或者真菌通过血液循环播散进入眼内引起,又称转移性眼内炎。好发于免疫缺陷,使用免疫抑制剂,长期使用抗生素,糖尿病,慢性肾衰,肝脏疾病,口腔感染,肿瘤术后,心内膜炎等。

应根据病因做相应治疗,临床上对于内源性眼内炎,可给予万古霉素 1mg/0.1ml 玻璃体腔注射,同时全身应用抗生素。若系急性化脓性眼内炎应立即行玻璃体切除术,长期不吸收的严重玻璃体混浊也可行玻璃体手术。

第五节 玻璃体寄生虫

为玻璃体内寄生虫感染,如玻璃体猪囊尾蚴病、弓形虫病、盘尾丝虫病等。玻璃体猪囊尾蚴病,绦虫的卵和头节穿过小肠黏膜,经血液进入眼内。猪囊尾蚴首先停留在脉络膜,然后进入视网膜下腔,再穿透视网膜进入玻璃体。当虫体活着时,尽管有炎性反应,但患者自觉症状轻,有时自己看到虫体变形和蠕动的阴影;当虫体死亡后炎性反应迅速增强,合并眼内炎时视力下降。眼底可见视网膜下或玻璃体内黄白色半透明圆形玻璃体猪囊尾蚴,强光照射可引起囊尾蚴的头部产生伸缩动作,头缩入囊内时可见有致密的黄白色圆点。位于视网膜下的虫体可以引起周围视网膜水肿和炎症,甚至造成继发性视网膜脱离;虫体进入玻璃体后引起玻璃体混浊,原虫体所在视网膜下的部位可以形成瘢痕;虫体死亡后眼内炎加重。存在于视网膜下的猪囊尾蚴可首先选择药物治疗,如吡喹酮;较大的视网膜下猪囊尾蚴可以从巩膜侧取出;进入玻璃体腔的猪囊尾蚴可用玻璃体切割术取出虫体,合并视网膜脱离时修复视网膜。

第六节　玻璃体手术

20世纪70年代末期玻璃体手术以巨大的成功非常迅速地发展起来。80年代,随着手术器械和仪器的不断改善以及各种眼内填充物的使用,玻璃体手术的成功率不断上升,手术的适应证也在不断扩大,目前已成为眼科治疗的常规手段。主要应用专用设备在玻璃体腔内或眼内实现照明、灌注,切割和多种精细纤维操作手术。由于玻璃体手术技术和适应证迅速发展,可适合多种疾病的治疗。

一、手术适应证

1. 玻璃体积血　各种原因引起的玻璃体积血难以吸收又明显影响视力,如外伤性玻璃体积血,糖尿病视网膜病变合并玻璃体积血,视网膜静脉周围炎、静脉阻塞等,3~6个月玻璃体积血不吸收者均可行玻璃体手术。

2. 复杂性视网膜脱离　视网膜脱离合并黄斑裂孔,视网膜脱离合并玻璃体出血,视网膜脱离合并巨大裂孔,视网膜脱离合并视网膜嵌顿,视网膜脱离合并严重增殖性玻璃体视网膜病变,渗出性视网膜脱离,牵拉性视网膜脱离等。

3. 复杂性眼外伤　合并网脱,球内异物,严重玻璃体积血,晶状体半脱位或脱位,眼内炎,眼球萎缩等。

4. 黄斑疾病　黄斑前膜,特发性老年黄斑裂孔,黄斑部视网膜下出血和中心凹下的脉络膜新生血管膜,玻璃体黄斑牵引综合征,黄斑水肿等。

5. 眼前段手术并发症　眼内炎,晶状体脱位,人工晶体脱位等。

6. 炎症或者变性　感染性眼内炎,急性视网膜坏死综合征,晶状体过敏性眼内炎,眼内寄生虫等。

7. 其他　早产儿视网膜病变,慢性葡萄膜炎,部分眼内肿瘤,某些青光眼等。

二、手术并发症

术后视网膜裂孔形成及视网膜脱离、白内障、玻璃体积血、继发性青光眼、视网膜再次脱离、眼内炎等。

（庞东渤）

■ 第十三章

视网膜病

第一节 视网膜解剖与生理

视网膜（retina）是一层对光敏感的、精细的膜样结构,为眼球后部最内层组织,是全身唯一可在活体观察血管及其分布区状态的组织,结构精细复杂,由色素上皮（retinal pigment epithelium,RPE）和视网膜神经感觉层组成,是形成各种视功能基础。有三级神经元,两套血管供养系统,组织学上分为十层结构,代谢旺盛。

视网膜由神经外胚叶发育而成,胚胎早期视泡内陷形成视杯,视杯的内层和外层分别发育分化形成视网膜感觉层（神经上皮层）和视网膜色素上皮（RPE）层。神经上皮层和RPE层间粘合不紧密有潜在的间隙,是两层易发生视网膜脱离的组织学基础。RPE有复杂的生物学功能,不仅起光学保护作用,还为感觉层视网膜的外层细胞提供营养、吞噬和消化光感受器细胞外节盘膜,维持新陈代谢。RPE与脉络膜最内层的玻璃膜（Bruch膜）紧密相连,与脉络膜毛细血管共同构成统一的功能整体。网膜神经上皮又分为九层,包括内界膜、神经纤维层、神经节细胞层、内丛状层、内核层、外丛状层、外核层、外界膜和视锥视杆细胞层。其中视锥视杆细胞、双极细胞、神经节细胞这三级神经元,将视觉信息逐级传至大脑枕叶的视觉中枢。（图2-13-1）

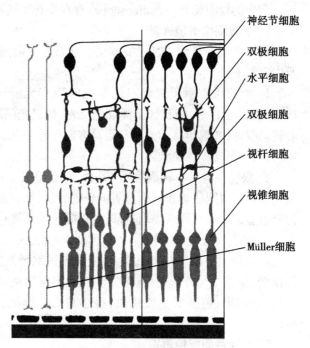

图 2-13-1 正常视网膜组织结构

视网膜的供养来自两个血管系统:视网膜中央动脉和脉络膜毛细血管。视网膜中央动脉供应内核层以内的视网膜,内核层以外的视网膜则由脉络膜毛细血管供应。黄斑中心凹无视网膜毛细血管,其营养来自脉络膜血管。

视网膜毛细血管内皮细胞间的闭合小带（zonula occludens）和壁内周细胞形成视网膜内屏障称血-视网膜屏障;RPE和其间的闭合小带构成了视网膜外屏障或称脉络膜-视网膜屏

障。上述任一种屏障受到破坏,血浆等成分必将渗入神经上皮层,引起视网膜神经上皮层水肿或脱离。

视网膜(retina)后极部有一无血管凹陷区,解剖上称中心凹(fovea),临床上称为黄斑(macula lutea),由于该区含有丰富的黄色素而得名。其中央有一小凹,解剖上称中心小凹(foveola),临床上称为黄斑中心凹(fovea centralis),是视网膜上视觉最敏锐的部位。黄斑区色素上皮细胞含有较多色素,因此在检眼镜下颜色较暗,中心凹处可见反光点称中心凹反射。视盘(optic disc),又称视乳头(optic papillae),是距黄斑鼻侧约3mm,大小约1.5mm×1.75mm,境界清楚的橙红色略呈竖椭圆形的盘状结构,是视网膜上视觉神经纤维汇集组成视神经,向视觉中枢传递穿出眼球的部位,视盘中央有小凹陷区称视杯或杯凹(optic cup)。视盘上有视网膜中央动脉和静脉通过,并分支走行在视网膜上。

第二节 视网膜检查方法

由于视网膜位于眼球内表面,眼球后部,前面有角膜,晶状体以及玻璃体等屈光间质,因此必须保证屈光间质透明情况下,借助光学仪器才能直视下观看到视网膜表面结构。

一、检眼镜检查

常用的检眼镜(ophthalmoscope)有直接和间接两种。

(一) 直接检眼镜检查

所见眼底为正像,放大约16倍。通常可不散瞳检查,若需详细检查则应散瞳。检查顺序及内容如下:

1. 彻照法 用于观察眼的屈光间质有无混浊。将镜片转盘拨到+8~+10D,距被检眼10~20cm。正常时,瞳孔区呈橘红色反光,如屈光间质有混浊,红色反光中出现黑影;此时嘱患者转动眼球,如黑影移动方向与眼动方向一致,表明其混浊位于晶状体前方,反之,则位于晶状体后方,如不动则在晶状体。

2. 眼底检查 将转盘拨到"0"处,距受检眼2cm处,因检查者及受检者屈光状态不同,需拨动转盘看清眼底为止。嘱患者向正前方注视,检眼镜光源经瞳孔偏鼻侧约15°可检查视盘,再沿血管走向观察视网膜周边部,最后嘱患者注视检眼镜灯光,以检查黄斑部。

3. 眼底检查记录 视盘大小形状(有否先天发育异常)、颜色(有否视神经萎缩)、边界(有否视盘水肿、炎症)和病理凹陷(青光眼);视网膜血管的管径大小、是否均匀一致、颜色、动静脉比例(正常2:3)、形态、有无搏动及交叉压迫征;黄斑部及中心凹光反射之情况;视网膜有否出血、渗出、色素增生或脱失,描述其大小形状、数量等。对明显的异常可在视网膜图上绘出。

(二) 双目间接检眼镜

间接检眼镜放大倍数小,可见范围大,所见为倒像,具有立体感,一般需散瞳检查。用间接检眼镜检查眼底所见视野比直接检眼镜大,能比较全面地观察眼底情况,不易漏诊眼底病变。辅以巩膜压迫器,可看到锯齿缘,有利于查找视网膜裂孔。因其能在较远距离检查眼底,可直视下进行视网膜裂孔封闭及巩膜外垫压等操作。主要适用于:①各类原发性、继发性视网膜脱离;②各类眼底疾患所致之隆起不平者,如肿物、炎症、渗出和寄生虫等;③屈光介质透明时的眼内异物,尤其是睫状体扁平部异物;④屈光介质欠清或高度屈光不正,用直接检眼镜观察眼底困难者。

二、眼底血管造影

眼底血管造影是将造影剂从肘静脉注入人体,利用特定滤光片的眼底照相机拍摄眼底血管及其灌注的过程。它可分为荧光素眼底血管造影(fundus fluorescence angiography,FFA)及吲哚菁绿血管造影(indocyanine green angiography,ICGA)两种,前者是以荧光素钠为造影剂,主要反映视网膜血管的情况,是常用、基本的眼底血管造影方法;后者以吲哚菁绿为造影剂,反映脉络膜血管的情况,辅助前者发现早期的脉络膜新生血管、渗漏等,因为FFA出现脉络膜血管影像的时间仅几秒,很快被视网膜血管影像所遮盖。

FFA正常人臂-视网膜循环时间大约在7~12s。荧光素眼底血管造影血管充盈的分期:视网膜动脉前期(视盘早期荧光→动脉层流)、动脉期(动脉层流→动脉充盈)、动静脉期(动脉充盈→静脉层流)和静脉期(静脉层流→静脉充盈)、晚期(注射荧光素大约5~10min后)。

FFA异常眼底荧光形态:

1. 强荧光

(1)透见荧光:见于视网膜色素上皮萎缩和先天性色素上皮减少。特点:①在荧光造影早期出现,与脉络膜同时充盈,造影晚期随着脉络膜染料的排空而减弱或消失;②在造影晚期其荧光的形态和大小无变化。

(2)异常血管及其吻合:如血管迂曲扩张、微动脉瘤,常见的有视网膜静脉阻塞、糖尿病视网膜病变、视网膜前膜、先天性血管扩张、视盘水肿、视盘炎等。

(3)新生血管:可发生在视网膜、视网膜下或视盘上,并可进入玻璃体内。新生血管可引起荧光素渗漏。视网膜新生血管主要由视网膜缺血所致,最常见于糖尿病视网膜病变、视网膜静脉阻塞、视网膜静脉周围炎等,有些病变可引起脉络膜新生血管,如年龄相关性黄斑变性。

(4)视网膜渗漏:由于视网膜血管内皮和色素上皮屏障受到破坏、染料渗入到组织间隙的结果。特点是出现在造影晚期。黄斑血管渗漏常表现为囊样水肿。

(5)脉络膜渗漏:分为池样充盈和组织染色。①池样充盈(pooling)又称为积存,荧光形态和亮度随时间的进展愈来愈大,愈来愈强,荧光维持时间达数小时之久。荧光素积聚在视网膜感觉层下(边境不清)与色素上皮层下(边界清)。②组织染色(staining),指视网膜下异常结构或物质可因脉络膜渗漏而染色,以致形成晚期强荧光,如玻璃膜疣染色,黄斑瘢痕染色。

2. 弱荧光

(1)荧光遮蔽:正常情况下应显示荧光的部位,由于其上存在混浊物质,如血液、色素,使荧光明显减弱或消失。

(2)血管充盈缺损:由于血管阻塞、血管内无荧光充盈所致的低荧光。如无脉病、颈动脉狭窄、眼动脉或视网膜中央动脉阻塞。视网膜静脉病变可致静脉充盈不良。如果毛细血管闭塞可形成大片无荧光的暗区,称为无灌注区,常见于糖尿病视网膜病变、视网膜静脉阻塞后等。

三、B型超声扫描

通过扇形或线阵扫描,将界面反射回声转为大小不等,亮度不同的光点形式显示,光点明暗代表回声强弱,回声形成的许多光点在示波屏上构成一幅局部组织的二维声学切面图像。

实时动态扫描可提供病灶的位置、大小、形态及与周围组织的关系,对所探测病变获得直观、实际的印象。

四、光学相干光断层成像(Optical coherence tomography,OCT)

光学相干光断层成像是 20 世纪 90 年代初期发展起来的一种新型非接触性无创光学影像诊断技术,是利用眼内不同组织对光(用 830nm 近红外光)的反射性的不同,通过低相干性光干涉测量仪比较反射光波和参照光波来测定反射光波的延迟时间和反射强度,分析出不同组织的结构及其距离,经计算机处理成像,并以伪彩形式显示组织的断面结构。轴向分辨率可达 10μm。它对黄斑部疾病的诊断有重要应用价值。但 OCT 的分辨率是靠组织结构的反光性质不同对组织进行区分,视网膜断层中真正较易明确区分的有神经上皮光带、色素上皮光带和脉络膜光带,神经上皮层间的结构尚难明确分辨。

第三节　视网膜疾病临床特征

由于视网膜组织结构较为复杂,解剖意义上由视盘、黄斑、视网膜血管以及视网膜细胞,因此视网膜疾病主要有视盘疾病、视网膜血管疾病、黄斑疾病以及视网膜细胞疾病。视网膜疾病表现为许多共性临床体征,主要有:

一、视网膜血管改变

(一)血管变细或闭塞

正常视网膜动、静脉管径比为 2:3,全身性疾病如高血压、动脉硬化等疾病,使动脉痉挛或硬化而变细,管径比可达 1:2 或 1:3;某些疾病如视网膜阻塞,炎症或糖尿病视网膜病变可使毛细血管闭塞或前小动脉和后小静脉闭塞,血管还可发生迂曲扩张;或某一段视网膜动脉或静脉管径可呈粗细不均表现。

(二)视网膜动脉硬化改变

动脉硬化时,管壁增厚,血管反光带增强变宽,管壁透明性下降,动脉呈现"铜丝"甚至"银丝"样改变。同时,由于动脉硬化,动静脉交叉处动脉对静脉产生压迫,出现动静脉交叉压迫征:静脉偏向(静脉受动脉硬化的影响向周边部或乳头侧弯曲)、静脉呈毛笔尖样变细或拱桥样改变等。(图 2-13-2)

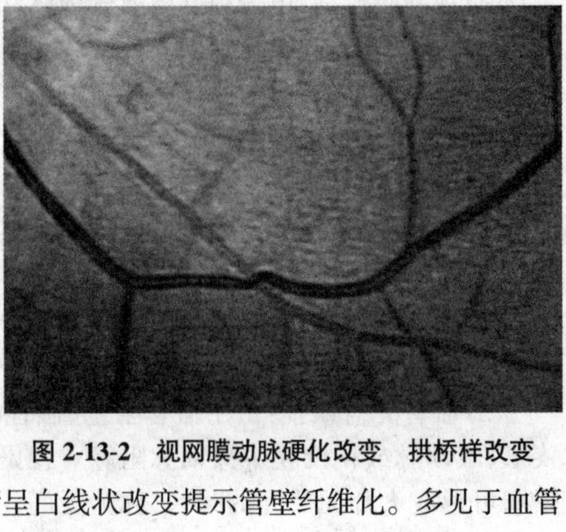

图 2-13-2　视网膜动脉硬化改变　拱桥样改变

(三)血管白鞘

血管白鞘是沿血管壁两侧有较均匀一致的白线伴随,多为管壁及管周炎性细胞浸润,血管呈白线状改变提示管壁纤维化。多见于血管长期闭塞后,闭塞血管无血流,呈白色线状。

(四)异常血管形成

视网膜血管病变后期可出现侧支血管、动静脉短路(交通)、脉络膜 - 视网膜血管吻合及视盘或视网膜新生血管。荧光血管造影新生血管晚期可有大量荧光渗漏。

二、血 - 视网膜屏障破坏的表现

(一) 视网膜水肿

分为细胞内水肿和细胞外水肿,细胞外水肿为毛细血管受损导致血管内血浆渗漏到神经上皮层内,视网膜灰白水肿。视网膜灰白水肿,黄斑区常比较明显。严重者液体积聚于中心凹周围辐射状排列的 Henle 纤维间,形成多数积液小囊,称为黄斑囊样水肿。细胞内水肿主要由视网膜动脉阻塞造成的视网膜急性缺血缺氧引起,视网膜内层细胞吸收水分而肿胀,呈白色雾状混浊,短暂缺氧尚可恢复,但多数因缺血不能缓解致视网膜内层细胞很快死亡,此后,视网膜虽可恢复透明度,但视功能难恢复。

(二) 视网膜渗出

视网膜屏障受损,血浆内的脂质或脂蛋白从视网膜血管渗出,沉积在视网膜内,呈黄色颗粒或斑块状,称为硬性渗出(hard exudate)。其出现的时间一般在视网膜慢性水肿的水分逐渐吸收后,其形态可呈弥漫性、限局性(环形或半环形),在黄斑区可沿外丛状层成星芒状排列。另一种是形态不规则、大小不一、边界不清的棉絮状灰白色斑片,称之为棉绒斑(cotton-wool spot)。该病变并非渗出,而是毛细血管前小动脉阻塞组织缺氧,神经纤维层的神经轴索断裂,肿胀轴浆运输障碍所致,毛细血管前小动脉阻塞恢复后,棉绒斑可消退。

(三) 视网膜出血

视网膜出血有多种多样,根据受损血管不同而表现各异。

1. 深层出血 来自视网膜深层毛细血管,出血位于外丛状层与内核层之间,在视网膜表面呈类点圆状色暗红,边界清楚,多见于静脉性损害,如糖尿病性视网膜病变等;小的深层出血应与血管瘤相鉴别,可做荧光造影,出血点呈荧光遮蔽,而血管瘤呈高荧光。

2. 浅层出血 为视网膜浅层毛细血管出血,位于神经纤维层。血液沿神经纤维的走向排列,多呈线状,放射状及火焰状,色较鲜红,边界不清,多见于高血压性视网膜病变,静脉阻塞性疾病,而动脉阻塞疾病很少出血。

3. 视网膜前出血 在内界膜与玻璃体后界膜之间,多位于眼底后极部。受重力的作用,血细胞下沉呈水平液面。

4. 玻璃体积血 玻璃体本身无血管,视网膜血管破裂或视网膜新生血管的破裂出血进入玻璃体内。少量积血引起玻璃体片状或团块状混浊,大量积血可完全遮蔽眼底。

5. 视网膜下出血 来自脉络膜新生血管或脉络膜毛细血管。出血位于 RPE 下时,呈黑灰或黑红色边界清晰的隆起灶,可见视网膜血管爬行其上,易被误诊为脉络膜肿瘤。

三、视网膜色素改变

1. RPE 由于先天异常或者在受到各种损伤(变性、炎症、缺血、外伤等)后会发生萎缩、变性、死亡及增生,使眼底出现色素脱失、色素紊乱、色素沉着等。色素沿血管分布时可呈分支状,似骨细胞形。

2. 脉络膜新生血管(choroidal neovascularization,CNV) RPE 代谢产物积聚,局部炎症或玻璃膜破裂,可诱发 CNV 向内生长,到达 RPE 层下或感觉神经层下,引起渗出、出血和机化瘢痕,严重影响视力。

3. RPE 增生 在一定刺激下,离开原位的 RPE 细胞可游走,增生,化生为纤维细胞样细胞,分泌胶原,形成玻璃体或视网膜表面的增殖膜。

四、视网膜增生性病变

由于出血、外伤、炎症及视网膜裂孔形成,在不同细胞介导和多种增生性细胞因子参与下,在视网膜前表面、视网膜下发生增生性病变,形成视网膜前膜、视网膜下膜等。增生的膜伴或不伴新生血管。

第四节 视网膜血管病

一、视网膜动脉阻塞

视网膜动脉阻塞是急性发作,严重损害视力的眼病。从颈总动脉到视网膜内微动脉之间任何部位的阻塞都会引起相应区的视网膜缺血,缺氧而水肿,使视细胞迅速死亡,从而导致不同范围或程度的视力损害。可分为视网膜动脉急性阻塞(视网膜中央动脉阻塞、视网膜分支动脉阻塞、睫状视网膜动脉阻塞、视网膜毛细血管前微动脉阻塞)和视网膜中央动脉慢性供血不足(眼缺血综合征)。

(一) 病因

多数病例的致病因素包括:

1. 血栓栓子 各种栓子可使动脉阻塞,最容易发生的部位在筛板和动脉分叉处。根据栓子的来源可分为心源性栓子(钙化栓子、赘生物、血栓、心脏黏液瘤脱落物)、颈动脉或主动脉源性栓子(胆固醇栓子、纤维素性栓子及钙化栓子)和其他来源的栓子。

2. 血管壁的改变 动脉粥样硬化或动脉硬化,炎症使血管内皮细胞损伤,增生,内壁变粗糙,管腔变窄,易于形成血栓。

3. 其他原因 如血液黏稠度高,血流变慢,血管痉挛眼压增高,眶内肿物致血管受压等。

(二) 临床表现

1. 视网膜中央动脉阻塞(central retinal artery occlusion,CRAO) 临床特征是一只眼突然发生无痛性完全失明,某些病例发病前有阵发性黑矇史。患眼瞳孔散大,直接对光反射极度迟缓,间接光反射存在。眼底视网膜弥漫性苍白色或乳白色混浊水肿,后极部尤为明显,中心凹呈樱桃红斑。视盘色淡,水肿,边界模糊。视网膜动脉变细,严重者视网膜动脉可见节段性血柱。数周后,视网膜水肿混浊消退,中心凹樱桃红斑也消失,恢复暗红色,出现色素和色素增生,动脉变细可有白鞘,甚至白线样闭塞,视盘色苍白。

眼底荧光素血管造影(fundus fluorescein angiography,FFA):阻塞后数小时至数日,表现为视网膜动脉充盈时间明显延迟或可见视网膜动脉充盈前锋。视网膜动脉管腔内荧光素流变细,可呈节段状或搏动性充盈。一些患眼黄斑周围小动脉荧光素充盈突然中断如树枝折断状,形成无灌注区。数周后,视网膜动脉血流恢复,FFA可无异常表现。

2. 视网膜分支动脉阻塞(branch retinal artery occlusion,BRAO) 视网膜动脉四个分支均可发生,但以颞侧支受累最多90%,尤以颞上支多见。视力可有不同程度下降,视野某一区域有固定暗影。眼底检查阻塞点通常位于视盘周围的大血管分叉处,该处呈白色或者淡黄色发亮小体。阻塞支动脉变细,受累动脉供血区视网膜灰白水肿,如波及黄斑也可出现樱桃红。视野呈象限性或弓形暗点。FFA阻塞支动静脉循环时间延长,栓子堵塞处血管有荧光渗漏。

3. 睫状视网膜动脉阻塞(cilioretinal artery occlusion) 睫状视网膜动脉一般从视盘颞侧进入视网膜,独立于 CRA,在眼底荧光素血管造影中睫状视网膜动脉可见于约 32% 眼。在检眼镜下,睫状视网膜动脉阻塞表现为沿睫状视网膜动脉走行区域性表层视网膜苍白。单独的睫状视网膜动脉阻塞少见。有时合并 CRVO 或合并缺血性视神经病变。孤立性睫状视网膜动脉阻塞全身病因检查与 CRAO 病因检查相同。但对伴 CRVO 的病例,一般是局部病因,无需查找栓子的全身来源。对伴有前部缺血性视神经病变的病例,潜藏的巨细胞动脉炎作为一个可能性病因应当排查。

(三)诊断与鉴别诊断

典型的病史和眼底改变诊断并不难,分支动脉阻塞需要与前部缺血性视神经病变相鉴别。一般前部缺血性视神经病变视力损害较轻,眼底无樱桃红,多数为部分视野缺损,且缺损区与生理盲点相连。FFA 视盘充盈不均,早期视盘阶段低荧光,可资鉴别。

(四)治疗

因视网膜缺血超过 240min(4h)则产生几乎全部神经节细胞坏死,视神经萎缩。因此,应尽早尽快予以抢救性治疗,立即给予球后注射阿托品,舌下含服硝酸甘油或者吸入亚硝酸异戊酯,静脉注射葛根素或其他扩血管药。发病数小时内的可行前房穿刺术降低眼压。可按摩眼球改善灌注;如疑有巨细胞动脉炎,应给予全身皮质类固醇激素治疗,预防另一只眼受累。此外,应系统性查找全身病因,对因治疗。也有报道经动脉溶栓疗法,经眶上动脉注入纤维蛋白溶解剂,逆行进入眼动脉和 CRA,药物在局部达到高浓度,约半数患者视力提高。

二、视网膜静脉阻塞

视网膜静脉阻塞是临床上常见的视网膜血管疾病,视网膜静脉阻塞(retinal vein occlusion,RVO)是仅次于糖尿病性视网膜病变的第二位最常见的视网膜血管病,多见于年长患者,但亦有年轻患者发病。按阻塞发生部位可分为视网膜中央静脉阻塞(central retinal vein occlusion,CRVO)和视网膜分支静脉阻塞(branch retinal vein occlusion,BRVO)。

(一)病因

各种原因所致视网膜静脉阻塞均存在血管壁内地受损。本病病因复杂,常多由多种因素造成,血液流变学、血流动力学的改变,以及眼压和局部受压等均可致静脉阻塞。本病与全身心血管疾病关系密切,如高血压、视网膜动脉硬化。与青光眼,血液中血脂、血糖、各种蛋白质、血小板、凝血因子均有一定关系,老年患者和青年患者有不同,青年患者与静脉炎症、血黏度和血流动力学关系较大。

(二)临床表现

1. 视网膜中央静脉阻塞(central retinal vein occlusion,CRVO) 患者可处于各年龄段。多为单眼发病,视力不同程度下降。根据临床表现和预后可分为非缺血型和缺血。缺血型 CRVO 视盘高度水肿充血,边界模糊,为出血掩盖。黄斑明显水肿,并可形成囊样水肿(CME),动脉管径变细,静脉高度迂曲扩张如腊肠,大片片状和斑状出血沿静脉分布,并有棉絮斑。发病 3~4 个月内易发生虹膜新生血管和新生血管性青光眼,视力预后不良。非缺血性者眼底相似但出血少,有或少有棉絮斑,视盘正常或有轻度的毛细血管扩张症,黄斑有轻度水肿,3~6 个月后视盘和视网膜水肿消退,出血吸收。

2. 视网膜分支静脉阻塞(branch retinal vein occlusion,BRVO) 视网膜动静脉交叉处,增厚硬化的动脉壁对静脉的压迫为主要原因。其次为局部和全身炎症诱发。患眼视力不同程度下降。阻塞点多见于动静脉交叉处,黄斑小分支静脉也可发生阻塞。颞上支阻塞最常见,鼻侧支阻塞较少。阻塞支静脉迂张,受阻静脉引流区视网膜浅层出血、视网膜水肿及棉绒斑,颞侧支阻塞常累及黄斑,有水肿出血或者囊样水肿形成。FFA:动静脉压迫点处呈强荧光,该处荧光素流变细,远端毛细血管扩张,有荧光渗漏,黄斑呈点状或者1/2花瓣状渗漏。重者周边大片无灌注,形成新生血管。黄斑分支阻塞出血范围小,出血沿该支引流范围分布。视力预后好。

(三) 诊断与鉴别诊断

根据本病的特征沿静脉的大片出血和静脉高度迂曲扩张,诊断并不难。但应与以下疾病相鉴别。

1. 低灌注视网膜病变　又称静脉瘀滞行视网膜病变,由颈内动脉狭窄或者阻塞所致。因视网膜长期慢性缺血,静脉迂曲扩张,视网膜有少量出血和微血管瘤形成。但出血比静脉阻塞者少,且视网膜动脉压明显降低,常伴全身症状。

2. 糖尿病视网膜疾病　多为双眼发病,出血不如静脉阻塞多,出血类型和分布不同,并有血糖增高和全身症状可资鉴别。

(四) 治疗

目前尚无有效治疗药物。应查找全身病因,针对病因进行治疗。早期慎用纤溶制剂,不宜用止血剂。眼局部重点在预防和治疗并发症,对于黄斑水肿,存在血管炎时,可使用糖皮质激素治疗;近年玻璃体腔内注射曲安奈德治疗黄斑水肿的研究取得明显疗效,但部分患者易复发。黄斑水肿和视网膜新生血管出血是视力丧失的两个主要原因。视网膜出血吸收后,如FFA显示非缺血性水肿,则可采取格栅样光凝或微脉冲光凝。视网膜存在大面积无灌注区或新生血管时,应行全视网膜光凝,可预防或促使新生血管萎缩消退。发生大量非吸收性玻璃体积血和/或视网膜脱离时,宜行玻璃体切除术和眼内光凝。另外对于黄斑水肿,可应用抗新生血管治疗药物,玻璃体腔注射雷珠单抗,同时联合视网膜激光光凝,对患者视力及抑制新生血管均有较好疗效。

三、视网膜静脉周围炎

视网膜静脉周围炎(retinal periphlebitis)又名 Eales 病,或青年复发性玻璃体出血。其特点是周边血管发生阻塞性病变,尤以静脉为明显血管白鞘,视网膜出血,晚期血管闭塞产生无灌注区导致新生血管的形成,可反复玻璃体出血。是导致青年人视力丧失的重要视网膜血管病。

(一) 病因

病因不明。过去认为与结核菌感染有关,部分患者旧结核菌素皮肤试验阳性。也可能是对不同抗原的非特异性反应。该病在西方国家少见,而在我国、印度及部分中东国家比较常见。

(二) 临床表现

患者多为青年男性,双眼多先后发病或一轻一重,突然发病。早期表现为视物模糊和眼前黑点飘动。有玻璃体出血者可表现为无痛性急剧视力下降,仅有光感或数指。出血可快速吸收,视力部分恢复,但玻璃体积血常反复发生,最终牵拉性视网膜脱离而失明。眼底检查可见病变主要位于周边部,病变视网膜小静脉迂曲扩张,管周白鞘,伴视网膜大小不等和数量不等的火焰状出血(图 2-13-3),病变也可向黄斑部发展产生水肿。出血可进入玻璃体,造成程度不等的出血性混浊。反复出血者,可见机化膜或条索,严重者有牵拉性视网膜脱离。FFA:受累小静脉管壁渗漏,有组织染色,毛细血管扩张或有微动脉瘤的形成。黄斑受累可有荧光素渗漏或花瓣状渗漏。周边有大片毛细血管无灌注区和新生血管膜。

（三）治疗

无确切疗效的药物，首先应查找病因，有结核病或者结核病史者先行抗结核治疗，伴有其他炎症疾病时应予治疗。新鲜出血时，对症治疗。在玻璃体积血基本吸收后，在 FFA 基础上，对病变区光凝治疗，消除无灌注区，促进新生血管消退，减少出血。对严重玻璃体积血，观察 6 个月无吸收好转，或未及 6 个月发生牵拉性视网膜脱离，应行玻璃体切除术。

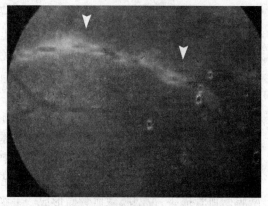

图 2-13-3　病变视网膜小静脉迂曲扩张，管周白鞘

四、Coats 病

Coats 病又称视网膜毛细血管扩张症，病因尚不清楚。好发于健康男童，男女比例约 3 : 1，多在 10 岁前发病，多单眼受累。其他年龄段及成年也可发生成年型 Coats 病。

（一）临床表现

婴幼儿患者常因家长发现患眼斜视、白瞳症，学龄儿在视力检查时发现一眼低视力来诊。此时眼底改变多为晚期。病变区视网膜血管异常是本病的特点。病变大多位于视网膜血管第二分支后，呈现着扭曲、不规则囊样扩张或串珠状，病变视网膜点 / 片状出血（图 2-13-4A），可伴新生血管膜。病变区视网膜深层和视网膜下黄白色脂性渗出，呈片状沉积视网膜下或围绕病变血管环形分布（图 2-13-4B），间有发亮的胆固醇结晶。累及黄斑时可见星状或环形硬性渗出。大量液性渗出造成渗出性视网膜脱离。严重者可呈球形隆起，并可继发虹膜睫状体炎、新生血管性青光眼，并发白内障，最终致眼球萎缩。FFA：病变区小动静脉及毛细血管异常扩张、扭曲，尤以小动脉为重，管壁呈囊样扩张或者呈串珠样高荧光。动脉瘤形成、及片状毛细血管闭塞，可有异常渗漏的新生血管。

儿童患者临床诊断需与视网膜母细胞瘤相鉴别，成年人需与 Eales 病鉴别。

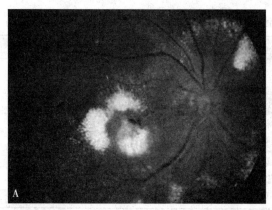
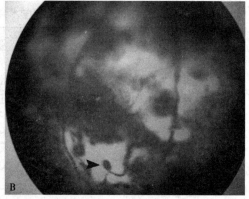

图 2-13-4　视网膜静脉周围炎

A.病变视网膜点 / 片状出血；B.围绕病变血管环形分布

（二）治疗

早期病变可行激光光凝或冷冻治疗,防止新生血管的形成,已发生渗出性视网膜脱离者行玻璃体切除、视网膜复位及眼内激光光凝可挽救部分患眼。

五、糖尿病性视网膜病变

糖尿病是影响全身各个脏器和组织血糖代谢紊乱的疾病,糖尿病性视网膜病变(diabetic retinopathy,DR)是最严重的并发症之一,也是最常见的视网膜血管病,是 50 岁以上人群主要致盲眼病之一。早期无自觉症状,病变发展到黄斑后开始出现不同程度的视力减退。视网膜微血管病变是 DR 的基本病理过程:高糖情况下,视网膜微血管周细胞丧失,内皮细胞增殖,视网膜微血管损害,视网膜微血管瘤形成→毛细血管和小动脉闭锁→新生血管生成→新生血管膜和纤维组织增生→玻璃体出血、增殖→玻璃体增殖组织收缩导致视网膜脱离。

（一）临床分期或分级

按 DR 发展阶段和严重程度,临床分为非增殖性(nonproliferative diabetic retinopathy,NPDR)(单纯型或背景型)和增殖性(proliferative diabetic retinopathy,PDR)。

我国在 1984 年全国眼底病学术会议上制定了 DR 的分期标准(表 2-13-1)。但该分期标准存在未能包括黄斑病变的缺陷,2002 年 16 个国家有关学者在悉尼召开的国际眼科学术会议上拟定了新的临床分级标准(表 2-13-2)。

表 2-13-1 眼底病学术会议制定了 DR 的分期标准

分期	眼底改变
单纯型 BDR:	
Ⅰ 期	有微血管瘤或并有小出血点
Ⅱ 期	有黄白色"硬性渗出"或并有出血斑
Ⅲ 期	有白色"棉绒斑"或并有出血斑
增殖型 PDR:	
Ⅳ 期	眼底有新生血管或并有玻璃体出血
Ⅴ 期	眼底有新生血管膜和纤维增殖膜
Ⅵ 期	新生血管膜和纤维增殖膜收缩,伴牵引性视网膜脱离

表 2-13-2 国际眼科学术会议上拟定了新的临床分级标准

分期	眼底改变
无明显视网膜病变	
轻度非增生性 DRP	仅有微血管瘤
中度非增生性 DRP	比仅有微血管瘤重,但比重度轻
重度非增生性 DRP	有以下任一,但无增生性病变的体征:
	①4 个象限每个都有 20 个以上的视网膜内出血
	②2 个以上象限有确定的静脉串珠状改变
	③一个以上的象限有明显的 IRMA
5 期增生性 DRP	以下一种或更多:新生血管、玻璃体积血、视网膜前出血

（二）临床表现

早期可无自觉症状,病变累及黄斑后有不同程度的视力减退。眼底表现为:主要在后极部视网膜微血管瘤和点状出血;视网膜出血斑;硬性渗出斑;棉絮状白斑;视网膜动脉细窄似高血压动脉硬化表现;视网膜静脉扩张,早期均一性,晚期呈串珠状或球状扩张;血管闭塞和新生血管形成;增殖性视网膜病变。眼底荧光血管造影:表现多种多样。主要可见血管异常和渗漏,缺血的无灌注区和出血的遮蔽荧光。

(三)治疗

首先要控制好血糖,不能使血糖忽高忽低,应在内分泌医生的指导下正确使用降血糖药物。另外注意糖尿病患者是否有高血压及高血脂,如果有应该同时给予治疗,否则糖尿病视网膜病变发展很快,同时伴有缺血性疾病如缺血性视神经病变,静脉阻塞以及动脉阻塞等。确诊为糖尿病,应尽早到眼科行眼底检查。眼科医师应给予充分散瞳检查,若眼底正常,嘱患者定期随诊;若发现有微血管瘤、小出血点等,应尽早行眼底荧光血管造影检查。

Ⅰ、Ⅱ期病变,暂不需眼科特殊治疗,而是以控制血糖治疗为主。血糖控制好,眼底病变可自行恢复。Ⅲ期以上病变,即眼底荧光血管造影发现有毛细血管无灌注区后,单纯控制血糖已无法阻止眼底病变的发展,此时即需采用激光光凝治疗。眼底病变已达Ⅵ期时,仅采用激光光凝治疗将无法挽救患者视力,此时需采用较为复杂的玻璃体切割手术治疗。此手术对患眼损伤较大、费用较高,且对许多病例疗效欠佳,患者视力恢复困难。

六、高血压性视网膜病变

高血压视网膜病变分为原发性和继发性,大部分为原发性患者。视网膜小动脉对系统性高血压的基本反应是收缩,长期高血压可引起动脉管腔的狭窄,进而形成高血压小动脉硬化。随着病情加重和时间发展,进一步出现渗出、棉绒斑、视网膜水肿与浅层出血、动脉硬化性改变(动脉变窄、铜丝或银丝状改变及动静脉交叉压迫征)。在急进性患者中,视网膜水肿,尤其以围绕视盘明显。渗出性视网膜脱离及脉络膜病变(仅见于急进性高血压)。有高血压性视网膜病变(hypertensive retinopathy,HRP)者易发生BRVO、RAO、视网膜大动脉瘤及前部缺血性视神经病变。

七、早产儿视网膜病变

早产儿视网膜病变(retinopathy of prematurity,ROP)是指在孕36周以下、低出生体重、长时间吸氧的早产儿,其未血管化的视网膜发生纤维新血管膜增生、收缩,并进一步引起牵拉性视网膜脱离和失明。

第五节 黄 斑 疾 病

一、中心性浆液性脉络膜视网膜病变

中心性浆液性脉络膜视网膜病变(central serous chorioretinopathy,CSC)多见于青壮年男性(25~50岁),单眼或双眼发病,表现为后极部类圆形视网膜神经上皮下透明液体积聚,通常为自限性疾病,但可复发。

(一)病因与发病机制

中心性浆液性脉络膜视网膜病变的发病原因尚不十分明确,近年研究表明该病RPE的屏障功能受损。RPE细胞之间的封闭小带是视网膜与脉络膜之间的一道屏障,一旦封闭小带受损是RPE屏障功能损伤,脉络膜毛细血管的渗漏经过此损害区进入视网膜神经上皮下积存,引起神经上皮的浆液性脱离。近年来通过吲哚青绿脉络膜血管造影进一步提示可能原发的病理部位在脉络膜毛细血管,RPE 病变可能是继发与脉络膜病变的结果。

（二）临床表现

患眼突然出现单眼视力视物变暗或色调变黄、变形,变小,伴有中央相对暗区,但一般视力无明显减退。眼前节表现正常,眼底黄斑区可见 1~3PD 大小、圆形或椭圆形扁平盘状浆液性脱离区,沿脱离缘可见弧形光晕,中心反射消失。日久,盘状脱离区视网膜下可有众多细小黄白点(图 2-13-5),恢复期逐渐出现轻度色素不均匀。FFA 检查,静脉期在视网膜浆液性脱离区内出现一个或数个荧光素渗漏点,呈喷射状上升或墨渍样弥散扩大。OCT 检查,可见黄斑盘状脱离区视网膜隆起,其下液性暗区,常常伴有一个或数个 RPE 脱离隆起,RPE 下液性暗

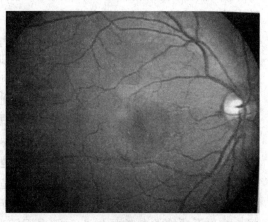

图 2-13-5　中心性浆液性脉络膜视网膜病变

区。多数病例在 3~6 个月内自愈。但也有迁延不愈,称为慢性中浆。

（三）诊断与鉴别诊断

中青年患者有典型的病史和眼底变化,即可诊断。应与中心性渗出视网膜炎相鉴别。中心性渗出视网膜炎视力下降明显,黄斑区常有出血,吲哚青绿脉络膜血管造影显示视网膜下有新生血管形成,OCT 提示视网膜浆液性脱离,下方可见出血。

（四）治疗

无特殊药物治疗。糖皮质激素可加重 RPE 的损害,增加液体渗出,应禁用。如渗漏点距中心凹 500mm 以外,采用激光光凝渗漏点应作为本病的首选。因本病可能与脉络膜血管异常有关,故也可尝试抗 VEGF 治疗。

二、年龄相关性黄斑变性

年龄相关性黄斑变性(age-related macular degeneration,AMD)多见于 50 岁以上患者,为 60 岁以上老人视力不可逆性损害的首要原因。表现为双眼先后或同时发病,且呈进行性损害。研究表明其发病与种族有关,一般认为白种人患病率明显高于有色人种。而且 AMD 发病率与年龄密切相关,随年龄增加而增高。

（一）病因与发病机制

确切病因尚未明了。可能与遗传因素、黄斑长期慢性光损伤、代谢及营养因素等有关。由于 RPE 细胞对视细胞外节盘膜吞噬消化能力下降,结果使未被完全消化的盘膜残余小体(residual bodies)潴留于基底部细胞原浆中,并向细胞外排出,沉积于 Bruch 膜,形成玻璃膜疣。由于黄斑部结构与功能上的特殊性,此种改变更为明显。

（二）临床表现

临床上有干性 AMD 及湿性 AMD 两种表现类型。

1. 干性 AMD　又称萎缩性或非新生血管性 AMD。起病缓慢,双眼视力逐渐减退,可有视物变形,双眼程度相近。该型患者后极部视网膜外层、RPE 层、玻璃膜及脉络膜毛细血管呈缓慢进行性变性萎缩,其特征性表现为黄斑区玻璃膜疣(drusen),呈圆形及黄色,位于后层视网

膜下,另外还可有色素紊乱及地图样萎缩。病程早期黄斑部有比较密集的硬性玻璃膜疣。疣的大小不一。有的相互融合成小片状。在玻璃膜疣之间,杂有点片状色素脱色斑色素沉着,外观呈椒盐样。晚期,RPE 的变性萎缩表现为色素紊乱、脱色素或地图样萎缩。深面的脉络膜毛细血管萎缩,可显露脉络膜大中血管。

2. 湿性 AMD 又称渗出性或新生血管性 AMD。Bruch 膜损害及巨噬细胞浸润,能诱发脉络膜毛细血管向外长出新生血管。早期黄斑部有密集的、大小不一的玻璃膜疣,以软性为主并相互融合。大的融合玻璃膜疣是视网膜下新生血管危险因素。同时可见到色素斑和脱色斑,中期后极部感觉层视网膜下或 RPE 下暗红,甚至暗黑色出血。病变区大小不一,大的可超越上下血管弓。大量出血时,出血可突破视网膜产生玻璃体积血。病程晚期黄斑下出血机化,形成盘状瘢痕,中心视力完全丧失。FFA 及 ICGA:可区分 CNV 的类型(典型性和隐匿性)。典型性 CNV 在造影早期即出现花边状或绒球状、边界清晰的血管形态,随即荧光素渗漏边界不清的强荧光灶。隐匿性 CNV 则在造影中晚期才出现荧光素渗漏,呈边界不清强荧光斑点。位于 RPE 下方新生血管为Ⅰ型,位于感觉神经层下新生血管为Ⅱ型,OCT 检查会更清楚显示新生血管层次。

(三)鉴别诊断

wAMD 发生视网膜下较大量出血时,应与脉络膜黑色素瘤鉴别。青壮年发生黄斑下 CNV,多考虑为特发性 CNV。

(四)治疗

对萎缩性病变和视力下降,可行低视力矫治。干性 AMD 定期复查,改善微循环、营养神经药物。给予叶黄素类药物营养黄斑。对软性或多发的玻璃膜疣,应用 810nm 激光经瞳孔温热疗法(TTT)或微脉冲激光照射,可能促使其吸收,恢复中心视力。wAMD 目前公认雷珠单抗 0.05ml 玻璃体腔注射,连续 3 个月,以后按需注射,取得良好疗效。另外 TTT、PDT 对湿性 AMD 也有一定作用。严重黄斑变性致玻璃体大量积血是可行玻璃体手术。

三、黄斑囊样水肿

黄斑囊样水肿(cystoid macular edema,CME)并非独立的一种眼病,它是指液体积存在黄斑区外网状层 Henle 纤维间的一种病变,是引起视力减退的重要原因之一。血液视网膜屏障(内屏障)和 / 或色素上皮屏障(外屏障)受损均可引起黄斑囊样水肿,如:①视网膜血管病:如视网膜静脉阻塞、糖尿病性视网膜病变等;②炎症:如葡萄膜炎、视网膜血管炎等;③内眼手术后:如青光眼、白内障、视网膜脱离手术后均可发生;④原发性视网膜色素变性。由于 Henle 纤维由中心凹呈放射状向四周倾斜分布,因此形成的水肿呈特殊的花瓣状外观。

临床表现:患者自觉视力下降,视物变形。视野可有 3~10 度的绝对或者相对暗点。眼底检查中心凹反光消失,视网膜反光增强呈绸缎样反光。FFA 检查具有特征性表现,早期由于水肿区遮挡脉络膜背景荧光,造影晚期(10~30min)荧光素在囊腔内积存,呈现放射状排列的花瓣状强荧光(图 2-13-6)。

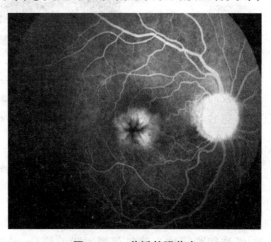

图 2-13-6 花瓣状强荧光

CME 的治疗主要根据病因不同采取不同的治疗方法；视网膜血管病所致者，可采用黄斑格栅样激光光凝治疗，炎症所致者应给予糖皮质激素抗炎治疗。玻璃体牵拉引起的黄斑水肿，可考虑玻璃体手术。玻璃体腔注射曲安奈德对黄斑水肿有疗效，但作用时间短。对于糖尿病视网膜病变，静脉阻塞所致黄斑水肿，可玻璃体腔注射抗 VEGF 药物联合激光治疗，效果良好。

四、黄 斑 裂 孔

黄斑裂孔（macular hole）是指黄斑的神经上皮层限局性全层缺损。可因外伤、变性、长期 CME、高度近视、玻璃体牵拉等引起。按发病原因分为继发性和特发性黄斑裂孔。特发性黄斑裂孔常见于老年女性，病因不清，目前认为玻璃体后皮质收缩对黄斑的切线向的牵拉力起到重要作用。继发性黄斑裂孔可由眼外伤、黄斑变性、长期 CME、高度近视眼等引起。根据发病机制和黄斑裂孔形成过程不同阶段的临床表现，Gass 在 1995 年提出了著名的黄斑裂孔分期标准（Ⅰ~Ⅳ期），该标准迄今仍被眼科界广泛采用。

Gass 将特发性黄斑裂孔分为 4 期：Ⅰ期：黄斑中央凹前玻璃体皮质自发收缩，引起视网膜表面切线方向牵引，导致中央小凹脱离，眼底中央凹反光消失，中央凹区视网膜色素上皮（RPE）表面出现黄色小点（100~200μm），荧光素眼底血管造影可显示黄斑中央凹轻微的高荧光。Ⅱ期：起病数日至数月后，玻璃体切线方向进一步牵拉，在中央小凹边缘形成黄斑裂孔，逐渐扩大，由新月形发展至马蹄形，最后形成圆形裂孔，常伴有盖膜。荧光素眼底血管造影可呈中度高荧光。Ⅲ期：由于视网膜组织收缩，黄斑裂孔扩大至 400~500μm，伴或不伴有盖膜，此时为Ⅲ期黄斑孔。Ⅳ期：表现为玻璃体与黄斑的分离，早期表现为黄斑孔盖膜前移位，晚期表现为玻璃体与黄斑、视盘的完全分离。

黄斑全层裂孔者视力显著下降（多在 0.5 以下），中央注视点为暗点；裂隙灯前置镜检查可见裂孔处光带中断现象；OCT 检查可直观显示玻璃体后皮质与黄斑裂孔的关系，及黄斑裂孔处组织病变状况（图 2-13-7），对黄斑裂孔的诊断和鉴别诊断提供了"金标准"。

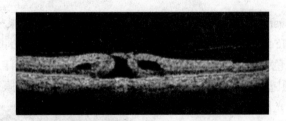

图 2-13-7　OCT 示黄斑裂孔处组织病变状况

特发性黄斑裂孔一般不发生视网膜脱离，早期黄斑裂孔患眼视力多在 0.5 以上，手术治疗风险较高。对裂孔进行性发展，视力低于 0.3 者，可行玻璃体手术治疗，剥除内界膜，黄斑裂孔可愈合。继发于高度近视眼的黄斑裂孔发生视网膜脱离的危险很大，需行玻璃体切除术治疗。

五、黄斑部视网膜前膜

视网膜前膜（epiretinal membrane，ERM）发生于视网膜内表面，是由于胶质细胞、RPE 细胞的移行增生形成纤维细胞膜。视网膜前膜可在视网膜任何部位发生，发生在黄斑及其附近的纤维细胞膜称为黄斑部视网膜前膜（macular epiretinal membrane），简称黄斑前膜。特发性黄斑前膜见于无其他眼病的老年人,多有玻璃体后脱离。推测是由于玻璃体后皮质与黄斑分离时,造成内界膜裂口,胶质细胞经由裂口移行至视网膜内表面,进而增生。黄斑前膜与眼部外伤,玻璃体炎症,血管病变,眼内手术或视网膜光凝术后都有关系。

患者视力不同程度减退,出现视物变形等症状。黄斑视网膜表面仅有一层透明薄膜,眼底检查黄斑区呈不规则反光或强光泽,玻璃纸样改变。随着膜的增厚和收缩,可出现视网膜表面条纹和小血管扭曲,进一步发展视网膜牵拉,出现黄斑皱褶,后极部灰白纤维膜,边界不清,视网膜皱纹,黄斑区视网膜血管严重扭曲,可向中央牵拉移位。严重可伴有黄斑水肿、异位或浅脱离。OCT检查可清楚显示内界膜前有一强反光带。

目前尚无有效治疗药物,如患眼视力轻度下降,无需处理。如视力进行性下降低于0.3,明显的视物变形,可行玻璃体切除黄斑前膜剥除术,视物变形可得到改善,约50%病例视力提高。

第六节　视网膜脱离

视网膜脱离(retinal detachment,RD)指视网膜神经上皮与色素上皮的分离。根据发病原因不同可分为孔源性、牵拉性和渗出性三类。各类临床表现,转归和治疗不同。

一、孔源性视网膜脱离

孔源性视网膜脱离(rhegmatogenous retinal detachment,RD)又称为原发性视网膜脱离,是玻璃体和视网膜共同参与的病理过程。发生在视网膜裂孔形成的基础上,液化的玻璃体经视网膜裂孔进入神经上皮视网膜下,使视网膜神经上皮与色素上皮的分离引起。仅有视网膜裂孔而无玻璃体牵拉,称为干孔。老年人、高度近视、无晶体眼、人工晶状体眼、眼外伤等易发生RD。一些裂孔由内层视网膜萎缩形成圆孔,一般不引起视网膜脱离,与玻璃体有关牵拉裂孔一般为马蹄孔,可见顶盖,大于90°裂孔称为巨大裂孔。发生锯齿缘的裂孔称锯齿缘离断,常与外伤有关。

(一)临床表现

发病初期有眼前飘浮物、闪光感及幕样黑影遮挡(与RD区对应),并逐渐变大。RD累及黄斑时视力明显减退;脱离的范围由局限性脱离至视网膜全脱不等,眼底检查见脱离的视网膜呈灰白色隆起,大范围的视网膜脱离区呈波浪状起伏不平(图2-13-8)。可见血管波浪样改变,严重者,视网膜表面及视网膜下增殖,可见固定皱褶,视网膜活动度欠佳,散瞳后间接检眼镜或三面镜仔细检查,大多数裂孔可以找到,必要时可在巩膜压迫下检查,利于寻找赤道之前的远周边裂孔。裂孔最多见于颞上象限,其次为鼻上、颞下象限。裂孔在脱离视网膜灰白色背景下呈红色。无晶状体眼、人工晶状体眼或慢性下方RD眼视网膜裂孔不易发现。先天性脉络膜缺损患眼裂孔多在缺损区边缘。

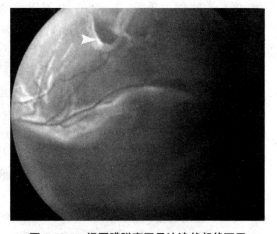

图2-13-8　视网膜脱离区呈波浪状起伏不平

（二）诊断和鉴别诊断

根据病史和眼底视网膜灰白色隆起，并发现视网膜裂孔，孔源性视网膜脱离的诊断并不难。应与渗出性视网膜脱离相鉴别，可行荧光造影检查。

（三）治疗

原则是手术封闭裂孔。要点是术前术中查清所有裂孔，并进行准确定位。手术方法有巩膜外垫压术、巩膜环扎术，复杂病例选择玻璃体切除手术。裂孔封闭方法可采用激光光凝、电凝、冷凝封闭全部裂孔，促进视网膜神经上皮与色素上皮粘连封闭裂孔，手术成功率达 90% 以上。视力预后取决于黄斑是否脱离及脱离的时间长短，黄斑未脱离及脱离时间短（<1 周）者，视力预后良好。

二、牵拉性视网膜脱离

指因增生性膜牵拉引起的 RD，见于 DR、RVO、Eales 病等视网膜缺血引起的新生血管膜的牵拉，或眼球穿通伤引起的眼内纤维组织增生的牵拉。在视网膜受牵拉处也可产生牵拉性视网膜裂孔，形成牵拉并孔源性视网膜脱离。大部分眼病可见原发性病变，如糖尿病性视网膜病变、视网膜血管炎等。如伴有严重玻璃体混浊，眼 B 型超声检查有助于诊断。

三、渗出性视网膜脱离

渗出性视网膜脱离（exudative retinal detachment，ERD）有两种类型，即浆液性视网膜脱离和出血性视网膜脱离，均无视网膜裂孔。见于 Vogt- 小柳原田综合征、葡萄膜炎、后巩膜炎、恶性高血压、CSC、Coats 病、特发性葡萄膜渗漏综合征、视网膜血管瘤、脉络膜肿瘤等。治疗主要针对原发病。

第七节 视网膜色素变性

原发性视网膜色素变性（retinitis pigmentosa，RP）是一组进行性损害视细胞的遗传眼病，属于光感受器细胞及色素上皮（RPE）营养不良性退行性病变。临床上以夜盲、进行性视野缩小和在视网膜上出现骨细胞色素沉着，视网膜电流图（ERG）显著异常或者无波型为特征。该病有多种遗传方式，可为性连锁隐性遗传、常染色体隐性或显性遗传，也可散发。通常双眼发病，极少数病例为单眼。一般在 10 岁以前幼时发病，病变明显，40 岁左右，视力极差，甚至失明。

（一）临床表现

本病早期虽已有夜盲而眼底正常，后随病程进展逐渐出现眼底病变。眼底表现为：视盘呈蜡黄色萎缩，视网膜血管变细。视网膜呈青灰色，赤道部视网膜血管旁色素沉着，典型的呈骨细胞样（图 2-13-9）。色素性改变向后极部及锯齿缘方向发展。患眼常有晶状体后囊下锅底样混浊。

（二）辅助检查

1. 视野检查 早期为环形暗点，逐渐向中

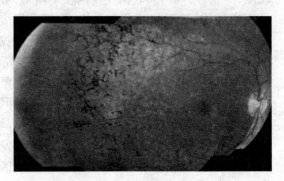

图 2-13-9 眼底骨细胞样改变

心和周边扩展,表现为视野进行性缩小,以致形成管状视野,双眼表现对称。

2. FFA 检查 在脉络膜期眼底弥漫性斑驳状强荧光,严重者有大面积透见荧光区,色素沉着处为荧光遮蔽。约 75% 病例可见染料渗漏,多见于视盘、血管弓区及黄斑区,可伴有黄斑囊样水肿。晚期可有脉络膜毛细血管无灌注。

3. 眼电生理检查 ERG 在发病早期即显着异常(a 波,b 波波峰降低,峰时延长,最后 a 波,b 波消失呈熄灭型)。EOG 也同时异常。

（三）治疗

目前尚无有效疗法。低视力者可试戴助视器。营养素、血管扩张剂及抗氧化剂(维生素 A、维生素 E 等)的治疗作用未确定。

（庞东渤）

第十四章

视神经眼科学

第一节 解剖生理与检查法

一、解 剖 生 理

视神经是中枢神经系统的一部分,由视网膜神经节细胞的轴突汇集而成,全长约42~47mm,从视盘开始后穿过脉络膜及巩膜筛板出眼球,经视神经管进入颅内至视交叉前角止,分为眼内段、眶内段、管内段和颅内段四部分。视神经的外面有神经鞘膜包裹,由硬脑膜、蛛网膜、软脑膜三层延续而来。硬脑膜下与蛛网膜下间隙前端是盲端,止于眼球后面,鞘膜间隙与大脑同名间隙相同,其中充有脑脊液。临床上颅内压增高时常引起视盘水肿,而眶深部感染也可累及视神经周围的间隙而扩散到颅内。

视交叉呈长方形,是两侧视神经的交汇处,与颅前窝、颅中窝三者的关系密切,这些部位的疾病可能累及视交叉,因此了解视交叉的解剖有利于神经系统疾病的诊断和治疗。视交叉位于蝶鞍的上方,两侧为颈内动脉及后交通动脉,下方为脑垂体,上方为第三脑室,前上方为大脑前动脉、前交通动脉以及鞍结节。这些部位的病变都可引起视交叉的损害而出现特征性的视野损害。

视神经纤维在生理上有维持视敏锐的中心视功能,对病理损害具有较高的敏感性,在视神经炎时常常最先受累,所以视盘颞侧颜色变白。视网膜神经节细胞轴突内充满了轴浆,轴浆正常时应从眼内向视神经方向运行称为轴浆液,轴浆液的运输依赖于眼压和视神经内压所形成的生理性压力差,而视神经的轴浆流的运输阻滞会引起视盘水肿。

二、检 查 法

临床诊断视神经疾病一般需要依据病史、视力、瞳孔、眼底、视野、色觉、暗适应等检查,此外还需要参考视觉诱发电位、眼底荧光素血管照影、B超以及眼眶与头颅的 X 线、CT、MRI 等辅助检测手段。其中视野的检查对视路疾病的诊断具有重要的意义。

(一) 视力

主要反映黄斑的视功能。矫正视力即验光试镜后的视力,一般临床诊断及视残评定的等级是以矫正视力为标准的。通常将患者双眼中视力较好眼的矫正视力低于 0.3 的称为低视力,低于 0.05 的称为盲。

（二）瞳孔

正常成人的瞳孔在自然光线下，直径约为 2.5~4.0mm，儿童及老年人稍小。检查瞳孔的大小和各种光反射对于视路的诊断具有重要意义。

1. 直接光反射　用光源照射受检眼，该眼瞳孔迅速缩小。

2. 间接光反射　用光源照射另侧眼，受检眼瞳孔迅速缩小。

3. 相对性传入性瞳孔障碍（relative afferent pupillary defect，RAPD）　又称为 Marcus-Gunn 瞳孔。用光源照射健眼时，双眼瞳孔缩小；移动光源照射患眼，双眼瞳孔不缩小或轻微收缩，交替照射双眼，健眼瞳孔缩小，患眼瞳孔扩大。

4. 集合反射　受检者先注视远方目标，然后立即改为注视 15cm 处自己的示指，这时两眼瞳孔都缩小。

5. Argyll-Robertson 瞳孔　直接对光反射消失，集合反射存在。

（三）视野

视野是指眼向前方固视时所见的空间范围，它反映了周边视力。许多眼病和神经系统的疾病都可引起视野的特征性改变。

1. 暗点　①生理盲点扩大：主要见于视盘水肿、视盘缺损、高度近视等。②中心暗点：常见于球后视神经炎，中毒性、家族性视神经萎缩。③弓形暗点：可见于视盘玻璃膜疣、有髓神经纤维以及缺血性视神经病变等。④环形暗点：见于青光眼、视网膜色素变性等。

2. 偏盲　同侧偏盲：多由视交叉以后的病变所致。颞侧偏盲：为视交叉病变所引起，常见于脑垂体肿瘤所引起的视交叉损害。扇形视野缺损：扇形尖端位于生理盲点的常见于缺血性视神经病变或视网膜中心动脉分支阻塞；扇形尖端位于中心注视点的常见于视路的疾病；象限盲为视放射前部的损害；鼻侧阶梯多见于青光眼早期的视野缺损。

3. 向心性视野缩小　常见于青光眼晚期、视网膜色素变性、球后视神经炎及周边部视网膜脉络膜炎等。

（四）色觉

色觉检查分为视觉心理物理检查（主观检查）和视觉电生理检查（客观检查），色觉检查可作为青光眼和视神经等病变的早期诊断辅助检测指标。色觉障碍分为先天性和获得性，先天性是性连锁遗传的先天异常，获得性可发生于一些视神经、视网膜的疾病。

（五）暗适应

可以反映光觉的敏感度是否正常，用以诊断如视网膜色素变性、维生素 A 缺乏等引起夜盲的疾病。

（六）视觉诱发电位

是判断黄斑功能的一种方法。临床上主要应用于：诊断视路的疾病，常表现为 P100 波潜伏期延长，振幅降低；鉴别伪盲及检测弱视的治疗效果；预测屈光间质混浊的术后视功能；判断婴幼儿和无语言能力的儿童视力。

（七）眼底荧光素血管造影

是将照影剂从肘静脉注入人体，利用具有特定的滤光片的眼底照相机拍摄眼底血管及其灌注的过程。分为荧光素血管造影和吲哚菁绿血管造影。依据眼底荧光的形态，可以反映视网膜血管的情况及早期发现脉络膜的新生血管和渗漏等。

（八）B 超检查

当屈光间质混浊时，B 超是了解眼内情况的方法之一。常用于玻璃体混浊、视网膜及脉络膜的脱离、肿瘤、外伤及眼内异物等的定位和诊断。

（九）其他

眼眶与头颅的 X 线、CT、MRI 等辅助检测手段，对眼科疾病的诊断及治疗具有重要的作用。

第二节 视神经疾病

神经眼科学是介于眼科学和神经病学之间的边缘学科，其范畴涵盖于眼科和神经病学两方面的知识，近些年来有趋向发展成为一门独立的学科，从眼眶到枕叶横向沿视觉通路——视盘、视交叉、视束、外侧膝状体脑内的传导通路、视放射、大脑枕叶皮质的各种疾病，以及同纵向的运动和感觉传导通路的交叉关系所出现的重复症状群都在此范围。是临床医生基础训练的必修课程之一。视神经疾病包括视盘至视交叉以前的视神经的疾病。常见的病因主要有：炎症、肿瘤以及血管性疾病。一般青年人应首先考虑为炎症、脱髓鞘性疾病，而老年人则应考虑血管性疾病的可能性大。

一、视 神 经 炎

视神经炎（optic neuritis）是指视神经任何部位发生炎症的总称。依据损害部位的不同，可分为球内段的视盘炎和球后段的视神经炎。视神经炎大部分为单侧性，球后视神经炎多见于青少年，视盘炎多见于儿童。

（一）病因

1. 感染　全身和局部的感染均可累及视神经而引起感染性的视神经炎，如肺炎、痢疾、白喉、伤寒、化脓性脑膜炎等全身性疾病，可引起视神经的炎症。邻近组织的感染，如口腔、眼眶、中耳以及颅内的感染，可通过局部的蔓延而最终导致视神经炎。

2. 炎性脱髓鞘　又称特发性脱髓鞘性视神经炎，是最常见的病因。确切病因不明，很可能是由于某些前驱因素如呼吸道或消化道的病毒感染、预防接种等引起的机体自身免疫，产生自身的抗体攻击髓鞘，导致脱髓鞘而致病。多发性硬化以及遗传性神经病（Leber 病）等也可表现为视盘炎。

3. 全身代谢障碍和中毒　恶性贫血、糖尿病、维生素 B_1 缺乏以及酒、铅、砷、甲醇中毒等，此外，系统性红斑狼疮、Behcet 病、干燥综合征等自身免疫性疾病也可引起视神经的炎症。

目前，临床上约半数的病例查不出病因。

（二）临床表现

1. 症状　常为单眼发病，视力急剧下降，可在 1~2d 内视力严重障碍，甚至无光感，可伴有闪光感、眼眶痛、眼球转动时疼痛，此外还可表现有色觉异常和视野的损害。

2. 体征

（1）眼部检查：患眼的瞳孔常散大，瞳孔的直接对光反应减弱或迟钝，间接对光反应存在。单眼患者的患侧或双眼患者严重的一眼可出现相对性传入性瞳孔障碍（relative afferent, papillary defect, RAPD）。眼底检查：视盘充血、水肿，边缘模糊不清（图 2-14-1），视盘表面或周围可有小片状出血，很少见渗出，视网膜静脉稍增粗，动脉一般无明显改变。球后视神经炎早期眼底无异常改变，晚期视网膜血管会变细。

（2）视野检查：常见的有视野中心暗点、旁中心暗点或与生理盲点相连的哑铃型暗点、向心性暗点。

（3）视觉诱发电位（VEP）：可表现为P100波潜伏期延长、振幅降低。

（4）磁共振成像（MRI）：受累视神经信号增强、增粗，头部MRI可了解脑白质有无脱髓鞘斑、鉴别颅内疾病引起的压迫性视神经病变，此外还可了解筛窦和蝶窦的情况。

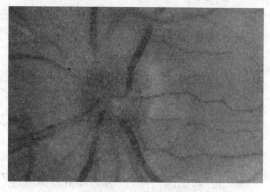

图 2-14-1　视盘充血、水肿，边缘模糊不清

（5）其他检查：血液学、脑脊液的细菌学、病毒学、免疫学以及遗传学等检查，对于诊断和治疗急性特发性脱髓鞘性视神经炎非常重要。

（三）诊断与鉴别诊断

1. 前部缺血性视神经病变　是以突然性视力下降、视盘水肿及特征性视野缺损（与生理盲点相连的扇形缺损）为特征的一组综合征。起病多较突然，发生无痛、非进行性的视力减退。

2. 视盘水肿　视盘水肿是一种非炎性的视盘充血水肿状态，隆起超过3个屈光度，通常没有明显的视功能障碍，主要由颅内高压造成。

3. 遗传性视神经病变　为一种性连锁隐性遗传病，又称Leber病。发病多在青春期，在数日至数周间，双眼视力同时或先后急剧下降，其特征是无痛性视神经病变。视盘充血，盘周有毛细血管扩张及神经纤维肿胀，有时还能见到视盘边缘有视网膜浅层火焰状出血。

（四）治疗

积极寻找病因，针对病因治疗，可用糖皮质激素及维生素B族等营养神经药物和血管扩张剂治疗。

糖皮质激素用量可选用促肾上腺皮质激素50~80单位或地塞米松10~20mg溶于5%葡萄糖溶液500~1 000ml中静脉滴注，每日一次，5~7d后减量。部分严重病例可用甲泼尼龙500~1 000mg溶于5%葡萄糖溶液500~1 000ml中静脉滴注，每日一次，3~5d后改为泼尼松口服，逐渐减量。

二、前部缺血性视神经病变

前部缺血性视神经病变（anterior ischemic optic neuropathy，AION）是指营养视神经的血管发生循环障碍从而引起缺血缺氧的急性血液供应障碍性疾病。主要为突然视力下降、视盘水肿以及特征性视野缺损（与生理盲点相连的扇形缺损）为特征的一组综合征。

（一）病因

1. 血管的异常　如糖尿病、动脉硬化、炎症等造成睫状动脉的血管阻塞。

2. 血液成分的改变　如白血病、高脂血症、红细胞增大等使血液黏度增加、血流缓慢从而引起血栓的形成。

3. 血流动力学的异常　如休克、大量失血、青光眼等使血压或眼压突然下降或骤然升高，造成睫状后动脉的灌注压与眼压失去平衡，最终导致视盘的缺血。

（二）临床表现

起病突然，多发生无痛、非进行性的视力减退。开始时常单眼发病，另眼可在数周至数年发病。眼底检查可见：视盘水肿，颜色变浅（图2-14-2），视盘周围可见线状出血，血管正常或稍细。视野常表现为与生理盲点相连的扇形缺损或上下水平半盲。

（三）诊断与鉴别诊断

依据病史、眼底和视野检查可帮助诊断。一般常与视神经炎相鉴别，视神经炎视力急剧下降，可伴有眼球转动时疼痛，视盘水肿更明显。

（四）治疗

1. 针对病因治疗，改善眼部的动脉灌注。

2. 血管扩张药物，改善眼部的微循环。

3. 全身用糖皮质激素，从而减轻组织水肿、渗出。临床上对高血压和糖尿病的患者应注意用量，避免副作用。

4. 提高眼的灌注压，口服乙酰唑胺片。

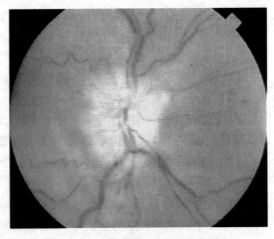

图 2-14-2　视盘轻度水肿、颜色变淡

三、视盘水肿

视盘水肿（papilledema）是视盘的一种非炎性充血水肿状态，主要由于颅内压增高引起。

（一）病因

1. 最常见的病因为颅内占位性病变、炎症、外伤以及先天畸形等神经系统疾病所致的颅内压增高。

2. 全身性的疾病如恶性高血压、白血病、肺心病等。

3. 眼眶炎症、眶内占位性病变、葡萄膜炎及低眼压等也可造成视盘水肿。

（二）临床表现

颅内压增高所引起的视盘水肿常有伴有头痛、呕吐等相应的症状，早期视力一般无障碍，但也可出现暂时性视力模糊，病程较长者可有视力下降。眼底所见：早期视盘充血、水肿（图 2-14-3），边界不清，视盘周围可有线状出血，有时可见棉绒斑及硬性渗出。晚期视盘颜色变淡，网膜血管变细、有髓鞘，视力下降，视神经发生继发性萎缩。视野检查呈生理盲点扩大，眼底血管荧光造影显示视盘高荧光。

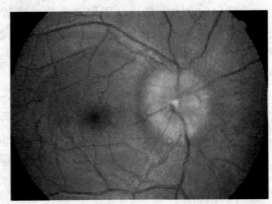

图 2-14-3　视盘水肿

（三）诊断

依据临床表现，典型的视盘水肿诊断并不困难，需做头部或脑部 CT 或 MRI 以确定有无颅内占位性病变，并及时请神经科医师会诊，此外还应考虑做甲状腺病、糖尿病、贫血方面的血液检查。

（四）鉴别诊断

1. 假性视盘水肿　常见于远视眼，无生理盲点扩大，视野检查正常，眼底血管荧光造影正常。

2. 视盘炎　有传入性瞳孔障碍，视力下降明显，色觉减退，视野可呈中心暗点。

3. 前部缺血性视神经病变　视力中度或重度下降,视盘水肿为非充血性、颜色灰白,有典型的视野改变(与生理盲点相连的扇形缺损),眼底血管造影早期表现为低荧光,晚期为高荧光。

4. Leber 视神经病变　开始常常为单眼,但很快发展为双眼,迅速的进行性视力丧失,视盘肿胀伴视盘周围毛细血管扩张,以后可发生视神经萎缩。

(五)治疗

针对原发病因进行治疗。

四、视神经萎缩

视神经萎缩(optic atrophy)病因复杂,是指视神经纤维在各种病因影响下发生的变性和传导功能障碍,是一种视神经病变的后果。临床上以视功能损害及视盘颜色苍白为主要特征。

(一)病因

常见的有炎症、缺血、外伤、遗传、中毒、青光眼、肿物压迫、脱髓鞘疾病、营养障碍、先天因素等。

(二)临床表现

视力不同程度的下降甚或失明,瞳孔散大,对光反应迟钝,色觉异常。视盘颜色变淡或苍白,动静脉血管变细(图 2-14-4),血管伴有白鞘,视野呈向心性缩小、缺损、偏盲,视觉诱发电位表现潜伏期延长,振幅下降。眼底血管荧光造影视盘呈低荧光。

(三)诊断

结合视力、视野、CT、MRI、视觉电生理等辅助检查综合分析,有助于诊断。

(四)治疗

病因治疗为首要的,同时可采用血管扩张剂和神经营养药物。手术治疗主要针对病因,

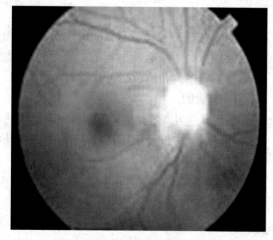

图 2-14-4　视神经萎缩

如垂体瘤和视神经管骨折所致的视神经萎缩,若能及时手术,可取得比较好的效果。

五、遗传性视神经病变

遗传性视神经病变为一种性连锁隐性遗传病,又称 Leber 病。

(一)病因

1988 年 Wallace 等首先发现该病是由于线粒体去氧核糖核酸(mtDNA)第 11778 核苷酸发生突变引起的,Leber 病的特异性病症被认为是线粒体 DNA 的位点突变。本病的遗传共性为母系遗传和倾向于男性发病,我国男女发病比例为 6∶4。

(二)临床表现

多在青春期发病,开始为单侧,很快发展为双侧,进行性视力丧失。瞳孔对光反应无异常。眼底表现:视盘充血,并伴有视盘周围毛细血管扩张及神经纤维肿胀,动静脉迂曲扩张,有时还能见到视盘边缘有浅层火焰状出血,随着病程的发展,出血和水肿逐渐减退,视盘颞侧逐渐变苍白(图 2-14-5)。病程早期视野检查可见生理盲点扩大及周边视野向心性缩小,以后出现绝

对性中心暗点,绝对性暗点外周常镶嵌着部分比较暗点。病程后期中心暗点缩小,绝对性暗点转为相对性暗点。眼底血管荧光照影在急性期视盘呈强荧光,血管高度扩张,视盘黄斑束毛细血管充盈、延缓缺损等。

(三)诊断

PCR-PSSCP 分析是检测 mtDNA 片段序列变化或突变的一种简单而灵敏的基因突变的筛选方法。本病有时还累及听神经,可伴全身神经系统疾病,如痉挛性截瘫、外周神经麻痹和肌张力改变等。

(四)治疗

本病无有效治疗。

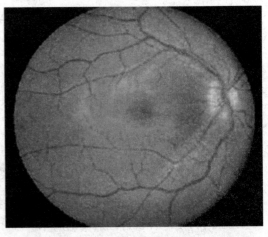

图 2-14-5 遗传性视神经病变视盘颜色苍白

六、中毒性视神经病变

中毒性视神经病变(toxic optic neuropathy)是由具有毒性的化学制剂和药物损害视神经及视网膜神经节细胞所引起的。特征性的改变为双眼视力减退和视野缺损,其预后的好坏与中毒物量的多少和抢救是否及时有关。

(一)病因

一般认为甲醇、有机砷、铅、汞、苯与它的氨基和硝基化合物等化学制剂可引起视神经病变。此外烟酒中毒及服用乙胺丁醇、奎宁等药物等也可引起中毒性视神经病变。

(二)临床表现

进行性、逐渐性、对称性的中心视力消失是中毒性视神经病变最常见的临床表现,常双眼发病,早期可仅单眼发病,视力呈急性进行性无痛性下降。眼底视盘颞侧可呈现轻度苍白(图 2-14-6)。色觉及眼电生理可有异常。视野检查呈中心暗点、旁中心暗点或周边视野缩小。

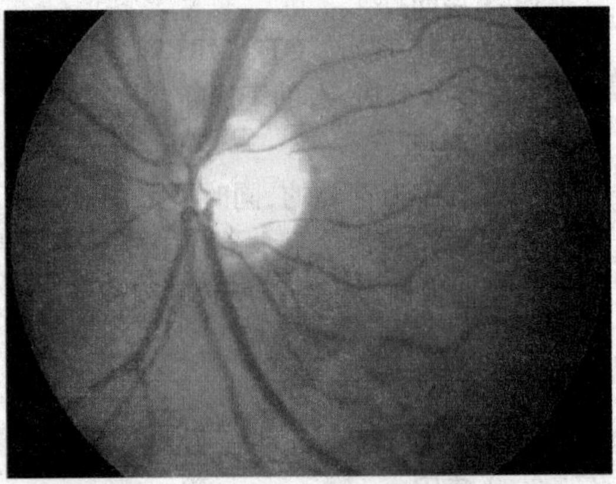

(三)诊断

诊断关键在于详尽的病史及相应的实验室客观诊断。

图 2-14-6 中毒性视神经病变颞侧视盘苍白

(四)治疗

尽早发现致病因素并立即停用可疑毒物,尽快消除其对人体的进一步损害,并根据不同病因给予对症治疗。

七、先天性视盘发育异常

(一)视盘玻璃膜疣(optic disc drusen)

可见于任何年龄,多见于双侧,在视盘筛板前区出现黄色或棕色圆形发亮的突起,部位不定,多在鼻侧或鼻下方,也常覆盖整个视盘表面,并可扩展到视网膜上(图 2-14-7)。视力多为正常,无自觉症状。视野检查可出现生理盲点扩大、弓形暗点或向心性缩小。

（二）视盘小凹（optic pit）

可见于儿童或老年人,单侧发病较多,也可有双侧者,视力大多正常,合并视网膜脱离时视力可下降。小凹呈圆形或多角形,多位于视盘颞侧或颞下方(图2-14-8)。视野改变为生理盲点扩大,中心或旁中心暗点,扇形暗点等。

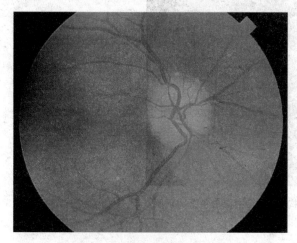

图 2-14-7　视盘玻璃膜疣 7~10 点

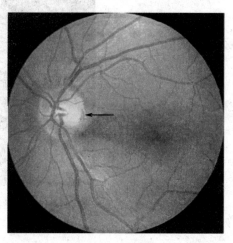

图 2-14-8　视盘小凹

（三）牵牛花综合征（morning-glory syndrome）

因眼底形态状似一朵盛开的牵牛花而得名。可能与视盘中心区胶质发育异常胚裂上端闭合不全、中胚层的异常有关。眼底所见:视盘面积扩大,呈粉红色,中央有漏斗状凹陷,凹陷底部被白色绒样组织充填(图2-14-9)。血管呈放射状,动静脉难以分清。本病多为单侧,视力自幼高度不良,常因此发生先天性斜视,往往伴有高度近视,眼球震颤等。

（四）有髓神经纤维（myelinated nerve fiber）

有髓神经纤维是由视神经髓鞘纤维发育异常所引起的,因此一般不影响视力。正常筛板以下球内段纤维无髓鞘,若髓鞘下延,超过筛板水平,到达视网膜甚至较远处的眼底,则形成乳白色的有髓鞘纤维。眼底所见:视盘边缘可见白色不透明神经纤维,呈放射状排列,覆盖部分视网膜及其血管,边界呈羽毛状(图2-14-10)。

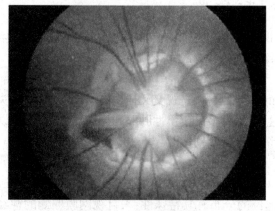

图 2-14-9　牵牛花综合征

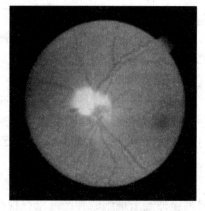

图 2-14-10　视盘上方有髓神经纤维

（五）视神经发育不良（optic nerve hypoplasia）

多为单侧，也可为双侧，视力差，可伴有小眼球、脉络膜缺损、眼球震颤等。眼底见视盘小，呈灰白色，周围可有黄色外晕包绕，形成双环征，无赤光线检查可发现视网膜部分神经纤维缺如（图 2-14-11）。视野检查可有扇形缺损，中心暗点或双鼻侧偏盲等改变。

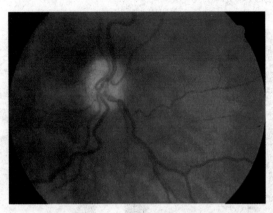

图 2-14-11　视盘结构不清晰，中央白色区为巩膜

第三节　视交叉病变

视交叉（optic chiasm）呈椭圆形，位于蝶鞍上方约 10mm 处的脚间池前部软脑膜中，其下方为脑垂体，二者之间为鞍隔，两侧与颈内动脉和后交通动脉相邻，上方为第三脑室底的前端，周围为海绵窦，前上方为大脑前动脉和前交通动脉，后方是灰结节、乳头体及由灰结节发出的漏斗。这些部位的病变都可引起视交叉的损害。

一、病　　因

视交叉自身疾病少见，临床上比较多见的损害为周围组织疾病的侵犯所致，主要有肿瘤、血管瘤、血栓形成、梅毒、放线菌、病毒等，其中最常见的为脑垂体肿瘤，其次为鞍结节脑膜瘤、颅咽管瘤等。因受损部位不同，所发生的视野改变也常有变化。

二、临床表现

视交叉受压迫的主要症状为视力减退，视野损害和视神经萎缩，全身可伴有颅内压力增高和肥胖、性功能减退、男子无须、阳痿、女性月经失调等内分泌障碍症状。

（一）视力减退

绝大多数脑垂体肿瘤患者因视力减退而首诊于眼科，是视交叉损伤的早期症状，常与头痛并存，一般视力是逐渐下降，但也有迅速减退者，后者多见于囊性肿瘤和瘤内出血等，常易误诊为急性球后视神经炎，故应结合视野及全身情况进行鉴别诊断。

（二）视野改变

双眼颞侧半视野缺损，称为双颞侧偏盲（图 2-14-12），为视交叉正中部受损的重要体征，来自视网膜神经节细胞的神经纤维在视交叉部位的分布有其特殊性：来自视网膜颞侧的神经纤维在此处位于视交叉的外侧,之后进入同侧视束;来自视网膜鼻侧的神经纤维则在此处发生交叉后进入对侧视束。因此视野在临床上成为判断视交叉受累的一个最重要检查。但因视觉神经纤维在视交叉内排列异常复杂,视交叉在蝶鞍上方的位置又不恒定,视交叉受压迫部位也经常变化,从而所出现的视野缺损也不完全一致。

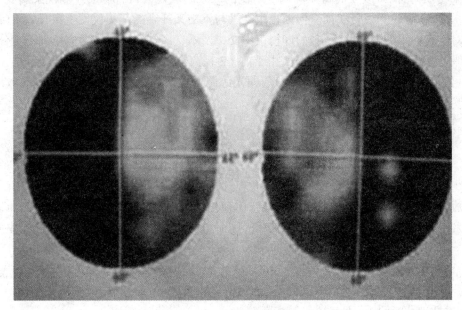

图 2-14-12　双颞侧偏盲

(三)眼肌麻痹

鞍旁病变或鞍内肿瘤向鞍旁发展,可累及动眼,滑车和外展等神经,引起眼肌麻痹,出现眼球运动障碍。

(四)瞳孔变化

双眼还有一定视力时,瞳孔对光反应正常或减弱,如一眼完全失明,该眼的瞳孔直接对光反应丧失。

三、治　　疗

针对病因,积极治疗原发病。可进行手术、放射或药物治疗,此外还可请神经内科及神经外科协助诊治。

第四节　视交叉以上的视路病变

一、视　束　病　变

视束(optic tract)起自视交叉的后外角,左右各一,位于视交叉与外侧膝状体之间。视束血供来自前脉络膜动脉和后交通动脉和颈内动脉的分支。视束病变的特征是病变同侧偏盲和下行性视神经萎缩。

（一）病因

视束本身病变较为少见，多为邻近组织的肿瘤特别是位于后交通动脉瘤的压迫、血管病变或脱髓鞘性疾病所致的损害。

（二）临床表现

视束受损时，视野改变的特点为病变对侧的双眼同侧性偏盲，例如，左侧视束病变引起左眼鼻侧视野、右眼颞侧视野缺损。但因视束交叉与不交叉纤维的汇集仅发生在开始阶段，双眼视网膜对应点纤维的汇集并不精确，即视束中交叉及不交叉神经纤维在两侧排列不十分对称，因此两眼的视野改变可不一致。此外，由于前 1/3 视束内有瞳孔反射的传入神经纤维，因此视束病变可引起 Wernicke 偏盲性瞳孔强直，即光源照射视网膜偏盲侧，不能引起瞳孔收缩。视束病变晚期还可出现下行性视神经萎缩。

（三）治疗

针对原发病因，改善视束血液循环，消除瘀血或缺血。

二、视放射病变

视放射（optic radiation）是联系外侧膝状体和枕叶皮质的神经纤维结构。神经纤维向后通过内囊和豆状核的后下方，然后呈扇形散开，同时分成背、侧及腹侧三束，止于枕叶皮质的纹状区。

（一）病因

主要有外伤、血管性损害（大脑出血，血栓等）、肿瘤（星形细胞瘤，成胶质细胞瘤等）、脱髓鞘病（多发性硬化）等均可引起视放射病变。

（二）临床表现

可表现为一致性的双眼同侧偏盲（图 2-14-13）、黄斑回避（图 2-14-14），一般不出现视神经萎缩及 Wernicke 偏盲性瞳孔强直，此外，还可伴有相应大脑损害症状，如优势半球顶颞叶受损者，可出现失读症；病变损害角回，则可有视觉性认识不能；一侧半球受损者，可伴有视物变形、幻觉等症状。同时，视放射病变可伴有相应的大脑附近病变的症状和体征。

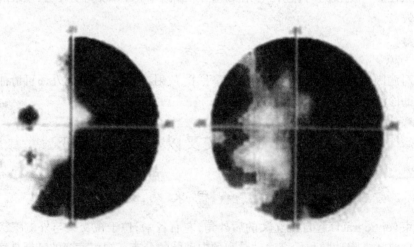

图 2-14-13　同侧偏盲

（三）治疗

寻找病因并对因治疗。中药活血药可以改善大脑血液循环,增强大脑皮质的兴奋性,如丹参,葛根注射液等。

三、纹状区距状裂皮质

纹状区位于枕叶的后部,来自视放射的全部视觉纤维都止于此,是人类视觉的高级中枢。距状裂上、下唇便位于纹状区。纹状区血供来自大脑后动脉的分支距状动脉和大脑中动脉。

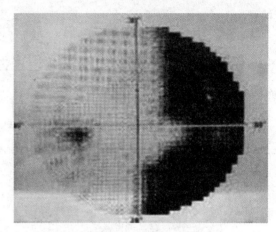

图 2-14-14 黄斑回避

（一）病因

主要有脑血管病变、脑外伤和脑软化,来自血管性损害(大脑后动脉血栓等)、脑脓肿、脑肿瘤及脱髓鞘病等较少见。

（二）临床表现

视野改变为主要临床特点,依据视野的改变可判断病变的位置,若视野表现为病灶对侧眼的颞侧外周部新月形缺损,提示病变位于纹状区的最前端;双眼同侧偏盲,有黄斑回避现象,提示病位在距状裂皮质的中部;如纹状区后极部病变会损害黄斑纤维束,表现为病变对侧的双眼同侧偏盲型中心暗点;一侧整个纹状区病变表现为双眼与病灶相对侧的同侧偏盲(图 2-14-15)。除有视野的改变外,一般瞳孔对光反应正常,无视神经萎缩。

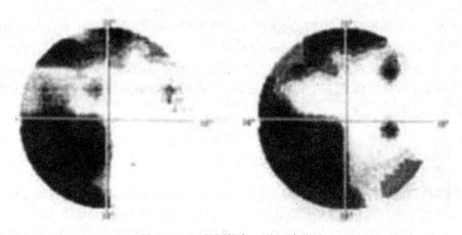

图 2-14-15 同侧偏盲,以左下方为重

（三）治疗

本病变多由于血管病所致,故主要针对病因治疗。

（刘 丹）

第十五章

眼 视 光 学

第一节 眼 球 光 学

一、眼 的 屈 光

眼是视觉生物器官,从外向里:由角膜、房水、晶状体、玻璃体组成复合光学系统。外界物体的光线在眼光学系统各界面发生偏折称为屈光。光线在界面的偏折程度称为屈光力,眼的屈光力取决于光学系统中各屈光成分的位置、曲率半径、球面特性、折射率。应用屈光度(diopter,D)作为屈光力的单位,等于焦距(以 m 为单位)的倒数。屈光状态是否正常是人们获得清晰视觉的前提,取决于眼的屈光力与眼轴长度是否匹配。

为了便于分析眼的成像和计算,人们常用模型眼和简略眼。模型眼主要有:Gullstrand 精密模型眼、简易模型眼和广角光学模型眼;简略眼主要为 Emsley's reduced eye。

人眼的屈光状态受到多种因素的影响,如遗传因素和环境因素。在正常情况下,婴幼儿出生不久大多处于远视状态,随着生长发育,逐渐趋于正视,到学龄前基本达到正视,此过程称为"正视化"。

二、眼的调节与集合

(一)调节

为看清近物而改变眼的屈光力的功能称为调节(accommodation)。屈光力的变化取决于晶状体形状的改变。调节产生的机制为:在看远目标时,睫状肌松弛,晶状体悬韧带维持一定的张力,晶状体在悬韧带的牵引下相对扁平;而当看近目标时,环形睫状肌收缩,晶状体悬韧带松弛,晶状体由于自身弹性而变凸。调节主要是晶状体前表面的曲率增加,而后表面几乎不变。调节力也是以屈光度为单位。正视者的调节需求为工作距离的倒数,如一正视者注视 40cm 处目标,此时所需调节力为 1/0.4m 即 2.50D。

(二)调节幅度、调节范围

眼所能产生的最大调节力称为调节幅度。调节幅度与年龄密切相关,年龄越小,调节越强,随着年龄增长,调节力将逐渐降低,每年下降约 0.3D。常用 Hoffstetter 调节幅度公式来表达调节力与年龄的关系:

最小调节幅度 = 15-0.25 × 年龄

最大调节幅度 = 25-0.4 × 年龄

平均调节幅度 = 18.5-0.3 × 年龄

临床最常使用最小调节幅度公式,测量调节幅度的方法有移近法或移远法、负镜片法、动态检影法。

调节范围指远点与近点之间的间距。远点为在眼放松调节(调节静止)的状态下所能看清的最远一点;近点为极度(最大)调节时所能看清的最近一点。

(三) 调节、集合与瞳孔反应

双眼同时注视近处目标,在产生调节的同时出现双眼内直肌收缩,眼球内转,称为集合。调节和集合是联动的,调节越大集合越强。此外在调节时还将发生瞳孔缩小。调节、集合和瞳孔缩小为眼的三联动现象。

第二节　正视、屈光不正与老视

一、正　视

在无调节的状态下,外界的平行光线(来自 5m 以外)经眼的屈光系统后恰好在视网膜黄斑中心凹聚焦,称为正视(emmetropia)。正视眼的远点为眼前无限远。正视眼的临床标准为:-0.25D~+0.50D。

二、屈光不正

在无调节的状态下,外界的平行光线经眼的屈光系统后不能在视网膜黄斑中心凹聚焦,称为非正视(ametropia)或屈光不正(refractive error)。包括近视、远视和散光。

(一) 近视

在无调节的状态下,平行光线经眼屈光系统后聚焦在视网膜之前,称为近视(myopia)(图 2-15-1)。近视眼的远点在眼前某一点。

1. 病因　近视的发生是遗传和环境等多因素的综合影响,但确切发病机制仍不清楚。

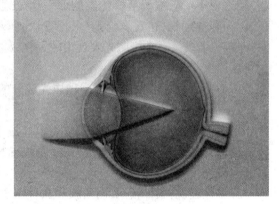

图 2-15-1　近视

2. 分类

(1)根据屈光成分分类

1)屈光性近视:主要由于角膜或晶状体曲率过大,超出正常范围,而眼轴长度在正常范围。

2)轴性近视:眼轴长度超出正常范围,而角膜和晶状体曲率在正常范围。

(2)根据近视度数分类

1)轻度近视:<-3.00D;

2)中度近视:-3.00D ~-6.00D;

3)高度近视:>-6.00D。

(3)根据是否有动态屈光参与分类

1)"假性"近视:指由于调节痉挛引起,应用阿托品散瞳后检查,近视消失,呈现正视或远视状态。

2）真性近视：应用阿托品散瞳后检查，近视度数未减少或减少 <−0.50D。

3）混合性近视：应用阿托品散瞳后检查，近视度数减少，但未恢复为正视。

3. 临床表现　远视力差，近距视力正常。近视初期常有远距视力波动，注视远处物体时眯眼。近视度数较高者，常伴有夜视力差、飞蚊症、漂浮物、闪光感等症状。如不戴眼镜矫正，看近时不用或少用调节，集合也相应减少，易引起外隐斜或外斜视，调节和集合失调，出现视疲劳症状。高度近视可发生眼底改变，如视盘周围近视弧形斑、豹纹状眼底、黄斑部病变如萎缩、出血、新生血管膜形成、Fuchs 斑等；视网膜周边部格子样变性、囊样变性；玻璃体液化、混浊和后脱离等。由于眼轴变长，眼球较突出，后极部扩张，形成后巩膜葡萄肿。与正常人比，发生视网膜脱离危险性大。

（二）远视

在无调节的状态下，平行光线经过眼的屈光系统后聚焦在视网膜之后，称为远视（hypermetropia 或 hyperopia）（图 2-15-2）。远视的远点在眼球后，为虚焦点。

当远视度数较低时，年轻患者可以利用其调节能力，增加眼的屈光力，使光线在视网膜上聚焦，而获得清晰视力。随着年龄增长，调节力下降，不能将光线在视网膜上聚焦，患者视远不清，视近更不清。被调节所代偿的那一部分远视，称为隐性远视，在常规验光（未行睫状肌麻痹）时难以发现。在常规验光表现出的远视，称为显性远视。

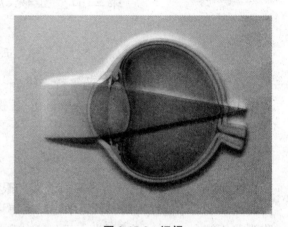

图 2-15-2　远视

1. 病因　眼轴相对较短或眼球屈光成分的屈光力下降所致。

2. 分类

（1）根据屈光成分分类

1）屈光性远视：指眼的屈光力弱，而眼轴长度在正常范围，见于角膜或晶状体曲率过小，晶体全脱位或无晶体眼等。

2）轴性近视：眼轴较短，而角膜和晶状体曲率在正常范围，如先天性小眼球。

（2）根据远视度数分类

1）低度远视：<+3.00D；

2）中度远视：+3.00D~+5.00D；

3）高度远视：>+5.00D。

3. 临床表现　远视临床表现与年龄相关。

< 6 岁时：调节力强，近距用眼少，低中度远视者可无任何症状。由于过度使用调节，有些患儿出现内斜。

6~20 岁：随着阅读量的增加，字体变小，开始出现眼胀、眼酸、头痛等视疲劳症状。学习时注意力不集中，阅读时跳行等。

20~40 岁：随着年龄增长，调节幅度减少，调节力降低，近距阅读更容易出现视疲劳症状，部分患者老视提前出现，隐性远视减少，显性远视增加。

>40 岁:调节幅度进一步下降,隐性远视转为显性远视,远近视力均下降,患者不仅需要视近矫正,视远也需矫正。

远视常伴屈光性弱视,多见于高度远视且 6 岁前未矫正的儿童。远视还可引起内斜,是由于远视未予矫正,为了获得清晰视力,需要更多的调节而引起;也可因高 AC/A 引起。此外,远视眼常伴有小眼球、眼轴短、浅前房等闭角型青光眼的解剖因素,因此散瞳前要特别注意观察前房深度。中度以上的远视眼底见视盘小、色红、边缘不清、稍隆起,称为假性视盘炎,应注意与视盘炎或水肿相鉴别。

(三)散光

眼球在不同子午线上屈光力不同,在无调节的状态下,外界的平行光线经眼的屈光系统后不能在视网膜黄斑中心凹聚焦,形成两条焦线和最小弥散斑的屈光状态称为散光(astigmatism)(图 2-15-3)。

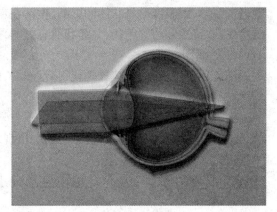

图 2-15-3 散光

1. 病因 角膜或晶状体等部位的不同子午线的屈光力不同。

2. 分类

(1)根据散光规则程度分类

1)规则散光(regular astigmatism):最大屈光力和最小屈光力主子午线相差 90°。

2)不规则散光(irregular astigmatism):最大屈光力和最小屈光力主子午线相差不等于90°,见于角膜瘢痕、圆锥角膜、晶状体脱位等。

(2)根据子午线位置分类

1)顺规散光(astigmatism with the rule):最大屈光力主子午线位于 90° ± 30°。

2)逆规散光(astigmatism against the rule):最大屈光力主子午线位于 180° ± 30°。

3)斜向散光(oblique astigmatism)最大屈光力主子午线位于 30°~60° 或 120°~150°。

(3)根据两条主子午线聚焦与视网膜的位置关系分类:

1)单纯近视散光:一主子午线聚焦在视网膜上,而另一主子午线聚焦在视网膜之前;

2)单纯远视散光:一主子午线聚焦在视网膜上,而另一主子午线聚焦在视网膜之后;

3)复合近视散光:两主子午线均聚焦在视网膜之前,但聚焦位置前后不同;

4)复合远视散光:两主子午线均聚焦在视网膜之后,但聚焦位置前后不同;

5)混合散光:一主子午线聚焦在视网膜之前,另一主子午线聚焦在视网膜之后。

3. 临床表现 患者视疲劳,视力下降,远近均模糊,或有虚影。散光对视力的影响取决于散光的度数和轴位,散光度数高或斜轴散光对视力影响较大,逆规散光比顺规散光影响大。

(四)屈光参差

双眼屈光度数不等称为屈光参差(anisometropia),当度数相差超过 2.50D 以上可出现融合困难。屈光参差可引起双眼矫正镜片不等的棱镜效应、双眼所需不等的调节及双眼不等的相对放大率。对屈光参差者进行屈光矫正时,需考虑矫正方法的视网膜像放大率。

1. 病因 由一些导致双眼视发育不平衡的因素引起,如双眼发育不一致、双眼视功能异常、斜视、上睑下垂及手术等。

2. 临床表现 低度屈光参差可存在双眼单视。如度数大则可出现交替视力,即一眼看远而另一眼看近;或出现单眼视而引起另一眼的弱视,容易出现双眼视的异常。

三、老 视

随着年龄增长,调节功能逐渐下降,大约在 40~45 岁开始,出现阅读等近距离工作困难,这种现象称为老视(presbyopia)。老视是生理现象,不属于屈光不正,不论原来屈光状态如何均可发生。老视的发生和发展还与屈光不正、用眼方法、所处的地理位置和药物影响等因素有关。如远视眼比近视眼出现老视的时间早;从事精细的近距离工作的人比从事远距离工作的人出现老视要早;因温度对晶状体的影响,生活在赤道附近的人们较早出现老视症状;服用胰岛素,抗焦虑药,抗忧郁药等药物,对睫状肌有影响,会比较早出现老视。

(一)病因

随着年龄增长,晶状体核硬化、弹性减弱,睫状肌功能减弱而引起调节功能下降。

(二)临床表现

视近困难,近工作距离增加,患者会不自觉地将头后仰或者把书报拿到更远的地方才能看清,光线不足时更加明显。有些患者还会出现眼胀、流泪、头痛等视疲劳症状。

第三节　屈光检查法

屈光检查主要内容是验光。验光是一个动态的、多程序的临床诊断过程,涉及医学、心理学和光学等多个领域。验光又分为客观验光法和主观验光法,用客观的方法确定被检者眼的屈光状态为客观验光法,用主观的方法确定被检者眼的屈光状态为主观验光法。客观验光法包括检影验光和电脑验光(图 2-15-4),受被检者的配合程度、调节等因素影响,结果不够准确,需通过主观验光精细调整。主观验光法是在客观验光结果的基础上精细调整以获得最佳视力的处方,包括直接试镜法和云雾法,规范的主观验光是在综合验光仪上进行。完整的验光过程包括三个阶段:初始阶段,精确阶段和终结阶段。初始阶段中主要收集与眼部屈光状况有关的基本资料,预测验光结果,此阶段为客观检查。具体步骤为:①检影验光或电脑验光初步获得眼屈光状态信息;②角膜曲率检查获得角膜散光信息;③镜片测度仪检测获得习惯性矫正状态信息。精确阶段又称为主观验光,是对初始阶段所获得

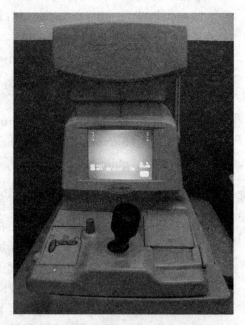

图 2-15-4　电脑验光仪

的预测资料进行检验,此阶段的主要仪器为综合验光仪,强调被测者对验光的每一微小变化的主观反应,获得被测者最佳视力的处方。最后为终结阶段,包括双眼平衡和试镜架测试,个性化调整和评定,获得最终处方。对于老视者还要进行近附加度数检测。

一、静态检影验光

检影为客观检查方法,检查者通过检影镜将眼球内部照亮,光线从视网膜反射回来,通过

观察反射光线的变化判断眼球的屈光状态,包括静态检影和动态检影。静态检影是让患者注视无限远或调节完全放松时进行,用于测量患者的屈光状态,作为主观验光的起始点。动态检影是让患者注视近距离视标时进行,用于测量患者的调节状态,如可测量患者的调节反应。

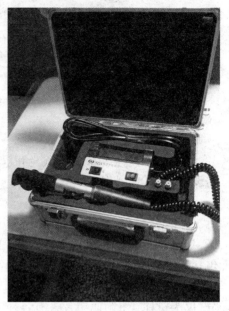

图2-15-5 带状光检影镜

(一) 检影镜和检影原理

检影镜根据投射光斑的不同,分为点状光检影镜(spot retinoscopes)和带状光检影镜(streak retinoscopes)两类。由于对带状光检影光带判断更简洁、精确,目前基本使用带状光检影镜(图2-15-5)。

检影镜由投影系统和观察系统两部分构成。投影系统照明视网膜。通过观察系统的窥孔可观察到视网膜反射光的移动,根据反射光的变化确定眼球的屈光状态。

(二) 工作镜

无穷远处进行检影是不可能的,但可通过在被检者眼前一定距离放置工作镜达到无穷远的效果,工作镜的度数为工作距离倒数。临床中常用的工作距离为67cm(0.67m)或50cm(0.50m)则工作镜为+1.50D或+2.00D。被检者的屈光不正度数应为达到中和的度数减去工作镜的度数。如在50cm检影,达到中和的度数为−1.00D,则该被检者的屈光不正度数为(−1.00D)−(+2.00D) = −3.00D。

(三) 反射光判断

观察反射光时,首先判断影动是逆动还是顺动,以确定远点的位置。根据影动速度、亮度和宽度判断离中和点还有多远。影动速度慢,则远离中和点;越快,就越接近中和点;到中和点时,满瞳孔反光,影动不随光带移动。反射光亮度暗,则远离中和点;越亮,就越接近中和点。反射光带窄,远离中和点;接近中和点时,光带变宽;到中和点时,满瞳孔反光。但要注意"假中和点",见于高度屈光不正,此时光带暗而宽。通过观察光带破裂现象、厚度现象和偏离现象来判断是否存在散光。

(四) 检查方法和程序

1. 将综合验光仪与被测者相接触的部位消毒。

2. 让被测者安坐检查椅上,取下原来配戴的眼镜;调整检查椅高度,使被测者与验光医师的眼位高度一致。

3. 将综合验光仪放在被测者眼前,调整综合验光头的高度和瞳距,使被测者双眼位于视孔中心。

4. 令被测者在检影过程中睁开双眼,注视远距0.05的视标。

5. 将室内照明调暗,检影时,验光医师双眼睁开,分别用右眼检查被测者的右眼,用左眼检查被测者的左眼。

6. 控制检影工作距离,通常检影镜距离被测者眼50cm或67cm。先检查右眼,后检查左眼。

7. 通过改变检影镜的套筒位置和检查距离,可以判断被测者屈光为球性或散光,转动检影镜的光带,寻找破裂现象、厚度现象和偏离现象。

8. 如果屈光不正为球性,观察影动是顺动还是逆动,加上正镜或负镜直至中和状态。

9. 如果散光,要确定两条主子午线,然后分别中和两条主子午线。最后用球镜复查被中和的子午线,必要时调整球镜度数。

10. 最终屈光不正的度数应减去工作镜的度数。

二、主觉验光

主觉验光包括单眼分别验光和双眼平衡。规范的主觉验光是在综合验光仪上进行的,所需设备为综合验光仪,投影视力表。

(一)综合验光仪

综合验光仪(phoropter),又称为屈光组合镜,是将各种测试镜片组合在一起(图 2-15-6)。包括镜片调控系统、附属镜片和辅助镜片。镜片调控系统有球镜控制部分和柱镜控制部分(仅为负柱镜);附属镜片含有各种实用的附加镜片,如遮盖镜、Maddox 杆、检影工作距离镜、针孔镜、偏振片、分离棱镜等;辅助镜片有 Risley 棱镜和交叉柱镜。综合验光仪不仅被用于验光,而且用于隐斜视等视功能的检测。

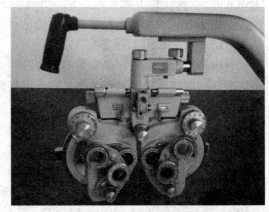

图 2-15-6　综合验光仪

(二)检查方法

单眼远距主觉验光(先右眼后左眼)分为三个阶段:①找到初步有效的球性矫正度数,又称为"初步 MPMVA"(maximum plus to maximum visual acuity,最高的正屈光度获得最佳视力);②用交叉柱镜精确柱镜的轴向和度数(初步柱镜读数已通过初始阶段获得);③确定最后球镜读数,称为"再次 MPMVA"。

1. 初步 MPMVA　MPMVA 目的是在控制患者调节的前提下,用尽可能高的正度数镜片或尽可能低的负度数镜片而达到最佳矫正视力。

(1)控制调节:最常用的方法是"雾视"。"雾视"是利用"过多的正度数"放松调节。比较理想的雾视度数为 +0.50D~+2.00D,标准为视力在 0.3~0.5 之间。

(2)"雾视"后:在被检眼前逐步减少正镜片(或增加负镜片)度数,使度数每降低 +0.25DS(或增加 –0.25D),患者视力提高一行,达到最佳矫正视力。

(3)用初步双色视标检测结束初步 MPMVA:双色试验,又称"红绿试验",发现微小的过矫或欠矫。红色视标清楚,说明近视欠矫;而绿色视标清楚,说明近视过矫。最终达到红色与绿色视标同样清楚

2. 交叉柱镜确定散光　交叉柱镜(JCC,jackson cross cylinder)一般为 ±0.25D,主子午线用红白点来表示,红点表示负柱镜轴位置,白点表示正柱镜轴位置,手柄或手轮位于平光度数的子午线上。

(1)JCC 确定柱镜轴位:首先要确定柱镜的轴位,具体如下:注视的视标为最佳矫正视力的上一行,将 JCC 手轮位置与柱镜轴向一致,JCC 翻转,比较两面的清晰度,在清楚面将轴位向红点方向移动,一般移动 15°,再次翻转 JCC,如另一面清楚,则在清楚面将轴位向红点方向移动 5°~10°,直到两面同样清楚。

（2）JCC确定柱镜度数：注视的视标为最佳矫正视力的上一行，将JCC红点/白点位置与柱镜轴向一致，JCC翻转，比较两面的清晰度。如清楚面红点与轴位一致，需将柱镜度数增加 –0.25D；如清楚面白点与轴位一致，需将柱镜度数增加 +0.25D，再次翻转JCC，直到两面同样清楚。在此过程中，应保持最小弥散圆在视网膜上，即柱镜度数变化0.50D，球镜相应增减0.25D。

3. 再次MPMVA 再次MPMVA的操作步骤同初步MPMVA，终点判定方法为：①双色试验；②最佳矫正视力，再去"雾视"也不能增加视力；③视标是"更清晰"还是"变小""变黑"，如果视标看起来是"变小或变黑"而不是"更清晰"说明近视过矫。

三、双眼调节均衡

单眼主观验光中虽然进行充分的"雾视"，但仍有两种因素可能刺激调节，一为在眼前的综合验光仪引起的"器械性调节"；另外是单眼注视时，系统不容易将调节反应调整到零。而双眼注视时调节更容易放松，双眼调节均衡的目的是将"双眼调节刺激等同起来"，使调节反应降为零。

双眼均衡只能用于双眼视力均已在单眼验光中达到同样清晰的情况下才能使用。双眼均衡的整个过程中注意必须一直保持双眼均能看到视标，双眼一直处于雾视状态。

第一步将双眼去遮盖，同时雾视，雾视的度数为 +0.75D（必要时可增加雾视度数），标准为视力在0.5~0.8之间。

第二步用Risley棱镜将双眼分离，打断融像功能。在右眼放上 3~4BU，在左眼放上 3~4BD，被测者看到的是上下两行相同视标。询问被测者哪一行视标更清晰或较模糊，在较清的那一眼前加雾视镜，直至双眼看视标清晰度相同。

双眼均衡的终点是双眼看视标具有同样的清晰度，此时将棱镜取消，进行双眼MPMVA。

四、老视的验配

确定老视被测者的近附加度数。

检查方法：

1. 根据下面的几种方法（可选其中一种），确定试验性附加度数

（1）根据年龄和屈光不正关系来选择。

（2）选用融合交叉柱镜（fusion cross cylinder，FCC）的测量结果。

（3）"调节幅度的一半原则"：应用Hoffstetter调节幅度公式，最小调节幅度=15–0.25×年龄，计算被测者的最小调节幅度。将被测者的近用工作距离换算成屈光度即调节需求。试验性附加度数为调节需求减去调节幅度的一半。

2. 精确试验性附加度数 在试验性附加的基础上，作负相对调节（negative relative accommodation，NRA）/正相对调节（positive relative accommodation，PRA），使用NRA和PRA检测结果，相加后除2，其结果加入原试验性附加。

3. 最后确定度数 根据被测者的身高和近工作习惯距离移动阅读卡，对附加度数进行相应的补偿调整，增加 +0.25 或增加 –0.25D 等。

4. 试镜架试戴、阅读适应及评价。

5. 开出处方（包括远距处方和阅读附加）。

五、睫状肌麻痹验光

验光的结果受人眼的调节状态的影响,尤其是儿童调节力强,影响更大。为了准确获得调节静止状态下的屈光不正度数,有时需作睫状肌麻痹验光。常用于睫状肌麻痹验光的药物:0.5%或1%阿托品(atropine)眼膏、1%硫酸环戊通(cyclopentolate)滴眼液。目前国内应用的是阿托品眼膏,应用阿托品时伴有散大瞳孔的作用,过去常称为"散瞳验光"。

需行睫状肌麻痹验光的患者为首次进行屈光检查的儿童,需要全矫的远视者,有内斜的远视儿童、有视觉疲劳症状的远视成人等。

睫状肌麻痹的验光提供了人眼屈光状态的真实信息,但其结果不能作为最后处方。

第四节　屈光不正矫治

现代眼视光学的目标之一就是通过各类屈光矫治方法,使患者达到看得清楚、看得舒服、看得持久的目的,并获得最佳的视觉效果。目前屈光不正矫治的方法主要分三类:框架眼镜、角膜接触镜和屈光手术。

一、框　架　眼　镜

框架眼镜主要使用球镜、柱镜或球柱镜矫正屈光不正。球镜用于矫正单纯远视或近视,正球镜用于矫正单纯远视,负球镜用于矫正单纯近视。柱镜或球柱镜用于矫正散光。框架眼镜的特点是安全、简便、经济。

框架眼镜镜片材料主要有玻璃和树脂。玻璃镜片耐磨、折射率较高,但较重、易碎,目前很少使用。树脂镜片的特点是不易破碎、较轻、抗紫外线,但易磨损,镀膜工艺逐步克服了这一缺点。

镜片设计已有突破性进展。非球面镜片减少像差,提高像质;渐变多焦点镜片在矫正老视显示出优势,使患者同时拥有远、中、近不同距离清晰的视觉。

由于框架眼镜镜片与角膜顶点存在一定距离,高度数镜片存在放大率问题,尤其是屈光参差者因双眼像放大率差异难以适应,需采用其他矫治方法。

二、角　膜　接　触　镜

角膜接触镜亦称隐形眼镜,由于角膜接触镜与角膜直接接触,减少了框架眼镜所致的像放大率问题等。但由于镜片与角膜、结膜、泪膜等直接接触,容易影响眼表正常生理。角膜接触镜从材料上分为软镜和硬镜。

软镜由含水的高分子化合物制成,其透氧性与材料的含水量和镜片厚度有关。直径一般为13.5~14.5mm,后表面曲率半径为8.4~8.8mm。具有验配简单、配戴舒适的特点,但易产生蛋白等镜片沉淀物,配戴不当常引起巨乳头性结膜炎(GPC)、角膜炎症等并发症。除矫正屈光不正外,还有一些特殊设计的软镜如彩色角膜接触镜、人工瞳孔角膜接触镜可用于美容,绷带镜、药物缓释镜等用于临床治疗。

硬镜一般是指硬性透氧性接触镜(rigid gas-permeable contact lens,RGP),由质地较硬的疏水材料制成。普通设计的硬镜直径较小,一般为9.2~9.6mm,后表面曲率与角膜前表面相匹配。硬镜具有透氧性强、抗蛋白沉淀、护理方便、光学成像质量佳的特点,但验配较复杂、配戴者需要一定的适应期。硬镜和角膜之间有一层"泪液镜",故矫正散光效果好。特殊设计的硬镜还可以用于圆锥角膜、不规则散光等的视力矫正。

角膜塑型术(orthokeratology,OK)是特殊设计的高透氧硬镜,通过机械压迫、镜片移动的按摩作用及泪液的液压作用压平角膜中央形状,达到暂时减低近视度数的作用。对于散光者,可应用散光角膜塑型镜。为目前公认能控制近视发展的方法。由于角膜的可恢复性,停止佩戴后,角膜可恢复原来的状态,原屈光不正度数也将恢复。由于验配较复杂,须在医疗机构中由专业医疗人员进行规范验配。

三、屈 光 手 术

屈光手术是以手术的方法改变眼的屈光状态,包括角膜屈光手术、眼内屈光手术和巩膜屈光手术。由于大多数屈光不正者可以通过非手术方法获得良好矫正视力,因此须严格掌握手术适应证,术前让患者充分了解手术的可能效果及危险性,尽量避免并发症。

(一)角膜屈光手术

角膜屈光手术是通过手术改变角膜前表面的形态来矫正屈光不正。按照手术方法可分为激光角膜屈光手术和非激光角膜屈光手术。目前临床主要应用激光角膜屈光手术。

1. 激光角膜屈光手术 激光角膜屈光手术主要有:准分子激光屈光性角膜切削术(PRK)、准分子激光上皮下角膜磨镶术(LASEK)、机械法准分子激光角膜上皮瓣下磨镶术(Epi-LASIK,)、准分子激光原位角膜磨镶术(LASIK)。其中准分子激光原位角膜磨镶术(LASIK)是目前的主流术式,它先在角膜上用特制的微型角膜板层刀做一个带蒂的角膜瓣,掀开后在角膜基质床上进行准分子激光切削,以矫正近视、远视及散光。

2. 非激光角膜屈光手术 非激光角膜屈光手术包括:放射状角膜切开术(RK)、角膜基质环植入术(intrastromal corneal ring segments,ICRS)、散光性角膜切开术(astigmatic keratotomy,AK)、角膜楔形切除术(wedge resection)、角膜磨镶术(keratomileusis)、表面角膜镜片术(epikeratophakia)等。

3. 角膜屈光手术适应证

(1)年龄一般要求在18周岁以上。

(2)一般认为屈光力矫治范围:近视 -1.00D~-12.00D,远视 +1.00D~+6.00D,散光 6.00D 以下,且近两年屈光力稳定(每年变化在 0.50D 以内),矫正视力正常。

(3)角膜曲率在 39.00D~48.00D,角膜厚度一般大于 460μm;暗光下瞳孔直径 7mm 以下。

(4)排除眼部疾病,眼压和泪膜等正常;排除全身相关疾病。

4. 角膜屈光手术禁忌证

(1)严重眼表疾病、眼内及附属器疾病,圆锥角膜等。

(2)严重糖尿病、免疫功能抑制、结缔组织疾病、全身应用化疗制剂及糖皮质激素等患者。

(3)妊娠及哺乳期。

(二)眼内屈光手术

眼内屈光手术,在晶状体和前后房施行手术以改变眼的屈光状态,根据手术时是否保留晶状体分为屈光性晶状体置换术和有晶状体眼人工晶状体植入术。

1. 屈光性晶状体置换术(refractive lens exchange,RLE) 是一种以矫正屈光不正为目的摘除透明或混浊的晶状体,植入人工晶状体的手术方式。该方法要求手术对象为成年人,40 岁以上年龄偏大者为宜,角膜屈光手术难以解决的高度近视患者或远视患者。

2. 有晶状体眼人工晶状体植入术 有晶状体眼人工晶状体植入术分为前房型植入和后房型植入两大类。

前房型人工晶状体根据固定方式的不同，可分为：房角固定型（angle-fixated）和虹膜夹型（iris-claw）。

有晶状体眼后房型人工晶状体（posterior chamber phakic intraocular lens）采用软性材料，单片式后拱型设计，保持植入的人工晶状体与自身晶状体之间有一定的间隙。

理论上有晶状体眼人工晶状体植入术可以矫正的屈光力范围是 +10.00D~-20.00D，屈光状态稳定，临床上用于屈光力过高，如 ≥ -12.00D 的近视和 ≥ +6.00D 的远视，以及角膜厚度较薄的中高度屈光不正不宜行 LASIK 者。有晶状体眼手术保留调节力，年龄较轻者更能获得益处。

（三）老视屈光手术

按手术部位，老视屈光手术分为三类：施于角膜的、施于巩膜的和施于晶状体的。施于角膜的老视矫正手术有老视 LASIK、单眼视式 LASIK、传导性角膜成形术（conductive keratoplasty，CK）等。施于巩膜的有前睫状体巩膜切开术、前睫状体巩膜切开合并硅胶扩张条植入术等。施于晶状体的有无晶状体眼多焦点人工晶状体或可调节性人工晶状体植入术，有晶状体眼多焦点人工晶状体植入术等。但都不能真正生理意义上改善调节。

（四）后巩膜加固术

后巩膜加固术（posterior scleral reinforcement，PSR），又称巩膜后兜带术、后巩膜支撑术或后巩膜加强术。应用异体或自体的生物材料或人工合成材料加固眼球后极部巩膜，以到达阻止或缓解近视发展的目的。多年的临床实践和研究已证实后巩膜加固术能有效阻止眼轴进行性延长，稳定视力，改善视网膜的血液循环，提高光敏感度。临床可用于近视度数在 -8.00~-10.00D 以上，且每年进展至少 0.50~2.00D 以上的进展性近视患者。

（李 兵）

第十六章

眼外肌病与弱视

第一节　眼外肌与眼球运动

一、眼外肌的解剖和功能

眼外肌（extraocular muscle）是司眼球运动的肌肉。两眼各有 6 条眼外肌，其中 4 条直肌，2 条斜肌。4 条直肌分别为上直肌、下直肌、内直肌和外直肌，均起自眶尖总腱环，分别附着于眼球前部的巩膜上。止于角膜缘后，内直肌为 5.5mm，下直肌为 6.5mm，外直肌为 6.9mm，上直肌为 7.7mm。两条斜肌是上斜肌和下斜肌，上斜肌起自眶尖总腱环旁蝶骨体的骨膜，前行穿过滑车向后转折，经上直肌下面到达眼球赤道部后方，止于眼球外上巩膜处。下斜肌起自眼眶下壁前内侧上颌骨眶板近泪窝处，经下直肌与眶下壁之间向后外上伸展止于赤道部后外侧的巩膜上。在第一眼位，内直肌和外直肌只有主要作用内转和外转；上直肌和下直肌走向与视轴呈 23° 角，除了有上转和下转的主要作用外，上直肌还有内旋、内转，下直肌还有外旋、内转的次要作用；上、下斜肌的作用力与视轴呈 51° 角，除了有内旋和外旋的主要作用外，上斜肌还有下转、外转，下斜肌还有上转、外转的次要作用。

二、眼外肌的胚胎发育

胚胎第三周时，视泡周围的头部神经嵴细胞增殖、凝集呈圆锥形，即原始眼外肌。第四周时开始分化。第五周时已能分辨出直肌和斜肌。第六周时各眼外肌完全分开。第十周时提上睑肌由上直肌分化出来。

三、眼外肌的血液供应及神经支配

（一）血液供应

来自眼动脉的内外两个分支，外侧支供应上直肌、外直肌、上斜肌和提上睑肌，内侧支供应内直肌、下直肌和下斜肌。供给眼外肌的动脉分成 7 支睫状前动脉进入 4 条直肌，外直肌只有 1 支，其余直肌均有 2 支。

（二）神经支配

6 条眼外肌除上斜肌受滑车神经和外直肌受展神经支配外，其余 4 条肌肉均受动眼神经支配。

四、眼球运动生理

1. 眼位　原在位又称第一眼位，为头位正直，双眼注视正前方目标时的眼位。第二眼位指眼球转向正上方、正下方、左侧或右侧方向时的眼位。第三眼位指眼球转向右上、右下、左上和左下时的眼位。

2. 眼球运动　单眼运动为遮蔽一眼观察到的另一眼的眼球运动，如内转、外转、上转、下转。双眼运动包括双眼同向运动和双眼异向运动，双眼同向运动指双眼同时向相同方向的运动，如双眼右转，左转等；双眼异向运动指双眼同时向相反方向的运动，包括集合和分开。旋转运动是不自主运动，内旋指角膜垂直子午线上缘向鼻侧旋转；外旋指角膜垂直子午线上缘向颞侧旋转。

3. 主动肌、拮抗肌、协同肌和配偶肌　主动肌（agonist）指眼球（单眼）向某一方向运动时，起主导作用的肌肉。协同肌（synergist）指眼球（单眼）向某一方向运动时，除主动肌以外，起辅助作用的肌肉为协同肌。如在眼球下转时，下直肌是主动肌，上斜肌是协同肌。拮抗肌（antagonist）指在同一眼上作用方向相反的眼外肌，如内直肌与外直肌，上直肌与下直肌，上斜肌与下斜肌互为拮抗肌。眼外肌在某个作用是协同肌，而在另外一个作用是拮抗肌，如上转时上直肌和下斜肌的垂直作用为协同肌，而其旋转作用为拮抗肌。配偶肌（yoke muscles）指双眼向某一方向注视时，具有相同作用的一对肌肉，如双眼向右运动时，右眼外直肌和左眼内直肌为配偶肌。

4. 眼球运动定律

（1）神经交互支配定律（Sherrington's law）：眼外肌在接受神经冲动产生收缩的同时其拮抗肌相应抑制。此定律适合一只眼的眼球运动，如右眼向右侧注视时，右眼外直肌收缩、内直肌受到抑制而松弛。

（2）配偶肌定律（Hering's law）：指两眼向相同方向注视时，相对应的配偶肌同时接受等量的神经冲动。

第二节　双眼视觉及斜视后的病理改变

一、双 眼 视 觉

双眼视觉（binocular vision）又称为双眼单视（binocular single vision），指双眼同时注视的物体，分别在两眼的黄斑中心凹成像，经大脑视觉中枢加工整合为单一立体物像的生理过程。双眼视觉是一个完整的生理功能，分为三级，即同时知觉、融合和立体视。双眼视觉的产生必须具备以下条件：①两眼视野重合，视野重合的部分愈大，双眼单视范围愈大；②两眼视网膜像的大小、明暗、颜色相似或完全一致；③具有正常的视网膜对应，眼球运动协调。

二、斜视后的双眼视觉异常

（一）复视（diplopia）

斜视后，外界同一物体成像在两眼视网膜非对应点上，即成像在注视眼中心凹和斜视眼周边视网膜上，此时一个物体被感知为两个物像，称为复视。

（二）混淆视（confusion）

斜视后，外界不同物体分别成像于两眼黄斑中心凹，两个不同的物像无法融合，所以在主观视空间内，感觉这些物体来自同一方向，相互重叠，称为混淆视。

三、斜视后的病理改变

斜视后为克服复视和混淆视可能引起以下四种常见的病理现象。

（一）抑制（suppression）

双眼同时注视时，主导眼看清物体时，另一眼的周边视网膜和中心凹分别被抑制以克服复视和混淆视。

（二）弱视（amblyopia）

如果为单眼固定性斜视，斜视眼中心凹的抑制会导致最佳矫正视力下降，形成斜视性弱视。

（三）中心旁注视（eccentric fixation）

弱视程度加重后，受累眼丧失中心注视能力，形成偏心注视。

（四）异常视网膜对应（anomalous retinal correspondence，ARC）

双眼同时注视时，主导眼中心凹与斜视眼周边视网膜可能产生新的对应关系，形成异常视网膜对应。

第三节　斜视检查

斜视需进行以下检查，包括询问病史、常规眼科检查、屈光检查、双眼视功能检查、斜视定性与定量检查等。

一、询问病史

详细询问病史对诊断及治疗有重要价值，病史采集包括斜视发病的年龄（发病越早，对双眼视觉功能恢复越不利）、时间、诱因（有无外伤、手术、高血压、糖尿病、颅内病变等病史）、伴随症状（复视、眩晕、恶心呕吐、畏光等）、发病的形式（是逐渐发生还是突然发生的，是持续存在还是间歇出现）、发展变化情况、家族史及治疗情况。

二、视力检查

需进行单（双）眼视力、远近视力、裸眼（矫正）视力检查。对于婴幼儿可采用注视和跟踪注视、视动性眼震、厌恶遮盖实验、优先注视法等方法判断两只眼的视力是否存在差别，必要时行视觉诱发电位检查。对眼球震颤患者可在一眼前放置 +5D 球镜片（正球镜可以使视力表上的视标模糊，但不诱发眼球震颤）进行检查。有代偿头位的眼球震颤患者检查视力时，还应在其代偿头位上检查其最佳视力。

三、常规眼科检查

通过裂隙灯、检眼镜检查是否存在眼部疾患，同时检查患者的注视性质。

四、屈光检查

药物麻痹睫状肌后的屈光检查可以获得准确的屈光度数。我国初诊儿童普遍采用 1% 阿托品眼膏散瞳。近年来国外采用 1% 环戊通滴眼剂作为睫状肌麻痹剂,既可充分麻痹睫状肌,又能缩短散瞳持续时间。

<h2 style="text-align:center">五、斜视定性与定量检查</h2>

(一) 斜视的定性检查

1. 遮盖试验 通过遮盖试验(cover test)打破融合判断是否存在斜视以及斜视的性质。

(1) 遮盖去遮盖(cover uncover test):用遮眼板遮盖任意一眼,遮盖时观察对侧眼是否有眼球移动,如果有眼球移动,说明对侧眼存在显斜视;如果对侧眼无眼球移动,说明对侧眼处在注视位。然后观察去除遮眼板后被遮眼的变化。如果被遮眼有返回注视位的运动,说明被遮眼为隐斜视,如果被遮眼停在某一偏斜位置上,提示被遮眼有显斜视。如果两眼分别遮盖时,对侧眼均无眼球移动,说明无显斜视。遮盖去遮盖试验能够判断患者是隐斜视还是显斜视,是交替性斜视还是固定性斜视。

(2) 交替遮盖(alternate cover test):用遮眼板遮盖一眼,然后迅速移到另一眼,反复多次,观察是否有眼球移动,如有眼球移动,说明有眼位偏斜的趋势。交替遮盖试验能够判断是否存在斜视以及斜视的方向,但不能确定是隐斜视还是显斜视。

2. 角膜映光法(Hirschberg test) 嘱患者注视 33cm 处的点光源,观察角膜上反光点的位置,判断有无斜视。若反光点位于双眼角膜中央则为正位;若一眼反光点偏于鼻侧则为外斜,偏于颞侧则为内斜;若一眼反光点偏于上方则为此眼下斜,偏于下方则为此眼上斜。

(二) 斜视定量检查

1. 角膜映光法(Hirschberg test) 患者注视 33cm 处的点光源,根据反光点偏离瞳孔中心的位置粗略判断斜视度。反光点偏心 1mm,偏斜估计为 7.5°;位于瞳孔缘约为 15°,位于角膜缘约为 45°,位于瞳孔缘与角膜缘中间约为 30°。该方法比较简便,但不够精确,没有考虑到 Kappa 角的因素。

2. 三棱镜加角膜映光法(Krimsky test) 患者注视一个点光源,三棱镜置于斜视眼前,尖端指向眼位偏斜的方向,逐渐增加度数至角膜反光点位于瞳孔中央,所需三棱镜度数即为斜视偏斜度。

3. 三棱镜加遮盖试验(prism plus cover testing) 该法为比较精确的斜视角定量检查法,可以在任意注视方向和任意距离使用。检查时,将三棱镜置于斜视眼前,棱镜的尖端指向斜视方向,逐渐增加三棱镜度数至斜视角被中和,眼球不再移动为止。此时所用三棱镜度数即为所检查距离和注视方向的斜视度。可以用单眼遮盖去遮盖检查,也可用交替遮盖检查。临床上需两眼分别注视时检查裸眼与戴镜、看近与看远的斜视角,这对诊断和治疗具有重要意义。

4. 同视机法 用同时知觉画片(如老虎和笼子画片)检查斜视度(图 2-16-1、图 2-16-2),检查时一眼注视画片中心,检查者把对侧眼镜筒调整到被查眼反光点位于瞳孔中央处,交替开关每侧灯光,直至两眼不动,此时读取刻度盘上度数为他觉斜视角(客观斜视角)。将一眼(通常为主导眼)镜筒放于"0"位,嘱患者注视画片中心,让患者转动另一眼的镜筒,使两画片重合(老虎进入笼子中央),此时读取刻度盘上度数为主觉斜视角(主观斜视角)。对各诊断眼位斜视角的定量检查,可以分析判断麻痹性斜视的受累肌肉,有助于诊断和手术设计。

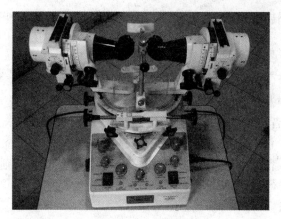

图 2-16-1　同视机

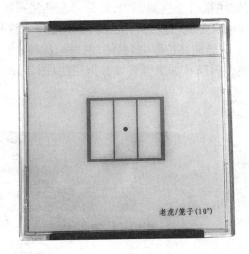
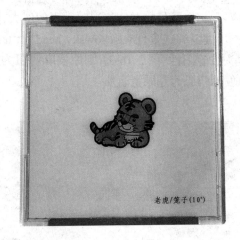

图 2-16-2　同视机画片

六、眼球运动功能检查

（一）单眼运动检查

检查时遮盖一眼，嘱患者另一眼追踪向各注视方向移动的注视目标。正常单眼运动，内转时瞳孔内缘到达上下泪小点连线，外转时角膜外缘到达外眦角，上转时角膜下缘到达内外眦连线，下转时角膜上缘到达内外眦连线。如发现眼球运动减弱，则提示向该方向运动的肌肉力量不足，或存在限制因素。

（二）双眼运动检查（binocular eye movement）

1. 双眼同向运动　单眼运动不能显示眼外肌运动功能不足时，用双眼同向运动检查，可发现相对功能不足和相对亢进的肌肉。

2. 双眼异向运动　双眼异向运动包括集合（convergence）和分开（divergence）运动，临床上多检查集合功能。

（三）娃娃头试验

为鉴别外转运动限制真伪的方法。将患儿的头突然转向外转"受限"的对侧，观察外转能否到达正常位置,如外转到位则说明外转"受限"不存在。如外转不能到位,则提示存在运动限制。

（四）牵拉试验

分为主动牵拉试验（active force generation）和被动牵拉试验（forced ductions）,用于鉴别眼球运动障碍系机械性限制还是源于神经肌肉麻痹。主动牵拉试验:医生用镊子夹住相应部位角膜缘处球结膜,被检者按医生要求的方向注视,比较双眼被测试肌肉收缩力的强弱,判断是否存在肌肉麻痹因素。被动牵拉试验:用镊子分别夹住 3 点位、9 点位角膜缘球结膜,向各方向牵拉转动眼球,同时嘱被检者向牵拉方向注视,如牵拉眼球有阻力,则说明存在机械性限制。此检查可表面麻醉下进行,如不能配合,全麻下只能做被动牵拉试验。

（五）Parks 三步法

用于鉴别垂直斜视中原发麻痹肌为一眼上斜肌还是另一眼上直肌。第一步,确定上斜视是右眼还是左眼。如果右眼上斜视,则提示右眼的下转肌(上斜肌或下直肌)麻痹,或左眼上转肌(上直肌或下斜肌)麻痹。第二步,分析是向右侧注视时垂直偏斜大,还是向左侧注视时垂直偏斜大。如果是向左侧注视时垂直偏斜大,则提示麻痹肌可能为右眼上斜肌或左眼上直肌。第三步,做歪头试验(Bielschowsky head tilt test),令头转向高位眼侧(右侧)时,垂直偏斜增大,即歪头试验阳性(图 2-16-3),则原发麻痹肌为右眼上斜肌。如果歪头试验为阴性(图 2-16-4),则原发麻痹肌为左眼上直肌。

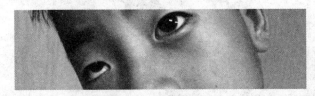

图 2-16-3 歪头试验阳性

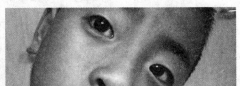

图 2-16-4 歪头试验阴性

七、感觉功能检查

（一）抑制检查（suppression testing）

Worth 四点灯试验,被检者戴红绿眼镜(右眼佩戴红色,左眼佩戴绿色),注视 Worth 四点灯(上方为红灯,两侧为绿灯,下方为白灯)(图 2-16-5)。如果看到 4 个灯则无抑制;仅看到 2 个灯(上方和下方的)为左眼抑制;看到 3 个灯(左右 2 个及下方 1 个)为右眼抑制;看到 5 个灯为复视。还可应用 Bagolini 线状镜检查。

（二）融合储备力检查（fusion potential）

主要方法为红色滤光片加三棱镜法,即在斜视患者的单眼前加红色滤光片,双眼同时注视点光源,患者可看到一个红灯和一个白灯,在单眼上加三棱镜,至红灯和白灯融合,出现单一的粉红色影像,说明有潜在的融合储备力。继

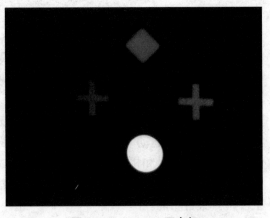

图 2-16-5 Worth 四点灯

续增加三棱镜度数,至又出现一个红灯和一个白灯,由两个物像重合至再次出现两个物像所用的三棱镜度数即为受检者的融合范围(融合储备力)。

(三) 立体视检查(stereopsis testing)

包括随机点立体图和非随机点立体图检查两类。非随机点立体图存在单眼线索,假阳性率较高。临床常用的检查图有 Titmus 立体图、TNO 立体图和我国科学家编制(颜少明版、郑竺英版)的随机点立体图。立体视正常值为 40~60s。

(四) 复视像检查

用于判断麻痹的眼外肌。在暗室或半暗室,受检者右眼前放红色镜片,注视 1m 处的灯光,然后分别检查各诊断眼位,距离中心约 20°。患者的头及脸保持正位,不得转动。

复视像的分析步骤:①首先确定复视像性质,是水平的还是垂直的、是交叉的还是同侧的;②寻找复视像偏离最大的方向;③周边物像属于麻痹眼。

第四节 斜视治疗基本原则

儿童斜视治疗的主要目标是恢复双眼视觉功能,首先治疗弱视,两眼视力平衡后,则运用非手术的或手术的方法矫正斜视。成人斜视治疗多是为了美容的目的,几乎不能恢复双眼视觉功能。

一、非手术治疗

斜视的非手术治疗包括:治疗可能存在的弱视、斜视的光学矫正、药物治疗和视能矫正训练。

(一) 弱视的治疗

首先验光配镜,根据弱视眼的注视性质,采用综合方法治疗,使视力达到正常水平。

(二) 光学治疗

1. 框架眼镜 如果内斜视患者伴有远视,应给予全矫处方矫正。对高 AC/A 调节性内斜患者,佩戴双光镜。

2. 三棱镜 对有复视的斜视患者,配戴三棱镜使两眼视轴平行,可以消除复视。

(三) 药物治疗

1. 缩瞳剂 缩瞳剂可以形成药物性近视,减弱中枢性调节,对高 AC/A 型调节性内斜视有效。

2. A 型肉毒素 A 型肉毒素具有化学去神经作用。在肌电图监视下将其注射于麻痹肌的拮抗肌内,使肌肉暂时性麻痹,重建了麻痹肌和拮抗肌之间的平衡,能够达到减小或消除斜视的效果。主要应用于中小度数内外斜视(<40$^\triangle$)、术后残余斜视、急性麻痹性斜视(特别是第Ⅵ脑神经麻痹)、周期性内斜视、活动期甲状腺相关性眼病等。

(四) 视能矫正训练(orthoptics)

视能矫正师在眼科医师的指导下完成双眼视觉与眼球运动相关的各项检查,指导患者进行弱视和双眼视功能训练,可以补充和巩固手术效果。

二、手术治疗

手术的原则为减弱力量强的肌肉,加强力量弱的肌肉。内直肌对视近斜视角的矫正作用更大,外直肌对视远斜视角的矫正作用更大。对视近内斜视较大的患者,应行双眼内直肌减弱术。外斜视视远明显时,应行双眼外直肌减弱术。外斜视视近明显时,应行内直肌缩短术以加强内直肌的力量。对视近视远斜视角相同的斜视,双侧直肌减弱与单眼后徙加缩短手术效果相同。需要提醒的是,单眼同次手术不能超过两条直肌,同次不能做相邻的两条直肌,避免眼前节缺血。再次手术时机:一般为术后 2 个月,斜视角稳定,侧支循环建立。此外,为了提高斜视手术成功率可应用调整缝线技术。

第五节 斜 视 各 论

斜视患病率约为 3%。通常有以下几种分类方法,根据融合功能分为隐斜视、间歇性斜视和恒定性斜视;根据眼球运动及斜视角有无变化分为共同性斜视和非共同性斜视;根据注视情况分为交替性斜视和单眼性斜视;根据发病年龄分为先天性斜视(婴儿型斜视)和获得性斜视;根据偏斜方向分为:水平斜视(horizontal strabismus)包括:内斜视(esotropia,ET)、外斜视(exotropia,XT)、垂直斜视(hypertropia),旋转斜视(cyclodeviation)和混合型斜视。

非共同性斜视根据眼球运动限制的原因分为两种,一种是由于神经肌肉麻痹引起的麻痹性斜视,另一种是由于粘连、嵌顿等机械性限制引起的限制性斜视。根据病史和牵拉试验可以鉴别。共同性斜视的主要特征是眼球运动没有限制,斜视角不因注视方向的改变而变化,两眼分别注视时的斜视角相等(第一斜视角等于第二斜视角)。非共同性斜视的主要特征为眼球运动在某个方向或某些方向有障碍,斜视角随注视方向的变化而改变,第二斜视角大于第一斜视角。

一、共同性内斜视

共同性内斜视是最多见的斜视,尤其是儿童更为多见,在 3 岁以前发病的约占半数。因发病较早,且屈光状态多为远视,常伴有不同程度的弱视。临床上较常见的共同性内斜视有以下类型:

(一) 调节性内斜视(accommodative esotropia)

有两种作用机制单独或共同参与:中高度远视需要较多的调节以得到清晰的物像而导致内斜;高 AC/A 使一定量的调节引起更多的集合形成内斜。包括屈光性调节性内斜视、部分调节性内斜视、高 AC/A 型调节性内斜视。

1. 屈光性调节性内斜视(accommodative esotropia due to hyperopia)

(1)病因:因远视未经矫正,过度使用调节引起集合过强,加上融合性分开功能不足,引起内斜视。

(2)诊断要点:发病平均年龄为 2 岁半;有中度或高度远视性屈光不正(多为 3~6D);散瞳后或戴镜可以矫正眼位;单眼内斜视可合并弱视;眼球运动无明显受限;AC/A 正常。

(3)治疗:首先全矫配镜,有弱视者治疗弱视。此类斜视不适于手术矫正。一般每年重新验光一次,根据屈光变化决定是否调换眼镜,以戴镜后正位或内隐斜为好。

2. 部分调节性内斜视(partially accommodative esotropia)

(1)病因:内斜一部分是由于调节的增加所引起,另一部分可能由于解剖异常所致。屈光不正矫正后,斜视度减少,但不能完全消失。

(2)诊断要点:发病年龄与屈光状态同屈光性调节性内斜视;散瞳或戴镜后斜视度数可以

减少,但不能完全矫正;单眼斜视也可合并弱视;眼球运动无明显受限,AC/A 正常。

(3)治疗:全矫配镜,有弱视者治疗弱视。双眼视力平衡,戴镜 3~6 个月后眼位不能完全矫正者,应手术矫正斜视非调节部分。斜视调节部分继续戴镜矫正。每半年至一年重新验光一次,并根据屈光变化决定是否调换眼镜。

3. 高 AC/A 型调节性内斜视(accommodative esotropia due to high AC/A)

(1)病因:可能是由于大脑皮质对辐辏中枢抑制不充分,精神紧张或视近时近感性辐辏过强所致,或辐辏对调节反应过强所致,AC/A 高。

(2)诊断要点:此类内斜视斜视度看近大于看远(≥ 15$^\triangle$);看远时可以为正位;可以有远视性屈光不正;AC/A 高;此类斜视 10 岁后有自愈趋势。

(3)治疗:光学矫正法:戴双光镜即全屈光矫正下加 +1.5D~+3D 球镜。药物治疗:局部点缩瞳剂。

(二)非调节性内斜视(nonaccommodative esotropia)

1. 基本型内斜视(basic esotropia)(图 2-16-6)

(1)病因:病因不明,无明显的屈光不正,有时可有轻度远视或近视。

(2)诊断要点:斜视常在 2 岁以后出现。没有明显调节因素。单眼斜视可合并弱视。无明显远视性屈光不正,视远视近斜视度相同。

(3)治疗:排除神经系统疾患,有弱视者先治疗弱视。双眼视力平衡后及时手术矫正眼位。

2. 急性共同性内斜视(acute comitant esotropia)

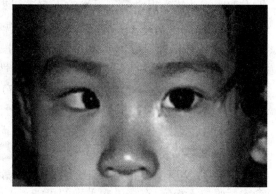

图 2-16-6 内斜视

(1)病因:病因不清,可能与融合机制突然破坏,引起眼外肌的不平衡有关。

(2)诊断要点:发病急,突然出现复视。多发生在 5 岁以后,因双眼视功能已健全所以才有复视。眼球运动无受限。

(3)治疗:排除神经系统疾患。如内斜视度数小,可用三棱镜消除复视;如内斜视度数大,病情稳定后,可以手术矫正。眼位矫正后可以恢复双眼视觉功能。

3. 周期性内斜视(cyclic esotropia)

(1)病因:病因不清。

(2)诊断要点:3~4 岁发病。内斜视呈周期性出现,一般为隔日斜视。在不出现之日可能仅有轻度斜视或隐斜。日久可形成恒定性斜视。周期性内斜视患者中偶见弱视,V 型斜视常见。在内斜视不存在时,患者可有正常的双眼视和较好的立体视。

(3)治疗:首先矫正屈光不正。有些患者矫正远视后,周期性内斜视消失。不能矫正者,可以手术矫正,手术量参照眼位偏斜日的斜视度。

二、共同性外斜视

婴幼儿期外斜视较内斜视少见,但随年龄增加患病率逐渐升高。外斜有明显的遗传性,为常染色体显性遗传。患者可由外隐斜进展为间歇性外斜视,再进展为恒定性外斜视,也可以发病即为间歇性外斜视或恒定性外斜视。

病因可能与中枢性辐辏兴奋和分开兴奋不平衡有关。由于在不注意视物时,紧张性辐辏减少,过强的分开兴奋使眼球转向休息眼位,融合性辐辏不能矫正,从而导致外斜。另外,外斜的发生可能与遗传因素、解剖因素有关。

（一）间歇性外斜视（intermittent exotropia）

间歇性外斜视根据视远、视近斜视度的不同临床可分为基本型、分开过强型、集合不足型和假性分开过强型4种类型。基本型为视远与视近的斜视度基本相等;分开过强型为视远斜视度明显大于视近（$\geq 15^{\triangle}$）;集合不足型为视近斜视度明显大于视远（$\geq 15^{\triangle}$）;假性分开过强型为视远斜视度明显大于视近,但单眼遮盖1小时视远、视近时的斜视度基本相等。

1. 诊断要点　发病较早,但发现较晚,一般到5岁左右才逐渐表现明显。畏光,在强光下喜闭一眼。斜视出现频率随年龄增大逐渐增加,斜视度变化较大。为正常视网膜对应,一般无弱视。

2. 治疗　以手术治疗为主,手术时机应掌握在双眼视功能受损之前。手术前不宜进行集合训练,否则容易出现手术后过矫。

（二）恒定性外斜视（constant exotropia）

1. 诊断要点　出生后即出现或由间歇性外斜发展而来,外斜视恒定存在（图2-16-7）。单眼斜视可存在弱视或屈光参差,双眼交替性斜视,一般无弱视。5岁前发病可存在抑制,而以后发病可存在复视。

2. 治疗　以手术治疗为主。单眼视力差者术后眼位不稳定,有需再次手术的可能。

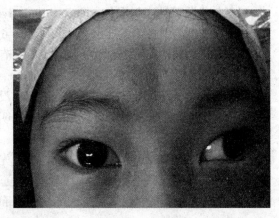

图 2-16-7　外斜视

三、非共同性斜视

非共同性斜视（incomitant strabismus）指由于神经核、神经或肌肉本身的病变而引起的单条或多条眼外肌完全或部分性麻痹所致的眼位偏斜,其偏斜角度在不同注视方向和距离有所不同,同时伴有不同程度的眼球运动障碍。特点为:①患者有复视、混淆视及眼性眩晕、定位失误等自觉症状;②眼位偏斜,第二斜视角大于第一斜视角;③眼球运动受限;④代偿头位等。

病因:各种原因引起的神经核、神经或肌肉本身的病变所致单条或多条眼外肌麻痹,如先天发育异常,头外伤累及眼球运动神经,炎症影响滑车神经、展神经,脑血管性疾病,颅内占位病变,甲状腺功能亢进、糖尿病等内分泌疾病,眶壁骨折、肌肉嵌顿等。

（一）展神经麻痹（sixth nerve palsy）

1. 诊断要点　展神经麻痹多数为获得性,有外伤史或高热史,也可以没有任何明确原因。大度数内斜视,外转明显受限,严重时外转不能超过中线。有代偿头位,面转向受累肌方向。

2. 治疗　首先查找病因,针对病因进行治疗。使用神经营养药物营养神经治疗。也可应用内直肌注射A型肉毒素避免或缓解肌肉挛缩,暂时消除复视。对病因清楚,病情稳定6个月以上仍有斜视者,可手术治疗。

（二）上斜肌麻痹（superior oblique muscle palsy）

为最常见的垂直旋转性眼外肌麻痹。可以是先天的,神经核缺陷或者第Ⅳ脑神经运动部分的缺陷;也可以是获得性的,大多数是闭合性颅脑损伤引起,也有因中枢神经系统血管异常、糖尿病、脑肿瘤引起者。

1. 先天性上斜肌麻痹（congenital superior oblique muscle palsy，CSOP）

（1）诊断要点：受累眼上斜视，如果双眼发病则呈交替性上斜视。双眼运动表现为上斜肌功能不足，可伴有下斜肌功能亢进，单眼运动可以正常。歪头试验阳性，即将头向高位眼倾斜时，受累眼上翻或上斜视度数明显增加。单侧者伴有典型的代偿头位，面部发育常不对称。很少合并弱视。

（2）治疗：先天性上斜肌麻痹应尽早手术治疗，对于度数较小（<10$^{\triangle}$）或手术后有残余小度数者可用三棱镜矫正。

2. 获得性上斜肌麻痹（aquired superior oblique muscle palsy，ASOP）

（1）诊断要点：突然出现复视。有时虽为成人发病，但是很可能是先天的病例失代偿后出现复视。双眼运动表现为上斜肌功能不足，可伴有下斜肌功能亢进。歪头试验阳性。有代偿头位，但不如先天性者典型。

（2）治疗：首先查找病因，针对病因进行治疗；营养神经治疗；病因清楚，病情稳定6个月后仍有斜视者，行手术治疗。对于度数较小（<10$^{\triangle}$）可用三棱镜矫正。

3. 动眼神经麻痹（third cranial nerve/oculomotor palsy）　儿童动眼神经麻痹的原因包括先天的（40%~50%）、外伤或炎症引起的，很少因肿瘤形成所致。发生在病毒感染之后者，可伴偏头痛。成人动眼神经麻痹多由于颅内动脉瘤、糖尿病、神经炎、外伤、感染所致，肿瘤也很少见。

（1）诊断要点：受累眼处于外下斜位，上睑下垂，内转、内上、外上、外下运动均有不同程度的限制。眼内肌受累时瞳孔扩大，对光反应消失或迟钝。儿童动眼神经麻痹常伴有弱视。

（2）治疗：首先查找病因，针对病因进行治疗；营养神经治疗；病因清楚，病情稳定6个月后仍有斜视者，可考虑手术治疗。由于累及多条眼外肌，手术效果不理想，上转运动严重限制时上睑下垂矫正手术应慎重，以免发生暴露性角膜炎。

四、A-V 综合征

A-V综合征为水平斜视的一种亚型，即在向上方或下方注视时，其水平斜视的度数发生变化，很像字母A或V，故称A、V型斜视。A征患者眼球向上方注视比向下方时内收增加或外转减少；V征患者眼球向下方注视比向上方时内收增加或外转减少；A征为向上方25°注视与向下方25°注视时的水平斜视度的差异最少应为10$^{\triangle}$，V征至少相差15$^{\triangle}$有临床意义。临床分为：内斜A征、外斜A征、内斜V征和外斜V征。

（一）病因

病因不清，可能与先天解剖异常，眼外肌与筋膜改变、肌止点异位有关。

（二）诊断要点

分别测量向上25°和向下25°注视时的斜视角。A征，上下分别注视时的斜视角相差≥10$^{\triangle}$。V征，上下分别注视时的斜视角相差≥15$^{\triangle}$。眼球运动检查，A型斜视常伴有上斜肌功能亢进，V型斜视常伴有下斜肌功能亢进。

（三）治疗

A-V征是否需要治疗，取决于是否影响双眼视功能及美容。如果原在位和阅读眼位无双眼视功能，存在异常头位（下颌内收或上举）影响容貌需手术治疗。如伴有斜肌功能亢进者需行斜肌减弱术；如无斜肌功能亢进行水平肌垂直移位矫正。

五、特殊类型斜视

有些斜视病因不详且临床分类困难,临床表现也比较复杂,这类斜视统称特殊类型斜视。

(一)垂直分离性斜视

1. 病因 病因及发病机制尚不明,眼球运动不遵循 Hering 法则。

2. 诊断要点 交替遮盖时被遮眼上漂且合并外旋转,去遮盖后眼球缓慢回到注视位合并内旋转。看远时更明显。用不同密度的滤光片组成的串镜做 Bielschowsky 试验为阳性。经常合并先天性内斜视,多数合并眼球震颤和弱视。可以合并下斜肌亢进。DVD 常为双眼发病,但可先后发病,程度不同。也有单眼性 DVD。

3. 治疗 有学者认为 DVD 随年龄增长有自愈倾向,故不主张对儿童患者早期施行手术。如上漂程度轻,无碍外观者,则不需手术治疗。如患者合并屈光不正,在配戴眼镜时可以用光学手段转换注视眼,避免暴露上漂现象。手术可根据病情采用上直肌超常量后徙、上直肌后徙联合后固定缝线术(Faden 术)、下斜肌转位术。DVD 合并水平斜视者在矫正 DVD 的同时予以矫正。

(二)Duane 眼球后退综合征

Duane 眼球后退综合征(Duane retraction syndrome,DRS)是一种以水平直肌运动障碍、内转时眼球后退、同时向内上或内下偏斜、睑裂缩小为特征并伴有眼部或全身其他异常的先天发育异常的病征。眼球后退综合征临床分三型:Ⅰ型,受累眼外转受限,内转无明显限制,可以合并内斜视。Ⅱ型,受累眼内转受限,外转无明显限制,可以合并外斜视。Ⅲ型,受累眼内外转均受限,可以无斜视或合并内斜视或外斜视。多数患者有较好的双眼单视功能。

1. 病因 其确切病因不明,尸检和影像学研究发现 Duane 眼球后退综合征患者展神经核缺损;电生理研究表明此病正常支配眼外肌的展神经阙如或受损,外直肌受到动眼神经的矛盾性支配。

2. 诊断要点 有外转或 / 和内转受限,外转时睑裂开大。内转时眼球后退睑裂变小,常合并眼球上射或 / 和下射现象。常伴有代偿头位。被动牵拉试验阳性。

3. 治疗 第一眼位无明显斜视和代偿头位者无特殊治疗。对有明显代偿头位和第一眼位有斜视者可手术治疗。手术以减弱术为主,禁忌行加强手术,否则术后会加剧眼球后退。

(三)上斜肌肌鞘综合征(Brown syndrome)

是指由于先天性解剖异常或后天继发于外伤或手术所致的上斜肌肌腱和鞘膜过分增厚或粘连,限制了下斜肌的上转运动,致使眼球固定于向下注视的状态,从而使眼球在内转位时不能上转,内转时被动牵拉眼球向上有抗力。

1. 病因 先天性解剖异常或后天继发于外伤或手术所致的上斜肌肌腱和鞘膜过分增厚或粘连,限制了下斜肌的上转运动。

2. 诊断要点 受累眼内转时不能上转,但在第一眼位或外转位时上转正常;内转时下斜视增加;在内转位时向上作被动牵拉试验阳性。同侧上斜肌正常或轻度亢进。可有下颌上抬的异常头位。

3. 治疗 后天的不急于手术,有自行恢复的可能。如在第一眼位时为正位,并有双眼单视功能,无明显代偿头位,无需手术。如患眼于第一眼位时呈下斜视,有明显代偿头位存在,影响美容,则可考虑手术治疗,手术采用上斜肌断腱术或上斜肌肌腱延长术。

第六节 弱 视

弱视(amblyopia)是视觉发育期内由于异常视觉经验引起的单眼或双眼最佳矫正视力下降,眼部检查无器质性病变。不仅表现为视力低下,而且没有健全的双眼单视功能。患病率为2%~4%,为视觉发育相关性疾病,早期发现、适当治疗,绝大部分病例视力可以提高。

一、病因与分类

1. 斜视性弱视　发生在单眼性斜视,由于眼位偏斜后引起异常的双眼相互作用,斜视眼的黄斑中心凹接受的不同物像(混淆视)受到抑制,而形成弱视。

2. 屈光参差性弱视　由于两眼的屈光参差较大,黄斑形成的物像大小及清晰度不等,大脑主动抑制较高度数屈光不正的一眼,形成弱视。两眼正球镜相差 1.5DS,柱镜相差 1.0DC 即可以使屈光度较高一眼形成弱视。

3. 屈光不正性弱视　常为双侧性,多发生于高度屈光不正未及时矫正的患者,视网膜成像始终模糊不清,致使发育障碍形成弱视。一般认为远视 ≥ 5.00DS,散光 ≥ 2.00DC,近视 ≥ 10DS 会增加产生弱视的危险性。

4. 形觉剥夺性弱视　在婴幼儿视觉发育的关键期内由于屈光间质混浊(如先天性白内障、角膜混浊),完全性上睑下垂或遮盖等因素,视网膜不能形成清晰物像,形觉刺激不足而形成弱视。

二、临床表现

视力不良、存在拥挤现象,最佳矫正视力低于正常,对成排视标的分辨能力较单个视标差;部分较严重的弱视为旁中心注视;图形视觉诱发电位 P100 波潜伏期延长、振幅下降。

三、诊 断

怀疑弱视,需进行系统检查,如视力检查、眼部常规检查、眼位检查、屈光状态检查、注视性质检查、双眼视功能检查、电生理检查等,同时还应排除心因性、中枢性、幼稚性等类型的视功能不良。

儿童视力是逐步发育成熟的,儿童视觉发育的关键期为 0~3 岁,敏感期为 0~12 岁,双眼视觉发育 6~8 岁成熟。弱视诊断时应注意年龄因素,参考不同年龄儿童正常视力下限:3 岁儿童正常视力参考值下限为 0.5,4~5 岁为 0.6,6~7 岁为 0.7,7 岁以上为 0.8。两眼最佳矫正视力相差 2 行或更多,较差的一眼为弱视。如果幼儿视力不低于同龄儿童正常视力下限,双眼视力相差不足 2 行,又未发现引起弱视的危险因素,则不宜草率诊断为弱视,可以列为观察对象。

四、治 疗

一旦确诊为弱视,应立即治疗,若年龄超过视觉发育的敏感期,弱视治疗将变得非常困难。首先要去除病因,包括矫正屈光不正,早期治疗先天性白内障或先天性完全性上睑下垂等。根据注视性质,制订治疗方案。对于中心注视性弱视,采取常规遮盖疗法(矫正视力相差 2 行以上,遮盖视力好的一眼),或压抑疗法,联合视刺激疗法(CAM)、辅助精细训练;对于旁中心注视性弱视,可先采取后像、红色滤光片或海丁格刷刺激转变注视性质,待转为中心注视后,再按中心注视性弱视治疗。也可直接常规遮盖。双眼视力平衡达到正常时,需进行斜视矫正及双眼视功能训练。为了防止复发需定期随访,随访期间头 6 个月每月复查一次,没有变化每半年复查一次,直到 3 年为止。弱视治愈标准为视力达到正常,眼位正,有健全的双眼单视功能,追踪观察三年不变。

第七节　眼球震颤

眼球震颤(nystagmus)是由于某些视觉的、神经的或前庭功能的病变引起一种非自主性,有节律的眼球摆动。

一、分　类

(一) 根据眼球震颤的节律
分为冲动型眼球震颤、钟摆型眼球震颤。
(二) 根据眼球震颤的形式
分为水平性眼球震颤、垂直性眼球震颤、旋转性眼球震颤、混合性眼球震颤。
(三) 根据发生时期
分为先天性眼球震颤和后天性眼球震颤。先天性眼球震颤(congenital nystagmus)简称先天眼震,是一种原因不明,表现复杂,危害较重,而且难以治疗的眼病。

二、病　因

原因不明。

三、临 床 特 点

具有以下特点:
1. 发病早,自幼即眼球震颤,或发病时间不明确。
2. 视物无晃动感,这是诊断先天眼震的主要标准。
3. 与视障性眼震不同,眼球的不自主持续摆动或跳动,比较有规律。
4. 眼球转动无障碍,无眼部畸形或其他先天异常。
5. 双眼视力或矫正视力一般都在 0.1 以上。
6. 无平衡失调和眩晕等中枢神经系统疾患和前庭功能障碍症状。
临床表现较为复杂,归纳起来主要为:
1. 不自主的持续的较有规律的眼球跳动或摆动;
2. "弱视",先天眼震性"弱视"几乎都是双眼性的,近视力往往优于远视力,且不接受镜片矫正,除非合并有屈光不正;
3. 代偿头位,主要表现为面部的左右偏转。仅有少数病例表现有下颌的上抬或内收,亦有少数病例可有头的左右倾斜。

四、治　疗

眼球震颤不仅发病机制不明,而且迄今没有直接有效的治疗方法,目前只有一些改善临床症状的间接治疗方法。

（一）屈光矫正

存在屈光不正,应配镜矫正。

（二）三棱镜矫正

由于先天性运动性眼球震颤在静止眼位或使用辐辏时,能减轻或抑制眼球震颤,可配戴三棱镜消除代偿头位、增进视力。

1. 同向三棱镜　双眼放置同方向的三棱镜,基底与静止眼位方向相反,尖端指向静止眼位(健侧),使静止眼位由侧方移向正前方,从而消除代偿头位。

2. 异向三棱镜　双眼均放置基底向外的三棱镜,以诱发辐辏,从而抑制眼球震颤。

（三）手术治疗

对先天性眼球震颤有静止眼位和代偿头位者,手术可改善或消除代偿头位,临床上常采用的术式为:① Anderson 术式:双眼与静止眼位方向一致的一对配偶肌减弱术。② Kestenbaum 术式:双眼与静止眼位方向一致的一对配偶肌减弱术加同眼拮抗肌缩短术。

（李　兵）

■ 第十七章

眼 外 伤

第一节 概 述

眼是人体上较暴露的器官,在日常生活中眼外伤发生率极高。眼也是人体组织最精密、较脆弱的器官,因此眼外伤后,如果抢救不及时或处理不当,可导致严重后果,甚至失明。

随着科学技术的发展,人们对眼外伤的认知程度及诊治水平都在不断提高。尤其是显微手术在眼科的广泛开展,使得眼外伤的治疗有了一个质的飞跃;而玻璃体手术的出现,使得许多以往被认为不能治疗的眼外伤得到了治疗,挽救了大量患者的视力。

一、眼外伤的分类

眼外伤有多种分类法。

1. 按致伤的原因进行分类　可分为机械性眼外伤和非机械性眼外伤。前者包括钝挫伤、穿通伤和异物伤等;后者有热烧伤、化学伤、辐射伤和毒气伤等。

2. 按眼外伤的部位进行分类　可分为眼球外伤和眼附属器外伤。眼球外伤包括眼球挫伤、眼球穿通伤及眼内异物伤等;眼附属器外伤包括眼睑结膜外伤、眼眶外伤、泪道外伤及眼外肌外伤等。

3. 国际眼外伤学会提出的分类法　包括开放性眼外伤和闭合性眼外伤。其中,锐器造成眼球壁全层裂开,称眼球穿通伤(penetrating injury)。一个锐器造成眼球壁有入口和出口的损伤,称贯通伤(perforating injury)。进入眼球内的异物引起的外伤,称眼内异物(intraocular foreign body)。钝器所致的眼球壁裂开,称眼球破裂(rupture of the globe)。而钝挫伤引起的,没有眼球壁的全层裂开,称为闭合性眼外伤。

二、眼外伤的常规检查

1. 病史的采集　眼外伤是一个常见病,其受伤形式、临床表现千变万化。医生必须尽早、详细地获得可靠的病史,才能给出准确的外伤性质及诊断,进而及时确定治疗方案。

病史采集的重点为:①受伤的时间。医生可据此初步估计病情的程度。②致伤的地点、环境。医生可借此推断伤口受感染的可能性大小及可能感染的性质。③致伤物。致伤物是金属、非金属还是气体、液体等与眼外伤的性质有很大关系。另外致伤物的大小、形状及运动速度等也是影响外伤程度的主要因素。④外伤的性质。常见的有挫伤、切割伤、穿通伤、异物伤、爆炸伤、烧伤、辐射伤、动物咬伤等。⑤伤后处理经过。是否经过了就地抢救,是否在外院接受过眼局部及全身治疗,用过何种药。伤后是否注射过破伤风类毒素或免疫血清。

2. 眼部检查 眼部常规检查,应按从前到后、从宏观到微观、从形态到功能等程序逐步进行。查视力及有无传入性瞳孔障碍。查眼睑、结膜、角膜、前房、虹膜、瞳孔、晶状体、玻璃体、视网膜等部位,有无肿胀、充血、出血、裂伤、缺损、异物等。查眼压、眼球运动、眼球位置等。

3. 疑有眼内异物、眼球破裂、眶壁骨折、视神经管损伤时,应做 B 超、X 线平片、CT 或 MRI 等影像学检查。此外尚有眼内异物定位、视觉电生理检查、眼底血管造影(FA、ICGA)等特殊检查。

三、眼外伤的急诊处置

应根据全身伤情及眼外伤的分类进行处理。

(一)根据全身伤情进行处理

全身伤情很重可能危及生命者,应先治全身病,待生命体征稳定后,再治疗眼伤。但应注意,眼科医生应先进行必要的眼科检查,并记录在病历上,以备后续治疗参考;全身及眼伤均严重的情况下,应在全身抢救的同时或稍后,进行眼外伤的处理;全身伤情较轻,眼部伤情较重时,应首先考虑眼部手术治疗。

(二)按眼外伤的分类进行处理

1. 一级急症 患者来诊后,必须争分夺秒,立即进行抢救。如:①眼部化学烧伤、热烧伤、毒气伤等;②眼球穿通伤合并眼内容物脱出等。

2. 二级急症 详细询问病史,进行必要的检查,制订治疗方案,切忌草率手术。包括:①眼球穿通伤,但无眼内容物脱出;②眼部爆炸伤,无眼球破裂;③眼睑、结膜裂伤;④眼挫伤合并前房出血、晶状体脱位、玻璃体出血、视网膜震荡、脉络膜裂伤等;⑤眼部挤压伤;⑥角膜异物;⑦外伤致眼内炎;⑧急性辐射伤,等等。

3. 三级急症 可在诊断明确后,进行处理。如结膜下出血、眶内血肿、眼内异物伤、眶骨骨折等。

第二节 眼 球 外 伤

眼球位于面部最前方,且由于眶外侧壁向后凹陷的解剖特点,使得眼球的前端外侧失去眼眶的保护,很容易受到外力的直接损伤。另外由于眼球是个不易被压缩的、内含液体的球体,所以作用到眼球的力可在眼内介质和球壁间传递,也会引起多处间接损伤。眼球外伤可归纳为钝挫伤、穿通伤和异物伤。

一、钝 挫 伤

钝挫伤可造成眼内多种结构的损伤。

(一)角膜挫伤

1. 角膜上皮擦伤 有明显疼痛、畏光和流泪,伴视力减退。角膜上皮的损伤使基质层失去保护,很容易发生角膜感染。因此,角膜上皮擦伤后,应尽早涂抗生素眼膏,预防感染,促进角膜上皮再生。

2. 角膜基质层水肿、增厚及混浊,后弹力层皱褶 常因角膜突然受到外力作用后急剧内陷,内皮损伤和后弹力层破裂所致。治疗时可加用糖皮质激素点眼,对角膜水肿的减退能起到一定作用。

(二) 虹膜及睫状体挫伤

1. 外伤性虹膜炎　眼球受到挫伤后,可出现视力减退、畏光。裂隙灯下可见房闪阳性,房水内可见浮游细胞及纤维素渗出,角膜后可有灰色点状沉着物。外伤性虹膜炎的发生可能是因为虹膜受到外力刺激后,毛细血管扩张、充血、渗透力增加所致。

治疗:眼局部点用糖皮质激素类眼药,同时点用散瞳剂,预防虹膜粘连。另外应注意眼压情况,如有眼压升高,及时应用降眼压药物。

2. 瞳孔形态异常　①可因瞳孔缘及瞳孔括约肌断裂,出现不规则裂口,致使瞳孔变形。②虹膜根部离断,瞳孔呈"D"字形改变。若整个虹膜完全离断,称外伤性无虹膜(图2-17-1)。③瞳孔括约肌受损时,常表现为外伤性瞳孔扩大,多为中度,瞳孔对光反射迟钝。④睫状肌或支配其神经受损时,可伴有调节麻痹,近视力障碍。

治疗:瞳孔缘或基质裂口无特殊处理。虹膜根部离断如范围较小,患者无明显自觉症状,可不予处理;如离断的范围较大,伴有复视症状,可行手术缝合。外伤性瞳孔散大,一般不需治疗,轻者可能自行恢复或部分恢复,重者不能恢复。伴有调节麻痹时,可配眼镜矫正近视力。

3. 前房积血(hyphema)　多为外力致虹膜血管破裂引起。微量出血仅见房水中出现红细胞。出血较多时,可表现为血性房水,有时血液可沉积于前房下方,呈一水平面。严重时前房完全充满血液,眼内其他结构查不见。临床上大部分的前房积血能自行吸收。但当出血量较大,或在吸收中再次出血(称继发性出血,多在伤后一周内发生),可引起眼压升高,此时如伴有角膜内皮损害,会引起角膜血染,表现为角膜基质呈棕黄色,中央呈盘状混浊,以后渐变为黄白色,长期不易消退。(图2-17-2)

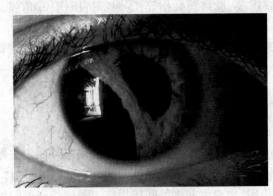 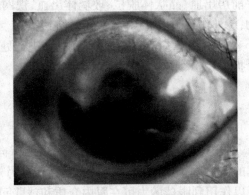

图2-17-1　虹膜根部离断　　　　图2-17-2　前房积血

治疗:①双眼包扎,取半卧位,卧床休息。②可全身给用止血药。③眼局部点用糖皮质激素类眼药。④扩瞳及缩瞳均可增加再出血危险,故一般不用。但如虹膜刺激症状较重时,可考虑散瞳。⑤注意观察眼压情况,如眼压升高,应及时应用降眼压药物。⑥密切观察前房内积血的吸收情况。如积血多,吸收慢,尤其有暗黑色血块时,伴眼压升高,经药物治疗不能控制,可考虑行前房冲洗术或凝血块切除术,以避免角膜血染和高眼压致视神经损害。

4. 房角后退　是由于外力所致睫状肌的环形纤维与纵行纤维的分离,虹膜根部向后移位,前房角加宽、变深。房角后退在眼外伤中发生率极高,一般有前房出血的病例,在出血吸收后多能查见不同范围和程度的房角后退。大多数房角后退的范围较小,不产生临床症状;少数病例房角后退广泛,可在伤后数月或数年,因房水排出受阻,发生继发性青光眼,称房角后退性青光眼。因此,要对有大范围房角后退的患者定期观察眼压,若眼压持续升高,应按开角型青光眼治疗。

5. 外伤性低眼压　多因外伤致睫状体分离所引起。常表现为视力下降,视物变形;前房变浅,视盘水肿,视网膜静脉扩张,黄斑水肿及星状皱纹,眼轴变短。长期的低眼压,可以引起黄斑和视神经功能的永久性损害。

治疗:可先试用1%阿托品散瞳,口服糖皮质激素。一些病例可能逐渐恢复。若药物无效,可采用手术治疗,如睫状体缝合术。

(三) 晶状体挫伤

当眼球受到钝击伤时,由于力的传导,可使眼内的晶状体发生不同程度的损伤。多表现为晶状体位置出现异常;晶状体透明度降低,即白内障;严重时可发生晶状体破裂等。

1. 晶状体脱位或半脱位　由于外力作用使得晶体悬韧带全部或部分断裂所致。部分断裂时,晶状体向悬韧带断裂的相对方向移位。在瞳孔区可见部分晶状体赤道部,可有虹膜震颤、散光或单眼复视。晶状体全脱位时,可向前脱入前房或嵌顿于瞳孔区,引起急性继发性青光眼和角膜内皮损伤;向后脱入玻璃体,此时前房变深,虹膜震颤,出现高度远视。

治疗:晶状体嵌顿于瞳孔或脱入前房,需急诊手术摘除。晶状体半脱位时,可试用眼镜矫正散光,但效果差。晶状体脱入玻璃体,可引起继发性青光眼、视网膜脱离等并发症,可行玻璃体手术切除。

2. 挫伤性白内障　由于所受外力的位置、方向、大小等不同,临床上出现的外伤性白内障可有多种形态,轻重不一。较轻者可没有临床症状,病变不进一步发展,可不予处理。较重者可严重影响视力,需要手术治疗。

(四) 玻璃体积血

眼外伤所致的玻璃体积血主要来源于受到损伤的睫状体、视网膜或脉络膜的血管。少量积血时,患者可仅表现为飞蚊症,眼底检查可见玻璃体内有细小混浊点或漂浮物。大量积血时,玻璃体高度混浊,视力急剧下降,可仅为光感。眼底检查无红光反射,眼内结构查不清,此时须行B超或CT等影像学检查。

治疗:早期应用止血药治疗,以后可给予活血化瘀药物及营养神经药物对症治疗,促进积血吸收,通常中等量的玻璃体积血可在3~6个月内自行吸收。如经药物治疗3~6个月,积血吸收不理想者,可考虑行玻璃体切割手术治疗。而大量的玻璃体积血,很难自行吸收。或玻璃体积血合并有视网膜脱离者,应考虑及早手术治疗。

(五) 脉络膜破裂

脉络膜破裂一般是视网膜色素上皮、玻璃膜和脉络膜毛细血管层复合体发生组织撕裂形成的半月形裂痕,而脉络膜大血管层一般是完整的。脉络膜裂伤可单一发生,或多发,多位于后极部及视盘周围,呈弧形,凹面对向视盘。伤后早期,破裂处常为出血掩盖。出血吸收后,显露出黄白色瘢痕。脉络膜裂伤若未累及黄斑区一般对中心视力影响较小;而位于后极部的脉络膜裂伤延伸到黄斑中心时将严重影响视力。一般情况下,脉络膜破裂无需特殊治疗。但有一点应引起注意,有少部分的脉络膜破裂伤可在伤处发生脉络膜新生血管,进而可发生较严重的并发症,必要时可考虑行激光光凝等治疗。(图2-17-3)

(六) 视网膜震荡与挫伤

视网膜震荡(commotio retinae)是指在眼球受到挫伤后,视网膜后极部出现的一过性视网膜水肿,视网膜变白,视力下降。一般损伤是发生在外层视网膜,色素上皮受损,屏障功能破坏,细胞外水肿,使视网膜混浊,视力可下降至0.1以下。视网膜受到损伤后可出现2种结局:①一些病例在3~4周水肿消退后,视力恢复较好,属于"视网膜震荡"。②而有些存在明显的光感受器损伤、视网膜外层变性坏死,黄斑部色素紊乱,视力明显减退,可称为"视网膜挫伤"。严重的可伴有视网膜出血。

治疗:伤后早期应用糖皮质激素,可能减轻视网膜水肿引起的损害。同时可给予神经营养药、血管扩张剂等药物治疗。

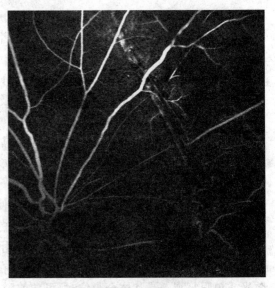

图 2-17-3　脉络膜裂伤

（七）视网膜裂孔与脱离

眼外伤所致的视网膜裂孔多为全层裂孔,常因局部挫伤后发生坏死或玻璃体牵拉所致。可于外伤后立即出现,也可发生在黄斑水肿、脉络膜破裂及视网膜下出血、或玻璃体分离之后。有少数病例会引起视网膜脱离。锯齿缘离断是眼外伤引起的视网膜脱离的一种典型表现。

治疗:伤后早期发现的视网膜裂孔,若其周围无明显视网膜脱离,可考虑尽早行视网膜光凝,封闭裂孔;对外伤性黄斑裂孔,因发生视网膜脱离的可能性较小,可临床观察,一旦出现视网膜脱离,应手术治疗,但术后视力多无明显改善;对锯齿缘离断或周边部裂孔,可行巩膜外垫压术;复杂病例如合并巨大裂孔、玻璃体积血,需行玻璃体手术治疗。

（八）眼球破裂

眼球受到的钝力打击足够大时,可在撞击部位或远离撞击点的部位发生眼球破裂,且后者远多于前者。这是因为眼球是一个充满液体的不可压缩的球体,当受到外来压力作用时,要保持体积不变,只能在其他部位增加表面积,这样就容易在眼球薄弱部位发生眼球破裂。常见破裂部位在角巩膜缘,或眼外肌抵止处的巩膜。眼球破裂伤时眼压多有明显降低,但当裂伤口被眼球筋膜、球结膜紧密包裹时,也可表现为眼压正常或升高;常有前房积血或玻璃体积血;球结膜血肿;角膜可变形;眼球运动在破裂方向上受限;视力可降至光感以下。诊断时需要根据外伤史,综合以上表现判定。(图 2-17-4、图 2-17-5)

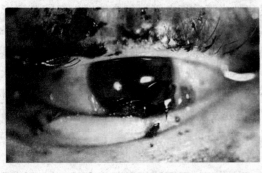

图 2-17-4　角膜缘裂伤

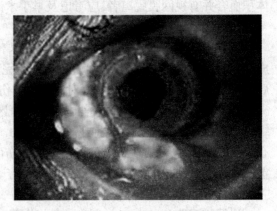

图 2-17-5　巩膜裂伤、晶状体脱出

眼球直肌下或后部巩膜的破裂,外部检查不易发现,称为"隐匿性巩膜破裂"。

治疗:眼球破裂伤一旦诊断明确,一般需急诊手术治疗。初期做眼球裂伤缝合术,术后使用抗生素和糖皮质激素,以控制感染和创伤性炎症反应。之后,根据眼部病变情况,决定是否需行玻璃体手术治疗,如需要一般在伤后1~2周左右行玻璃体手术,可能保留眼球,甚至有用视力。对于眼球结构完全破坏,无法将眼球缝合的病例,可考虑行眼内容摘除术,但一定要慎重。

(九)视神经撕脱

当眼球受到的外力使其极度旋转,向前移位;或外力挤压眼球使眼压突然升高致筛板破裂;或眼眶穿通伤使视神经急速向后牵拉,在这些情况下,视神经受到强力牵引从巩膜管向后脱位,可引起视神经撕脱(avulsion of the optic nerve)。可见视盘处呈坑状凹陷,后部出血。通常视力完全丧失。无有效治疗方法。(图2-17-6)

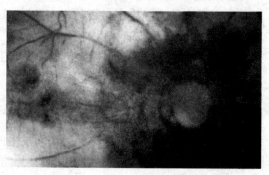

图2-17-6 视神经撕脱

二、眼球穿通伤

由锐器造成的眼球壁全层裂开,称为眼球穿通伤(penetrating injury)。常伴有眼内损伤或组织脱出。以刀、针、剪刺伤及异物崩伤等较常见。

(一)临床表现

眼球穿通伤因伤口的部位不同,可有不同的临床表现。

1. 角膜穿通伤 较为常见。可表现为:①单纯角膜裂伤:角膜伤口较小且规则,常可自行闭合,无虹膜嵌顿。如没发生在中央光学区者,对视力影响较小。②复杂型角膜裂伤:伤口大,不规则,常有虹膜脱出及嵌顿,前房变浅,可伴有晶状体损伤或眼后段损伤。有明显的眼痛、流泪和视力下降。

2. 角巩膜穿通伤 伤口累及角膜和巩膜,可引起虹膜睫状体、晶状体和玻璃体的损伤、脱出,多伴有前房积血和玻璃体积血。有明显眼痛和刺激征,视力明显下降。(图2-17-7)

3. 巩膜穿通伤 其伤情的轻重变异性较大。较小的巩膜伤口有时仅见结膜下出血,而无其他异常改变,容易被忽略。而大的巩膜伤口常伴有脉络膜、玻璃体和视网膜的损伤、出血及脱出,患者自觉症状较重,治疗困难,预后差。

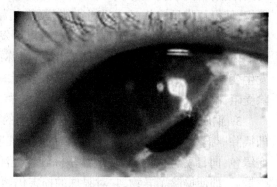

图2-17-7 角巩膜缘裂伤

(二)治疗

伤后立即包扎伤眼,送眼科急诊处理。治疗原则是:①初期缝合伤口,恢复眼球完整性;②防治感染等并发症;③必要时行二期手术。

1. 伤口处理 ①单纯角膜裂伤,如果伤口已自行闭合,无异物或虹膜嵌顿,前房存在,可不缝合,包扎伤眼。大于3mm以上的伤口,即使无虹膜嵌顿,一般也需做显微手术严密缝合。②复杂型角膜裂伤,多有虹膜嵌顿,需急诊手术缝合伤口。术中用抗生素溶液冲洗、还纳脱出的虹膜;不能还纳时(严重破坏、缺血、伤后超过24h有感染迹象),可予剪除。仔细缝合角膜伤口。③角巩膜伤口,需急诊手术缝合。术中尽量将脱出的虹膜及睫状体复位。脱出的晶状体和玻璃体予以切除。④对巩膜伤口,应多加注意,避免遗漏小的或后部的巩膜伤口。术中应自前向后边暴露,边缝合。对于眼外肌下的伤口,必要时暂时性离断眼外肌。⑤眼球贯通伤的出口多不能缝合,由其自闭。

2. 对复杂病例,多采用二步手术,即初期缝合伤口,恢复前房,控制感染;在1~2周内,再根据眼内病变的情况决定是否行进一步治疗,如处理外伤性白内障、玻璃体出血、异物或视网膜脱离等,必要时行玻璃体切割手术治疗。

3. 治疗外伤后炎症和防治感染　常规注射抗破伤风血清,全身应用抗生素和糖皮质激素。抗生素眼液频繁点眼,并点用散瞳药。

三、眼内异物伤

眼内异物多是伴随着眼球穿通伤而发生的,因此对眼球具有更大的危害性,不仅存在有当异物进入眼球时造成的机械性损伤,而且异物在眼内的存留也增加了眼内感染的危险,增加了发生眼内炎的可能性。另外大多数异物还可对眼球造成化学及毒性损害。进入眼内的异物大多为铁质磁性金属,也有非磁性金属异物如铜和铅等。非金属异物包括玻璃、碎石及植物性(如木刺、竹签)和动物性(如毛、刺)异物等。不同性质的异物所引起的损伤及其处理方法均有不同。

(一)病理和临床表现

眼内的反应取决于异物的化学成分、部位和有无感染。

1. 非反应性的无菌异物　如石、沙、玻璃、瓷器、塑料、睫毛,一般能耐受。铁、铜、铝、锌是常见的反应性异物,可引起一定的眼内炎症反应,但铝、锌在眼内易形成包裹,引起炎症较轻;若异物很大易激发较严重的眼内炎症,引起细胞增生、牵拉性视网膜脱离、眼球萎缩等。

2. 铁质沉着症(siderosis)　临床上常称为铁锈症。铁质异物进入眼球后数日至数月,就可发生临床上的铁质沉着症,即铁离子由异物周围扩散传播到眼球内各组织中,表现为棕黄色的细微颗粒样沉着。铁离子可沉着的位置包括:角膜基质内,多在周边部;虹膜睫状体的上皮组织,使得虹膜呈棕色,久之发生虹膜萎缩、后粘连、瞳孔中等散大、对光反射减弱或消失;晶状体内,早期表现为前囊下出现棕色颗粒,以后发展为晶体皮质呈现弥漫性棕黄色混浊;扩散至玻璃体内的铁离子可使得玻璃体液化,并呈弥漫的棕褐色混浊;视网膜受到铁离子侵犯后,会发生变性萎缩,表现为视力减退、夜盲和视野缩小。铁离子还可聚集在小梁网,可使得房水排除受阻,眼压升高,继发青光眼。

3. 铜质沉着症(chalcosis)　铜有着特别的毒性,极易引起铜质沉着症和严重炎症,需要立即摘除。铜离子亲合膜性结构,典型的表现是在角膜后弹力层沉着,房水中有绿色颗粒,虹膜变绿色,向日葵样白内障,玻璃体呈棕红色混浊,视网膜血管上和黄斑区可有金属斑。铜离子弥散后,即使摘除了异物,它对眼球的损害仍然存在,应行玻璃体切割手术治疗。

(二)诊断

眼内异物多可根据外伤史、临床表现及影像学检查作出明确诊断。

1. 外伤史　以手锤敲打硬物时和爆炸伤时发生的眼外伤,存在眼内异物的可能性最大。此时的致伤物为飞起的金属碎屑或炸起的石块等碎片。此外,若发生由树枝、麦芒、竹签、细铁丝等物体的刺伤,要想到有其尖端折断留在眼内的可能性。

2. 临床表现　常有穿通伤的体征。发现有眼球穿通伤口是诊断的重要依据。如角膜有伤口或全层瘢痕,相应的虹膜部位有伤口,晶状体局限性混浊,表明有异物进入眼内。巩膜伤口较难发现,但常有球结膜伤口或球结膜下血肿。若屈光介质尚透明,可在裂隙灯或检眼镜下直接看到异物。

3. 影像学检查 X线摄片、超声波、CT扫描等影像学检查,都可以为眼内异物的诊断提供重要的依据,有时可作为明确诊断的指标或可给出准确的定位。这些检查方法各有其优缺点。MRI不能用于磁性异物检查。

（三）治疗

球内异物对眼球的危害,不仅在于其进入眼球时造成的机械性损伤,还在于其在球内存留时产生的感染、化学性损伤等持续性伤害。所以对于大多数的眼内异物应及早手术取出。手术方法取决于异物位置、是否有磁性、可否看见、是否已形成包裹,以及发生的眼内并发症等等。异物的取出不是治疗眼内异物的目的,而仅仅是治疗的手段。其治疗目的应该是恢复或保留视力。

1. 前房及虹膜异物 经靠近异物的方向或相对方向作角膜缘切口取出。磁性异物可用电磁铁吸出,非磁性异物用镊子夹出。

2. 晶状体异物 若晶状体已混浊,可连同异物一起取出。

3. 眼后段异物 根据情况采用外路法或玻璃体手术取出。异物较小,且已完全包裹于球壁内,不一定要勉强取出。对于铁质或铜质异物应尽早取出异物。磁性异物可以应用电磁铁经睫状体扁平部摘除。其他情况,如异物大、已形成包裹、粘连、非磁性,需玻璃体手术摘除,同时处理眼内的并发症,如玻璃体积血或视网膜脱离等。较大的异物可通过角巩膜切口或原入口取出,以减少对其周边组织的损伤。

第三节 眼附属器外伤

眼附属器外伤多见眼睑结膜外伤,眼眶外伤、泪道外伤及眼外肌外伤在临床上也时有发生。

一、眼睑结膜外伤

眼睑结膜外伤是眼外伤中发生率最高的。轻度挫伤可致眼睑小血管破裂,引起眼睑水肿和血肿,出血初为青紫色,以后渐变为黄色,可在1~2周内完全吸收。严重挫伤或锐器切割伤时,可出现睑皮肤全层裂伤,深达肌层、睑板和睑结膜。内眦部睑缘撕裂可造成泪小管断裂,愈合后会出现眼睑畸形和泪溢症。（图2-17-8、图2-17-9）

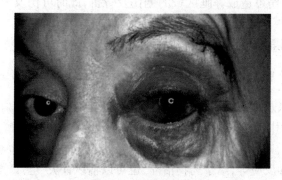

图2-17-8 眼睑挫伤

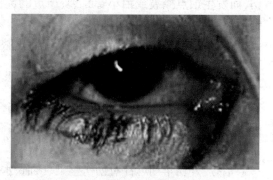

图2-17-9 眼睑裂伤、泪小管断裂

治疗：①单纯眼睑瘀血和肿胀较明显时，可在伤后48h内冷敷，以后热敷，促进出血吸收。②眼睑裂伤应尽早清创缝合，术中尽量保留眼睑组织，不可盲目切去皮肤，注意功能和美容效果。对全层裂伤应严格分层对位缝合，以减轻瘢痕形成和眼睑畸形。③伴有提上睑肌断裂时应修复，以免上睑下垂。④伴有泪小管断裂时，应争取做泪小管吻合术，然后缝合眼睑伤口。⑤伤后应注射抗破伤风血清和抗生素。眼睑裂伤修复原则如下：眼睑血供丰富，极少发生缺血坏死。除非未累及睑缘的半层裂伤可以简单缝合，否则都应将睑缘、睑板、皮肤严格对合，通常先用褥式缝合邻近睑缘的睑板，以避免日后出现成角畸形。缝合应及早，伤后24h组织水肿，影响缝合。累及内眦及泪小管的裂伤，应尽量修复或接通。

二、眼眶外伤

（一）眶壁骨折及视神经挫伤

常见原因为钝力打击、车祸、从高处跌落等。临床上眶壁骨折在颜面外伤中常见，最多发生于眶内侧壁及眶底，偶有发生眶顶及眶缘者。眼眶外伤后多即刻发生眼睑水肿、眼球突出、复视等软组织损伤性反应，后期会出现典型的临床表现：①眼球内陷；②复视和眼球运动障碍；③视力障碍等。视神经管骨折时可造成视神经周围软组织肿胀压迫视神经，或骨折碎片直接损伤视神经，此时瞳孔直接光反射迟钝或消失，瞳孔中等散大，视力可在光感以下。

治疗：对闭合性眶骨折，根据其并发症，如眼球运动障碍或复视、眼球内陷程度，决定是否手术处理。一般在伤后1~2周手术为宜，而肌肉嵌顿型应尽早手术。对伴有视神经损伤者，可及时应用大剂量糖皮质激素，必要时试行视神经管减压术治疗。此方法对因视神经周围软组织肿胀压迫视神经的病例有明显疗效，但对因视神经管骨折直接损伤视神经造成视力突然完全丧失者无效。对合并颅脑外伤的昏迷患者，应早期行眼科检查，以便及时发现和治疗视神经损伤。

（二）眼眶的锐器切割或穿通伤

常引起眼睑、眼球及眶深部组织的损伤。眶内大量出血可引起急性眶内压升高，危及视功能。如果眼外肌及其支配神经受到损伤，可出现眼球运动障碍，产生复视。

治疗：对软组织损伤应分层清创缝合，同时应用抗破伤风血清及抗生素防治感染。对因出血引起的急性眶内压升高，需要及时做眶减压术。

三、泪道外伤

泪道外伤轻者可因外伤致内眦韧带撕裂，使内眦移位，泪点外翻，引起泪溢；重者随眼睑裂伤，而发生泪点撕裂或泪小管断裂；严重的钝挫伤可造成鼻眶区域的创伤及骨折，此时可伤及到泪囊和鼻泪管。

治疗：泪道外伤后常引起泪溢或慢性化脓性泪囊炎，因此多需行手术治疗。

四、眼外肌外伤

眼外肌外伤常见于眶壁或颅脑部震荡伤，以及眶部穿通伤。眼外肌可直接受到损伤，也可因支配眼外肌的运动神经或神经核受到损伤而引起的功能障碍。临床上多表现为眼球位置异常、眼球运动障碍及复视。

治疗：外伤早期可针对创伤感染、出血、水肿反应等，给予药物治疗，也可以辅以针灸、电疗等帮助神经肌肉功能恢复。有些病例必须经手术治疗。

第四节 眼部化学伤

眼部化学伤是由化学物品的溶液、粉尘或气体接触眼部所致。其中最常见的是酸、碱烧伤。眼部化学伤可短期内对眼部造成严重伤害,甚至可致完全失明,所以一般需要作为急诊处理。

酸碱烧伤的损伤机制有不同:①酸性烧伤,酸对蛋白质有凝固作用。浓度较低时,仅有刺激作用;强酸能使组织蛋白凝固坏死,凝固蛋白可起到屏障作用,能阻止酸性向深层渗透,组织损伤相对较轻。②碱性烧伤,碱能溶解脂肪和蛋白质,与组织接触后能很快渗透到深层和眼内,使细胞分解坏死。因此,碱烧伤的后果要严重得多。常见的碱烧伤多由氢氧化钠、生石灰、氨水等引起。

一、临床表现与并发症

根据酸碱烧伤后的组织反应,可分为轻、中、重三种不同程度的烧伤。

(一) 轻度

多由弱酸或稀释的弱碱引起。眼睑与结膜轻度充血水肿,角膜上皮脱落或水肿。数日后水肿消退,上皮修复,不留瘢痕,无明显并发症,视力多不受影响。

(二) 中度

由强酸或较稀的碱引起。眼睑皮肤可起水疱或糜烂;结膜水肿,出现小片缺血坏死;角膜有明显混浊水肿,上皮层可完全脱落,或形成白色凝固层。治愈后可遗留角膜斑翳,影响视力。

(三) 重度

大多为强碱引起。结膜出现广泛的缺血性坏死,呈灰白色混浊;角膜全层灰白、或者呈瓷白色。由于坏死组织释放出趋化因子,大量中性粒细胞浸润并释放胶原酶,角膜基质层溶解,出现角膜溃疡或穿孔。碱性物质也可立即渗入前房,引起葡萄膜炎、继发性青光眼和白内障等。角膜溃疡愈合后会形成角膜白斑,角膜穿孔愈合后会形成粘连性角膜白斑、角膜葡萄肿或眼球萎缩。由于结膜上皮的缺损,在愈合时可造成睑球粘连、假性翼状胬肉等。最终引起视功能完全丧失,甚至眼球萎缩消失。此外,碱烧伤可引起巩膜收缩、小梁网受损、前列腺素释放,使眼压迅速升高,引起继发性青光眼。眼睑、泪道的烧伤还可引起眼睑畸形、眼睑闭合不全、泪溢等并发症。

二、急救和治疗

(一) 急救

争分夺秒地在现场彻底冲洗眼部,是处理酸碱烧伤的最重要一步,可将烧伤程度降到最低。应立即就地取材,用大量自来水或其他净水反复冲洗,冲洗时应翻转眼睑,转动眼球,暴露穹窿部,将结膜囊内的化学物质彻底洗出。应至少冲洗 30min 以上。送至医疗单位后,根据时间早晚也可再次冲洗,可选用生理盐水冲洗,也可应用弱碱(如 2% 碳酸氢钠液)或弱酸(如 2%~3% 硼酸溶液)对酸性烧伤或碱性烧伤进行中和。并检查结膜囊内是否还有异物存留。必要时可进行前房穿刺术或球结膜切开。

（二）后继治疗

1. 早期治疗　局部和全身应用抗生素预防或控制感染。局部或全身使用糖皮质激素，以抑制炎症反应和新生血管形成，但在伤后 2 周内，若角膜有溶解倾向，应停用。伤后早期注射维生素 C 能起到中和组织内一部分碱性物质的目的，同时对促进角膜内皮水肿的吸收和后弹力层皱褶的消退有显著效果。另外在上述治疗的同时一定要给用散瞳药物和降眼压药物治疗。

2. 应用胶原酶抑制剂，防止角膜穿孔。可用 2.5% 依地酸二钠液或 2.5%~5% 半胱氨酸液点眼；也可点用自家血清、纤维连接蛋白等。

3. 切除坏死组织，防止睑球粘连。如果有广泛的球结膜坏死或角膜上皮坏死，可做早期切除。若出现角膜溶解变薄，需行带角膜缘上皮的全角膜板层移植术，也可作羊膜移植术，或对侧球结膜移植。

4. 晚期治疗　针对并发症进行。如矫正睑外翻、睑球粘连、进行角膜移植术等。出现继发性青光眼时，应用药物降低眼压，或行睫状体冷凝术或光凝治疗。

第五节　其他类型的眼外伤

一、眼部热烧伤及冻伤

（一）热烧伤

高温液体如沸水、蒸气、热油，灼热的煤渣、烟灰，熔化的铁水、玻璃等溅入眼内引起的热烧伤称接触性热烧伤；由火焰喷射引起的烧伤称火焰性热烧伤，如使用火柴或柴油汽油不当时，所致的火焰烧伤；燃烧弹、火焰喷射器等使用中造成的火焰烧伤等。沸水、沸油的烧伤一般较轻，可表现为眼睑发生红斑、水疱，结膜充血水肿，角膜轻度混浊。而严重的热烧伤，如铁水溅入眼内，可引起眼睑、结膜、角膜和巩膜的深度烧伤，组织坏死。后期可出现瘢痕性睑外翻、眼睑闭合不全、角膜瘢痕、睑球粘连甚至眼球萎缩等。火焰性热烧伤一般较严重，烧伤的范围可累及整个眼部、颜面，甚至全身大部。

治疗：原则是防止感染，促进创面愈合，预防睑球粘连等并发症。①对轻度热烧伤，局部点用散瞳剂及抗生素滴眼液。②严重的热烧伤应除去坏死组织，处理大致同严重碱烧伤。③有角膜坏死时，可行带角膜缘上皮的全角膜板层移植，或羊膜移植。④晚期根据病情治疗并发症。如有明显角膜新生血管的可考虑行角膜周围血管切断术；角膜已形成明显瘢痕者，可行板层或全层角膜移植术；有眼睑及结膜瘢痕、发生睑球粘连者，应行眼部整形手术治疗。

（二）冻伤

冻伤是由寒冷引起的原发性组织冻结和继发性血液循环障碍造成的非冻结性损伤。轻度冻伤复温后可仅表现为皮肤发红，有刺痒发热感，也可有水疱出现；重度冻伤可累及深层组织，出现组织坏死。眼球被冻伤的机会较少，在特殊情况下可能出现眼睑或角膜冻伤。应对症处理。

二、辐射性眼损伤

辐射性眼损伤包括电磁波谱中各种辐射线造成的损害，如可见光、紫外线、红外线、微波、X 线、γ 射线等。一般来说波长越短其电子能量越大，其穿透力越强。在电磁波谱中波长最短的是γ射线和X线,其电子能量较大,能引起生物组织的电离作用,称电离辐射;而波长较长的紫外线、可见光、红外线、微波等,其电子能量较小,对生物组织只产生热效应和光化学效应,称为非电离辐射。

(一)紫外线损伤

紫外线虽属非电离辐射线,但其相对波长还是较短,具有较高的光子能量,可使组织产生光化学反应。电焊、高原、雪地及水面反光均可造成眼部紫外线损伤,称为电光性眼炎(electric ophthalmia),又称为日光性眼炎或雪盲。紫外线对组织产生光化学作用,使蛋白质凝固变性,角膜上皮坏死脱落。一般可在照射后3~12h发作,有剧烈的异物感,刺痛,畏光,流泪及睑痉挛,结膜混合性充血,角膜上皮点状脱落。如无感染一般经6~8h症状可自行缓解,24~48h可完全消退。治疗:对症处理,可点用表面麻醉眼药水减轻疼痛,涂抗生素眼膏包扎。

此外,紫外线还可致晶状体的损伤,发生白内障;也可对视网膜造成伤害,易产生年龄相关性黄斑变性;紫外线与翼状胬肉的发生也有一定的关系。

(二)可见光损伤

可见光主要可产生光化学反应,也可有热效应。可引起黄斑损伤,如观察日蚀引起的"日光性视网膜病变"。对视力有不同程度的影响,可有中央暗点,视物变形,视力下降。观察眼底可见头几天黄斑中心凹处为黄白色点,几天后变成红点,有色素晕。2周后,出现小而红色的板层裂孔,可位于中心凹或其旁。通常3~6个月可自行恢复。

视网膜的光损伤(photic damage)也可由眼科检查仪器的强光源或手术显微镜的强光引起。应注意防范。

(三)红外线损伤

玻璃加工、炼钢等高温环境可产生大量红外线,对眼部的损伤主要是热作用。其中短波红外线(波长800~1 200nm)可被晶状体和虹膜吸收,造成白内障。接触红外线人员应戴含氧化铁的特制防护眼镜。

(四)微波损伤

微波频率为3 000~300万MHz,对眼的伤害主要来源于其产生的热效应,可引起白内障或视网膜出血。

(五)离子辐射性损伤

X线、γ线、中子或质子束等均可引起生物组织的电离作用。可对眼部组织产生多方面损伤,包括眼睑、结膜、虹膜、睫状体、晶状体及视网膜等,其中晶状体是全身对电离辐射最敏感的器官之一。可发生电离辐射性白内障,也称放射性白内障。

临床上对肿瘤行放射治疗是引起放射性视网膜病变或视神经病变的一种常见原因。暴露于离子辐射会损伤视网膜血管。一般外照射或用局部敷贴器4个月~3年后,可出现进行性的微血管病变,类似于糖尿病视网膜病变。无症状或视力下降。检查见神经纤维层梗死、视网膜出血、微动脉瘤、血管白鞘、毛细血管扩张和渗出,有无灌注区及新生血管形成。视力预后与是否有黄斑病变有关。可用局部或广泛激光光凝治疗。

三、眼 电 击 伤

雷电或工业用电均可造成眼部电击伤。主要表现为眼睑皮肤烧伤和电击性白内障。白内障的发生时间多为伤后2~6个月或更长些。电击还可产生视网膜脉络膜损伤,多位于后极部,可影响视力。

四、应激性眼损伤

通常指外环境物理性因素的突然改变,如气压变化、加速度、噪声等引起的眼损伤。①气压突然减低:可出现减压性损伤,造成结膜或视网膜出血。主要表现为视力下降,视野缩小。②加速度:也可引起不同程度的视力障碍,如视物模糊,或中央视力丧失。③噪声:可使光敏感度下降,视野缩小,变色力减低,这些反应是对中枢抑制的结果。对应激性反应,应注意防护,必要时对症处理。

（哈　笑）

第十八章

眼 眶 病

第一节 概 述

一、眼眶的应用解剖与生理

眼眶是两个骨质的空腔,位于颜面鼻根部两侧,左右各一,眼球位于其中。眼眶在保护眼球中起到相当重要的作用。

(一)眼眶内容物

包括眼球、眼外肌、睑肌、眶内平滑肌、血管、神经、淋巴管、泪腺、筋膜及眶脂肪等。

(二)眼眶的骨壁

眼眶是由额骨、蝶骨、筛骨、腭骨、泪骨、上颌骨、颧骨 7 块颅骨组成。眶壁分为上、下、内、外四壁。其中外侧壁较坚厚,其他三壁骨质菲薄。眶上壁又称眶顶,眶下壁又称眶底。

(三)视神经孔与眶上裂

眼眶的四个壁上及各眶壁之间存在有许多孔、管或裂,是血管、神经等组织的通路。其中较重要的有视神经孔、眶上裂。

1. 视神经孔 位于眶尖部,向后走行为视神经管,穿过蝶骨小翼通入颅中窝。视神经管内通过的有视神经及其三层鞘膜、眼动脉、几条交感神经的分支等。

2. 眶上裂 是蝶骨大翼与蝶骨小翼间的裂隙,位于眶上壁与眶外侧壁的交界处,内通颅中窝。眶上裂内通过有重要的血管和神经:①第Ⅲ、Ⅳ、Ⅵ对脑神经及第Ⅴ对脑神经的眼支的三个小分支(即泪腺神经、额神经、鼻睫状神经)。②眼上、下静脉及脑膜中动脉的眶支。③来自海绵丛的交感神经和进入睫状神经节之前的交感根和感觉根。眶上裂受到损伤,将出现"眶上裂综合征"。

(四)眶与鼻窦的关系

眼眶与鼻窦的关系密切,除外侧壁,其余三个眶壁均与不同的鼻窦相毗邻。上有额窦,下有上颌窦,内有筛窦,后有蝶窦。筛窦的炎症最易直接波及眶内,致使筛窦炎为眶蜂窝组织炎最常见的病因。蝶窦与视神经管紧邻,蝶窦有炎症时常累及视神经,从而导致球后视神经炎。眶内壁或眶下壁骨折时,眶内组织可嵌入筛窦或上颌窦中,引起相应症状及体征。

(五)眶内的四个间隙

眼眶由骨膜、眶隔膜、眼肌鞘膜及眼球筋膜等相互围绕,构成四个特殊间隙:骨膜下间隙、周边间隙、肌锥内间隙、眼球囊内间隙(巩膜上间隙)。了解每一间隙的解剖位置和所包含的组织结构,有利于对眶部疾病的诊断及处理。

二、眼眶病的常见临床表现

眼眶病的临床表现复杂多样。

1. 症状

(1)眼球突出:因眶内容积有限,凡眶内炎症、水肿、出血、肿瘤等能使眶内容积增加的病变,均可引起眼球突出。眶内占位性病变引起的眼球突出方向可提示病变位置,如眼球向前方突出,病变多位于球后肌锥内间隙;肌锥外间隙的病变常使眼球向前突时偏向一侧,同时可能出现眼球运动障碍。

(2)眼球内陷:常出现于眼眶炎症后的结缔组织收缩、眶脂肪吸收及眶壁骨折等。

(3)复视:见于眶内占位性病变、眶壁骨折等能引起眼球运动障碍的病变。

(4)疼痛:常见于眶部炎症、感染、急性出血及恶性肿瘤等眶部病变。

(5)视力下降:当眶部病变发生于视神经、或对视神经产生了压迫、侵犯,均可致视力下降及视野缺损。

2. 体征

(1)眼球位置异常:是眼眶病最常见的体征,包括眼球突出、眼球内陷、眼球移位及眼球脱垂等。其中眼球突出最为常见。我国正常成人的眼球突出度为12~14mm,两眼相差一般不超过2mm。如两眼相差过大,提示有单眼眼球突出。眼球突出多见于眶内炎症或占位性病变。一般眼球突出的方向多是病变所在处的相反方向,借此可判断眶内病变所在的位置。肌圆锥内病变如视神经胶质瘤、脑膜瘤、海绵状血管瘤、眶内动静脉畸形等,及球后软组织病变如甲状腺相关性眼病、淋巴瘤等,眼球呈轴性前突;泪腺部位的肿瘤和该部的眼眶皮样囊肿,会将眼球推向鼻下方;额 - 筛窦黏液囊肿、脓肿和癌瘤,会使眼球向颞下方移位;上颌窦占位性病变,使眼球向上方移位。眶内静脉曲张时可出现体位性眼球突出,即低头时眼球突出,立位或卧位时眼球位置恢复正常。此种眼球突出又称为间歇性眼球突出。

(2)眼球运动障碍:眶内炎症浸润或肿瘤压迫等均可累及眼外肌或支配眼球的运动神经,从而导致机械性或神经性眼球运动障碍。

(3)触及包块:沿眶缘眼球周围的触诊,可发现累及眼眶前部的肿物,根据病变的质地、位置和范围、移动度、波动感及有无触痛等,可初步判断病变的性质。

(4)眶组织搏动:有些眶部病变时,可出现看到或触到眶组织的搏动。不伴血管杂音的眶组织搏动见于神经纤维瘤病、脑膜膨出等;眶组织搏动伴有杂音的见于颈动脉 - 海绵窦瘘、眼眶动静脉瘘等;有些具有丰富血供的眶内肿瘤也可引起搏动性眼球突出。

(5)眼睑改变:眼睑易被多种眶内病变所累及,如上睑退缩和滞落,见于甲状腺相关性眼病;下睑肿胀常见于眶内炎性假瘤等。眼睑的水肿、充血、下垂等常是眶内炎症和恶性病变的体征。

三、眼眶病的诊断

眼眶疾病种类繁多,与全身及周围组织关系密切,所以对眼眶病进行诊断时需要全面了解病史,全面查体,利用医学影像和实验室技术等多种手段检查,综合分析,才能做出正确诊断。

（一）病史及一般情况

应详细询问现病史和既往史，尤其是患者的主诉非常重要。

1. **发病年龄** 某些眼眶病有较强的年龄倾向。如婴儿期发生的眶部肿瘤多为毛细血管瘤；而横纹肌肉瘤、视神经胶质瘤、黄色瘤病等多发于儿童或青少年时期；眼眶良性肿瘤、囊肿、甲状腺相关眼病、炎性假瘤等成年患者多发；老年人恶性病变发生率较高。

2. **性别** 眼眶疾病的发生一般无性别倾向，但甲状腺相关性眼病、视神经脑膜瘤多见于女性。

3. **患侧** 眼眶肿瘤多发生于一侧；甲状腺相关性眼病多为双侧病变，但可先后发病；炎性假瘤可单侧或双侧发病；转移性肿瘤多为单侧。

4. **发病的缓急** 发病急剧者多提示急性炎症、出血、血栓形成、眶内气肿等；发病较快者常见于儿童的横纹肌肉瘤、恶性眼球突出、恶性肿瘤等；眶内良性肿瘤病史较长，如眶内皮样囊肿、神经源性肿瘤（视神经胶质瘤、脑膜瘤和视神经鞘瘤等）、海绵状血管瘤、淋巴瘤等。

5. **症状** 如眼球突出或眼球内陷，是否伴有复视、视力障碍，是否有眼痛等症。症状出现的时间及进展情况。

6. **诊治经过** 患病来接受过的诊断及治疗，疗效怎样。

7. **既往病史** 如是否有甲状腺病史、鼻窦病史、头面部外伤史及其他全身病史（如肿瘤、血液病）。

8. **家族史** 家族成员中是否有类似的眼病史。

（二）眼部检查

1. **眼睑及结膜** 眼睑及球结膜水肿、充血提示有炎症或有眼眶恶性肿瘤；眼睑回缩、迟落征可能为甲状腺相关性眼病；眼睑肥厚、色素沉着提示有神经纤维瘤的可能；结膜的血管呈螺旋状扩张多预示眶静脉压增高。

2. **眼球突出度** 一般我国正常成人的眼球突出度多为 12~14mm，两眼突出度相差小于2mm。临床上眼球突出度的正常值并非绝对数值，稍超出正常值仍可能为正常；但如果两眼球突出度相差大于 2mm 应视为异常。眼球突出多提示有眶内炎症或有占位性病变。

3. **眼球运动** 眼外肌本身病变，或对眼外肌产生压迫的病变均可致眼球运动障碍；眼外伤致眶壁骨折时可使眼外肌嵌塞于骨折处，除表现该肌肉运动障碍外，还表现眼球向拮抗肌运动的方向转动受限，临床上可表现为双眼复视。

4. **眶区触诊** 触诊是眼眶疾病重要的检查手段，可发现眶周及眼眶前部的病变。应注意肿块的位置、大小、质地、边界、活动度、表面情况、是否有压痛、波动及搏动等。触诊时还要注意眶压情况，方法是用两拇指对称向眶内按压两侧眼球，感觉球后阻力，判断眶内压。

5. **视力和视野检查** 视力和视野可估计视功能的损伤程度。视神经本身病变或对其的压迫、侵犯，均可致视力下降及视野缺损。

6. **眼底** 视神经病变可致视盘充血、水肿或萎缩；肿瘤压迫可致视网膜水肿，静脉扩张、迂曲。

（三）全身及实验室检查

眼眶疾病与全身关系密切，如眶周围组织的炎性病灶可引起眶蜂窝织炎；甲状腺功能亢进患者可发生眼部病变；眼眶神经纤维瘤多伴有全身皮肤的咖啡色斑及软性肿物；儿童时期的恶性肿瘤应排除血液系统疾病；眼眶的转移性肿瘤应寻找原发灶。

实验室检查方法很多，除了细胞学、血清及生化检查外，还包括细菌培养、病毒分离、免疫组织化学、放射免疫组织化学、特殊染色、电子显微镜、基因诊断等。与眼眶疾病关系密切的还有甲状腺功能检查。

（四）眼眶影像检查

影像检查是诊断眼眶疾病的重要方法。

1. X线检查（X-ray） 可显示眶容积、眶壁、泪腺窝、视神经孔、眶上裂、蝶骨嵴和鼻窦的改变。①眶腔扩大：一般提示病变时间较长，多为慢性和良性病变。但儿童眼眶肿瘤可在数月内使眼眶扩大。②眶内钙化：提示存在视网膜母细胞瘤、脑膜瘤、静脉曲张、血管瘤、脉络膜骨瘤、眼球退行性改变等。③眶壁破坏：多见于眶部恶性肿瘤。视神经孔扩大预示肿瘤向颅内蔓延。

2. 超声检查 超声波检查具有较好的软组织分辨力。可清楚地显示眼球、眶内脂肪、视神经、眼外肌、泪腺等正常结构，也可显示肿瘤等占位性病变，对某些疾病有定性诊断意义。同时超声还具有可反复操作，跟踪病情变化，无组织损伤等优点，是眼球与眼眶重要的检查手段。目前眼科超声检查的种类分为 A 型超声、B 型超声、彩色多普勒超声及三维超声。

3. 计算机体层成像（computerized tomography，CT） CT 是检查眼眶病的常用方法之一，扫描平面可分为水平、冠状和矢状三个方向。CT 可分为平常扫描和增强扫描，一般平扫即可清晰显示眼睑、眼球、视神经、眼外肌等软组织，以及眶骨结构等。增强扫描即是向静脉注射血管造影剂后进行的扫描，能更清晰地显示病变，以便观察其密度改变和血供情况。此外 CT 扫描时还可测定病变的 CT 值，有助于对病变的分析判断。目前新一代螺旋 CT 三维成像技术，在眼眶疾病的诊断中应用越来越广，它是在常规二维影像基础上用计算机处理后形成的立体图像，可形象地显示眶组织和病变的立体结构关系，大大提高了临床诊断水平和对临床处置的指导意义。

4. 磁共振成像（magnetic resonance imaging，MRI） MRI 是以射频脉冲激发强磁场中的原子核，引起共振，并释放脉冲信号，经过计算机处理后，形成二维灰阶体层图像。MRI 对骨骼不显影，可不受骨质干扰，对软组织有极高的分辨力，尤其对眼球、视神经和颅内病变显示最为清晰。但由于骨骼、钙化灶和异物在 MRI 中缺乏信号，因此对这些方面的显示不如 CT。另外应注意，体内有心脏起搏器及磁性异物者禁用 MRI。

（五）病理检查

病理检查是诊断眼眶肿瘤最可靠的方法，包括手术前的活体组织检查、手术后的病理组织切片检查。前者是手术前确定诊断，制订治疗方案的有效方法，手术前的活体组织检查又分为针吸细胞学检查、活体组织穿刺检查、组织切开活检和术中快速冰冻检查。手术前的活检相对重要，既要保证取材准确，又要尽可能降低肿瘤扩散的机会。对于病变位置较深，取材不易准确的病例，最好采用术中快速冰冻检查。术后病理标本的组织检查是获得眼眶疾病最后诊断的必要手段。

四、眼眶病的分类

眼眶疾病按其病因、发病部位、组织来源分为：

1. 眼眶炎症 常见的有：①感染性病变：眶蜂窝织炎、脓肿；②非感染性病变：炎性假瘤、甲状腺相关性眼病等。

2. 眼眶肿瘤 常见的有：①源于血管及淋巴管的，海绵状血管瘤、淋巴管瘤；②源于末梢神经的，神经纤维瘤、神经鞘瘤；③源于视神经及其鞘膜的，视神经胶质瘤、脑膜瘤；④源于泪腺的，泪腺混合瘤、泪腺癌；⑤其他：眼眶囊肿、肉瘤、淋巴瘤及转移癌等。

3. 眼眶先天性疾病 常见的有皮样囊肿、眶骨发育畸形等。

4. 眼眶血管性疾病 常见的有眶血管畸形、静脉曲张等。

5. 眼眶外伤 包括有眶壁骨折、眶内异物、眶内出血等。

第二节 眼 眶 炎 症

眼眶炎症比较多见,约占全部眼眶疾病的 50% 以上,分为感染性炎症和非感染性炎症。感染性炎症是指由明确病源体引起的炎症,如眼眶的细菌、真菌、寄生虫等引起的炎症;非感染性炎症一般是病因不明的眼眶炎症性改变,如眼眶炎性假瘤、痛性眼肌麻痹、肉样瘤、结节性动脉炎、颞动脉炎、甲状腺相关性眼病等。

一、眶蜂窝组织炎

眶蜂窝组织炎(orbital cellulitis)是眶内软组织的急性细菌感染,发病急剧,不仅可严重影响视力,严重者可引起颅内并发症或败血症而危及生命。

(一) 病因

多见于眶周围组织的细菌感染向眶内的蔓延,最常见来源于副鼻窦及口腔,其次来源于面部的感染。眼眶外伤的异物滞留、眶内囊肿破裂也可诱发眶蜂窝组织炎。全身远端的感染灶经血行播散也可致眶蜂窝组织炎。病原体多为金黄色葡萄球菌、溶血性链球菌,儿童以流感嗜血杆菌多见。

(二) 临床表现

根据解剖部位可分为隔前蜂窝组织炎和隔后蜂窝组织炎,后者又称为眶深部蜂窝组织炎。临床上二者不易严格区分,也可相互迁延。

隔前蜂窝组织炎,炎症局限于眶隔之前,主要表现眼睑充血水肿,无球结膜水肿,无明显视力障碍,瞳孔光反射正常,眼球未受累,无眼球运动障碍及牵扯痛(图 2-18-1、图 2-18-2)。

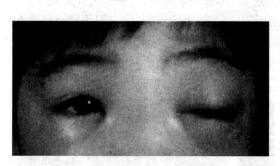

图 2-18-1 眼眶蜂窝组织炎外观

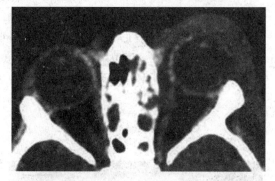

图 2-18-2 眼眶蜂窝组织炎 CT 影像

眶深部蜂窝组织炎临床症状重,病变初期阶段眶内大量炎细胞浸润,组织高度水肿,表现为眼球突出、眼球运动障碍甚至固定;眼睑红肿;球结膜充血、高度水肿,严重者球结膜突出于睑裂之外,睑裂闭合不全,出现暴露性角膜炎或角膜溃疡。炎症进一步发展,由于高眶压和毒素的刺激作用,瞳孔对光反应减弱,视力下降,甚至完全丧失;眼底可见视网膜静脉扩张、视网膜水肿、渗出。患者有明显的疼痛,同时伴有发热、恶心、呕吐、头痛等全身中毒症状。如感染经眼上静脉蔓延至颅内可引起海绵窦血栓、脑膜炎、脑脓肿或败血症,出现烦躁不安、谵妄、昏迷、惊厥和脉搏减慢,甚至可危及生命。(图 2-18-3)

(三)治疗

1. 积极寻找感染源,早期治疗原发病。

2. 一经诊断即全身给予足量的广谱抗生素治疗,控制炎症,必要时可根据病情适当使用糖皮质激素治疗。用药前争取做结膜囊细菌培养及药物敏感实验,及时应用最有效的抗生素。

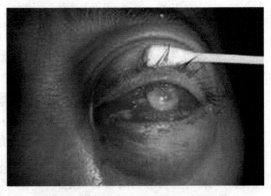

图 2-18-3 眼眶蜂窝组织炎眼部表现

3. 应用脱水剂降低眶内压,保护视神经。

4. 眼部用抗生素眼药水、眼膏,保护角膜;眼睑闭合不全可试用湿房。

5. 如炎症已化脓局限,形成眶内脓肿,可在超声引导下抽吸脓液或在波动最明显处切开引流,但切忌过早手术。

6. 对于并发海绵窦炎症的病例,应按败血症的治疗原则进行抢救。

二、炎性假瘤

炎性假瘤(inflammatory pseudotumor)系原发于眼眶组织的非特异性增殖性炎症,因其临床症状和体征类似肿瘤,故称之为炎性假瘤,临床比较多见。多发于成年人,无明显性别和种族差异。基本的病理学改变是炎细胞浸润、纤维组织增生、变性等。根据病变侵犯的部位和阶段不同,临床表现各异。

(一)病因

发病原因复杂,至今不明,目前认为是一种非特异免疫反应性疾病。

(二)临床表现

眼眶炎性假瘤按组织学分型分为淋巴细胞浸润型、纤维组织增生型和混合型;按病变主要侵犯的部位来分,又可分为肌炎、泪腺炎、视神经周围炎、弥漫性眼眶炎症、眼眶炎性肿块等。

炎性假瘤因炎症侵犯部位和组织类型不同,临床表现有较大的差异,但它们均具有炎症和占位效应的共同特征。常为单侧发病,起病急,但发展缓慢,常表现为眼眶痛、眼球运动障碍、复视、眼球突出,眼睑和结膜充血肿胀,有时可触及肿块。(图 2-18-4、图 2-18-5)

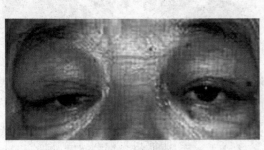

图 2-18-4 眼眶炎性假瘤

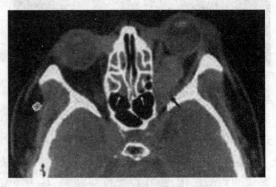

图 2-18-5 眼眶炎性假瘤 CT 图

1. 肌炎　单条或多条眼外肌发病,其特征性改变是肌肉止点明显充血、水肿,可透过结膜可见暗红色的肥厚眼外肌。患者可出现不同程度的眼球突出、眼球运动障碍、复视等,可有典型的眶区疼痛。CT 扫描可见眼外肌条状增粗,肌肉抵止点处受侵明显。

2. 泪腺炎　炎症侵及泪腺,临床症状较轻,患者可有流泪或眼睛干涩感。上眼睑水肿,外侧明显,颞上方结膜充血。扪诊时泪腺区可触及类圆形肿块,活动度差,可有轻度压痛。CT 可发现泪腺增大。

3. 视神经周围炎　病变累及视神经鞘膜、眼球筋膜及其周围组织,以疼痛和视力减退为主。眼底可见视盘充血、静脉迂曲扩张等表现。

4. 弥漫性眼眶炎症　病变弥漫性累及眼眶所有结构,表现为眼球突出,眼眶压增高,泪腺增大,眼外肌肥厚,视神经增粗等。

5. 眼眶炎性肿块　是较常见的一种类型,眶内单发或多发,可引起眼球突出或移位。CT 显示为眶内高密度团块。

（三）诊断

根据典型的临床表现常可作出诊断。超声、CT、MRI 等影像检查对炎性假瘤的诊断可提供重要帮助。但炎性假瘤的临床表现和影像显示与恶性肿瘤有类同之处,因此对于诊断不确或疗效不显著者,应注意排除恶性肿瘤,必要时做活体组织病理检查。

（四）治疗

对于眶部炎性假瘤的治疗首选糖皮质激素。①全身使用糖皮质激素,对以炎症细胞浸润为主,特别是酸性粒细胞较多者最为敏感。根据病情可静脉注射或口服,原则是足量突击,病情控制后小量维持。激素减量不可太快,否则易引起复发。②眼局部点用糖皮质激素类眼药水、眼膏,有助于对前部炎症和前房内炎症的控制。③对于药物不敏感、有禁忌症或复发病例,可选用小剂量放射治疗;或使用免疫抑制剂如环磷酰胺;某些抗肿瘤药物也可有效。④手术切除:局限的炎性假瘤,尤其是位于眶前部或泪腺窝,经糖皮质激素、免疫抑制剂及放疗治疗无效,或反复发作的炎性假瘤,可考虑手术切除。

三、甲状腺相关眼病

甲状腺相关眼病(thyroid ophthalmopathy)又称 Graves 眼病、浸润性突眼、恶性突眼等。是引起成人眼球突出的最常见的原因。本病的眼眶炎症与甲状腺功能异常和免疫系统功能失调往往同时发生。

（一）病因

确切的发病机制尚不清楚,但已得到公认,其是一种自身免疫或器官免疫性疾病,而又与全身内分泌系统的功能状态密切相关。临床上该病患者多表现为甲状腺功能亢进,但也有少数患者的甲状腺功能正常,后者称为眼型 Graves 病。

（二）病理

该病的病理改变主要为眼外肌水肿、淋巴细胞浸润、肌肉变性坏死及纤维化,眶内脂肪和结缔组织成纤维细胞活跃,黏多糖沉积等。病变主要累及眼眶的横纹肌、平滑肌、脂肪组织、泪腺及眶内结缔组织。

（三）临床表现

病变主要损害提上睑肌和各条眼外肌。

1. 眼睑征　眼睑征是 Graves 眼病的重要体征,主要包括眼睑退缩和上睑滞落,前者表现为睑裂开大,暴露部分巩膜;后者表现为眼球下转时上睑不能随之下落,暴露上方巩膜,瞬目次数减少,常呈凝视状(图 2-18-6、图 2-18-7)。

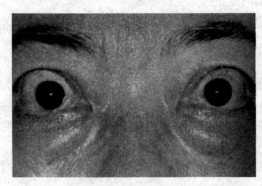

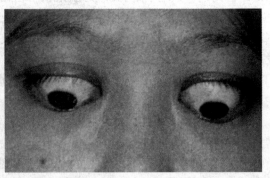

图 2-18-6 甲状腺相关眼病
眼睑退缩

图 2-18-7 甲状腺相关眼病
上睑滞落

2. 眼球突出 多为双侧眼球突出,但可先后发病,病程早期多为轴性眼球突出,后期由于眼外肌的纤维化、挛缩,使眼球突出并固定在某一眼位。伴有甲状腺功能亢进者,眼球突出症状发展较快。有的患者甲亢控制后,眼球突出更加明显,临床上称为恶性突眼。

3. 复视及眼球运动障碍 该病所致的眼外肌病变,早期表现为水肿肥大,炎细胞浸润,晚期发生变性及纤维化,限制眼球运动,出现复视症状。根据统计,该病首先受累的多为下直肌,其次是内直肌,再次是上直肌,外直肌受累较少。

4. 视神经病变 视神经病变是本病的继发性改变,由于眶内组织水肿,眶压增高,或过度肥大的眼外肌在眶尖部直接压迫视神经,可造成视功能损害,甚至可致视力完全丧失。眼底可见视盘水肿或苍白,视网膜水肿或渗出,视网膜静脉迂曲扩张。

5. 结膜和角膜病变 眶内软组织水肿,眶压增高可致结膜水肿、充血,严重者结膜突出于睑裂之外。眼球突出、眼睑闭合不全可发生暴露性角膜炎,角膜溃疡,患者有明显的疼痛、畏光、流泪症状。

(四)诊断

有典型的临床表现和影像学特征诊断不难。CT 显示该病多为肌腹肥厚,而肌腱组织多属正常,此点可与肥大性肌炎鉴别。实验室检查包括甲状腺吸碘率增高,血清 T_3、T_4 水平高于正常,血清 TSH 水平下降,其受体含量改变。T_3 抑制实验及 TRH 兴奋实验结果不正常。但 Graves 眼病患者的甲状腺病变与眼眶病变常有明显的分离病程,因此甲状腺功能检查结果不是对该病诊断的必要条件。

(五)治疗

包括全身和眼部治疗。

1. 全身治疗 主要是控制甲状腺功能亢进和抗炎治疗。病变早期以抑制炎症反应为主,应使用糖皮质激素,静脉、口服或眶内注射均可采用,对于有禁忌证的患者可应用免疫抑制剂。配合脱水剂以减轻眶内水肿、降低眶压,保护视神经。

2. 眼部治疗 包括药物治疗、放射治疗和手术治疗。眼局部点用眼药水或涂眼膏,以保护角膜,避免发生暴露性角膜炎。若已发生了严重角膜溃疡者应使用湿房,必要时行眼睑缝合。肉毒杆菌素 A 局部注射用于治疗眼睑回缩有一定疗效。药物治疗无效或有禁忌证的患者,可采用放射治疗。手术治疗适于病情稳定的眼睑、眼外肌病变,借以改善外观或减轻复视症状。手术术式包括眼睑 Muller 肌切除术、提上睑肌延长术、斜视矫正术、眼眶减压术等。

第三节 眼眶肿瘤

眼眶肿瘤有些是原发于眼眶,也可由邻近组织蔓延而来,还可是由远处器官转移来的。原发于眼眶的常见为皮样囊肿、海绵状血管瘤、脑膜瘤、横纹肌肉瘤等;邻近组织包括眼睑、眼球、鼻窦、鼻咽部和颅内等,这些部位的肿瘤可直接蔓延至眶内;眶内缺乏淋巴管,因此眶内转移性肿瘤均是经血行转移而来,主要来自于乳腺、呼吸道、消化道及前列腺等。

一、皮样囊肿

皮样囊肿(dermoid cyst)是胚胎时期体表外胚层植入形成的囊肿,是一种迷芽瘤。皮样囊肿也可归属于眼眶先天性疾病。

(一)病理

皮样囊肿是由囊壁与囊内容组成。囊壁为角化的复层鳞状上皮,含有毛囊和皮脂腺,囊壁外绕以纤维结缔组织,类似真皮;囊腔内含有脱落上皮、毛发及皮脂腺分泌物。

(二)临床表现

皮样囊肿一般为先天性的,其生长缓慢。好发于外上眶缘处,少见于内上或内下眶缘处。临床表现为渐进性眼球突出,常伴向下或内下移位。常于眶缘处可触及一类圆形肿物,表面光滑,无压痛。囊肿位于骨膜表面及肌肉圆锥外间隙时可推动,而位于骨膜下间隙时固定不动。囊肿如增大压迫眼球可引起屈光不正。囊肿多沿骨缝生长,如侵蚀眶壁,可使眶顶骨壁缺损。皮样囊肿偶尔可自发破裂内容物溢出,此时可致炎症反应,类似眶蜂窝组织炎。(图2-18-8~图2-18-10)

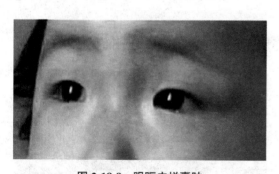

图 2-18-8 眼眶皮样囊肿

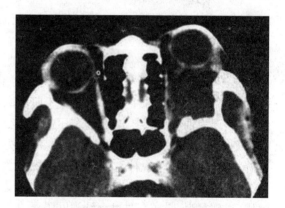

图 2-18-9 眼眶皮样囊肿水平位 CT

位于眶深部的皮样囊肿,眼眶扪诊阴性,此时可借助影像学检查来诊断,B 型超声显示病变多呈圆形或椭圆形病灶,边界清楚,透声性好,视囊内容物的性质,可表现为无回声、中度回声、强回声或块状回声,均有可压缩性。X 线可显示眶壁有压迫性改变。CT 检查可见囊肿的边界清楚,囊内容密度不均匀,因有脂类物质大多数可见 CT 负值区,病变与骨壁关系密切,可见多种形状的骨压迹。

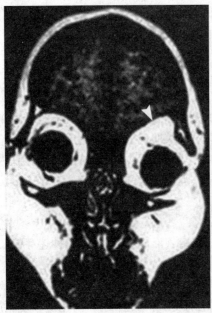
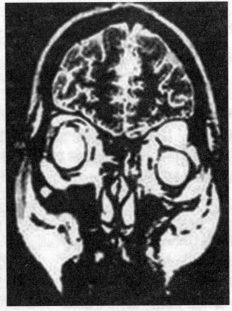

图 2-18-10 眼眶皮样囊肿冠状位 MRI

（三）治疗

手术切除。术中应注意囊壁去除彻底，骨凹陷处用石炭酸烧灼，乙醇中和，盐水冲洗。

二、海绵状血管瘤

眼眶海绵状血管瘤（orbital cavernous hemangioma）是原发于眶内的最常见的良性肿瘤。多发于成年人。

（一）病理

肿瘤有完整的包膜，是由大小不等的血管窦构成，窦壁有平滑肌，间质为结缔组织隔，其切面呈海绵状，故而得名。

（二）临床表现

常于青年时期以后发病。表现为无痛性、慢性进行性眼球突出。根据肿瘤的原发部位有不同的首发症状，临床上多见肿瘤位于肌肉圆锥内，表现为轴性眼球突出；肿瘤若压迫眼球后极部则可引起眼底改变，也可致屈光改变，视力下降；位于眶尖压迫视神经则较早引起视力下降、视神经萎缩；肿瘤较大时可导致眼球运动障碍、出现复视、眼底有时可查到视网膜压迫条纹。B 型超声检查有典型的回声图像，具有定性诊断意义。表现为肿瘤类圆形，边界清楚，内回声强而均匀，声透性中等，具有可压缩性。CT 显示具有良性占位性病变的特征，边界清楚，内密度均匀，可显示视神经的受压、移位及骨改变；CT 具有定位诊断意义。（图 2-18-11）

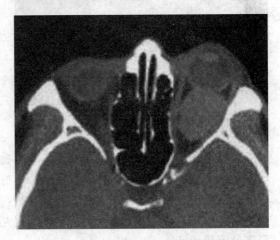

图 2-18-11 眼眶海绵状血管瘤 CT

（三）治疗

肿瘤增长缓慢,并有停止生长的可能,无恶性变,如无视力影响可观察;若明显影响视力或有严重的眼球突出,可手术切除。

三、眼眶脑膜瘤

眼眶脑膜瘤(orbital meningioma)分为起源于眶内脑膜瘤和继发于颅内脑膜瘤二种,前者多起源于视神经鞘的蛛网膜;后者多由颅内蝶骨脑膜瘤蔓延而来。

（一）临床表现

临床上多发于中年女性。主要表现为慢性眼球突出、眼睑水肿及视力下降。因视神经鞘脑膜瘤主要沿视神经蔓延,使得视神经增粗,早期即引起视盘水肿,视力减退,继而出现视神经萎缩。以后肿瘤可突破视神经鞘硬膜层,向眶内侵犯,致使眼球突出,眼球运动障碍。来源于蝶骨嵴的脑膜瘤经视神经管或眶上裂入眶,肿瘤压迫视神经,较早出现视力下降、视盘水肿和视神经萎缩。当肿瘤生长体积增大颅压增高后,又可引起对侧视盘水肿,称为 Foster-Kennedy 综合征,即同侧视神经萎缩和对侧视盘水肿。蝶骨嵴脑膜瘤眶内蔓延还往往引起眶骨壁增生,颞部隆起,而视力丧失及眼球运动障碍出现较晚。

CT 检查显示脑膜瘤可同时具备软组织占位和眶壁骨增生的特征。由于眶内脑膜瘤原发部位及生长方向不同,因此其影像有多样表现,有时见眶骨壁增生,有时见眶骨吸收和破坏,而当肿瘤向视神经管内蔓延时,可表现为视神经孔扩大。MRI 在显示视神经管内及颅眶交界的病变优于 CT。

（二）治疗

手术切除。由于眶脑膜瘤一般位置较深、血管丰富,且与视神经关系紧密,有些还向颅内生长,故要完整切除肿瘤不易,术后极易复发。反复多次手术,易使视力丧失。近年有报告,放射治疗可抑制肿瘤的生长。

四、横纹肌肉瘤

眼眶横纹肌肉瘤(orbital rhabdomyosarcoma)是儿童时期最常见的眶内恶性肿瘤,发病年龄多在 10 岁以内,少见于青年,偶见成年人。肿瘤生长快,恶性程度高。近年来综合治疗的应用,虽提高了疗效,但死亡率仍较高。(图 2-18-12、图 2-18-13)

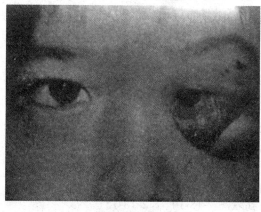

图 2-18-12 横纹肌肉瘤

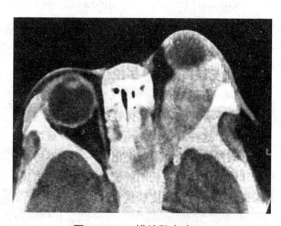

图 2-18-13 横纹肌肉瘤 CT

（一）病理

眼眶横纹肌肉瘤来源于未分化的间叶细胞。组织病理上分为4种类型,分别是胚胎型、腺泡型、小叶型和多形型。其中胚胎型最多见,小叶型恶性程度最高,分化较好的多形型预后最好。

（二）临床表现

肿瘤好发于眶上部,也可发生于球后及眶内任何部位。典型的表现为:急性发病,于眶缘处的肿块可迅速增大,短期内即发展成为单侧突眼,上睑下垂,眼睑水肿,球结膜水肿并可突出于睑裂之外,并可伴有发热,类似眶蜂窝组织炎。如肿瘤侵及视神经和眼外肌,则会出现视力丧失及眼球运动障碍。如治疗不及时,肿瘤可蔓延至整个眼眶,并可累及鼻窦,甚至进入颅内。CT、MRI、B超等影像检查,能明确肿瘤的部位和范围。CT检查如显示儿童的眶壁有骨质破坏则有助于确诊。组织活检可得到明确的病理诊断。

（三）治疗

目前多采用综合治疗,即放疗、化疗与局部手术切除相结合。术前先化疗使肿瘤缩小,然后手术切除肿瘤,术后再行化疗及放疗。

第四节 眼 眶 外 伤

眼眶是眼附属器之一,其内容物包括眼球及其他一些眼附属器。眼眶前部有眼睑的保护,周围有颅脑、鼻窦及较厚的软组织如颞肌等,也起到一定的保护作用。单纯的眼眶外伤比较少见,多合并有眼睑、眼球、鼻窦及颅骨的损伤。眼眶外伤大多为钝挫伤,包括挤压伤,少数可出现锐器切割或穿通伤及眶内异物。眼眶受到外力的钝性打击或挤压,常可引起眶内软组织挫伤和眶内出血或血肿形成,较重者可出现眶壁骨折。

眼眶骨折:眼眶位于颅骨中部且向前突起,容易遭到外力打击而发生骨折。

1. 病因 常见原因为钝力打击、车祸、挤压、从高处跌落等。当巨大的外力自前方直接打击在眼睑及眼球上时,会在瞬间使眶内压急剧升高,致使眶壁最薄处发生爆裂。临床上眶壁骨折最多发生于眶内侧壁及眶底,偶有发生眶顶及眶缘者。

2. 临床表现 眼眶外伤后多即刻发生眼睑水肿、眼球突出、复视等软组织损伤性反应,后期会出现典型的临床表现。

(1)眼球内陷:眶底和眶内壁骨折均可引起眼球内陷,多发生在伤后10d之后。因为眶壁骨折裂开,使得一些眶内软组织如眼外肌、眶脂肪等经裂口疝入上颌窦或筛窦,眶内容体积减小,而眶腔容积扩大;另一方面眶脂肪遭到创伤后,会出现坏死萎缩及吸收,也是造成眼球内陷的主要原因。

(2)复视和眼球运动障碍:复视可因为直接的神经肌肉损伤、眶内容肿胀、内直肌、下直肌或下斜肌及其周围组织嵌顿引起。此点与外伤引起的外直肌麻痹所致的复试不同,可通过眼球牵拉运动受限来鉴别。

(3)视力障碍:多是因为外伤造成的眶内出血或软组织肿胀对视神经的长时间挤压,使视神经和视网膜缺血、缺氧,致使视功能损害。视神经管骨折时可直接压迫或损伤视神经,此时视力可丧失至光感以下,瞳孔直接光反射迟钝或消失,瞳孔中等散大。

(4)眶壁骨折:可借助X线片或CT检查帮助确诊(图2-18-14、图2-18-15)。

(5)常伴有颅脑及鼻窦的外伤。

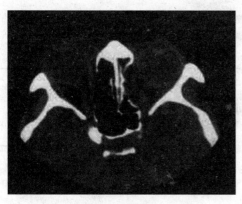
图 2-18-14 眶壁骨折 CT 水平位

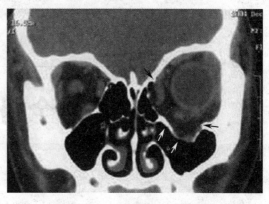
图 2-18-15 眶壁骨折 CT 冠状位

3. 治疗 伤后早期可应用糖皮质激素治疗,减轻水肿及组织粘连。水肿消失后如果眼球内陷及眼球运动障碍较轻,可不必处理、定期观察。如眼球运动障碍及复视症状明显,或眼球内陷明显影响容貌时,可考虑行眶壁修复手术治疗。在伤后 1~2 周手术为宜,尤其肌肉嵌顿型应尽早手术,晚期手术效果欠佳。对于视神经管损伤,严重视力下降者,必要时可试行视神经管减压术治疗。但视神经管骨折后视力突然完全丧失,几乎不能恢复。

(哈 笑)

第十九章

眼与全身性疾病

眼与全身性疾病的关系极其密切。许多全身性疾病或全身用药会引起眼部并发症,或出现眼部特殊的改变,许多眼病又可以反映全身疾病的严重程度和状况,如高血压性视网膜病变、糖尿病性视网膜病变和葡萄膜炎等。由于眼球的特殊解剖位置——位于体表,可以在直视下观察到眼前段、眼底视网膜和血管的变化,因此通过对眼部的检查,有助于全身性疾病的早期诊断、治疗和调整用药,了解全身性疾病的严重程度和判断预后。

第一节 免疫异常眼部的表现

全身及局部免疫功能紊乱均可造成眼部的损害。许多自身免疫性疾病所引起的免疫应答常常累及眼部组织,往往表现为长期的、慢性地、反复发作的组织损害,严重者导致不可逆的失明。

一、系统性红斑狼疮

系统性红斑狼疮(systemic lupus erythematosus,SLE)是一种多系统损害的自身免疫病。多见于青中年女性。偶见眼部损害,表现为眼睑皮肤可见微隆起或萎缩的红斑、色素沉着或脱失。睑缘干燥有鳞屑。可发生继发性干燥综合征、边缘性角膜溃疡。可出现眼底改变,表现为视盘充血和水肿、缺血性视神经病变。在急性期,视网膜后极部因缺血还可见棉絮斑,缓解期消失,也可见视网膜出血和水肿,视网膜动脉或静脉阻塞。发生眼部损害者可影响视力,但如能及时抗狼疮治疗,多数可以逆转。

二、Sjögren 综合征

Sjögren 综合征是一种以侵犯唾液腺和泪腺为主的慢性炎症性自身免疫病,分为原发性和继发性两类。继发性是指与诊断明确的弥漫性结缔组织病如系统性红斑狼疮等并存的干燥综合征。原发性干燥综合征(primary Sjögren syndrome,pSS)目前认为是多种病因相互作用的结果。

特征是全身多发性干燥症,包括眼部、皮肤、黏膜、泪腺、口涎腺及其他排泄管腺存在分泌障碍。眼部表现为眼干燥感、刺痛、异物感、灼热感、痒感及眼睑开启困难和少泪等症状;眼睑皮肤干燥或轻度水肿;结膜干燥、充血;角膜干燥,上皮剥脱,角膜点状、线状混浊,荧光素染色阳性;泪膜破裂时间变短;泪液分泌试验≤5mm/5min;Adie 瞳孔等。其诊断依赖于临床表现和实验室检查,如自身抗体和高球蛋白血症。治疗主要是对症治疗和替代疗法。

三、重症肌无力

重症肌无力(myasthenia gravis)是一种自身免疫病,主要损害横纹肌。多发生于20~40岁,也见于幼儿和小儿。成人患者以眼睑下垂、复视为首发症状。可两眼同时或先后发病,晨起及睡眠后减轻,午后及疲劳时加重,双侧常不对称。可累及一眼的某些肌群,而另一眼累及其他肌群。严重者眼球固定不动,眼睑闭合不全。诊断主要根据:

1. 受累肌的无力表现具有晨轻、下午或傍晚重,休息后可以恢复,劳动后加重的特点。
2. 受累肌的反复运动,如闭眼、睁眼,可出现暂时性瘫痪。
3. 对可疑病例可肌注新斯的明 0.5~1.0mg,15~30min 后症状明显缓解。
4. 胸透或胸片了解胸腺情况。
5. 治疗　应用抗胆碱药物(新斯的明等)、皮质类固醇及免疫抑制剂,胸腺的放疗及切除等。

四、获得性免疫缺陷综合征

获得性免疫缺陷综合征(acquired immune deficiency syndrome,AIDS)又称艾滋病。常发生于性混乱和同性恋、静脉注射毒品、输血及使用血液制品者。在本病的不同时期均可累及眼部,引起视力损害或丧失。

艾滋病常累及眼部,在眼部的表现有:视网膜絮状白斑,巨细胞病毒性视网膜炎,结膜炎,角膜炎,巩膜炎,虹膜睫状体炎,脉络膜肉芽肿,眼睑、结膜、泪囊及眼眶卡波西肉瘤,眼球运动神经麻痹,眼眶周围淋巴水肿,视网膜出血,急性视盘炎,视网膜静脉周围炎,视网膜毛细血管扩张,微动脉瘤,玻璃体炎,视网膜脱离,青光眼等。在所有眼部并发症中,以视网膜絮状白斑、巨细胞病毒性视网膜炎以及 Kaposi 肉瘤较为常见。

1. 视网膜棉絮状白斑　多在眼底后极部视盘周围血管处或其附近,视网膜神经纤维层出现白色边界不清的混浊斑块(眼底荧光血管造影显示为视网膜毛细血管无灌注及微血管异常区),艾滋病患者多数均可有絮状白斑。

2. 巨细胞病毒性视网膜炎　可为单眼或双眼发病,多累及眼底后极区,范围较广,常并有视网膜絮状白斑。初期为一些白色颗粒状灶,逐渐互相融合并向周围扩展,形成边缘水肿的炎性斑块。血管附近视网膜常有出血,血管常有白鞘。晚期可产生大片视网膜坏死。大约 1~1.5 个月逐渐消退,形成广泛而大小不等的色素瘢痕。

3. 眼部的卡波西肉瘤　常位于眼睑、结膜或泪囊区,多因出血而被误诊为单纯结膜下出血。典型者表现为软性浅蓝色皮肤结节,或位于下穹窿或睑结膜处孤立的青紫色结膜下肿块,有时伴有结膜下出血。

五、Wegener 肉芽肿

Wegener 肉芽肿(Wegener granulomatosis)是一种特发性坏死性肉芽肿性血管炎,累及多系统,如呼吸道、肾脏、肝、脾、心脏、胃肠道及周围神经和皮肤血管等。眼部病变表现为结膜炎、巩膜炎、周边部角膜溃疡、葡萄膜炎、眶假瘤、泪道阻塞、泪囊炎、视网膜周边动脉炎等,可有眼球突出,少数可有视网膜中央动脉阻塞和视网膜中央静脉阻塞。

第二节　儿科疾病的眼部表现

一、麻　疹

母亲妊娠前3个月内感染麻疹(measles),可引起新生儿白内障和色素性视网膜病变。麻疹患儿初期表现为急性卡他性结膜炎,皮疹出现后1~2周内,可引起双侧视神经视网膜炎,表现为视盘水肿、视网膜静脉扩张、黄斑区星芒状改变。麻疹的主要后果之一是迟发性亚急性硬化性全脑炎,其中半数可引起眼部损害,表现为幻视或皮质盲;眼球运动障碍;视神经炎、视神经萎缩、视神经视网膜炎及坏死性视网膜炎等。部分患儿因高热引起消耗增加,导致维生素A缺乏出现角膜软化。

二、流行性腮腺炎

妊娠期妇女如果患腮腺炎(epidemic parotitis),则生出的婴儿会有小眼球、小角膜、角膜混浊、先天性白内障及眼球震颤、视神经萎缩等先天异常。

儿童感染腮腺炎,眼部可表现为滤泡性结膜炎、角膜炎、巩膜炎、虹膜炎或葡萄膜炎、青光眼、眼外肌麻痹、泪腺炎及视神经炎。视神经炎是伴随脑膜炎和脑炎最常见的眼部并发症,通常为双侧。

三、急性细菌性痢疾

患有急性细菌性痢疾(acute bacillary dysentery)可因脱水而引起眼睑皮肤干燥,维生素A缺乏导致角膜软化,高热或毒素引起皮质盲。中毒性痢疾可出现视网膜动脉痉挛、视网膜水肿,少数有结膜炎、虹膜睫状体炎或视神经炎。

四、早产儿视网膜病变

早产儿视网膜病变(retinopathy of prematurity,ROP)以往曾称为Terry综合征或晶状体后纤维增生症(retrolental fibroplasia),后者只是该病的晚期表现。孕期34周以下、出生体重小于1 500g、生后吸氧史,孕期更短或更低出生体重者,发生率可达66%~82%。

(一)病因

未完全血管化的视网膜对氧产生血管收缩和血管增殖而引起。正常视网膜血管约在胚胎36周发育达到鼻侧边缘,40周时达到颞侧缘。此期内暴露于高浓度氧,引起毛细血管内皮细胞损伤,血管闭塞,刺激纤维血管组织增生。

(二)病程与分期

早产儿视网膜病变分类法

部位:

Ⅰ区:以视盘为中心,60°范围内的后部视网膜。

Ⅱ区:从Ⅰ区向前到鼻侧锯齿缘的距离的圆形范围。

Ⅲ区:余下的颞侧周边视网膜。

范围:按累及的钟点数目计。

严重程度:

第1期:在血管化与非血管化视网膜之间存在分界线。

第2期:分界线抬高、加宽、体积变大,形成嵴。

第3期:嵴伴有视网膜外纤维血管组织增生,按增生量可分为轻、中、重。

第4期:不完全视网膜脱离,A. 无黄斑脱离;B. 黄斑脱离。

第5期:漏斗状视网膜全脱离。前部及后部可分别开放或关闭。

此外,视网膜后极部血管扩张、扭曲,称为"附加"病变,预示急性进展。

(三)治疗

ROP 一旦发生,进展很快,可有效治疗的时间窗口很窄,因此应对 37 周以下早产儿出生后及时检查,对高危者应每周检查。在第 2~3 期可行激光或冷冻治疗,凝固无血管区。第 4~5 期,行玻璃体手术切除增殖的纤维血管组织,同时做光凝,以挽救视力。

第三节 口腔科疾病的眼部表现

一、炎症性疾病

由龋齿引起的齿槽脓肿,可引起眼部对细菌毒素或组织蛋白分解物的过敏反应,表现为角膜炎、葡萄膜炎、眶蜂窝组织炎或眶骨膜炎及骨髓炎。拔牙后感染,可出现虹膜睫状体炎、化脓性眼内炎或眶蜂窝组织炎。

二、下颌瞬目综合征

下颌瞬目综合征(Marcus Gunn jew-winking syndrome)又称 Marcus Gunn 综合征。是一种先天性上睑下垂和下颌的共同运动,由先天性三叉神经与动眼神经中枢或末梢有异常的联系所引起。多为单侧发病。当张口和下颌向左右活动时,睑裂发生不同的变化,上睑提起,睑裂开大甚至超过健眼;闭口时上睑又恢复下垂位置。咀嚼时,眼睑随下颌的咀嚼运动不停地瞬目。

第四节 内科疾病的眼部表现

一、动脉硬化与高血压

(一)动脉硬化性视网膜病变(arteriosclerotic retinopathy)

动脉硬化的共同特点是动脉非炎症性、退行性和增生性病变,一般包括老年性动脉硬化、动脉粥样硬化和小动脉硬化等。老年性动脉硬化多发生在 50~60 岁以上,为全身弥漫性动脉中层玻璃样变性和纤维样变性。动脉粥样硬化主要损害大动脉和中动脉,也可累及小动脉,在眼部多累及视网膜中央动脉视神经内段、视盘筛板区及视盘附近的主干动脉。小动脉硬化是对血压缓慢而持续升高的一种反应性改变,常与高血压同时存在。

眼底表现:眼底所见的视网膜动脉硬化为老年性动脉硬化和小动脉硬化。在一定程度上,反映了脑血管和全身其他血管系统的情况,又称动脉硬化性视网膜病变。主要表现为:①视网膜动脉弥漫性变细、弯曲度增加、颜色变淡、动脉反光增宽,血管走行平直;②动静脉交叉处可见静脉隐蔽和静脉斜坡现象;③视网膜,特别是后极部可见渗出和出血,一般不伴有水肿。

(二) 高血压性视网膜病变 (hypertension retinopathy, HRP)

高血压是以体循环动脉压增高为主要表现的临床综合征,分为原发性和继发性两大类。原发性高血压(primary hypertension)它又分为缓进型(良性)和急进型(恶性)。眼底改变与年龄、血压升高的程度、病程的长短有关。年龄愈大、病程愈长,眼底改变的发生率愈高。

慢性 HRP 视网膜动脉对高血压的反映是血管痉挛、变窄,血管壁增厚,严重时出现渗出、出血和棉絮斑。临床上根据病变进展和严重程度,将 HRP 分为四级:

Ⅰ级:主要为血管收缩、变窄。视网膜动脉普遍轻度变窄,特别是小分支,动脉反光带增宽,有静脉隐蔽现象,在动静脉交叉处透过动脉看不到其下的静脉血柱。

Ⅱ级:主要为动脉硬化。视网膜动脉普遍或局限性缩窄,反光增强,呈铜丝(copper wire)或银丝(silver wire)状,动静脉交叉处表现为静脉隐匿合并偏移(Salus 征),膨胀(静脉斜坡)或被压呈梭形(Gunn 征),并可呈直角偏离(图 2-19-1)。

Ⅲ级:主要为渗出,可见棉絮斑、硬性渗出、出血及广泛微血管改变。

Ⅳ级:Ⅲ级改变基础上,伴有视盘水肿和动脉硬化的各种并发症(图 2-19-2)。

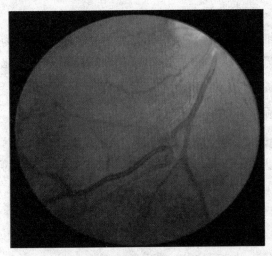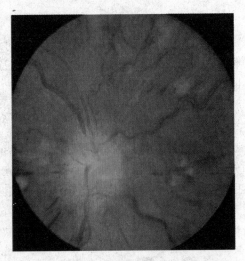

图 2-19-1 高血压眼底改变Ⅱ级　　　　图 2-19-2 高血压眼底改变Ⅳ级

急进型 HRP 多见于 40 岁以下青年。最主要的改变是视盘水肿和视网膜水肿,称为高血压性视神经视网膜病变。同时可见视网膜火焰状出血、棉絮斑、硬性渗出及脉络膜梗死灶。

高血压患者除了出现高血压性视网膜病变外,还可出现视网膜静脉阻塞、缺血性视神经病变、眼运动神经麻痹、视网膜动脉阻塞和渗出性视网膜脱离等。

二、糖　尿　病

糖尿病(diabetic mellitus)是由多种病因引起以糖代谢紊乱为主要表现的常见全身病。糖尿病引起的眼部并发症很多,包括糖尿病视网膜病变(diabetic retinopathy, DR)、白内障、晶状体屈光度变化、虹膜睫状体炎、虹膜红变和新生血管性青光眼等。其中 DR 是糖尿病最严重的并发症之一,其发病率与糖尿病的病程、发病年龄、遗传因素和控制情况有关。病程越长,发病率越高。30 岁以前诊断糖尿病的患者,10 年后 DR 约占 50%,而 30 年后约占 90%。10% 的糖尿病患者在发病 5~9 年左右发生眼底病变。血糖控制好的比控制不好的发生 DR 要晚。肥胖、吸烟、高血脂、妊娠、高血压、肾病等可加重 DR。

（一）糖尿病性视网膜病变

视网膜微循环异常是糖尿病性视网膜病变的基础。早期的病理改变为毛细血管内皮细胞的基底膜增厚、周细胞丧失、毛细血管自动调节功能失代偿,随后内皮细胞屏障功能损害,血液成分渗出、毛细血管闭塞。由于广泛的视网膜缺血引起视网膜水肿和新生血管形成。其中,慢性黄斑囊样水肿和新生血管引起的并发症,如玻璃体积血和牵拉性视网膜脱离,是造成视力下降或丧失的主要原因。

在病变早期,一般无眼部自觉症状。随着病变发展,可引起不同程度的视力障碍、视物变形、眼前黑影飘动和视野缺损等症状,最终导致失明。

1. 非增生性 DR　以往称为单纯性主要表现为:①微动脉瘤:FA 显示荧光点,是临床上最早出现的、比较确切的 DR 体征。位于视网膜内核层,小圆点状,常出现于眼底后极部,尤其在黄斑区,多分布在颞侧(图 2-19-3)。②出血:在毛细血管脉端,视网膜深层,呈圆形斑点状或火焰状。③硬性渗出:位于视网膜内丛状层和内核层之间。呈蜡黄色点、片状,边界比较清楚,最常见于后极部。硬性渗出环的中心含有微动脉瘤,累及黄斑部时,可出现大片星芒斑。黄斑的硬性渗出是严重影响视力的主要原因。④视网膜水肿:初起水肿位于外丛状层和内核层之间,进一步累及内丛状层和纤维层,最后达视网膜全层。临床上表现为视网膜肿胀变厚,呈不透明外观,黄斑水肿表现为囊样,荧光血管造影表现为黄斑拱环扩大。

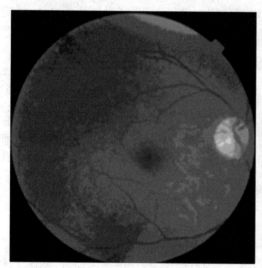
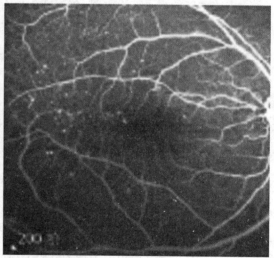

图 2-19-3　糖尿病性视网膜病变Ⅱ期

随着病程和视网膜缺血的发展,血管变化更明显,如静脉呈串珠状或腊肠状,动脉变窄,类似于分支动脉阻塞;出现棉絮斑;视网膜内微血管异常(intraretinal microvascular abnormalities, IRMA);这些预示将有新生血管形成,因此也称为增殖前期 DR。

2. 增殖性糖尿病视网膜病变(proliferation diabetic retinopathy,PDR)　最主要标志是新生血管形成,可发生在视盘上或其附近,也可在视网膜,主要沿血管弓生长。新生血管位于视网膜表面,多数突出于内界膜之外与玻璃体接触。表现为视网膜大血管附近卷曲的细血管网。在多数患眼没有玻璃体后脱离,新生血管与玻璃体皮质相粘连,并长入玻璃体,其周围有纤维增

生。能引发牵拉性视网膜脱离。新生血管也是引起出血的主要原因,包括视网膜前出血和玻璃体出血。(图 2-19-4)

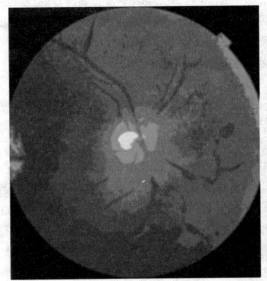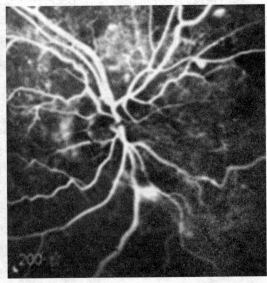

图 2-19-4　糖尿病性视网膜病变Ⅳ期

中度或重度的视盘新生血管,伴有或不伴有玻璃体出血;轻度视盘或盘周新生血管,伴有玻璃体出血或视网膜前出血,也是 PDR 的高危因素。

(二) 糖尿病性白内障

详见第九章第二节白内障。

(三) 屈光不正

血糖升高时,患者由正视可突然变成近视,或原有的老视症状减轻。发病机制为血糖升高、血液内无机盐含量降低、房水渗透压下降,导致房水渗入晶状体,晶状体变凸,屈光度增加。血糖降低时,又可恢复为正视眼,当阅读时又需要配戴老花镜。

(四) 虹膜睫状体炎

多见于青少年型糖尿病。

(五) 虹膜新生血管和新生血管性青光眼

糖尿病虹膜新生血管的发生率高。原因是广泛的视网膜缺血,诱发血管内皮生长因子,刺激虹膜和房角新生血管产生。表现为虹膜上出现一些细小弯曲、不规则的新生血管,多位于瞳孔缘,并发展到虹膜周边部,又称虹膜红变。房角的新生血管阻塞小梁网,或牵拉小梁网产生粘连,引起继发性青光眼。

(六) 开角型青光眼(成年发病的糖尿病与其有关)

糖尿病患者是原发性开角型青光眼的高危人群,糖尿病患者高眼压和开角型青光眼的发病率升高。目前认为由于糖尿病累及小血管,使视神经对压力相关的损害更加敏感。

(七) 眼球运动神经麻痹

糖尿病是其常见原因,可出现眼外肌运动障碍和复视,如展神经麻痹或动眼神经麻痹。一般可以逐渐恢复。

糖尿病患者还常伴有泪膜稳定性的降低、球结膜小血管迂曲扩张并有微血管瘤、角膜知觉下降、视盘病变和星状玻璃体变性等。

三、肾脏疾病

肾小球肾炎（glomerulonephritis）分为急性和慢性肾小球肾炎。两者均可引起眼部变化。

急性肾小球肾炎除表现为眼睑水肿外，常伴有因高血压引起的眼底病变。包括视网膜血管痉挛、视网膜出血和渗出等。这些病变为可逆性的，可因疾病的痊愈而恢复正常。

慢性肾炎 50% 以上有眼底改变，伴有肾功能不全者约占 75%，尿毒症几乎全部有眼底改变。表现为视网膜动脉细，呈铜丝状或银丝状，视网膜动静脉交叉压迹，静脉迂曲扩张；视网膜弥散性、灰白色水肿、硬性渗出；视网膜出血和棉絮斑以及视盘充血、水肿。这些病变在全身病变好转后，可逐渐缓解。本病预后差，当出现视盘水肿和视网膜棉絮斑时，预后更差。

慢性肾功能不全还可以出现角膜带状变性和白内障；肾透析者视网膜水肿明显；肾脏移植患者因糖皮质激素和其他免疫抑制剂的使用，可发生白内障和巨细胞病毒感染综合征等。

四、感染性心内膜炎

感染性心内膜炎（infective endocarditis）是因心内膜有炎症性赘生物，脱落时会发生病灶转移或机械性血管阻塞。偶有眼部并发症，且严重。可出现眼睑和皮下小出血点或出血斑，其中心部常呈灰白色；球结膜下点状、线状或火焰状出血点；虹膜睫状体炎或伴有前房积脓的内源性眼内炎；视网膜中央动脉阻塞等。出现脓毒性视网膜炎（septic retinitis）时，视盘附近有视网膜出血和渗出，出血大小、形状不一；渗出多为圆形或椭圆形白点状，单独存在或位于出血斑中央（Roth 斑）。视盘充血和水肿，一般不超过 3D。

五、血　液　病

（一）白血病

白血病（leukemias）是一类造血干细胞恶性疾病。临床表现为发热、感染、出血和贫血、肝脾大及全身脏器损害等症状。常有眼部表现，可引起视力下降或失明，偶有视野缺损、夜盲和眼球突出等症状。体征有：

1. 眼底改变　视网膜出血，典型的为 Roth 斑、视网膜深层点状出血或浅层火焰状出血，也可见视网膜前出血。视网膜渗出较少见。视网膜结节状浸润，多见于白细胞大量增加并有不成熟白细胞的患者，是预后不良的指征。视网膜血管改变，表现为静脉血管迂曲、扩张。慢性白血病患者周边视网膜可见微血管瘤，少数有周边血管闭塞和新生血管。急性白血病患者因视盘浸润、水肿，同时伴有视盘出血，而发生视神经病变。

2. 眼眶浸润　多发生于幼儿。急性粒细胞性白血病，因眶内组织受白血病细胞浸润，造成眼球突出、眼球运动障碍、上睑下垂、结膜充血水肿等，在眶缘可触及坚硬的肿物，称为"绿色瘤（chloroma）"或称粒细胞肉瘤（granulocytic sarcoma）。眼眶浸润提示病情严重、预后不良。

3. 眼前段体征　最常见于急性淋巴细胞性白血病。表现为自发性结膜下出血、自发性前房出血、假性前房积脓、虹膜浸润和肥厚，临床表现类似急性虹膜睫状体炎。

4. 角膜溃疡、玻璃体混浊、继发性青光眼及眼前段缺血等，较少见。

（二）贫血

贫血（anemias）是指外周血中单位容积内血红蛋白浓度、红细胞计数和血细胞比容低于相同年龄、性别和地区的正常标准，出现乏力、头晕、面色苍白等临床症状。贫血在眼部可表现为视力下降、视力疲劳或视野缺损等症状。眼底改变的轻重取决于各类贫血的严重程度，起病的急缓和个体反应。轻度贫血眼底可正常，血红蛋白浓度或红细胞计数降低到正常的30%~50%，则可出现眼底变化。最常见的体征是视网膜出血，通常呈火焰状和圆点状，也可为线状或不规则状，多位于后极部。视网膜血管颜色变淡，动脉管径正常或稍细，静脉迂曲扩张、色淡。视网膜有棉絮斑，偶尔可见硬性点状渗出。视网膜水肿表现为眼底色淡或视网膜呈雾状混浊，可局限在后极部或整个视网膜。视盘色淡、水肿。恶性贫血可出现缺血性视神经病变或视神经炎外观，或表现为视神经萎缩，可致失明。镰刀细胞样贫血可出现增殖性视网膜病变。其他表现包括结膜苍白、球结膜出血、眼球运动障碍、眼球震颤、瞳孔反应迟钝等。

（三）真性红细胞增多症

真性红细胞增多症（polycythemia rubra vera）是指各种原因导致红细胞数显著增加。当红细胞数超过 600 万 ~630 万 /mm^3 以上，或血红蛋白超过 170g/L 以上时，可出现眼部表现。视力正常或短暂模糊，夜视力障碍，视野缺损，可见闪光感、飞蚊症、畏光、视力疲劳及复视等症状。视网膜血管改变包括：静脉迂曲扩张，呈紫红色或紫黑色；动脉管径也扩大；视网膜出血、渗出较少见，出血多为浅层，是由于血液黏滞度增高引起循环障碍所致，可表现为视网膜静脉阻塞。其他改变包括：眼睑皮肤呈紫红色；结膜血管扩张充盈，可见小出血点；浅层巩膜血管扩张；虹膜血管扩张，组织变厚，隐窝和皱襞变浅或变平等。

六、结 核 病

结核病是（tuberculosis）由结核杆菌引起全身多脏器的炎性改变。偶有眼部并发症，可累及除晶状体以外的眼部所有组织。

（一）眼睑结核

由眼睑皮肤损伤的直接感染，或体内结核灶蔓延及经血液播散而成。初期表现为大小不等的圆形结节，以后逐渐形成溃疡及瘘管，经久不愈。溃疡痊愈后，常形成瘢痕引起睑外翻。局部治疗的目的是杀灭细菌、促进愈合。可用 3% 硼酸软膏、5% 白降汞软膏或紫外线照射、局部病灶切除等。

（二）眼眶结核

少见。常发生于 40~50 岁。分为原发性和继发性。后者是由泪囊、眼球、视神经、鼻窦等感染所致。患部有疼痛感、流泪和眼球突出等症状。眼睑和球结膜水肿，睑外翻；眶骨壁上下缘隆起，晚期形成冷脓肿并有瘘管和死骨形成。对形成脓肿者，早期可切开引流、取出死骨、搔刮窦道。对睑外翻者，可行矫形手术。

（三）泪器结核

以结核性泪腺炎多见。

（四）结膜结核

较少见。多为青年人，常为单眼。因患者的免疫状态不同而有多种表现：①结核瘤：开始表现为急性结膜炎，急性期后发展为结核灶；②结膜寻常狼疮：少见。病变处结膜一致性增厚，可见红斑，红斑中可见小溃疡；③疱疹性结膜炎。对以上局部病灶，可行切除、烧灼或紫外线照射。

（五）角膜结核

多继发于邻近组织病灶。年轻女性多见，易反复发作。临床表现为：①结核性角膜溃疡：类似匐行性角膜溃疡；②角膜基质炎：最常见；③泡性角膜炎；④深层中央性角膜炎：与病毒性盘状角膜炎相似。

（六）巩膜结核

多继发于邻近病灶，也可因对结核蛋白过敏而发生。表现为表层巩膜炎、巩膜炎。

（七）结核性葡萄膜炎

是内因性葡萄膜炎的原因之一。可表现为肉芽肿性虹膜睫状体炎、多灶性脉络膜炎、慢性结核性全葡萄膜炎。

（八）视网膜结核

较少见。可能是全身粟粒状结核的一部分，或从邻近组织继发。男性常见。表现为：①视网膜结核结节：和脉络膜结核同时存在；②结核性视网膜炎：可见黄白色渗出病灶及出血，静脉扩张等；③结核性视网膜静脉周围炎；④结核性视网膜动脉炎：罕见，视网膜动脉上可见白色渗出物及结核性脉络膜炎的表现。

（九）视神经结核

少见。表现为球后视神经炎或视盘炎。

七、维生素缺乏

（一）维生素 A 缺乏

角膜软化症，见角膜病。

（二）维生素 B_1 缺乏

可发生脚气病，多伴有眼部异常，角结膜上皮改变可表现干眼；严重时视神经萎缩，视力丧失。

（三）维生素 B_2 缺乏

表现为角膜炎，角膜缘周围新生血管形成，晚期整个角膜被浅层和深层的新生血管侵袭，可有脂溢性睑缘炎和结膜炎等。

（四）维生素 C 缺乏

眼睑、结膜、前房、玻璃体、视网膜和眼眶等部位都可发生出血。还易发生白内障。

（五）维生素 D 缺乏

常见于 3 岁以下婴幼儿。可引起眼眶狭窄、眼球突出、眼睑痉挛、屈光不正和低钙性白内障。但如摄入过量，可出现角膜带状混浊等。

八、结节病（sarcoidosis）

结节病是一种多系统损害的慢性肉芽肿疾病，累及肺、肝、中枢神经系统及皮肤等器官。多发生于 20~40 岁。眼部以葡萄膜炎最常见，表现为前葡萄膜炎、中间葡萄膜炎和脉络膜炎。多为慢性肉芽肿性，也可为急性或慢性非肉芽肿性。视网膜和脉络膜上可见黄白色结节、静脉血管旁白鞘、视网膜周边新生血管形成、黄斑囊样水肿、视盘水肿和新生血管。眼睑皮肤、眼眶、睑结膜、球结膜和眼外肌结节、泪腺肿大等。也可发生角结膜干燥症。

九、肝豆状核变性

肝豆状核变性（hepatolenticular degeneration）又称 Wilson 病，由于铜的代谢障碍所致，为罕见的常染色体隐性遗传病，多发生于 10~25 岁。主要病变为基底节变性、肝硬化和肾脏损害。角膜色素环（Kayser-Fleischer ring，K-F 环）为特征性眼部表现。裂隙灯检查可见角膜缘处有

1~3mm 宽的色素颗粒组成的环,呈棕黄色或略带绿色,位于角膜后弹力层及附近组织内,色素环与角膜缘间有一透明带。晶状体前囊或囊下葵花状混浊。可伴有眼肌麻痹、眼球震颤及夜盲等。

十、黏多糖贮积病

可见角膜混浊、视网膜色素变性、视神经萎缩。

第五节 外科疾病的眼部表现

一、颅脑外伤

常由于外伤部位、暴力的程度、受伤方式不同而出现不同的眼部表现。

(一)颅底骨折(fracture of skull base)

双侧眼睑、结膜、眼眶皮下淤血("熊猫眼"征)。颅前凹骨折还可有眼球突出或眼眶皮下气肿。颅中窝骨折可引起搏动性突眼,动眼神经麻痹的体征。

(二)硬脑膜下血肿(subdural hematoma)

多因外伤引起颅内小静脉的破裂所致。可分为急性、亚急性和慢性。眼部表现为同侧瞳孔开大;轻度的颅脑损伤患者眼底多无变化,较重者常出现轻度视盘水肿、视网膜水肿,静脉充盈等变化;眼球运动神经麻痹。

(三)硬脑膜外血肿(epidural hematoma)

常有顶骨或颞骨骨折,以脑膜中动脉主干损伤产生的颞部血肿最多。如不及时手术多导致死亡。本病的一个重要体征为瞳孔改变。外伤后几分钟,同侧眼瞳孔缩小,对光反应迟钝,持续数分钟;然后瞳孔进行性开大,对光反应消失。1~2h 后呈高度僵直性开大。此时,多可挽救患者生命。如果一侧或双侧瞳孔开大、僵直达 30min 以上,很少有存活者。此外,眼部还可表现出眼球运动神经麻痹。幕上硬脑膜外血肿合并广泛脑挫裂伤时,可见视网膜前出血。

(四)颅骨骨折(skull fracture)

常同时伴有视神经管骨折。骨折片可压迫视神经引起失明。患者在受伤时常处于昏迷或衰竭状态下,易忽略眼部体征,最终发生视神经萎缩。因此,对颅脑损伤者,应特别注意双侧瞳孔的改变。如发现一侧瞳孔直接对光反射消失,间接对光反射存在,则表明该侧视神经受损,应及时作 X 线或 CT 检查,发现视神经管骨折,可考虑手术,如急行视神经管减压手术,以挽救视功能。

二、几种与外伤有关的视网膜病变

(一)远达性视网膜病变(Purtscher retinopathy)

因车祸、地震、房屋倒塌等所引起的,对头胸腹部的急性挤压伤或粉碎性骨折,可引起一眼或双眼的视网膜病变,视力下降。在视网膜和视盘周围常见棉絮斑、出血和水肿,以及视盘水肿或玻璃体出血。通常,视网膜内出血散布于黄斑周围,脂肪栓子造成的棉絮斑一般较小,常位于较周边区。FFA 显示小动脉阻塞及渗漏。并伴有眼睑和结膜充血、水肿,眼球突出。发病机制与因系统性组织严重损伤,激活补体,颗粒细胞凝聚,白细胞栓子形成;局部的视网膜血管损伤,引起补体介导的白细胞凝聚和阻塞。挤压性损伤或长骨骨折,可引起类似的视网膜表现。

在没有外伤的情况下,其他一些疾病凡能激活补体的,也可引起类似的眼底改变。因 Purtscher 视网膜病变描述为与外伤有关,这种病变则称为"类 Purtscher 视网膜病变",如急性胰腺炎引起的视网膜病变;还有胶原血管病,如系统性红斑狼疮;或分娩。

（二）Valsalva 视网膜病变

腹腔内压力(如咳嗽、呕吐、举重、大便用力)突然升高,可使眼内静脉压上升到足以使黄斑的毛细血管破裂,出血位于内界膜下,通常较小,偶有 1~2PD,视力仅稍有下降,预后好,出血在数月内自发消退。应注意的鉴别诊断有:①玻璃体后脱离,可引起出血或巨动脉瘤;②周边部视网膜裂孔或小动脉上的动脉瘤。

（三）Terson 综合征

由急性颅内出血引起的玻璃体、内界膜下或玻璃体后出血。机制不清,推测引起了眼内静脉压急剧升高,造成视盘周围和视网膜血管破裂。约 2/3 的蛛网膜下出血伴有眼内出血,约 6% 有玻璃体出血。多见于 30~50 岁,也可发生于任何年龄。少有视网膜脱离。

三、面部疖肿及体内深部脓肿

面部疖肿(furuncle),特别是危险三角区的化脓性感染,处理不当或自行挤压时,常使脓毒性栓子进入面静脉、内眦静脉,经眼静脉进入海绵窦,引起海绵窦静脉炎、海绵窦血栓或颅内化脓性感染。体内深部感染或脓肿可因败血症引起转移性眼内炎或球后脓肿。

第六节　神经与精神科疾病的眼部表现

一、脑血管疾病

（一）脑动脉阻塞

颈总动脉或颈内动脉阻塞:表现为患侧眼一过性黑矇或持续性失明;双眼出现病灶对侧的同向偏盲,或患侧全盲及对侧眼颞侧偏盲。患侧缺血性视神经病变,眼底可以无改变,或表现为视盘和视网膜颜色略淡,视网膜动脉细。

大脑中动脉阻塞表现为病灶对侧的同向偏盲,无黄斑回避;可呈下内偏盲。大脑后动脉阻塞表现为病灶对侧同向偏盲,有黄斑回避及皮质盲或象限盲。基底动脉阻塞表现为瞳孔缩小,第Ⅲ、Ⅳ、Ⅵ脑神经麻痹。

（二）颅内动脉瘤

是自发性蛛网膜下腔出血的主要原因。可发生于颅内动脉的任何部位,好发于颈内动脉及后交通动脉的分叉处。表现为自觉眼眶及额部疼痛,复视,视力减退,眼球突出等。眼睑充血肿胀,下睑外翻,球结膜水肿,静脉怒张,结膜下出血斑。双侧瞳孔不等大。眼底改变表现为视盘水肿,视网膜静脉怒张、弯曲,视网膜出血。病程长者可见同侧视神经萎缩。可有眼球搏动。因脑神经损害可致眼球运动障碍。动脉瘤如压迫视交叉与视神经交界处的外侧,可出现同侧眼鼻侧暗点或缺损,对侧眼颞上象限视野缺损。如动脉瘤压迫一侧视交叉,使视交叉向对侧移位,出现双鼻侧偏盲。

（三）颅内出血

1. 脑出血　大多数的脑出血发生在基底节附近。①如为壳核、外囊出血,可表现为瞳孔不等大,双眼同侧偏盲,视盘水肿等。②丘脑出血时,瞳孔缩小、不等大、对光反射消失;眼球垂直方向运动障碍,双眼向下或鼻下方凝视。如出血进入第三脑室,两眼向瘫痪侧凝视,视盘水肿,少见偏盲。③脑室出血时,瞳孔不等大,对光反射迟钝或消失。双眼同向运动麻痹,视盘水肿。

④脑干出血:表现双侧瞳孔缩小,对光反射消失或减弱。极重者,瞳孔散大或不等大。双眼球固定于正中位,Ⅴ、Ⅵ、Ⅶ、Ⅷ脑神经麻痹。双眼向病灶侧凝视,或双眼球摆动。一侧或双侧上睑下垂等。

2. 蛛网膜下腔出血　出现脑神经麻痹;视网膜小动脉狭窄或节段性收缩,视网膜静脉充盈、扩张,视网膜出血或前出血,严重者出现视盘水肿。

(四)静脉窦血栓

包括:①海绵窦血栓:可有视力下降,眼眶疼痛;眼睑水肿,结膜充血水肿,结膜巩膜静脉明显扩张、弯曲;眼球突出;眼底视盘水肿、视网膜静脉扩张及视网膜出血;脑神经麻痹等。②上矢状窦血栓:视力下降、甚至黑矇,复视;一侧或双侧展神经麻痹;偏盲,视盘水肿、视网膜出血。

二、脱髓鞘、锥体外系和脊髓退行性疾病

(一)多发性硬化(multiple sclerosis)

为中枢神经系统的脱髓鞘疾病,多发生于25~40岁。特点是多发病灶、缓解与复发病程。以视神经、脊髓和脑干等为好发部位。常有眼部表现,可出现一眼或双眼视力下降,视野缺损(中心暗点)。50%病例发生球后视神经炎。通常可在数周内大部分恢复,但易复发。视神经损害较重者有视神经萎缩。眼肌麻痹表现为病变侧眼内收不足,向外注视时出现单眼水平性眼球震颤。视网膜静脉周围白鞘,小静脉阻塞、表现为视网膜静脉周围炎。此外,还有中间葡萄膜炎、眼球震颤、上睑下垂、Horner综合征和偏盲等。

(二)视神经脊髓炎(neuromyelitis optica)

又称Devic病,是先后或同时累及视神经和脊髓的一种脱髓鞘疾病。可表现为急性视神经炎或球后视神经炎,同时或先后发生的由脊髓炎引起的截瘫。视力多急剧下降至光感或完全失明,巨大中心暗点或视野向心性缩小。偶伴有眼外肌麻痹。

(三)帕金森病

又称震颤麻痹,是一种锥体外系统的慢性进行性疾病。多发于50~60岁。眼睑痉挛、瞬目和眼球活动减少,视野外侧缩小或向心性缩小。可有球后视神经炎或视神经萎缩,视网膜小动脉硬化。动眼危象见于脑炎后震颤综合征,表现为阵发性眼球向上偏斜。

三、颅内肿瘤

额叶、枕叶和颞叶的肿瘤、脑垂体瘤及小脑肿瘤等可有两大类眼科表现。①颅内压增高引起原发性视盘水肿,晚期出现视神经萎缩。②视野改变,与肿瘤定位有关。额叶肿瘤表现为向心性视野缩小,伴患侧视神经萎缩、对侧视盘水肿,称Foster-Kennedy综合征。颞叶肿瘤表现为同侧偏盲或上象限盲。枕叶肿瘤表现为对侧同向偏盲,常有黄斑回避。

四、颅内炎症

(一)脑炎

眼部可有眼痛、畏光等症状。脑干和枕叶、颞叶病变时,可有上睑下垂、眼球震颤、眼外肌麻痹,睑闭合不全;结膜炎、角膜知觉迟钝或消失;瞳孔扩大或缩小,不等大,对光反应迟钝或消失。病情严重者眼底可表现为视盘充血、水肿,视网膜静脉扩张,动脉明显变细,后极视网膜水肿。少数有视盘炎、视神经萎缩及皮质盲。

(二)脑膜炎

眼球运动神经受损引起眼肌麻痹,结膜炎,角膜浅层溃疡和实质层浸润。有时可见视神经

炎、视神经视网膜炎或视神经萎缩、转移性眼内炎或全眼球炎等。昏迷者发生暴露性角膜炎。呼吸衰竭时有瞳孔异常,早期瞳孔缩小或时大时小,继之瞳孔散大,对光反射迟钝或消失。

五、精 神 病

(一)癔症

有双眼复视,视野缩小;畏光、异物感,眼球或眼眶剧痛,色觉异常,并可有眼球运动障碍、眼球震颤、眼睑痉挛、调节痉挛或调节麻痹等。癔症性失明又称精神盲,因强烈精神刺激,视皮层视觉投射区出现局部性抑制所致。这种抑制并不均匀和完全,有时仍能看到物体,甚至可以看书读报等,但可看不到前面大的物体。癔症患者的所有症状在暗示下均可加重、缓解和消失。因此,可采取暗示治疗。

(二)伪盲

某些情况下可见。可通过行为学、平片验光、视觉电生理检查诊断。

第七节 妇产科疾病的眼部表现

妊娠高血压综合征(pregnancy induced hypertension,PIH)以高血压、水肿和蛋白尿为特征。眼部可发生眼睑皮肤和结膜水肿。球结膜小动脉痉挛、毛细血管弯曲及结膜贫血等,这些血管改变较视网膜血管改变为早。重症者球结膜小血管可呈蛇行状,一般产后6周左右逐渐恢复正常。眼底视网膜小动脉功能性痉挛和狭窄,继之动脉反光增强,可见动静脉交叉压迫现象,黄斑星芒状渗出,视网膜水肿、出血和渗出;严重者产生浆液性视网膜脱离或视盘水肿。浆液性视网膜脱离在分娩后数周内可自行复位。视网膜出血、水肿、渗出或小动脉硬化者,说明心、脑、肾等全身血管系统均受损害。

第八节 耳鼻喉科疾病的眼部表现

一、炎症性疾病

(一)中耳炎

中耳炎累及内耳时,在眼部引起眼球震颤;严重的化脓性中耳炎可有化脓性乳突炎,致颞骨岩部的岩尖炎,表现为眼球后痛,外直肌麻痹,称 Gradenigo 综合征。

(二)扁桃体炎

可有虹膜睫状体炎或全葡萄膜炎,伴急性结膜炎或角膜溃疡。

(三)鼻窦炎

易扩散至眼部,引起眶蜂窝组织炎、眶内脓肿、眶反应性水肿和眼球突出等。

二、肿 瘤

(一)鼻窦肿物

可直接侵入眶内或波及眼外肌,引起眼球突出和运动受限。如上颌窦肿物使眼球向前、上突出,下转受限;额窦肿物使眼球向前、下突出,上转受限;筛窦肿物使眼球向前、外突出,内转受限;蝶窦和筛窦后组肿物使眼球向正前方突出,可伴视盘水肿及视神经萎缩。

（二）鼻咽癌

患者多因眼部转移症状而到眼科首诊。可有第 Ⅲ~Ⅶ 脑神经及视神经受损,因肿瘤经颅底破裂孔等处侵入脑部所致;眼球突出,因肿瘤进入眼眶引起;还可有眼外肌麻痹、斜视及 Horner 综合征;因三叉神经受损引起麻痹性角膜炎或溃疡。

第九节　皮肤与性传播疾病的眼部表现

一、结缔组织病

（一）Behcet 综合征

见葡萄膜病。

（二）Stevens-Johnson 综合征

为一种严重的皮肤黏膜病,多发生于对药物或食物严重过敏者,儿童和青年更易罹患。眼部表现为严重的结膜、角膜炎;眼睑红肿、糜烂;结膜有大量的脓性分泌物或假膜形成。愈后结膜面呈大片瘢痕而致睑球粘连、眼睑内翻、倒睫以及因泪腺管阻塞所引起的干眼症。严重病例可发生角膜溃疡、穿孔,或眼内化脓性感染,使视力丧失或眼球萎缩。

二、麻　风　病

麻风(leprosy)是由麻风分支杆菌引起的一种慢性传染病。约 50% 以上的麻风患者有眼部损害,其中约超过 10% 的患者因麻风病而失明。因此估计全世界约有 100 万以上的麻风盲目者。麻风在眼部损害的情况很多:眉毛、睫毛可以部分或全部脱落;眼睑可表现有结节、粗糙变厚、上睑下垂或眼睑萎缩以及眼睑外翻或兔眼;结膜可有卡他性结膜炎,结膜分泌物中可发现大量麻风杆菌;角膜易发生上皮脱落和溃疡或浅层点状角膜炎,有时也可有深层角膜炎;角膜也可因三叉神经受损而发生神经麻痹性角膜炎;角膜的深层炎症和溃疡病因或因角膜暴露及三叉神经损害致使角膜混浊,是麻风致盲的主要原因之一;麻风患者也可发生虹膜睫状体炎,虹膜表面可出现粟粒性小结节或孤立性麻风结节;麻风尚可致眼球运动神经的麻痹,而出现眼肌运动障碍。

三、白　化　病

常染色体隐性遗传,表现为眼与皮肤黑色素沉着减少或缺乏的一组疾病。眼部表现为视力低下(通常为 0.1),眼球震颤,虹膜苍白可透光,眼底少色素,黄斑部形成不全等。突出的症状为畏光。其中眼白化病属性连锁隐性遗传,皮肤仅表现为色淡,是先天性眼球震颤的重要原因。

四、性传播疾病

（一）淋病(gonorrhea)

淋病是由淋球菌感染所引起的性传播疾病。偶见眼部表现,但较严重。主要表现为超急性结膜炎伴有大量奶样分泌物,还可引起眶蜂窝组织炎、新生儿淋菌性眼炎。

（二）梅毒(syphilis)

梅毒是由梅毒螺旋体所引起的慢性传染病。眼部表现为角膜基质炎、虹膜睫状体炎或葡萄膜炎。

先天性梅毒患儿还可见孤立或多灶性脉络膜视网膜炎，表现为出生后不久双眼发病，弥漫性，呈椒盐状眼底（pepper and salt fundus），即有散在细小的蓝黑色斑点和同样大小的脱色素斑点。周边或全眼底散在片状脉络膜视网膜萎缩区及骨细胞样色素沉着。

可有视神经炎、视神经视网膜炎、视神经萎缩；因脑血管梅毒侵犯脑神经所致的斜视，或上睑下垂。瞳孔异常表现为 Argyll Robertson 瞳孔，双侧瞳孔缩小，不等大，不正圆；反射性瞳孔强直，无光反应而有调节反应与集合反应；对扩瞳剂反应差。

第十节　传染性疾病眼部的表现

一、病毒性传染性疾病

流行性感冒：常伴有结膜炎、疱疹性角膜炎、泪腺炎、色素膜炎、视神经炎、眼球筋膜炎和眼肌麻痹等。

风疹：孕妇患风疹后，不仅可影响胎儿的发育，还可引起胎儿眼部和全身畸形，出现先天性白内障、先天性青光眼和视网膜色素改变等。

天花：可出现在眼睑皮肤上，还可并发结膜炎和结膜脓疱，脓疱如向角膜蔓延，将造成视力障碍。牛痘苗误溅眼内，感染角膜时，常可形成盘状角膜炎，病程颇长，可导致失明。治疗是散瞳，点抗生素预防继发感染，并可使用丙种球蛋白。

水痘：眼睑、结膜、角膜均可出现水疱，溃破后形成浅层溃疡，严重病例也可并发虹膜炎和视神经炎。

疱疹：有单纯疱疹和带状疱疹两种，除眼睑外常并发结膜炎、角膜炎、虹蟆睫状体炎、视神经炎和继发性青光眼等。其中以树枝状角膜炎较常见。

传染性肝炎：常出现巩膜黄染和角膜知觉减退等。

脊髓灰质炎：主要为眼外肌麻痹，还可伴有调节麻痹，多因脑干受累发生动眼神经、滑车神经、展神经和颜面神经麻痹所致。

流行性乙型脑炎：因脑干受累可出现眼外肌麻痹、集合不能、调节障碍和瞳孔运动迟钝等，亦可发生视神经炎，视网膜出血和皮质性黑矇等。

流行性出血热：流行性出血热的眼部表现依疾病的病程而异，发热期多可发现结膜充血、毛细血管扩张，或伴有结膜轻微水肿。低血压和少尿期结膜水肿较为显著，且可伴有眼睑水肿，同时还有结膜下出血和视网膜出血，以及视网膜水肿及血管痉挛。有的还有眼眶疼痛，甚至眶内出血。视网膜出血是流行性出血热的严重表现，可能是全身体内器官出血的指征之一，系病情严重，预后不良的征兆。多尿期及恢复期时，病情缓解，眼部症状也逐渐消失。

二、立克次体病

斑疹伤寒：一般无眼部症状，但严重患者，结膜上可出现斑疹，还可并发结膜炎。可有角膜溃疡、色素膜炎、视网膜视神经炎和全眼球炎等。

恙虫病：可有结膜下出血、角膜溃疡、色素膜炎和视网膜出血及水肿等。

三、细菌性传染性疾病

败血症：败血症是细菌由局部感染处侵入血液，并在血液中繁殖而产生的全身性感染疾病。眼球及其附属器官均可因之而发生炎症或脓肿，化脓性虹膜睫状体炎或转移性眼内炎等。

猩红热：可并发假性结膜炎，角膜溃疡和色素膜炎，少数患者也可发生视神经炎和眶蜂窝组织炎等。

流行性脑脊髓膜炎：主要可发生眼外肌麻痹、瞳孔异常、视神经炎、视神经萎缩、视神经视网膜炎和眼内炎。此外，结膜炎和角膜炎也可由脑膜炎双球菌而引起。

伤寒：可能发生色素膜炎或转移性眼内炎，但罕见。

破伤风：可出现眼轮匝肌痉挛和麻痹。

丹毒：颜面部丹毒可蔓延至眼睑皮肤引起水肿，化脓坏死，愈后结疤形成眼睑畸形和眼睑闭合不全。如向眶内和颅内蔓延，可引起眶蜂窝组织炎和海绵窦血栓形成等。

炭疽：眼睑可发生局部水肿坏死。与蜂窝组织炎不同，局部无疼痛，其中心呈黑色，在溃疡底部作刮片可找到炭疽杆菌。

结核：除晶体外，其他部分均可发生与结核有关的病，如眶骨膜炎、泪腺炎、眼睑狼疮，结膜结核、泡性角膜结膜炎、巩膜炎、色素膜炎、视网膜静脉周围炎、近视盘性脉络膜视网膜炎等。

麻风：眉毛和睫毛脱落、睑部麻风病、结节性结膜炎、结膜角膜干燥和知觉减退、角膜炎、虹膜睫状体炎和视网膜炎等。

淋病：可引起脓性结膜炎，还可发生角膜炎和虹膜睫状体炎等。

四、螺旋体性疾病

钩端螺旋体病：钩端螺旋体病患者在恢复期后数周至数月常可因葡萄膜炎而致视力障碍，其轻重程度因人而异，重者多呈急性虹膜睫状体炎，或急性全葡萄膜炎，而轻者可仅表现为少许角膜后沉着及玻璃体粉尘状混浊的慢性葡萄膜炎。也有一些患者可伴发视网膜脉络膜炎，在视网膜血管旁可出现黄白色絮状渗出或视网膜出血。钩端螺旋体病急性期体温升高时，患者可发生结膜充血，结膜下出血以及巩膜黄染，这些体征一般均随疾病的痊愈而逐渐消退。少数病例可伴发角膜炎或角膜混浊、巩膜炎、球后视神经炎或眼外肌麻痹。

莱姆（Lyme）病：由包柔氏螺旋体感染，主要侵犯皮肤、神经系统、心脏和关节。可侵犯眼部，引起眼球突出、结膜炎、角膜炎、虹膜睫状体炎、葡萄膜炎、玻璃体炎、眼内炎、视盘炎、视网膜血管炎、眼眶肌炎等，可导致眼球萎缩。治疗较困难，以早期使用抗生素效果较好。

五、原虫及寄生虫病

疟疾：眼部症状比较少见，有时急性发作后，因视神经炎可有暂时性弱视，眼底有分散点状出血，可能是由于继发性贫血所致。还可并发动眼神经、滑车神经和展神经等神经不全麻痹，出现眼球运动障碍、瞳孔异常和调节麻痹等，也可发生虹膜炎和视网膜脉络膜炎。

旋毛虫病：由于吃含有旋毛虫幼虫又未煮熟的猪肉而引起，在横纹肌内形成囊，眼部表现最初为眼睑及结膜水肿，继之有眼球运动疼痛和运动障碍、麻痹性斜视、结膜下出血，如果幼虫侵入睫状肌，则可引起虹膜睫状体炎和继发性青光眼。

丝虫病：蚊虫是传播本病的媒介，眼睑皮下水肿、充血和炎性反应，继之，皮肤变厚粗糙。

偶有进入结膜下及前房者。

猪囊肿病：本病在脑内较常见，是由于食用没有煮熟的含有囊虫的猪肉引起，可在眼各部分形成囊肿，在穹窿部结膜和角膜可形成结节样囊肿，也可在虹膜、前房内看到，还可经血流进入睫状体和脉络膜，此时囊虫可以突破囊壁窜入视网膜下或玻璃体内形成囊肿。在玻璃体内者，检眼镜下呈蓝白色球体形态，并可见到囊虫的头部。

弓形体病：可以是先天性或后天性，眼部改变主要是在眼底后极部出现局灶性陈旧性视网膜脉络膜炎，系深部组织炎症增殖性变化，多为双眼，病灶边界清晰，呈圆形、椭圆形和不规则形，由于脉络膜和视网膜萎缩发生巩膜暴露，色为黄白或棕红，病灶周围有致密的色素增生，表面轻微隆起或凹陷，病变之间视网膜组织正常。后天性者，在急性期可有玻璃体混浊，视网膜有散在炎性病灶及出血，这些病灶最后可以形成局限性胶质瘢痕。

眼蝇蛆病：牧区的苍蝇很多，蝇蛆常常通过苍蝇与眼部接触进入眼组织，引起炎症反应。羊狂蝇（oestrusoris）可导致眼睑水肿，结膜炎、结膜出血和表层巩膜炎等；牛皮蝇（hypodemabonis）可导致色素膜炎，晶状体脱位，甚至眼球穿破。

第十一节　药源性眼病

许多全身药物可以引起眼部病变，如影响眼压的全身应用的药物有糖皮质激素、氯胺酮（ketamine）、琥珀酰胆碱（succinylcholine）、抗胆碱能药物（anticholinergics）、海洛因（heroin）、大麻（marijuana）、托吡酯（topiramate）、氨苯磺胺（sulfonamides）、乙酰唑胺（acetazolamide）等。引起白内障的全身应用的药物包括糖皮质激素、氯丙嗪。引起角膜病变的全身应用的药物有糖皮质激素、氯丙嗪、乙胺碘呋酮等。引起眼底病变的全身应用的药物有氯丙嗪、洋地黄、乙胺丁醇、氯喹、羟氯喹、奎宁、避孕药等。眼科医生应该掌握全身用药对眼部的影响和干扰，从而更好地指导患者选择药物、合理用药。

一、糖皮质激素

长期局部、眼周、吸入或全身应用糖皮质激素均可引起原发性开角型青光眼。原发性开角型青光眼患者对局部应用糖皮质激素的反应更敏感，而全身应用糖皮质激素对于一些个体可以引起眼压的升高，但比局部应用者发生比例要少。糖皮质激素引起的青光眼（corticosteroid-induced glaucoma）的临床过程和表现与原发性开角型青光眼相似，但只有少数患者有临床意义的眼压升高。其机制与小梁网部房水流出阻力增加有关。由于糖皮质激素性青光眼可以发生在长期应用糖皮质激素过程中的任何时间，因此在患者接受糖皮质激素治疗的过程中，应该定期监测眼压。由于氟氢缩松（fluorometholone，FML）、利美缩龙（rimexolone，Vexol）、甲羟松（medrysone，HMS）、氯替泼诺（loteprednol，Lotemax）等糖皮质激素对眼压升高的影响要比泼尼松龙和地塞米松小，在选择糖皮质激素治疗疾病时可以选择对眼压影响小的药物。同时也应注意内源性糖皮质激素水平过高的患者，如 Cushing 综合征患者也可以引起眼压升高，但通常在切除了引起糖皮质激素生成的肿瘤或增生组织后，眼压即可恢复正常。

此外，长期全身应用还可引起白内障，诱发或加重单纯疱疹病毒性角膜炎。如角膜上皮不完整，局部应用可引起真菌过度生长。治疗全身性血管病时，全身用药与浆液性视网膜脱离有关，甚至形成泡状视网膜脱离。

二、安定类药

氯丙嗪(aminazine)长期、大剂量服用,可引起眼部损害。

1. 眼睑 蓝灰色或紫色,结膜暴露部分呈铜棕色。

2. 角膜 下半部内皮或实质层可见点状的混浊。

3. 白内障 表现为前囊、前囊下灰白色小点沉着或浅棕色混浊。

4. 视网膜 可见色素紊乱和黄斑色素变化。

5. 眼压增高 建议控制用药剂量在 400mg/d 以下。

三、心血管系统药物

(一) 洋地黄(digitalis)

具有加强心肌收缩和减慢心率等作用。少数患者服用后可出现视物模糊及视物变色,物体被视为黄色、绿色、红色或雪白色等;也可有畏光或闪光感;少见的尚有弱视和暗点,可能与球后视神经炎有关。

(二) 乙胺碘呋酮(amiodarone)

为抗心律失常药。大多数服用者可引起角膜上皮基底细胞层小点状沉着,呈漩涡状,其严重程度与日用量有关,<20mg/d 者较轻。角膜病变在治疗中不断扩大,但很少影响视力,停药后可完全消退。

四、抗结核药

(一) 乙胺丁醇(ethambutol)

少数患者长期应用后可出现视神经炎(每日用量超过 25mg/kg)、视交叉受损,后者引起双颞侧偏盲。停药后可恢复。

(二) 利福平(rifampicin)

眼部表现有:有色泪液,呈橘红色、粉红色或红色泪液;渗出性结膜炎;睑缘结膜炎等。

五、避 孕 药

有报告某些敏感的个体,口服避孕药可诱发或加速眼血管阻塞疾病或视神经损害。但很难确定因果关系。建议此类药物仅用于健康的、没有血管性、神经性或眼的疾病的女性。

六、抗 惊 厥 药

托吡酯(topiramate, topamax)是一种氨基磺酸单糖,用于抗癫痫和抗抑郁治疗。使用该药的部分患者可引起急性发生的高度近视(>6D)和双眼急性闭角型青光眼。临床症状为突然的视力下降,双眼疼痛和头痛,通常在应用托吡酯后一个月内发生。眼部检查可见屈光度改变、均匀一致的浅前房和晶状体虹膜隔前移、微囊样角膜水肿、眼压升高(40~70mmHg)、房角关闭和睫状体脉络膜渗出或脱离。其发生机制是由于睫状体脉络膜渗出引起悬韧带松弛,从而导致晶状体虹膜隔明显前移,引起继发性急性闭角型青光眼和高度近视。治疗是立即终止该药的应用,同时应用抗青光眼药物降低眼压。通常在停药后 24~48h 内可以控制继发性青光眼,1~2 周内近视可以恢复。

七、抗 疟 药

（一）氯喹（artrichin）

长期或大剂量应用，总剂量超过 100g 或服用超过 1 年，可引起眼部损害。患者可在角膜上皮或上皮下有细小的灰白色小点，呈环形沉着，但仅引起轻度视物模糊，一旦停药即可逆转。因此，轻微的角膜累及不是停药的指征。氯喹也可引起少见的更严重的视网膜病变，引起中心视力下降，周边视野向心性缩小。眼底表现为黄斑色素沉着，外围以环形脱色素区，外再围以色素沉着，呈"靶心"状，晚期血管变细、视神经萎缩呈蜡黄色。氯喹对视网膜的损害为不可逆性，且有蓄积作用。因此应用该药前、用药中和用药后必须进行视力、色觉和眼底的常规检查，必要时还应检查视野。

羟氯喹作为抗过敏药用于治疗自身免疫性疾病，如扁平苔癣，也可以引起与氯喹相同的眼部并发症，但较氯喹引起的不良反应轻，因此应用时也要进行常规眼科检查。

（二）奎宁（quinine）

有时仅用一次剂量即可引起双眼视力下降；视野改变为向心性缩小，偶可发生全盲，一般情况下，视野缺损可部分恢复，但也可为永久性缺损。早期可发生视网膜水肿，视神经萎缩为晚期表现。

（金旭红）

第二十章
防盲治盲与低视力康复

防盲治盲既是公共卫生事业的一部分,也是眼科学的重要组成部分。大多数眼病会导致视觉器官的损伤和功能丧失,导致盲(blindness)和视力损伤(visual impairment),对患者造成巨大痛苦,也会加重家庭和社会的负担,产生严重的社会和经济方面的不良后果。因此,积极地开展防盲治盲(blindness prevention and treatment)具有十分重要的意义。从广义来说,眼科学的主要任务是向大众提供高质量的眼保健服务,眼科医师所从事工作的目标是防盲复明。当一些眼病造成视觉器官损伤时,及时、准确的药物、手术或光学的治疗可以减轻或防止患者的视功能损伤。当患者已经有了视功能损伤时,给予各种助视装置可以增强他们日常生活和工作的能力。对盲和视力损伤患者加强康复培训,可以增强他们适应社会的能力。此外,开展防盲治盲还有其特定的含义,它主要包括对盲和视力损伤进行流行病学调查,了解引起盲和视力损伤的主要原因,研究主要致盲眼病的预防和治疗方法,对盲和视力损伤的防治进行规划、组织和实施等。目前,防盲治盲已成为全球主要的公共卫生课题之一。

第一节 盲和视力损伤的标准

由于各国的社会经济发展状况不同,长期以来各国采用的评价盲和视力损伤的标准和方法也不一致,这对盲和视力损伤的流行病学研究、防盲治盲的开展和国际交流造成了困难。世界卫生组织(WHO)于1973年提出了盲和视力损伤的分类标准,并鼓励所有国家的研究和临床工作者以及有关机构采用这一标准。

这一标准将盲和视力损伤分为五级,规定较好眼的最好矫正视力 <0.05 时为盲,较好眼的最好矫正视力 <0.3,但 ≥ 0.05 时为低视力。该标准还考虑到视野状况,指出无论中心视力是否损伤,如果以中央注视点为中心,视野半径 ≤ 10°,但 >5° 时为 3 级盲,视野半径 ≤ 5° 时为 4 级盲。1979 年我国第二届全国眼科学术会议决定采用这一标准。

在实际工作中,为了全面地反映盲和视力损伤的情况,又将盲和低视力分为双眼盲、单眼盲、双眼低视力和单眼低视力。如果一个人双眼最好矫正视力都 <0.05,则为双眼盲;如果一个人双眼最好矫正视力都 <0.3,但 ≥ 0.05 时,则为双眼低视力。这与世界卫生组织的标准是一致的。如果一个人只有一眼最好矫正视力 <0.05,另一眼 ≥ 0.05 时,则称为单眼盲。(表 2-20-1)

表 2-20-1 视力损伤的分类(国际疾病分类标准,WHO,1973)

视力损伤类别			最好矫正视力
类别	级别	较好眼	较差眼
低视力	1	<0.3(6/18)	≥0.1(6/60)
	2	<0.1(6/60)	≥0.1(3/60,指数 3m)
盲	3	<0.05(3/60,指数 /3m)	≥0.1(1/60,指数 1m)
	4	<0.02(1/60,指数 /1m)	光感
	5		无光感

如果一个人只有一眼最好矫正视力<0.3,但≥0.05时,另一眼≥0.3时则称为单眼低视力。按这种规定,有些人同时符合单眼盲和单眼低视力的标准。在实际统计中,这些人将归于单眼盲中,而不归入单眼低视力中。

在制定上述这一标准时全球盲和视力损伤的主要原因是沙眼、河盲症、维生素 A 缺乏等,但之后全球防盲的实践表明未矫正屈光不正的问题在全球广泛存在,也是视力损伤的重要原因。相当多屈光不正的患者并没有配戴矫正眼镜,如果仅在检查时测量他们的最好矫正视力,在日常生活和工作时的视力仍未提高,采用上述标准就会漏掉这些未矫正屈光不正者,忽视他们日常生活中视力低于正常的实际状况,从而低估全球的盲和视力损伤的严重程度。

第二节 国内外防盲治盲工作的历史与现状

一、WHO 制定盲和视力损伤的新标准及其意义

盲和视力损伤的标准是采用最好矫正视力来判断的。这一定义有利于以统一的、可比较的方式收集人群为基础的盲和视力损伤的资料。但是制定这一标准时世界上盲的主要原因是沙眼、河盲症、维生素 A 缺乏,并没有考虑到未矫正的屈光不正也是视力损伤的重要原因。研究表明,未矫正屈光不正引起视力损伤的问题广泛存在,矫正屈光不正是很有成本效益的干预措施,矫正屈光不正是全球根治可避免盲的视觉 2020 行动中应当重点控制的眼病。如果采用世界卫生组织 1973 年制定的标准将会漏掉大量的未矫正屈光不正。相当多的屈光不正患者并没有配戴矫正眼镜,他们的视力是低于正常的,对日常生活和工作有一定程度的影响。如果我们在确定他们的视力状况时只采用最好矫正视力,就会忽视他们日常生活中视力低于正常的实际状况。WHO 注意到这种情况,于 2003 年 9 月在日内瓦召开了制定视力丧失和视功能特征标准的专家咨询会议,制订了新的视力损伤分类标准。2009 年 4 月第 62 届世界卫生大会(World Health Assembly,WHA)通过了 "预防可避免的盲和视力损伤的行动计划",认可了提出的盲和视力损伤的定义和分类。与 WHO 的 1973 年视力损伤分类相比,新的盲和视力损伤分类标准有几点重要的修改。(表 2-20-2)

表 2-20-2 2009 年视力损伤的分类

	日常生活远视力	
视力损伤类别	低于	等于或好于
0 级 无或轻度视力损伤		0.3(6/18)
1 级 中度视力损伤	0.3(6/18)	0.1(6/60)

视力损伤类别	日常生活远视力	
	低于	等于或好于
2 级　重度视力损伤	0.1（6/60）	0.05（3/60）
3 级　盲	0.05（3/60）	0.02（1/60，指数 1m）
4 级　盲	0.02（1/60，指数 1m）	光感
5 级　盲	无光感	
9 级	不能确定	

这一新的视力损伤分类改变了全球和我国对盲和视力损伤的估计，值得重视。根据新的视力损伤分类标准，全球盲的主要原因的排位也有了变化，第一位仍然是白内障（占盲人总数 39.1%），而第二位则是未矫正屈光不正（占盲人总数 18.2%），以下分别为青光眼（占盲人总数 10.1%）、年龄相关性黄斑变性（占盲人总数 7.1%）、角膜混浊（占盲人总数 4.2%）、糖尿病视网膜病变（占盲人总数 3.9%）、儿童盲（占盲人总数 3.2%）、沙眼（占盲人总数 2.9%）、河盲（占盲人总数 0.7%）。

盲和视力损伤是世界范围内的严重公共卫生、社会和经济问题。WHO 根据 55 个新的调查资料，于 2004 年重新公布了根据 2002 年人口资料所确定的全世界视力损伤人群，盲人为 3 700 万人，低视力者为 1.24 亿人，共有视力损伤者 1.61 亿人。视力损伤的地区分布为：西太平洋地区占 26%，东南亚地区占 27%，非洲占 17%，欧洲、美洲和中东地区各占 10%。全世界盲人患病率为 0.7%。发展中国家的情况更为严重，全世界 9/10 的盲人生活在那里。目前大约 60% 的盲人生活在非洲、中国和印度。由于人口增长和老龄化，世界盲人负担大幅度地增加。从 1978—1990 年，世界盲人数增加了 1 000 万人。2010 年 WHO 最新数据显示，视力损伤者已达到 2.85 亿人，盲人为 3 926 万人。如果这种趋势持续下去，到 2020 年盲人数将增加一倍。

在 2010 年 WHO 公布的最新数据将屈光不正患者统计在视力损伤范围内。白内障、青光眼、老年性黄斑变性、儿童与角膜盲、屈光不正与沙眼、糖尿病视网膜病变则分别占盲人总人数的 51%、8%、5%、4%、3%、1%。在这些盲的原因中，如果及时应用足够的知识和恰当的措施，有的能够及早预防或控制，有的能够成功地治疗而恢复视力。根据 WHO 估计，全球 80% 的盲人是可以避免的。

全世界盲的发病具有以下一些特点：①不同经济地区的盲患病率明显不同。盲患病率在发达国家约为 0.3% 左右，而在发展中国家为 0.6% 以上。②不同年龄人群中盲患病率明显不同，老年人群中明显增高。发展中国家老年人群盲患病率增高更为明显。③低视力患病率约为盲患病率的 2.9 倍。如果不认真防治低视力患者，盲人数将会急剧增加。④不同经济地区盲的主要原因明显不同，经济发达地区为年龄相关性黄斑变性、糖尿病性视网膜病变等，而发展中国家以老年性白内障和感染性眼病为主。⑤由于世界人口的增长和老龄化，盲人数将继续增加。

WHO 等国际组织和各国已为尽快减少世界的盲人负担做了大量工作。WHO 和一些国际非政府组织联合于 1999 年 2 月发起"视觉 2020，享有看见的权利"行动，目标是在 2020 年全球根治可避免盲。这次行动将通过预防和控制疾病、培训人员、加强现有的眼保健设施和机构、采用适当和能负担得起的技术、动员和开发资源用于防治盲等措施，来解决可避免盲。已确定白内障、沙眼、河盲症、儿童盲、屈光不正和低视力五个方面作为"视觉 2020"行动的重点。

"视觉2020,享有看见的权利"行动的实施,已经在防治眼病中发挥了积极的作用。

二、我国防盲治盲工作的历史与现状

在我国的防盲治盲取得重大进展的今天,我们应当清醒地认识到我国防盲治盲工作仍然是我国眼科界面临的巨大挑战:

1. 我国盲和视力损伤的状况还没有从根本上得到改善　1999年世界卫生组织估计,我国是世界上盲人最多的国家之一,盲的患病率约为0.5%,约有盲人700多万,或占世界盲人总数的18%。虽然我国积极开展防盲治盲项目和白内障复明工程,成绩显著,但是2006年第二次全国残疾人抽样调查结果表明,我国包括盲和低视力在内的视力残疾的患病率为1.53%。以此推算,我国视力残疾的人数达2 003.5万人,其中盲人约占1/3,表明我国严重的盲情仍然没有得到根本解决。60岁以上的视力残疾占68%。导致视力残疾的主要原因是:白内障(56.7%)、视网膜和葡萄膜病变(14.1%)、角膜病(10.3%)、屈光不正(7.2%)、青光眼(6.6%)。由于我国人口增加、老龄化加剧,因此视力残疾的数量仍然在增加。与1987年第一次全国残疾人抽样调查相比,19年来全国视力残疾增加了478万,平均年新增25万。

2. 根治白内障盲的进展缓慢,与国际的差距有进一步拉大的趋势　白内障是我国的主要致盲原因,约占盲人总数的50%。国际防盲界和眼科界对各国的白内障手术率(cataract surgical rate,CSR)十分重视,是衡量一个国家白内障复明工作的主要指标。白内障手术率是指每年每百万人群中完成的白内障手术数。目前发达国家如美国、日本等达到9 000左右。世界卫生组织为亚洲制定的目标是CSR达到3 000。我国经过积极努力,2010年的CSR达到9.15,与2000年相比有了成倍增加,但是仍然明显落后于亚洲的一些国家。目前的资料表明,泰国的CSR为2 000以上,越南的CSR超过1 000。与同样是人口众多的发展中国家印度相比,也差距很大。印度政府从1976年开始,在全国实施白内障防治规划,为众多的白内障盲人提供了良好的医疗服务,2007年手术量达550万例,白内障手术率达5 000以上,达到了发达国家的水平。与印度相比,我国经济社会发展状况好于印度,政府的推动和组织能力强于印度,眼科医师数量多于印度,但我国的CSR仅为印度的1/5,表明我国防盲治盲工作明显滞后于经济社会发展水平,也落后于印度。也许印度的白内障致盲率高于我国,直接与印度比较CSR可能存在一些不合理之处,但将我国大陆地区与我国台湾地区相比,也可以发现我国大陆地区的CSR仍然处于相当低的水平。我国台湾地区人口约为2 300万人,年白内障手术量达到15万,CSR为5 200,远远高于大陆地区的CSR。这种状况与我国社会经济的快速发展和人民生活水平的提高很不相称。如果对此忽视或不加重视,我国在防盲治盲方面与国际的差距将会进一步拉大。

三、几种主要致盲眼病的群体防治

1. 白内障　白内障是全世界致盲和视力损伤的主要原因。估计目前全世界有2 500万人因此而失明。我国目前盲人中约有半数是白内障引起的,估计我国积存的急需手术治疗的白内障盲人有300多万人。我国每年新增白内障盲人约为40万人,随着人口增加和老龄化,这一数字还会增加。因此白内障盲是防盲治盲最优先考虑的眼病。一般认为白内障不能被预防,但通过手术可将大多数盲人恢复到接近正常的视力。

解决白内障手术服务的主要措施有:①提高手术的成功率,尽最大可能恢复白内障患者的视力;②降低手术费用,面向所有患者,特别是贫困人群;③集中解决积存的白内障盲人,定期处理新发的白内障盲人,优先治疗双眼盲病例;④提高白内障手术设备的利用率。白内障手术的经济效益和社会效益在所有卫生干预措施中是最高的,它与计划免疫一样具有相似的效益,可以显著和迅速地减少可避免盲的全球负担。

对于白内障盲的防治,应做到"大量、高质、低价",即每年完成的白内障手术例数要多,只有这样才能尽快地解决我国白内障盲积存的问题;白内障手术的质量要高,只有这样才能使白内障盲恢复视力;白内障手术的费用应适当降低,使大多数白内障盲患者能够接受治疗。

日益增长的白内障手术需求加重了防盲治盲中的社会经济问题。白内障是年龄相关性眼病,随着人口增加和老龄化加剧,白内障的患病人数会越来越多。如果接受手术的白内障盲人数少于白内障盲增加的病例数,那么积存的白内障盲人数将会进一步增加。由此可见,白内障盲的防治工作任重而道远。

2. 沙眼 沙眼是世界上缺少住房、水和卫生设施基本需要的社会经济不发达地区的常见病,目前主要在非洲、东地中海、东南亚和西太平洋地区 55 个国家流行。它是世界上最常见的可预防的致盲原因,估计现有 1 300 万人因此而失明或视力损伤,有 1.46 亿例活动性沙眼需要治疗。沙眼曾是我国最主要的致盲原因。经过半个世纪努力,我国沙眼的患病率和严重程度明显下降。但在农村和边远地区,沙眼仍是严重的致盲眼病。导致沙眼致盲的并发症主要发生于成年人,结膜瘢痕化所致眼睑畸形与沙眼倒睫均可致一系列眼表并发症和角膜瘢痕而致盲。因此,眼保健人员应该十分重视治疗有睑内翻和倒睫的沙眼患者。1997 年建立的世界卫生组织全球消灭沙眼同盟(GET 2020)的工作已包括在"视觉 2020"行动之中。"SAFE"战略是成功控制沙眼的关键,其主要内容是:对睑内翻和倒睫施行手术矫正(surgery)、沙眼急性感染时应用抗生素治疗(antibiotics)、经常充分地洗脸(face)、改善环境卫生(environmental)等。"SAFE"战略的实施有可能在 2020 年消灭作为致盲疾病的沙眼。对于沙眼盲高发的主要地区,目前首先必须为睑内翻和倒睫的矫正提供手术服务,以显著降低沙眼的致盲率。

3. 角膜病 各种角膜病引起的角膜混浊也是我国致盲的主要原因,其中以感染所致的角膜炎症为多见。因此积极预防和治疗细菌性、病毒性、霉菌性等角膜炎是减少角膜病致盲的重要手段。

角膜移植术是治疗角膜病致盲的有效手段。虽然我国许多地区设有眼库,为角膜移植患者提供了一定量的供体,但角膜供体来源仍有很大限制。应当加强宣传,争取社会各界的支持,鼓励更多的人去世后捐献出眼球,使更多的角膜病致盲的人得到复明的机会。

4. 青光眼 虽然"视觉 2020"行动没有将青光眼列入防治重点,但青光眼也是我国致盲主要原因之一,也是全世界致盲的第二位的原因,而且青光眼引起的视功能损伤是不可逆的,后果非常严重,因此预防青光眼致盲工作十分重要。只要早期发现,合理进行治疗,绝大多数患者可保持有用的视功能。在人群中筛查青光眼患者是早期发现青光眼切实可行的重要手段。进一步普及青光眼知识,可使患者及早就诊。对于确诊的青光眼患者应当合理治疗,定期随诊。应当积极开展青光眼的病因、诊断和治疗方面的研究,特别是视神经保护研究,将有助于青光眼盲的防治。

为了做好青光眼防治工作,应当做好下列工作:①加强防治青光眼的能力建设:通过公共卫生途径防治青光眼,需要各级眼科医务人员参与发现和治疗青光眼患者的工作,因此有必要加强各级眼科医务人员的培训,使他们掌握发现和治疗青光眼必需的知识和技术。目前,相当多的眼科医师尚不能掌握好前房角镜检查和视盘评价这两项诊断青光眼的关键技术,对早期发现和诊断青光眼是很不利的,应当尽快地改变这种状况。②加强防治青光眼的服务设施的建设,如裂隙灯显微镜、眼压计、前房角镜、视野计、Nd:YAG 激光器等。我们应当根据各级医疗机构筛查和防治青光眼的需要,配备必要的设备,以便有效地开展青光眼的防治工作。③开发多种有效、安全、价格恰当的降眼压药物用于青光眼患者的治疗。只有做好上述准备,通过公共卫生途径防治青光眼的工作才能顺利开展。

迄今为止,虽然缺乏足够的证据来支持从普通人群中筛选原发性青光眼的这项工作,但是我们除了加强这方面的研究之外,还应当加强机会性筛查青光眼的工作。机会性筛查青光眼是指一些人因为其他问题来眼科就诊时,进行必要的检查而发现青光眼的情况。已有资料表明,在高收入国家,至少有半数漏诊的青光眼患者在 1 年或 2 年内曾到眼科就过诊。如果能注意青光眼的机会性筛查,他们就有可能提早被诊断为原发性青光眼。在低收入国家也存在着相似的情况,一些青光眼患者虽然进行了白内障或其他眼病的筛查,但却漏诊了青光眼。如果各级眼科医疗人员能做好机会性筛查青光眼的工作,就有可能更多、更早地发现青光眼患者。

5. 儿童盲　儿童盲主要由缺乏维生素 A、麻疹、新生儿结膜炎、先天性或遗传性眼病和未成熟儿视网膜病变引起的。不同国家儿童盲的原因各有不同。由于考虑到儿童失明后持续的年数较长,而且失明对儿童发育有很大影响,因此儿童盲被认为优先考虑的领域。估计全世界儿童盲约有 150 多万人,其中亚洲有 100 多万患儿,30 多万在非洲。每年大约有 50 万儿童成为盲人,其中有 60% 在儿童期就已经死亡。"视觉 2020"行动对防治儿童盲采取以下策略:①在初级卫生保健项目中加强初级眼病保健项目,以便消灭可预防的致病原因;②进行手术等治疗服务,有效地处理"可治疗的"眼病;③建立视光学和低视力服务设施。

在我国儿童盲主要是由先天/遗传性眼病所致。应当加强宣传,注意孕期保健,避免近亲结婚,开展遗传咨询,提倡优生优育,能有效地减少这类眼病发生。同时在一些地区也应注意维生素 A 缺乏和未成熟儿视网膜病变的防治。此外,也应做好儿童眼外伤的防治宣传。

6. 屈光不正　以往盲和低视力是根据最好矫正视力界定的,并不能反映屈光不正所致的视力损伤的实际情况。随着世界卫生组织对盲和视力损伤标准的修改,屈光不正的问题得到了更多的关注。近视眼是屈光不正的主要类型,高度近视眼的并发症可导致盲和视力损伤。近视眼往往可以矫正,而治疗高度近视造成的并发症的费用是昂贵的。

许多需要视力矫正的屈光不正者并没有得到屈光矫正或充分的屈光矫正,他们的日常活动时所具有的视力实际上是没有或没有充分矫正下的视力。对于不同年龄段的人来说,未矫正屈光不正都是致盲和视力损伤的主要原因之一。

我国是近视眼高发地区。根据 1998 年在北京顺义区以人群为基础的调查,15 岁男、女儿童近视眼的患病率分别达 37.6% 和 55.0%,并有随年龄增加而增加的趋势。2000 年在该区进行的屈光不正随诊研究表明,5~15 岁儿童中近视眼的发病率为 7.9%。而且由于配镜设施、经济和对近视眼的认识等因素,相当一部分应当配戴眼镜的儿童不能及时配戴眼镜。对此应当进一步加强对屈光不正防治的研究,培训足够的验光人员,普及验光配镜设施,使屈光不正患者得到及时恰当的屈光矫正。"视觉 2020"行动将通过初级眼保健服务、学校中视力普查和提供低价格的眼镜,努力向大多数人提供能负担得起的屈光服务和矫正眼镜,以及提供低视力眼保健服务。

7. 糖尿病视网膜病变　糖尿病是全球性严重的公共卫生问题。糖尿病会并发糖尿病视网膜病变、新生血管青光眼,导致严重的视力损伤,甚至致盲。在过去 20 年里,糖尿病并发症如糖尿病视网膜病变已经急剧增加。合理控制和早期治疗糖尿病对于控制糖尿病视网膜病变是有效的。糖尿病及糖尿病视网膜病变的发生与生活方式有关,改变生活方式,进行恰当及早期干预可能会改变糖尿病视网膜病变的预后。但是,目前接受这种治疗的情况并不乐观,所以防治糖尿病视网膜病变将是公共卫生领域的重要的课题。

8. 眼外伤 眼外伤是致单眼盲的主要原因,也是双眼视力损伤的原因之一。对于眼外伤的防治,既要求及时地初步处理,更要求重在预防。进行危险工作时应当戴用保护眼镜,避免酸碱液体溅入眼内,儿童不玩带有危险的玩具等,对于预防眼外伤十分重要。对于初级卫生保健人员来说,眼外伤的初步处理一般包括用棉棒而不是锐器小心剔除表面的异物。如果酸碱等化学物质溅入眼内应当用大量的水进行冲洗。如果没有穿通伤,在眼科专科检查之前应当用眼膏及眼垫进行包扎。发生眼球穿通伤都应当及时地转诊。组织实施预防眼外伤的教育项目,对预防眼外伤灾难性后果,是十分重要和有效的预防眼外伤的措施。加强道路安全教育,避免交通事故也是预防眼外伤的有效措施。

第三节 低视力与盲的康复

一些眼病患者虽经积极治疗,仍处于盲和低视力状态。对于这些患者并不意味着已经毫无希望,应当采取康复(rehabilitation)措施,目的是尽可能地使这些患者能与正常人一样生活。眼科医生的责任不仅在于诊断、治疗和预防那些致盲眼病,而且应当关注处于盲和低视力状态患者的康复问题。

应当尽快地使盲人适应生活。盲人适应生活的能力可因盲发生年龄、患者的性格、受教育程度、经济状况及其他因素而有很大的差别,因此盲人的康复应根据具体情况采取个体化实施:老年盲人可能会较平静地接受盲的事实,可能最需要适应家庭生活方面的训练;而对青壮年来说,盲的状态常会对他们的职业和社会生活造成巨大冲击,这个时候,适应社会生活、教育、工作等比较全面的训练,包括盲文方面的训练,就显得尤为重要;出生时就失明的人或视力是逐渐而不是突然丧失的人会相对平静地接受盲的事实。

对于仍有部分视力的盲人和低视力患者,应当采用光学助视器和非光学助视器来改进他们的视觉活动能力,使他们利用残余视力工作和学习,以便获得较高的生活质量。

1. 光学助视器 有远用和近用两种。

(1)常用的远用助视器为放大 2.5 倍的 Galileo 式望远镜,以看清远方景物,这种助视器不适合行走时配戴。

(2)近用的助视器有:①手持放大镜:是一种凸透镜,可使视网膜成像增大;②眼镜式助视器:主要用于阅读,其优点是视野大,携带方便,使用时不需手来扶持,价格较低;③立式放大镜:将凸透镜固定于支架上,透镜与阅读物之间的距离固定,可以减少透镜周边部的畸变;④双合透镜放大镜:由一组消球面差正透镜组成,固定于眼镜架上,有多种放大倍数,可根据需要选用,其优点是近距离工作时不需用手扶持助视器,但焦距短,照明的要求高;⑤近用望远镜:在望远镜上加阅读帽而制成,其优点是阅读距离较一般眼镜式助视器远,便于写字或操作,缺点是视野小;⑥电子助视器:即闭路电视,包括摄像机、电视接收器、光源、监视器等,对阅读物有放大作用,其优点是放大倍数高、视野大,可以调节对比度和亮度,体位不受限制、无需外部照明,更适用于视力损伤严重、视野严重缩小和旁中心注视者,但价格较贵,携带不便。

2. 非光学助视器 包括大号字的印刷品、改善照明、阅读用的支架等,也有助于患者改善视觉活动能力。许多低视力患者常诉说对比度差和眩光,戴用浅灰色的滤光镜可减少光的强度,戴用琥珀色或黄色的滤光镜片有助于改善对比敏感度。人工视觉的研究有可能会使盲人重建视觉。

现代科学技术的进步会给盲人带来很大方便。声呐眼镜、障碍感应发生器、激光手杖、字声机、触觉助视器等虽然不能给盲人获得正常人那样的影像，但明显提高了他们的生活质量。人工视觉研究的进展有可能使盲人重建视觉。

防盲治盲工作任重道远，我国主要通过民政部门和残疾人联合会开展工作，很多地方设立了盲童学校，进行文化和专业技术培训。国家对吸收盲人的单位给予优惠政策，有助于全社会都来关心盲人，使他们能像普通人一样幸福地生活。

（徐 军）

第二十一章

眼科流行病学

流行病学是研究疾病在人群中发生、发展和分布规律及其决定因素的科学。临床流行病学是将流行病学的研究方法引入临床医学领域,从群体角度来研究疾病的自然史、诊断方法及疗效评价,它是一门研究人群中疾病及健康状况的发生、发展和分布及其影响因素,研究防治疾病及促进健康的策略和措施的学科。

眼科流行病学(ophthalmic epidemiology)是将临床流行病学与眼科学结合,来解决眼科学中所面临的问题,它的研究范围广泛,可以了解眼病的发生状况和自然过程,测定眼病的患病率、发病率、致盲率,阐明眼病的发生和流行的规律,探讨眼病发生的原因和危险因素,了解预防和诊治眼病措施的效果等。此外,在了解医学论文的意义和价值时,也需要临床流行病学的知识。

第一节 眼科流行病学研究的方法

选择研究方法是进行眼科临床研究工作的核心。流行病学研究分为描述性研究和分析性研究两大类。

一、描述性研究(descriptive study)

是对已有的资料或通过特殊调查,如问卷调查、面谈、观察等方法收集到的资料进行整理归纳,对疾病或健康状态在人群中的分布情况加以描述。

(一) 病例报告

病例报告包括个案报告和系列病例研究,是研究具有某一个或一系列具体情况,或接受某种治疗的临床病例。病例报告无特设对照组,只是描述所研究疾病发生和分布,因此不能用于估计发生该病的危险。

1. 病例报告的内容 一般要求病例报告中包括以下内容:

(1)报道该病例的理由。

(2)描述病例,提供有关的数据资料。

(3)指出该病例的独特之处,或说明判断该病例未曾报道过的依据,并加以讨论。

(4)分析该病例的各种特点是否还有其他可能的解释。

(5)指出该病例给予作者和读者的启示,做出结论。

2. 病例报告的步骤 一般采取下列步骤完成病例报告。

（1）写好病例报告的关键是选择合适的病例。应当选择特殊的病例、诊断或治疗某种疾病的新方法，或者常见疾病的异常现象等。

（2）提供完整的资料，明确说明病例的诊断依据。病例报告的资料来源于一些经常性医疗资料，如医疗卫生工作中日常记录及有关的报告卡，医疗卫生工作和非医疗卫生工作统计报表，疾病监测资料，包括疾病、环境、药物不良反应监测等。

3. 病例报告的优缺点　病例报告是一种描述性研究方法，其优点是容易收集资料，所需人力、物力和时间少。缺点是论证强度低，可信度差，由于未设对照，可能会导致结论错误。

（二）疾病发生的流行病学描述

根据疾病的个体特征（如年龄、性别、种族、受教育程度、职业、婚姻、社会经济状况和个性等）、地区（如城市、农村、国家等）及时间（如季节等）来收集疾病在人群中发生、分布的资料，其研究的目的是了解谁容易患病。

（三）描述性横断面研究或社区普查

描述性横断面研究是运用某种手段收集特定人群在某个时间断面的疾病资料，能了解某一时点或时段的疾病患病率。

1. 目的及用途

（1）描述疾病、健康状况或某一事件的发生及其分布特征，即通过对一个地区进行疾病或健康状况的调查，了解该地区危害人群健康和生命的最严重的疾病和卫生问题，以确定该地区防病工作的重点。

（2）描述与疾病或卫生事件有关的暴露因素，并了解这些因素与疾病的联系强度，为病因学研究提供线索和建立病因假设。

（3）监测高危人群，在人群中进行普查或筛检，达到早期诊断、早期治疗患者的目标。

（4）了解人群的健康水平，对疾病防治措施的效果和医疗卫生工作的质量进行评价。

现况调查适用于研究病程长、发病频率较高的疾病，适用于研究比较稳定的暴露因素，但不适合研究病程较短，或者在短期内可以逆转的危险因素。

2. 现况调查的种类和方法

（1）普查：是在特定时间内，对特定范围的人群中所有成员进行某种疾病或某种健康状况的调查。特定时间应当是一个时点，或是一个很短的时段。特定范围是指某一地区或具有某种特征的人群。进行普查的目的除了了解疾病在人群中发生情况及其危险因素之外，还要在人群中早期发现患者，并及时给予治疗。例如，开展青少年视力状况的普查，可以了解青少年中屈光不正的状况，并根据调查结果开展屈光不正的防治工作。

（2）抽样调查：是一种非全面调查。在实际工作中，如果为了揭示疾病分布规律，可以从研究人群的总体中抽取一部分样本进行调查，来估计该人群的患病率或某种特征的情况。抽样调查是以代表性样本来估计总体的一种研究方法，几乎可以实现现况研究的所有目标。由于抽样调查是从整个研究人群中抽取一部分人进行研究，如果要使所得的调查结果或结论在相当程度上能够代表整个研究人群，首要的条件就是采用随机化原则抽取样本。常用的抽样方法有单纯随机抽样、系统抽样、分层抽样、整群抽样和多级抽样。

3. 现况调查的步骤

（1）根据研究目的，确定采用普查或抽样调查，进行资料的收集。

（2）设计调查表：调查表的内容一般包括三个部分：①一般性项目，包括姓名、性别、出生年月、职业等；②调查研究的实质部分，主要是本次调查有关项目、尽量选用客观指标来调查研究对象；③有关调查者的项目，列出"调查者"和"调查日期"，有助于查询和明确责任。

（3）确定测量方法和检验方法：进行调查时，尽量采用简单易行的技术和高灵敏度的检验方法。同时对调查员进行培训，使他们在调查时按照标准进行调查。

4. 现况调查中常见的偏倚及控制方法　在现况调查中，常由于某些人为的因素而造成偏倚，导致研究结果不可靠。常见的偏倚有选择偏倚和信息偏倚。

二、分析性研究（analytic study）

是检验特定病因假设时所用的研究方法，可以通过观察某一危险因素的暴露和疾病发生之间的关系来确定病因。分析性研究又分为观察性研究和实验性研究两大类。

（一）观察性研究

在这类研究中研究者不控制所研究的某一危险因素的暴露程度，只是通过观察和分析来达到目的。

1. 分析性横断面研究　在某一时点对人群的一个样本同时测量疾病和暴露因素，并了解它们之间的联系。这种研究只注意一个时间断面上的疾病和暴露因素之间的联系，不需要随访，所以它既不是回顾性研究，也不是前瞻性研究。这种研究优点是花费少，容易施行。

2. 病例对照研究　是一种有效的常用的研究方法。它比较一组患者（研究组）与另一组或几组未患此病者（对照组）的过去或现在的暴露危险因素，从中分析危险因素与发病间的联系及联系程度，以便确定病因。

3. 队列研究　是比较一组具有危险因素的暴露组和另一组无这种危险的对照组，经过一定时间后某种特定疾病的发生情况的研究。其特点是：①是一种观察性研究，暴露不是人为地给予，而是客观存在；②设立对照组，对照组可与暴露组来自同一人群，也可以来自不同人群；③是由"因"及"果"的研究，在探求暴露因素与疾病的先后关系上，先确认是否暴露于某因素，再纵向观察由这种暴露产生的结果；④能进一步证实暴露与疾病的关联，可以计算出疾病的发病率，即人群发病危险程度。

（1）研究步骤：前瞻性队列研究首先根据研究对象在加入研究时的暴露情况分组，以后通过直接观察或其他信息渠道确定在某段时间内发生的病例或死亡，最后比较各组的发病率或死亡率。

1）研究对象选择：暴露组选择：可以在特殊暴露人群、一般人群或有一定组织的人群中选择。未暴露组（对照组）选择：设立对照组的目的是为了比较，因此特别要注意与暴露组的可比性。对照组除未暴露于所研究因素外，其他各种特征，如年龄、性别、职业、文化程度等尽可能与暴露组相似。

2）样本量的估计：队列研究所需要的样本量往往大于病例对照研究的样本量，所需的样本量大小取决于四个参数：①一般人群中所研究疾病的发病率水平 P_0；P_0 越接近 0.5，所需观察的人数越少。②暴露人群的发病率 P_1：用一般人群发病率 P_0 代替非暴露组的发病率。两组之差 $d=P_1-P_0$，d 值越大，所需观察人数越少。③显著性水平：用 α 表示，显著性水平要求越高，需观察的人数越多。通常取值 0.05。④把握度（$1-\beta$）：要求把握度越大，所需观察人数越多。通常 β 取值为 0.10。

计算队列研究的样本量公式为：

$$n=2\,\bar{p}\,\bar{q}(u_\alpha+u_\beta)/(P_1-P_0)^2$$

式中 u_α 和 u_β 为标准正态离差，$u_\alpha=1.96$　$u_\beta=1.282$

P_1 与 P_0 分别代表暴露组和非暴露组的发病率，$\bar{p}$ 为两组发病率的平均值，$\bar{q} = 1 - \bar{p}$。

3）资料的统计分析：对于队列研究的资料一般先做描述性分析，将研究对象的组成、随访的经过、结果和失随访的情况做出描述，检验各组的发病率或死亡率是否有显著性差异，从而分析暴露因素与疾病是否有联系。若有联系，进一步计算有关指标以分析联系强度。并计算暴露组和非暴露组的发病率：队列研究的基本数据见（表 2-21-1）。

表 2-21-1　队列研究的资料模式

	病例	非病例	合计	发病率
暴露组	a	b	$N_1 = a+b$	a/N_1
非暴露组	c	d	$N_0 = c+d$	c/N_0
合计	$M_1 = a+c$	$M_0 = b+d$	T	

（2）队列研究常见的偏倚：队列一般是全人群的一个有高度选择性的亚群，所以队列研究的结论不能无条件地推及全人群。常见的偏倚有选择偏倚、信息偏倚、混杂偏倚。

（3）队列研究的优缺点：①优点：明确暴露因素的影响在疾病发生之前，可确定疾病与暴露因素之间因果关系；由于疾病发生在接受暴露因素影响之后，所以疾病的状况不会影响研究对象的选择和暴露因素的测量；是确定疾病发病率和了解其可能病因的好方法；可以容易地研究在一种暴露因素的影响下，几种疾病的发生情况及这些疾病与暴露因素之间的联系。②缺点：不适用于少见病的病因研究；所需投入的力量大，耗费人力、财力和时间；研究对象的失访会减少有效的样本数；暴露于某种因素的人群在随访期结束前患者数显著增加时，会产生严重的医学伦理道德的问题。

（二）实验研究或临床试验

实验性研究是重要的研究方法之一。它以人为研究对象。研究者将研究对象随机分为试验组和对照组，对试验组的研究对象给予干预措施，随访观察并比较两组人群的结果，对比分析试验组与对照组之间在效应上的差别，来判断干预措施的效果。

1. 分类　根据不同研究目的和研究对象，通常将流行病学实验研究分为临床试验、现场试验和社区试验。

2. 临床试验的设计　进行临床试验时，所遇到的影响因素远比实验室工作复杂得多，而且不易控制。因此必须进行周密的合乎科学的试验设计，用比较经济的人力、物力和时间，最大限度地获得可靠的资料，并从中得出有说服力的结论。

（1）确定临床试验的目的：临床试验的目的就是研究者试图通过研究，在科学认识的基础上，应用现代的临床研究方法，有效地提高疾病的治愈率、降低致残率和死亡率。

（2）研究对象：试验对象为人，其代表性受多种因素的影响，除疾病本身的影响外，社会因素、心理因素等也产生较多影响。

（3）研究因素：研究因素即人为所施加的干预措施，注意其性质、强度、影响因素及水平等。

（4）效应指标：临床试验是通过观察研究的因素在研究对象身上的产生效应来验证疗效和因果关系，因此需要运用恰当的指标进行评价。常用的指标有发病率、死亡率、治愈率、缓解率等，以及副作用、实验室测定结果等。在具体选用指标时要充分考虑其真实性和可靠性，同时要考察其可行性。

3. 临床试验研究的基本原则 为获得真实可靠的研究结果,设置对照、随机分组和应用盲法是流行病学实验性研究的基本原则。

(1)均衡和齐同条件下设立对照组:对照组是临床试验的比较基础。正确设置对照组是试验设计的一个核心问题。设置对照组的作用在于用对比鉴别的方法来研究处理因素的效应,可以排除非研究因素对疗效的影响,可以减少或防止偏倚和机遇产生的误差对试验结果的影响。尤其在下列情况下:①可以自然痊愈及变化的疾病。②有季节变化的慢性病。③在以主观感觉或心理效应作为主要观察指标时,都要有相应的对照,以便减少由于自愈、季节变化和主观心理效应带来的偏倚。否则会误认为用一种药物或一种疗法治疗某病,病情有好转,该药就一定有效,或者认为该药是病情好转的主要原因。为了试验组与对照组之间的可比性,两组均衡性越好,越能显示研究因素的作用。

严格地说,对照要求除了研究因素之外,其他条件均应与试验组尽量一致。这就是均衡可比的原则,可以采用以下三种常用的方法来实现:①配对比较设计:将研究对象按某些特征或条件配成对子,这样每遇到一对就分别给予不同处理。如在疾病防治工作中,可以选取同年龄组(年龄相差 5 岁以内)、同性别、同疾病、同病情的患者配对进行对比观察。统计方法可以用配对资料的 t 检验法或配对 χ^2 检验。配对设计能减少每一对内部的试验误差,因此比组间比较设计的效率要高。②自身对照设计:即用同一患者,按治疗前后进行疗效的比较。例如,研究 50 例患者即可以得到 50 个差值,有了此数据即可以进行前、后比较的均数差异显著性检验(t 检验)。因为这种设计方法使对照和试验在同一患者身上进行,既可以减少研究对象,又容易控制试验条件,是一种比较好的设计。③组间比较设计:设计时将病例分为试验组和对照组。在临床试验中对患者的处理比较复杂,经常的做法是以常规有效或传统的疗法作对照。在两组确实可比的情况下,将可得到的数据用两均数或 χ^2 检验进行统计学处理,才能判断其结果。这种设计效率不如配对设计,常需要用较多的观察单位才能得到与其他设计相似的效果。如两组例数相等,要比两组例数不等时的检验效率高。总之,设立对照组的原则是:对照组在开始试验前设计好;设立对照组在同时期比不同时期好,在本单位比外单位好;对照组与试验组均应按随机分配的原则分组。

(2)随机分组:临床试验必须遵循随机化原则进行分组。在进行一项临床试验时,往往由于时间、人力、物力限制不能把所有患者都作为研究对象,而只能抽取其中一部分作为样本来代表总体。如果分组遵循随机化原则,则可以将研究结果外推至总体。随机抽样不等于随便抽样,亦即将患者分配到试验组或对照组时是不凭医师或患者的主观意愿来处理的。随机化是需要一定的技术来实现的。

随机抽样是从总体中抽取研究样本时,使每个个体都有同等被抽中的机会。随机抽样的方法有单纯、分层、机械及整群随机抽样法,这几种方法常结合使用。随机化的方法很多,除用抽签、抓阄、掷骰等法外,比较科学而又方便的方法是用随机数字表。随机数字表是按随机抽样的原理编制并经统计学方法检验,其结果比抽签方法更理想。这是一种最简便适用的随机化方法。使用时可参阅有关的统计学书籍。目前,除了可以查阅随机数字表得到随机数字外,更简单的方法是应用带随机数目的电子计算器或计算机等,可以直接由按键而得出一系列随机数字。

进行临床试验时,应当将可能影响结果的因素和顺序一律加以随机化,并在有一定数量重复的情况下,再进行显著性检验,从而对试验结果做出评价,这样才能得到有意义的结论。

(3)盲法(blind trial):盲法可分为单盲法、双盲法和三盲法。

4. 临床试验的样本量估计   由于生物体个体间的差异,无论多么高明的抽样技术都不可能使样本完全反映总体的情况,所以抽样误差总是存在的。根据数理统计原理,样本越小,误差越大。临床试验中如何决定样本大小显得非常重要。

估计样本大小需要了解以下几个条件:①采用何种试验设计方法。②估计试验人群和对照人群的阳性率和标准差各为多少。③明确规定两个率或平均数间显著差别时最小相差数。医学研究中,统计资料一般分为计量资料和计数资料两大类,不同的统计资料进行样本含量大小估计时要用不同的方法。

5. 常用的临床试验研究方案

(1)随机对照试验:是严格按照随机化的方法,将研究对象分为试验组(或干预组)和对照组,同时分别给予规定的治疗措施和安慰剂或不给予任何措施,采用盲法前瞻性地观察两组的结果;然后进行分析比较、评价,从而得出研究结论。

(2)非随机对照试验:研究对象分配未按照随机化原则进行,而是由研究者分配,或按不同医院加以分组,即一所医院或病房作为对照组实施原方法,另一所医院或病房推行新疗法,经过一段时间观察后比较两组的疗效。

(3)序贯试验:是每次进行小量的成对比较试验,将比较的结果记于事先设计好的表格中,连续不断地分析获得的资料,一旦达到统计学上的显著性,试验就可以停止。序贯试验的设计类型:①质反应与量反应;②开放型与闭锁型;③单向与双向。

第二节   眼科流行病学研究的常用指标和疾病的测量

在流行病学中测量疾病的主要工具是率,能够清楚地表达某一人群在特定时期内疾病发生的可能性和危险性。叙述疾病发生频率的率主要有两种:

1. 患病率(prevalence)   是测量某一时点或某一时期的人群中,已经发生的某种疾病的可能性。计算时分子是指已经发生某种疾病的总数,分母是调查人群的总数。患病率不能用于病因分析的研究,但它在计划卫生设施和人力需要时是很有用的工具。当缺少必要的资料计算发病率时,患病率也可以用来估计疾病在人群中的重要性。

2. 发病率(incidence)   是确定暴露于某种危险因素下的健康人群在某一特定时间内发生某种疾病的可能性。计算时分子是这一特定时间内新患者的数目,分母是在这一特定时间内可能发生这种疾病的危险人数。由于发病率是对急性病或慢性病发生频率的直接测量,所以它是进行病因研究的基本工具。

发病率和患病率有明显的关联。它们的关系可表达为 $P=I \times D$(式中的 P 为患病率,I 为发病率,D 为疾病存在时间)。如果患者康复或死亡,则这一患者就不存在了,表明患病率直接随发病率和疾病存在的时间而变化。如果发病率稳定,疾病长期存在,且患病者与人群中其他人的死亡率相同,那么 $P=I \times D$。在这种情况下,只要知道了其中两项,就可以计算第三项。

疾病的发生与暴露因素之间统计学关系强度的测量,可以用两组之间的发病率或患病率之比来表示。在队列研究中,两组之间发病率之比称为相对危险度(relative risk,RR),表示疾病的发生与暴露因素之间的统计学关系强度。RR=1,表示暴露组人群的疾病发生率与非暴露组人群相同,暴露因素与发病没有联系,不可能是病因。如果 RR 明显大于 1,表示暴露组人群疾病的发生率显著高于非暴露组,该因素可能是病因。如果 RR 明显小于 1,则该因素不但不是病因,可能还有保护作用,即保护人群不发病。在病例对照研究中,由于不能计算疾病的发病率,可用两组之间的患病率之比来表示疾病与暴露因素之间的统计学关系强度,称为疾病优势比(odds ratio,OR)。当 OR=1 时,暴露因素与疾病无关;当 OR>1 时,暴露因素引起疾病的危险增加;当 OR<1 时,暴露因素引起疾病的危险减少,即有保护作用。

(徐 军)

第三篇

听觉器官

第一章

耳 部 概 述

前庭蜗器(vestibulocochlear organ)又称为耳(ear),包括前庭器(vestibular apparatus)和听器(auditory apparatus)两部分。按部位可分为外耳(external ear)、中耳(middle ear)和内耳(internal ear)(图3-1-1)。外耳和中耳是声波的收集和传导装置,是前庭蜗器的附属器。听感受器(听器)和位觉感受器(平衡器)位于内耳。听器是感受声波刺激的感受器;位觉器是感受头部静态空间位置及直线、成角加速和减速运动刺激的感受器。二者的功能虽不同,但在结构上关系密切。

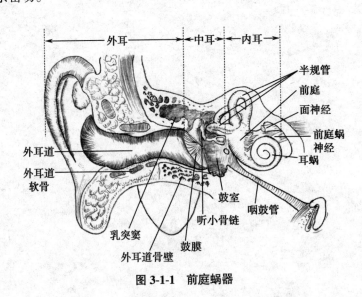

图 3-1-1　前庭蜗器

一、外　耳

外耳包括耳郭、外耳道和鼓膜三部分。

1. **耳郭**　位于头部的两侧,凸面向后,凹面朝向前外侧面。弹性软骨和结缔组织构成耳郭的上部的支架,表面覆盖着皮肤,皮下组织少。

2. **外耳道**　从外耳门至鼓膜的管道。约呈一斜形的"S"状弯曲。外耳道外侧1/3为软骨部,与耳郭的软骨相延续;内侧2/3为骨性部,是由颞骨鳞部和鼓部围成的椭圆形短管。

3. 鼓膜 位于外耳道与中耳鼓室之间,将在中耳鼓室的外侧壁中叙述。

二、中 耳

中耳(middle ear)由鼓室、咽鼓管、乳突窦和乳突小房组成,为含气的不规则的小腔隙,大部分在颞骨岩部内。中耳外借鼓膜与外耳道相隔,内借封闭前庭窗和蜗窗的结构与内耳相隔,向前借咽鼓管通向鼻咽部。中耳的功能是传导声波、增强信号,并将空气振动转换成机械能。

1. 鼓室 位于颞骨岩部内含气的不规则小腔隙。鼓室由外侧壁(鼓膜)、上壁(盖壁)、下壁(颈静脉壁)、前壁(颈动脉壁)、后壁(乳突壁)、内侧壁(迷路壁)6个壁围成,内有听小骨、韧带、肌、血管和神经等。鼓室的各壁及上述各结构的表面均覆有黏膜,与咽鼓管和乳突窦、乳突小房的黏膜相连续。

2. 咽鼓管 咽鼓管连通鼻咽部与鼓室,斜向前内下方,长约 3.5~4.0cm,其作用是使鼓室的气压与外界的大气压相等,以保持鼓膜内、外两面的压力平衡。咽鼓管可分为前内侧的软骨部和后外侧的骨部。咽鼓管咽口和软骨部平时处于关闭状态,仅在吞咽运动或张口时,咽口暂时开放。

3. 乳突窦和乳突小房 乳突窦位于鼓室上隐窝的后方,为鼓室后上方的腔隙,向前开口于鼓室后壁的上部,向后下与乳突小房相通连,为鼓室和乳突小房之间的交通要道。乳突小房(mastoid cells)为颞骨乳突部内的许多含气小腔隙,大小不等,形态不一,互相连通。

三、内 耳

内耳又称迷路,埋藏于颞骨岩部的骨质内,介于鼓室内侧壁和内耳道底之间,为听觉和位置觉感受器的主要部分,可分为骨迷路(bony labyrinth)和膜迷路(membranous labyrinth)两部分,二者形状相似,皆为内部连续而不规则的腔隙结构。骨迷路是颞骨岩部骨密质围成的腔隙,包括耳蜗(cochlea)、前庭(vestibule)、骨半规管(bony semicircular canals)三部分。膜迷路套于骨迷路内,是密闭的膜性管腔或囊;可分为位于前庭内的球囊和椭圆囊,位于骨半规管内的膜半规管(semicircular ducts),和位于耳蜗内的蜗管。膜迷路内充满内淋巴(endolymph),膜迷路与骨迷路之间充满外淋巴(perilymph)。内、外淋巴互不相通。

蜗管的基底膜上有听觉的感受器——蜗螺旋器,在球囊和椭圆囊的后壁上有感受头部位置觉的球囊斑和椭圆囊斑,在膜半规管内有壶腹嵴,接受头部旋转运动的变化。

声音的传导:声波传入内耳的听觉感受器有两条途径,一是空气传导,二是骨传导。正常情况下以空气传导为主(图 3-1-2)。

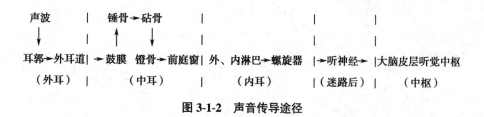

图 3-1-2 声音传导途径

四、内 耳 道

位于颞骨岩部后面的中部,是横贯颞骨岩部的短管,一端开口于颅腔,即内耳门,另一端为盲端,即内耳道底。从内耳门至内耳道底,长约10mm。内耳道底邻接骨迷路的内侧壁,有很多孔,前庭蜗神经、面神经和迷路动脉由此穿行。

五、耳的发生

1. 内耳的发生 胚胎第4周时,形成听泡。胚胎第3个月时,膜迷路周围的间充质分化成一个软骨囊,包绕膜迷路。约在胚胎第5个月时,软骨囊骨化成骨迷路。于是膜迷路就完全被套在骨迷内,两者间仅隔以狭窄的外淋巴间隙。

2. 中耳的发生 胚胎第9周时,第1咽囊向背外侧扩伸,远侧盲端膨大成鼓室,近端细窄形成鼓管。鼓室内胚层与第1鳃沟底的外胚层相贴,分别形成鼓膜内、外上皮,两者之间的间充质形成鼓膜的结缔组织。鼓室周围的间充质分化成三块听小骨,听小骨渐突入鼓室内。

3. 外耳的发生 外耳道由第1鳃沟演变形成。胚胎第2个月末,第1鳃沟向内深陷,形成漏斗状管道,以后演变成外耳道外侧段。管道的底部外胚层细胞增生成一上皮细胞板,称外耳道栓(meatal plug)。胚胎第7个月时,外耳道栓内部细胞退化吸收,形成管腔,成为外耳道的内侧段。

胚胎第6周时,第1鳃沟周围的间充质增生,形成6个结节状隆起,称耳丘(auricular hillock)。后来这些耳丘围绕外耳道口合并,演变成耳郭。

(郑德宇)

第二章
耳部先天性疾病

第一节 耳部解剖

一、颞骨解剖

颞骨(temporal bone)参与构成颅底和颅腔侧壁,形状不规则,以外耳门为中心分3部(图3-2-1)。

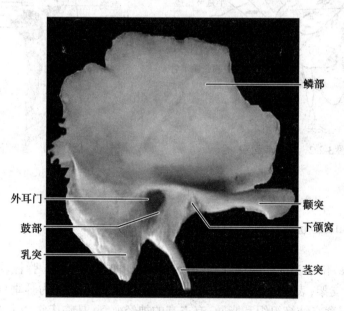

图3-2-1 颞骨外侧面(右侧观)

（一）鳞部（squamous part）

位于外耳门前上方,呈鳞片状。内面有脑回的压迹和脑膜中动脉沟;外面光滑,前下部有伸向前的颧突,与颧骨的颞突构成颧弓,颧突根部下面的深窝即下颌窝(mandibular fossa),窝前缘的横行突起,称关节结节(articular tubercle)。

（二）鼓部（tympanic part）

位于下颌窝后方,为弯曲的骨片。从前、下、后3面围绕外耳道。

281

(三) 岩部 / 锥部(petrous part, pyramid)

呈三棱锥形,尖指向前内对着蝶骨体,底与颞鳞、乳突部相接。前面朝向颅中窝,中央有弓状隆起,隆起外侧较薄的部分,称鼓室盖,近尖端处有光滑的三叉神经压迹。后面中央部有一大孔,即内耳门(internal acoustic porus),通入内耳道。下面凹凸不平,中央有颈动脉管外口,向前内通入颈动脉管(carotid canal)。此管先垂直上行,继而折向前内,开口于岩部尖,称颈动脉管内口。颈动脉管外口后方的深窝是颈静脉窝,后外侧的细长骨突,为茎突(styloid process)。岩部后方肥厚的突起,位于外耳门后方,称乳突(mastoid process),内有许多腔隙称乳突小房,茎突根部后方的孔为茎乳孔(stylomastoid foramen)(图 3-2-2、图 3-2-3)。

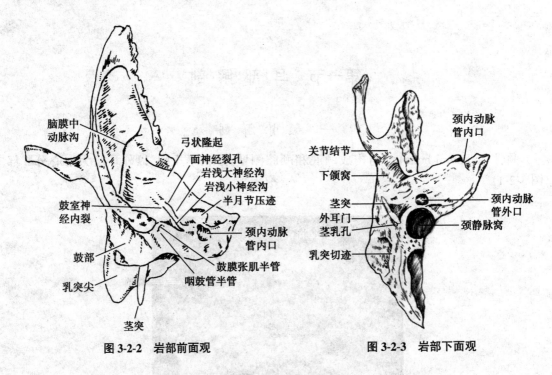

图 3-2-2　岩部前面观　　　　图 3-2-3　岩部下面观

二、外耳解剖

外耳(external ear)包括耳郭、外耳道和鼓膜三部分。

(一) 耳郭

耳郭(auricle)位于头部的两侧,凸面向后,凹面朝向前外侧面。弹性软骨和结缔组织构成耳郭的上部的支架,表面覆盖着皮肤,皮下组织少。耳郭下 1/3 为耳垂(auricular lobule),耳垂内无软骨,仅含有结缔组织和脂肪,有丰富的神经血管,是临床常用采血的部位。

从前面观察耳郭,可见耳郭周缘卷曲,称耳轮,耳轮前起自外耳门的上方的耳轮脚,围成耳郭的上缘和后缘,向下连于耳垂。耳轮的前方有一与耳轮平行的弧形隆起,称对耳轮。对耳轮的上端分为对耳轮上脚和对耳轮下脚,两脚之间的三角形浅窝,称三角窝。耳轮和对耳轮之间狭长的凹陷,称耳舟。对耳轮前方的深窝,称耳甲。耳甲被对耳轮脚分为上、下两个窝,上部的窝称为耳甲艇,下部的窝为耳甲腔。耳甲腔通入外耳门(external acoustic pore)。耳甲腔的前方有一突起,称耳屏;耳甲腔的后方,在对耳轮的下部有一突起,称对耳屏。耳屏与对耳屏之间有一凹陷,称为耳屏间切迹。(图 3-2-4)

耳郭借软骨、韧带、肌和皮肤连于头部两侧。耳郭的软骨向内续为外耳道软骨,人类耳郭的肌多已退化。分布于耳郭的神经有来自颈丛的耳大神经和枕小神经;有来自三叉神经下颌支的耳颞神经,还有面神经、迷走神经、舌咽神经的分支等。

(二) 外耳道

外耳道(external acoustic meatus)是从外耳门至鼓膜的管道(图 3-2-1)。在成人长约 2.5~3.5cm。因鼓膜向前下外方倾斜约 45° 角,故外耳道的前壁和下壁较后壁和上壁长。外耳道约呈一斜形的"S"状弯曲,从外向内,先斜向前上方,继而水平转向后,最后又转向前方。外耳道外侧 1/3 为软骨部,与耳郭的软骨相延续;内侧 2/3 为骨性部,是由颞骨鳞部和鼓部围成的椭圆形短管。两部交界处较为狭窄。由于外耳道软骨部可被牵动,故将耳郭向后上方牵拉,即可使外耳道变直,可观察到鼓膜。在婴儿因颞骨尚未骨化,其外耳道几乎全由软骨支持,短而直,鼓膜近于水平位,检查时须拉耳郭向后下方。

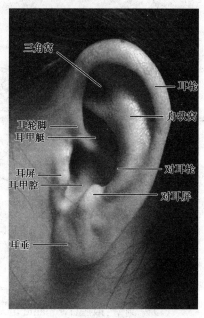

图 3-2-4 正常耳郭

外耳道表面覆盖一薄层皮肤,皮肤内含有丰富的感觉神经末梢、毛囊、皮脂腺及耵聍腺。皮肤与软骨膜、骨膜结合紧密,不易移动,当发生外耳道皮肤疖肿时,疼痛剧烈并妨碍声波的传导。耵聍腺分泌耵聍,为黏稠的液体,当其干燥凝结成块时可阻塞外耳道,影响听觉。外耳道前方邻接颞下颌关节,用手指按压外耳道前壁,可感觉到下颌关节的活动。

(三) 鼓膜

鼓膜(tympanic member)位于外耳道与中耳鼓室之间,将在中耳鼓室的外侧壁中叙述。

三、中 耳 解 剖

(一) 鼓室

鼓室(tympanic cavity)是位于颞骨岩部内含气的不规则小腔隙(图 3-2-5)。鼓室由六个壁围成,内有听小骨、韧带、肌、血管和神经等(图 3-2-6)。鼓室的各壁及上述各结构的表面均覆有黏膜,与咽鼓管和乳突窦、乳突小房的黏膜相连续。

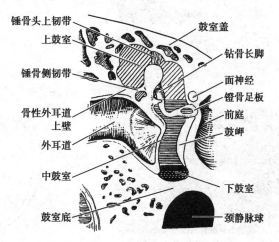

图 3-2-5 鼓室结构

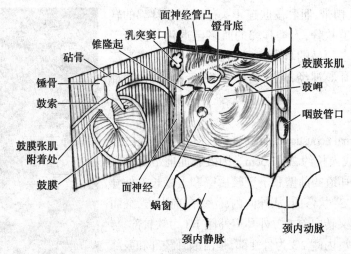

图 3-2-6 鼓室六壁示意图

1. 鼓室的壁

(1)外侧壁:鼓膜(tympanic membrane)构成鼓室外侧壁的大部分,故称鼓膜壁(membranous wall)。鼓室鼓膜以上的空间为鼓室上隐窝,此部为外侧壁的骨性部,由颞骨鳞部的骨质所围成。

鼓膜位于外耳道与鼓室之间,为椭圆形(成人)或圆形(小儿)半透明的薄膜,与外耳道底约成 45°~50° 的倾斜角。婴儿鼓膜更为倾斜,几乎呈水平位。鼓膜边缘附着于颞骨鼓部和鳞部,周缘较厚。鼓膜中心向内凹陷,为锤骨柄末端附着处,称鼓膜脐(umbo of tympanic membrane)。由鼓膜脐沿锤骨柄向上,可见鼓膜分别向前、向后形成锤骨前襞(anterior malleolar fold)和锤骨后襞(posterior malleolar fold)。在两个襞之间鼓膜上 1/4 的三角区,为松弛部(pars flaccida),薄而松弛,在活体呈淡红色。鼓膜下 3/4 部固定于鼓膜环沟内,为紧张部(pars tensa),坚实而紧张,在活体呈灰白色。紧张部的前下部有一三角形的反光区,称光锥(cone of light)。临床上做耳镜检查时,常可窥见光锥,中耳的一些疾患可引起光锥改变或消失,严重时可使鼓膜穿孔,影响听力。(图 3-2-7)

鼓膜的组织结构可分三层。外层为复层鳞状上皮,与外耳道的皮肤相续连;中层为纤维层,此层在鼓膜的紧张部明显;内层为黏膜层,与鼓室黏膜相续连。为便于标记,临床上将鼓膜分 4 个象限,即前上、前下、后上、后下 4 个象限(图 3-2-8)。

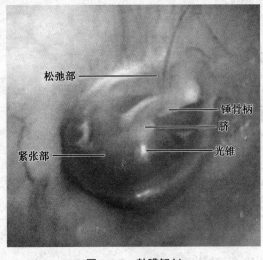

图 3-2-7 鼓膜解剖

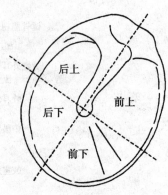

图 3-2-8 鼓膜 4 个象限

（2）上壁：由颞骨岩部前外侧面的鼓室盖构成，又称盖壁（tegmental wall），为骨密质形成的薄骨板。此壁分隔鼓室与颅中窝。中耳疾患可侵犯此壁，引起耳源性颅内并发症。

（3）下壁：仅为一薄层凸向鼓室的骨板构成，此骨板将鼓室与颈静脉窝的颈静脉球分隔，故称为颈静脉壁（jugular wall）。部分人的鼓室下壁未骨化形成骨壁，此种情形仅借黏膜和纤维结缔组织分隔鼓室和颈静脉球。对这种患者施行鼓膜或鼓室手术时，极易伤及颈静脉球而发生严重出血。

（4）前壁：也称颈动脉壁（carotid wall），即颈动脉管的后壁。此壁甚薄，借骨板分隔鼓室与颈内动脉。此壁上部有两个小管的开口，上方的是鼓膜张肌半管口，有鼓膜张肌的肌腱通过；下方的为咽鼓管鼓室口。

（5）内侧壁：是内耳前庭部的外侧壁，故称为迷路壁（labyrinthine wall）。其中部有圆形隆起，称岬（promontory），由耳蜗第一圈的隆凸形成。岬的后上方有一卵圆形小孔，称前庭窗（vestibular window）或卵圆窗（oval window），通向前庭。在活体，由镫骨底及其周缘的环韧带将前庭窗封闭。岬的后下方有一圆形小孔，称蜗窗（cochlear window）或圆窗（round window），在活体由第二鼓膜封闭。在鼓膜穿孔的情况下，此膜可以直接受到声波的振动。在前庭窗后上方有一面神经管形成的弓形隆起，称面神经管凸（prominence of facial canal），内藏面神经。面神经管壁骨质甚薄，甚至阙如，中耳的炎症或手术易伤及管内的面神经。面神经经内耳门入内耳道，在内耳道底前上部入面神经管。

（6）后壁：也称乳突壁（mastoid wall），上部有乳突窦的入口，鼓室借乳突窦向后通入乳突内的乳突小房。中耳炎易累及乳突小房而引起乳突炎。乳突窦入口的内侧有外半规管凸，乳突窦入口的下方有一骨性突起，称为锥隆起，内藏镫骨肌。该肌的肌腱从锥隆起尖端的小孔伸出。面神经管由鼓室内侧壁经锥隆起上方转至后壁，然后垂直下行，出茎乳孔。在茎乳孔上约6mm有鼓索自面神经管穿出，经鼓索后小孔进入鼓室。

2. 鼓室内的结构　鼓室内含有听小骨、肌肉、神经、黏膜以及与大气压力相等的空气。

（1）听小骨（auditory ossicles）：听小骨有三块，即锤骨、砧骨和镫骨（图 3-2-9）。

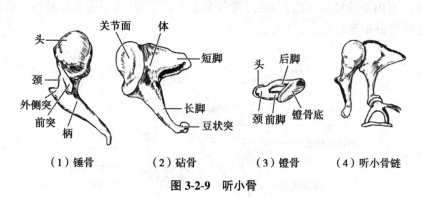

图 3-2-9　听小骨

1）锤骨（malleus）：形如鼓锤，是听小骨中最大者，有头、柄、外侧突和前突和柄。锤骨头与砧骨体形成锤砧关节，位于鼓室上隐窝，并借韧带连于上壁。锤骨柄附于鼓膜的脐区，柄的上端有鼓膜张肌附着。

2）砧骨（incus）：形如砧，故称砧骨。分为砧骨体和长、短二脚。体与锤骨头形成砧锤关节，长脚与镫骨头形成砧镫关节，短脚以韧带连于砧骨窝内。

3）镫骨（stapes）：形似马镫，可分为头、颈、前后两脚和一底。底借环韧带连于前庭窗的周边，封闭前庭窗。

(2)听小骨链:锤骨借柄连于鼓膜,镫骨底封闭前庭窗,他们在鼓膜与前庭窗之间以关节和韧带连结成听小骨链,组成杠杆系统。当声波冲击鼓膜时,听小骨链相继运动,使镫骨底在前庭窗做向内或向外的运动,将声波的振动转换成机械能传入内耳。当炎症引起听小骨粘连、韧带硬化时,听小骨链的活动受到限制,可使听觉减弱。

(3)运动听小骨的肌肉

1)鼓膜张肌(tensor tympani):起自咽鼓管软骨部上壁的内面和蝶骨大翼,肌腹位于鼓膜张肌半管内,肌腱至鼓室内,呈直角折向外下,止于锤骨柄的上端。该肌收缩时可将锤骨柄牵引拉向内侧使鼓膜内陷以紧张鼓膜,受三叉神经的下颌神经支配。(图 3-2-10)

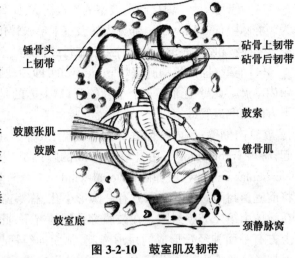

图 3-2-10 鼓室肌及韧带

2)镫骨肌(stapedius):位于锥隆起内,肌腱经锥隆起尖端的小孔进入鼓室,止于镫骨颈。收缩时将镫骨头拉向后方,使镫骨底前部离开前庭窗,以减低迷路内压;并解除鼓膜的紧张状态。镫骨肌是鼓膜张肌的拮抗肌,受面神经支配。该肌瘫痪可引起听觉过敏。

(4)鼓索和鼓室丛

1)鼓索:面神经穿出茎乳孔之前,距茎乳孔 6mm 处发出鼓索神经。鼓索神经经鼓室后壁的鼓索后小管,在锥隆起外侧入鼓室,行于鼓膜黏膜层与纤维层之间,横过锤骨柄上方,于锤骨和砧骨之间至鼓室前壁的鼓索前小管,经岩鼓裂离开鼓室至颞下窝(图 3-2-11)。在颞下窝,鼓索神经并入舌神经,随舌神经走行至下颌下神经节处,鼓索神经内的副交感纤维离开舌神经,在下颌下神经节内更换神经元后,节后纤维分布至下颌下腺、舌下腺和口腔内的腺体,鼓索神经内的味觉纤维分布至舌背前 2/3 的黏膜。

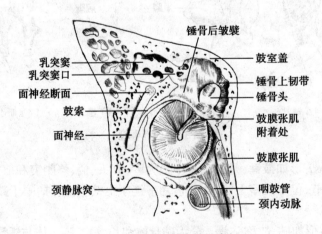

图 3-2-11 右侧鼓索神经走行

2)鼓室丛:面神经和舌咽神经的纤维在岬的表面构成鼓室丛,鼓室丛分支分布于鼓室、咽鼓管及乳突小房的黏膜。

（5）鼓室的黏膜：鼓室各壁的表面和听小骨、韧带、肌腱、神经等结构的表面覆盖有黏膜并与咽鼓管、乳突窦、乳突小房等处的黏膜相延续。鼓室的黏膜可分泌浆液。固有膜也很薄，紧附于骨膜上。

（二）咽鼓管

咽鼓管（Eustachian tube）咽鼓管连通鼻咽部与鼓室，斜向前内下方，长约 3.5~4.0cm，其作用是使鼓室的气压与外界的大气压相等，以保持鼓膜内、外两面的压力平衡。

咽鼓管可分为前内侧的软骨部和后外侧的骨部。咽鼓管软骨部约占咽鼓管全长的外 2/3，为一向外下方开放的槽，开放处由结缔组织膜封闭形成管，此部向前内侧开口于鼻咽部侧壁的咽鼓管咽口。咽鼓管骨部约占咽鼓管全长的内 1/3，以颞骨的咽鼓管半管为基础，此部向后外侧开口于鼓室前壁的咽鼓管鼓室口。两部交界处，称咽鼓管峡（isthmus of pharyngotympanic tube），是咽鼓管管腔的最窄处，内径仅 1mm（图 3-2-12）。

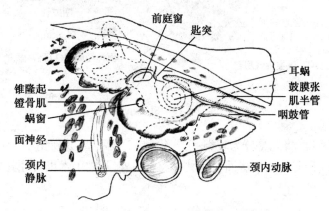

图 3-2-12　咽鼓管纵切面观（右侧观）

咽鼓管咽口和软骨部平时处于关闭状态，仅在吞咽运动或张口时，咽口暂时开放。小儿咽鼓管短而宽，接近水平位，咽部感染可经咽鼓管侵入鼓室（图 3-2-13）。咽鼓管闭塞将会影响中耳的正常功能。

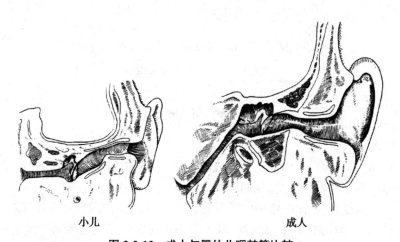

小儿　　　　　　　成人

图 3-2-13　成人与婴幼儿咽鼓管比较

(三)乳突窦和乳突小房

1. 乳突窦(mastoid antrum) 位于鼓室上隐窝的后方,为鼓室后上方的腔隙,向前开口于鼓室后壁的上部,向后下与乳突小房相通连,为鼓室和乳突小房之间的交通要道。

2. 乳突小房(mastoid cells) 为颞骨乳突部内的许多含气小腔隙,大小不等,形态不一,互相连通,腔内覆盖黏膜,与乳突窦和鼓室的黏膜相连续(图3-2-14)。

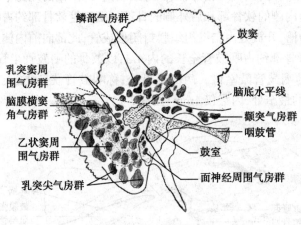

图 3-2-14 乳突小房

根据乳突发育程度,将乳突分为4类:①气化型;②板障型;③硬化型;④混合型(图3-2-15)。中耳炎症可经乳突窦侵犯乳突小房而引起乳突炎。另外,耳内手术也可经乳突小房入路。

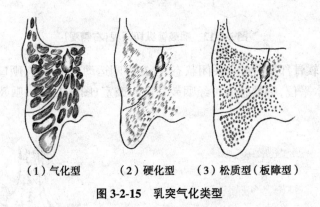

（1）气化型　　（2）硬化型　　（3）松质型（板障型）

图 3-2-15 乳突气化类型

四、内 耳 解 剖

(一)骨迷路

骨迷路(bony labyrinth)是由骨密质围成的腔与管,从前内向后外沿颞骨岩部的长轴排列,依次可分为耳蜗、前庭和骨半规管,他们互相通连(图3-2-16)。

1. 前庭(vestibule) 是骨迷路的中间部分,为一不规则的近似椭圆形腔隙,长约5mm,前部较窄,有一孔与耳蜗相通;后上部较宽,有5个小孔与3个半规管相通。前庭可分为前、后、内和外4个壁(图3-2-17)。

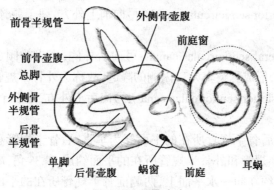

图 3-2-16 骨迷路

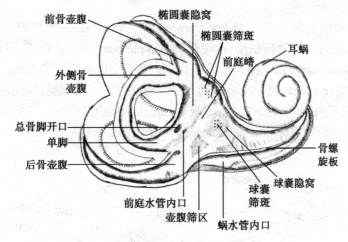

图 3-2-17 前庭解剖示意图

(1)外侧壁:即鼓室的内侧壁,有前庭窗和蜗窗。前庭窗由镫骨底封闭,蜗窗由第二鼓膜封闭。

(2)内壁:即内耳道的底,有前庭蜗神经通过。在内侧壁上有自前上向后下的弓形隆起线,称前庭嵴(vestibular crest)。在前庭嵴的后上方有一呈长椭圆形的椭圆囊隐窝(elliptical recess),在前庭嵴的前下方有一呈球形的球囊隐窝(spherical recess),分别容纳膜迷路的椭圆囊和球囊。前庭嵴的下部分开,在分叉处内有一小的凹面为蜗管隐窝(cochlear recess),容纳蜗管的前庭盲端。在椭圆囊隐窝靠近总骨脚开口处的前方有一前庭水管内口(internal aperture of vestibular aqueduct),前庭水管(vestibular aqueduct)由此向后下至内耳门后外侧的前庭水管外口(external aperture of aqueduct of vestibule)。内淋巴管经此管至内淋巴囊,后者位于前庭水管外口附近的硬脑膜内。

(3)前壁:较窄,有椭圆形的蜗螺旋管入口,由此通入蜗螺旋管的前庭阶。

(4)后壁:较前壁宽,有半规管的 5 个开口。

2. 骨半规管(bony semicircular canals) 骨半规管为三个半环形的骨管,分别位于三个相互垂直的面内,彼此互成直角排列(图 3-2-18)。

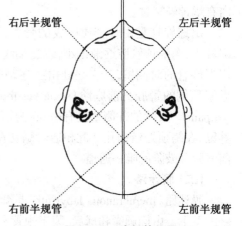

图 3-2-18 半规管位置

（1）前骨半规管(anterior semicircular canal)：弓向前上外方，埋于颞骨岩部弓状隆起的深面，与颞骨岩部的长轴垂直。

（2）外骨半规管(lateral semicircular canal)：弓向后外侧，当头前倾 30° 角时，呈水平位，是三个半规管最短的一个，形成乳突窦入口内侧的隆起，故称为外骨半规管凸。

（3）后骨半规管(posterior semicircular canal)：弓向后上外方，是三个半规管最长的一个，与颞骨岩部的长轴平行。

同侧前骨半规管和后骨半规管所在的平面互为垂直，后骨半规管和外骨半规管所在的平面亦互为垂直，但前骨半规管和外骨半规管所在的平面约成 79.3° 角，略小于直角。两侧外骨半规管形态、位置对称，约在同一水平面上，两侧前骨半规管所在的平面向后延长，相互垂直，两侧后骨半规管所在的平面向前延长也是相互垂直的，一侧的前骨半规管和对侧的后骨半规管所在的平面相互平行。

每个骨半规管皆有两个骨脚(bony crura)连于前庭，其中一个骨脚膨大，称壶腹骨脚(ampulla bony crus)，另一个骨脚细小，称单骨脚(simple bony crus)。因前、后两个单骨脚合成一个总骨脚(common bony crus)，故三个骨半规管只有五个口开口于前庭的后上壁。

3. 耳蜗 耳蜗(cochlea)位于前庭的前方，形如蜗牛壳。尖朝向前外侧，称为蜗顶(cupula of cochlea)；底朝向后内侧，称为蜗底(base of cochlea)，对向内耳道底。耳蜗由蜗轴(modiolus，cochlear axis)和蜗螺旋管(cochlear spiral canal)构成。(图 3-2-19)

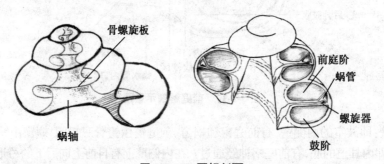

图 3-2-19 耳蜗剖面

蜗轴为蜗顶至蜗底之间的骨质，在耳蜗的中央呈圆锥形，由蜗轴伸出骨螺旋板(osseous spiral lamina)，板的基部有蜗轴螺旋管(spinal canal of modiolus)，内藏蜗神经节，蜗轴的骨松质内有蜗神经穿过。

蜗螺旋管是由骨密质围成的骨管，围绕蜗轴盘曲约两圈半，在蜗底处通向前庭，管腔底部较大，向蜗顶管腔逐渐细小，以盲端终于蜗顶。骨螺旋板由蜗轴突向蜗螺旋管内，此板未达蜗螺旋管的对侧壁，其空缺处由膜迷路的蜗管填补封闭。故蜗螺旋管腔可分为 3 个部分，即近蜗顶侧的管腔为前庭阶(scala vestibuli)，起自前庭；中间是蜗管；近蜗底侧者为鼓阶(scala tympani)。鼓阶的外侧壁上有蜗窗，为第二鼓膜所封闭，与鼓室相隔。前庭阶和鼓阶内均含外淋巴，在蜗顶处借蜗孔彼此相通。蜗孔在蜗顶处，是骨螺旋板和膜螺旋板与蜗轴围成的孔，是前庭阶和鼓阶的唯一通道。

（二）膜迷路

膜迷路(membranous labyrinth)是套在骨迷路内封闭的膜性管和囊，借纤维束固定于骨迷路的壁上。由椭圆囊和球囊、膜半规管和蜗管 3 部分组成。他们之间相连通，其内充满着内淋

巴液。椭圆囊、球囊位于骨迷路的前庭内,膜半规管位于骨半规管内,蜗管位于耳蜗的蜗螺旋管内。(图 3-2-20)

1. 椭圆囊和球囊

(1) 椭圆囊(utricle):位于前庭后上方的椭圆囊隐窝内,呈椭圆形的囊。在椭圆囊的后壁上有五个孔与三个膜半规管相通。向前以椭圆球囊管(utriculosaccular duct)连接球囊和内淋巴导管。内淋巴导管通向内淋巴囊(endolymphatic sac)。内淋巴囊位于颞骨岩部后面的前庭导水管外口处(图 3-2-21)。在椭

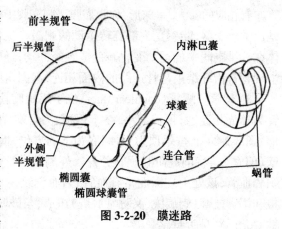

图 3-2-20 膜迷路

圆囊上端的底部和前壁上有感觉上皮,称椭圆囊斑(macula utriculi),是位觉感受器,感受头部静止的位置及直线变速运动引起的刺激。其神经冲动沿前庭神经的椭圆囊支传入。

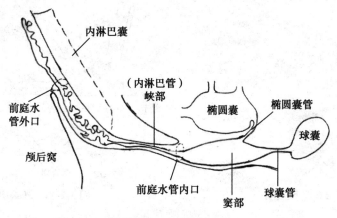

图 3-2-21 内淋巴管系统

(2) 球囊(saccule):位于椭圆囊的前下方的球囊隐窝内,较椭圆囊小,呈扁平状的梨形。向前下以连合管(ductus reuniens)与蜗管相连;向后借椭圆球囊管及内淋巴导管连接椭圆囊和内淋巴囊。在球囊的前上壁,有感觉上皮,称球囊斑(macula sacculi)(图 3-2-22)。此斑与椭圆囊位于相互成直角的平面上,亦感受头部静止的位置及直线变速运动引起的刺激。其神经冲动沿前庭神经的球囊支传入。

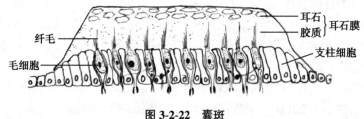

图 3-2-22 囊斑

2. 膜半规管 膜半规管(membranous semicircular canals)其形态与骨半规管相似,套于同名骨半规管内,靠近骨半规管的外侧壁,其管径约为骨半规管的 1/4~1/3。在骨壶腹内,膜半规

管亦有相应的膨大,呈球形,称膜壶腹。膜壶腹上的隆起,称壶腹嵴(crista ampullaris)(图 3-2-23),是位觉感受器,能感受头部旋转运动的刺激。三个膜半规管内的壶腹嵴相互垂直,可分别将人体在三维空间中的运动变化转变成神经冲动,经前庭神经的壶腹支传入。椭圆囊、球囊及三个半规管都借纤维束与骨迷路的内面相连,起固定的作用。

3. 蜗管 蜗管(cochlear duct)位于蜗螺旋管内,蜗管也盘绕蜗轴两圈半,其前庭端借连合管与球囊相连通;顶端细小,终于蜗顶,为盲端,故蜗管为一盲管。在水平断面上,蜗管呈三角形(图 3-2-24)。按蜗顶为上,蜗底为下的方位,蜗管可分上壁、外侧壁和下壁:上壁为蜗管前庭壁(前庭膜),将前庭阶和蜗管分开。外侧壁为骨蜗管内表面骨膜的增厚部分,有丰富的结缔组织和血管,该处上皮深面富有血管,名血管纹,一般认为与内淋巴液产生有关。下壁由骨螺旋板和蜗管鼓壁(螺旋膜,又称基底膜)组成,与鼓阶相隔。在螺旋膜上有螺旋器(spiral organ)又称 Corti 器,是听觉感受器。

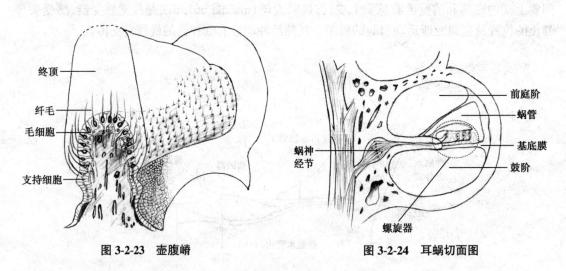

图 3-2-23 壶腹嵴

图 3-2-24 耳蜗切面图

（三）内耳的血管、淋巴和神经

1. 内耳的血管

(1)动脉:来自迷路动脉,多发自小脑下前动脉或基底动脉,少数发自小脑下后动脉和椎动脉的颅内段。迷路动脉进入内耳门后分为前庭支和蜗支,前庭支分布于椭圆囊、球囊和半规管;蜗支分为十多支,经蜗轴内的小管分布于蜗螺旋管。此外,由耳后动脉发出的茎乳动脉尚分布到部分半规管。这三支动脉皆为终动脉,不能相互代偿。颈椎肥大、椎动脉血运受阻、基底动脉供血不足等均可影响内耳的血液供应,从而产生眩晕(图 3-2-25)。

(2)静脉:内耳的静脉合成迷路静脉注入岩上、下窦或横窦。

2. 内耳的淋巴 内耳是否存在固定的淋巴管尚无定论。一般认为内淋巴液的成分与外淋巴液的成分有明显的差异。外淋巴成分与脑脊液相近,含有丰富的 Na^+ 但 K^+ 很少;内淋巴液类似细胞内液,富含 K^+ 但 Na^+ 很少。

外淋巴的来源、产生率、循环和吸收尚不清楚。一般认为外淋巴来源于:①沿蜗水管来的脑脊液;②间隙周围的毛细血管;③前庭神经纤维鞘周围的液体间隙。

前庭迷路的外淋巴向后与半规管的外淋巴相通连,向前与耳蜗的前庭阶内的外淋巴通连,继而经蜗孔进入鼓阶。前庭迷路的外淋巴经蜗水管内口(又称外淋巴管内口)、蜗水管(又称外淋巴管)向蛛网膜下隙引流。蜗水管位于颞骨岩部内,蜗水管内口位于蜗窗的内侧,蜗水管外口位于颈静脉窝的内侧,内耳道下方。外淋巴也可以经蜗窗,向中耳的淋巴管引流。

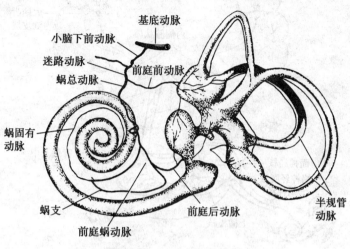

图 3-2-25　内耳血液供应

3. 内耳的神经　内耳的神经即前庭蜗神经(Ⅷ),由前庭神经和蜗神经组成,皆为特殊躯体感觉神经。前庭神经节内细胞的周围突由 3 支组成。上支为椭圆囊壶腹神经,穿前庭上区的小孔分布于椭圆囊斑和上、外膜半规管的壶腹嵴;下支为球囊神经,穿前庭下区的小孔分布至球囊斑;后支为后壶腹神经,穿内耳道底后下部的单孔分布至后膜半规管的壶腹嵴(图 3-2-26)。

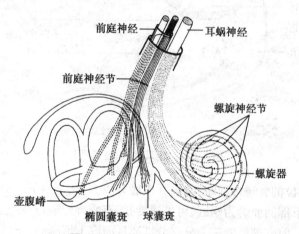

图 3-2-26　蜗神经在内耳的分布

蜗神经由蜗螺旋神经节内神经的中枢突组成,蜗螺旋神经节位于蜗轴螺旋管内,节细胞的周围突穿经骨螺旋板和基底膜,分布于螺旋器,节细胞的中枢突经蜗轴纵管,穿内耳道底筛状区的螺旋孔列,经内耳门入颅(图 3-2-27)。

(四) 内耳道

内耳道(internal acoustic meatus)位于颞骨岩部后面的中部,是横贯颞骨岩部的短管,一端开口于颅腔,即内耳门,另一端为盲端,即内耳道底。从内耳门至内耳道底,长约 10mm。内耳道底邻接骨迷路的内侧壁,有很多孔,前庭蜗神经、面神经和迷路动脉由此穿行(图 3-2-28)。

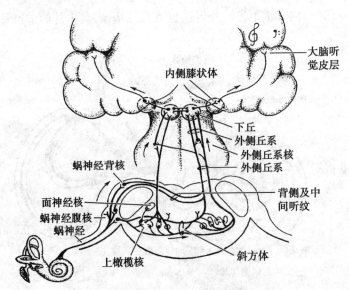

图 3-2-27 蜗神经传导途径

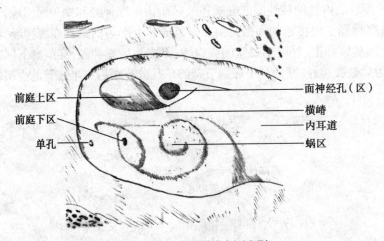

图 3-2-28 内耳道底（左侧观）

内耳道底有一横位的骨嵴称横嵴,将内耳道底分隔为上、下两部。上部的前份有一圆形的孔,有面神经通过。下部的前份为蜗区,可见螺旋孔,有蜗神经通过。上、下部的后份有前庭上区和前庭下区、单孔。前庭神经的三个分支分别通过前庭上区、前庭下区和单孔。

第二节 耳部生理功能及检查

一、耳部生理功能

(一) 外耳的生理功能

外耳的主要功能是将自由声场的声波传播到鼓膜。外耳对空气介质传播来的声音有两个方面的影响:其一是对某些频率段的声波有增压作用,其二是有助于声源定位。此外,外耳道尚可保护中耳结构免受损伤。

1. 对声波的增压作用 头颅犹如声场中的一个障碍物。头颅可通过对声波的反射作用而产生声压增益效应,反射波在头的声源侧集聚而产生更强的声场,该现象称障碍效应(battle effect)。声压增益的大小既与头围和波长的比值有关,也与声波入射方位角有关。

耳郭不仅可收集声波到外耳道,它还对声压有增益效应。Shaw 的实验表明,耳甲可使频谱峰压点在 5.5kHz 的纯音提高 10dB 的增益。耳郭边缘部亦对较宽频谱范围的声波有 1~3dB 的增益效应。

外耳道是声波传导的通道,其一端为鼓膜所封闭。根据物理学原理,一端封闭的圆柱形管腔对波长为其管长 4 倍的声波起最佳共振作用。人的外耳道长约 2.5cm,其共振频率的波长为 10cm,按空气中声速每秒 340m 计算,人的外耳道共振频率应为 3.4kHz,由于外耳道的内侧端为具有弹性的鼓膜封闭,并非坚硬的界面;外耳道实为呈 "S" 形的弯曲管道,而非圆柱形直管;加之耳郭的共振效应以及头颅和耳甲等部位对声波的反射、绕射等效应,因此外耳道的实际共振频率尚需进行修正。Wiener 和 Ross 实验结果表明,人的外耳道共振频率峰值在 2.5kHz。Shaw 的实验支持该结论,同时还发现,外耳道共振频率峰值增益效应可达 11~12dB。

2. 对声源的定位作用 在人类,声源定位最重要的线索是声波到达两耳时的强度差(interaural intensity difference,IID)和时间差(interaural time difference,ITD)。头颅可通过障碍效应和阴影效应(shadow effect;指波长与头颅大小相比相对较短的声波,从头颅侧方到达一耳时,该声波在头颅区域范围内被阻断,导致对侧耳声压减小的现象)而产生耳间强度差,协助声源定位。耳郭尚可通过对耳后声源的阻挡和耳前声源的集音而有助于声源定位。

(二)中耳的生理功能

中耳的主要功能是将外耳道内空气中的声能传递到耳蜗的淋巴液。这种由气体到液体的声能转换是通过鼓膜与听骨链的振动来偶联的。声波从一种介质传递到另一种介质时透射的能量取决于这两种介质声阻抗(acoustic impedance)的比值。当两种介质的声阻抗相等时,这两种介质之间的声能传递最有效,两种介质声阻抗相差愈大,则声能传递效能愈差。水的声阻抗大大高于空气的声阻抗。空气与内耳淋巴液的声阻抗相差约 3 800 倍,当声波由空气传到淋巴液时约有 99.9% 的声能被反射而损失了,仅约 0.1% 的声能可透射传入淋巴液中,故在空气 - 液体界面的传递中,约损失了 30dB 的声能。中耳的主要功能则是通过阻抗匹配作用,使液体之高声阻抗与空气之低声阻抗得到匹配,从而可将空气中的声波振动能量高效地传入内耳淋巴液体中去。这种功能是通过鼓膜和听骨链作为声波变压增益装置来完成的。

(三)鼓膜的生理功能

鼓膜呈椭圆形,位于外耳道内端,呈喇叭形状,如一个压力接收器,收集传至外耳道空气中的声波,并与听骨链组成传音装置,将声波能量传递至内耳,具备频响特性好和失真度小的优点。鼓膜的振动频率一般与声波一致,但其振动形式则因声音的频率不同而有差异。Helmholtz(1863)率先提出弧形鼓膜具有杠杆作用的假说。他认为鼓膜某些部位的振动幅度大于锤骨柄的振动幅度,类似杠杆作用,而使传至听骨链的声压被放大。而据 Békésy(1960)观察,当声频低于 2 400Hz 时,整个鼓膜以鼓沟上缘切线(锤骨前突与侧突的连线)为转轴而呈门式振动。鼓膜不同部位的振幅不同,其中以锤骨柄下方近鼓环处振幅最大。

声波作用于鼓膜,然后通过听骨链之镫骨足板作用于前庭窗。由于鼓膜的面积远远超过镫骨足板的面积,故作用于镫骨足板(前庭窗)单位面积上的压力远远超过作用于鼓膜上的压力。据测量,鼓膜的有效振动面积约为其实际面积的 2/3,即约为 $55mm^2$,相当于镫骨足板面积约为 $3.2mm^2$ 的 17 倍,故声压从鼓膜传至前庭窗膜时,增强了 17 倍。此外,由于鼓膜振幅与锤骨柄振幅之比为 2：1,因此鼓膜的杠杆作用也可使声压提高 1 倍。

(四) 听骨链的生理功能

听骨链构成鼓膜与前庭窗之间的机械联系装置,其主要的生理功能是作为一个杠杆系统,将声波由鼓膜传至内耳,实现有效的阻抗匹配。

1. 听骨链的杠杆作用　三个听小骨以特殊方式连接形成一弯形的杠杆系统。听骨链的运动轴相当于向前通过锤骨颈部前韧带、向后通过砧骨短突之间的连线上。以听骨链的运动轴心为支点,可将锤骨柄与砧骨长突视为杠杆的两臂,在运动轴心的两侧,听小骨的质量大致相等。但该杠杆两臂的长度不相等,锤骨柄与砧骨长突之比为 1.3：1。因此,当声波传至前庭窗时,借助听骨链杠杆作用可增加 1.3 倍。由此也可说明,听骨链杠杆力学机制对声压的增益作用尚有限,故在鼓室成形术中,应重视水力学机制在声压增益中的重要作用,即重视鼓膜面积与镫骨足板面积之比的作用。

2. 听骨链的运动形式　鼓膜的振动传至锤骨柄的尖端时,当锤骨柄向内移的瞬间,锤骨头与砧骨体因其在转轴上的位置而向外转;砧骨长突及镫骨因位于转轴的下方,故其运动方向与锤骨柄一致而向内移。Békésy(1951)在人尸体上观察到,在中等强度声压作用时,镫骨足板沿其后脚的垂直轴(短轴)振动,故足板的前部振幅大于后部,呈类似活塞样运动,可有效地推动前庭阶中的外淋巴来回振动。当声强接近于痛阈时,镫骨足板沿其前后轴(长轴)呈摇摆式转动,此时,外淋巴液只在前庭窗附近振动,因而避免了强声引起的基底膜过度位移所造成的内耳损伤,然而,Guinan 和 Peake(1967)观察猫的镫骨足板运动形式,发现在一般声强范围(甚至在 130dB SPL)的低频纯音刺激,镫骨呈活塞式运动而无明显的沿轴枢式摇动。这种轴枢式摇动仅发生在声强极大时。

3. 中耳的增压效应　由上述可知,当外耳道内的声波由鼓膜经听骨链传至前庭窗时,中耳结构通过阻抗匹配作用,在三个阶段产生增压作用,即圆锥形鼓膜的弧形杠杆作用、鼓膜有效振动面积与镫骨足板之比的水力学机制作用,以及听骨链的杠杆作用。鼓膜有效振动面积与镫骨足板面积之比约 17：1,听骨链杠杆系统中锤骨柄与砧骨长突的长度之比为 1.3：1,故不包括鼓膜杠杆作用在内的中耳增压效率为 17×1.3=22.1 倍,相当于 27dB。若计入弧形鼓膜的杠杆作用,则整个中耳增压效率约为 30dB。因此,整个中耳的增压作用基本上补偿了声波从空气传入内耳淋巴液时,因两种介质之间阻抗不同所造成的 30dB 的能量衰减。此外,中耳结构也具有共振特性。研究发现,听骨链对 500~2 000Hz 的声波有较大的共振作用,呈带通功能。

由此可见,通过中耳、外耳道及耳郭对声波的共振作用以及中耳的转换功能,使中耳及外耳的传音结构正好对语言频率的声波有最大的增益和传导效能。

(五) 内耳的生理功能

1. 耳蜗的功能　可包括:①感音功能,即将传入的声能转换成适合刺激蜗神经末梢的形式;②对声音信息的编码,即分析传入声音的特性,以使大脑能处理该刺激声中包含的信息。

当声音作用于鼓膜上时,声波的机械振动通过听小骨传递到卵圆窗,这种振动随即引起耳蜗外淋巴液及耳蜗隔膜的振动。耳蜗隔膜(cochlear partition)是指耳蜗中将前庭阶与鼓阶分开的结构,由前庭膜和基底膜构成其边界,其间有 Corti 器及黏性液体(主要为内淋巴）。上述由卵圆窗传入内耳的声波所引起的耳蜗外淋巴液及耳蜗隔部的振动使耳蜗液体向圆窗位移,它导致在基底膜产生一个位移波,这种位移波由耳蜗底部向顶部运行,亦即行波学说。

2. 半规管的生理功能　膜半规管的内径约 0.4mm,管腔内充满内淋巴。膜半规管管腔内的内淋巴在膜壶腹处被壶腹嵴帽所阻断。壶腹嵴帽为一弹性结构膜,它从壶腹嵴表面延伸至壶腹的顶壁而将内淋巴阻断。前庭毛细胞之纤毛埋于嵴帽内。半规管主要感受正负角加速度的刺激。当头位处于静止状态时,嵴帽两侧的液压相等,壶腹嵴帽处于中间位置。在正或负加速度的作用下,膜性半规管内的内淋巴因惰性或者惯性作用产生逆旋转方向或者顺旋转方向的流动。故壶腹嵴帽可随内淋巴的流动而倾斜位移,继之使埋于嵴帽内的毛细胞纤毛倾斜位移而刺激毛细胞,实现机械 - 电转换功能。

3. 耳石器的生理功能　椭圆囊和球囊又称耳石器(otolith organs)。其主要功能是感受直线加速度运动的刺激,由此引起位置感觉、反射性地产生眼球运动以及体位调节运动等,维持人体静平衡。直线加速度运动刺激耳石器可反射性地产生眼球运动和体位调节运动。耳石器受刺激引起的眼球运动可使头部运动时眼球向相反方向移动,这在保持视觉清晰方面有重要意义,而耳石器受刺激时的体位调节是通过改变四肢肌张力,从而调整身体的姿势和体位,这在维持身体平衡方面有重要作用。另外,一些研究结果表明:球囊可感受次声波的刺激。

二、耳 部 检 查

(一) 外耳的检查

1. 耳郭、外耳道口检查法

(1)视诊:观察耳郭的形状、大小及位置,注意两侧是否对称,有无畸形、局限性隆起、增厚及皮肤红肿、触痛等。如耳郭向前外方推移,应注意耳后有无脓肿。

(2)触诊:检查者两手以相等压力触诊两侧乳突尖及鼓窦区,注意有无压痛,耳周淋巴结是否肿大。指压耳屏或牵拉耳郭时出现疼痛或疼痛加重者,示外耳道炎或疖肿。如耳后肿胀,应注意有无波动感。遇有瘘口,应以探针探查其深度及瘘管走向。

(3)嗅诊:某些疾病的分泌物有特殊臭味,有助于鉴别诊断。如中耳胆脂瘤的脓液有特殊的腐臭,中耳癌等恶性肿瘤的分泌物常有恶臭。

(4)听诊:根据耳聋患者言语的清晰度及语音的高低有助于初步判断耳聋的程度及性质。感音神经性聋患者常高声谈话,而传导性聋者常轻声细语。

2. 外耳道及鼓膜检查法　受检者采取侧坐,受检耳朝向检查者。检查者坐定后调整光源及额镜,使额镜的反光焦点投射于受检耳之外耳道口,常见的检查方法如下。

(1)徒手检查(manoeuvre method)

1)单手检查法:适用于检查者右手进行操作时,(如清除脓液、耵聍及异物等)。检查右耳时,检查者左手从耳郭上方以拇指和中指夹持并牵拉耳郭,食指抵住耳屏向前推;检查左耳时,左手则从耳郭下方以同法牵拉耳郭、推压耳屏,使外耳道拉直并扩大外耳道口(图 3-2-29、图3-2-30)。

2)双手检查法:检查者一手以拇指及示指将受检者耳郭向后、上、外方轻轻牵拉,以便拉直外耳道;另一手示指将耳屏推向前,以扩大外耳道口,利于观察外耳道及鼓膜(图 3-2-31)。对于婴幼儿则应向下牵拉耳郭,向前推移耳屏,以扩大外耳道。

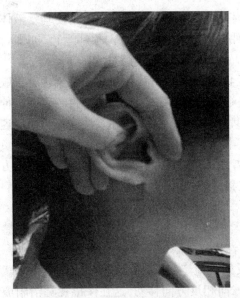

图 3-2-29 单手检查法(右耳)

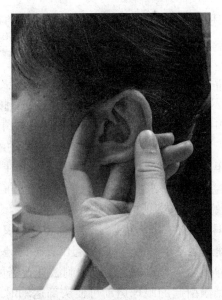

图 3-2-30 单手检查法(左耳)

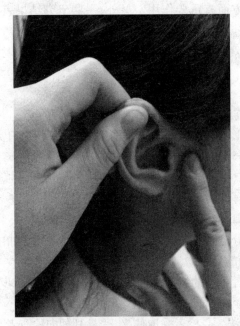

图 3-2-31 双手检查法

(2)普通耳镜检查(otoscopy)

1)单手检查法:检查左耳时,左手拇指及示指持耳镜,先以中指从耳甲艇处将耳郭向后、上方推移,随即将耳镜前端置于外耳道内。检查右耳时,同样以左手拇指及示指持耳镜,中指及无名指夹持牵拉耳郭,外耳道变直后随即置入耳镜(图 3-2-32、图 3-2-33)。此法对检查者操作技巧要求较高。

2)双手检查法:以右耳为例,检查者左手以拇指及食指向后、上牵拉耳郭使耳道变直,右手持耳镜沿外耳道长轴轻轻置入外耳道内。注意使耳镜前端达软骨部即可,切勿进入过深,以免引起疼痛(图 3-2-34)。

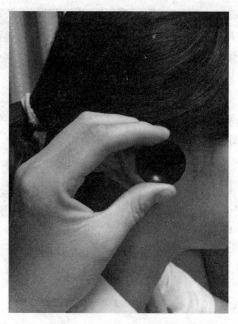
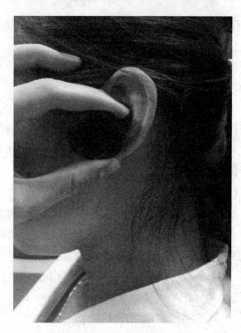

图 3-2-32 单手检查法(右耳)　　　　　图 3-2-33 单手检查法(左耳)

(3)鼓气耳镜检查:鼓气耳镜(Siegie's otoscope)是在耳镜底部安装一放大镜,耳镜的另一侧通过一细橡皮管与橡皮球连接(图 3-2-35)。检查时,将鼓气耳镜口置于外耳道内,并与外耳道皮肤贴紧,然后反复挤压 - 放松橡皮球,在外耳道内形成交替的正、负压,进而引起鼓膜向内、向外活动。通过该项检查可判断鼓膜运动状态及咽鼓管功能,当鼓室积液或鼓膜穿孔时鼓膜活动度降低或消失,而在咽鼓管异常开放时鼓膜活动则明显增强。鼓气耳镜检查有助于发现一般耳镜不能发现的微小穿孔,并且可进行瘘管试验和 Hennebert 试验。

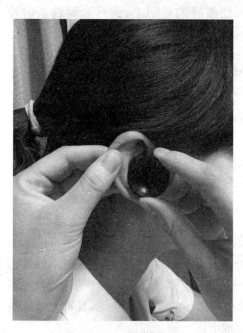
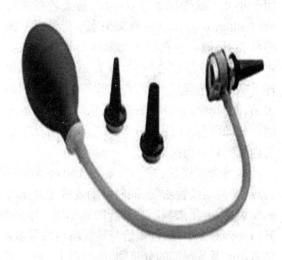

图 3-2-34 双手检查法　　　　　　　图 3-2-35 鼓气耳镜

(4)电耳镜检查(electro-otoscope):是自带光源和放大镜的耳镜,可观察鼓膜细微结构及病变。且携带方便,无须其他光源,尤其适用于卧床患者及婴幼儿。(图 3-2-36)

(5)耳内镜检查:耳内镜(ear endoscope)为冷光源硬管内镜,分不同规格、不同角度,可配备监视器显像系统和照相设备,得以观察细微病变,并照相打印,而且可同时进行治疗操作。

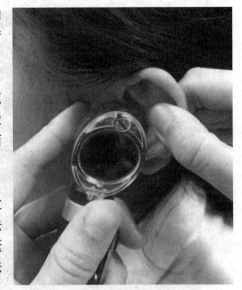

图 3-2-36 电耳镜检查

(二)咽鼓管功能检查法

咽鼓管的功能障碍与许多中耳疾病的发生、发展及预后有关,因此,咽鼓管功能检查是耳科检查法中的一项重要内容。检查咽鼓管功能的方法很多,繁简不一,且因鼓膜是否穿孔而有所不同。常用的方法如下。

1.鼓膜完整者咽鼓管功能检查法

(1)吞咽试验法

1)听诊法:将听诊器前端的体件换为橄榄头,置于受试者外耳道口,然后请受试者做吞咽动作。咽鼓管功能正常时,检查者经听诊管可听到轻柔的"嘘嘘"声。

2)观察鼓膜法:请受试者做吞咽动作,此时观察其鼓膜,若鼓膜可随吞咽动作而向外运动,示功能正常。此法简单易行,无须特殊设备,但较粗糙、准确性差。

(2)咽鼓管吹张法:本法可粗略估计咽鼓管是否通畅,亦可作治疗用。

1)瓦尔萨尔法:瓦尔萨尔法(Valsalva method)又称捏鼻闭口呼气法。受试者以手指将两鼻翼向内压紧、闭口,同时用力呼气。咽鼓管通畅者,此时呼出的气体经鼻咽部循两侧咽鼓管咽口冲入鼓室,检查者或可从听诊管内听到鼓膜的振动声,或可看到鼓膜向外运动。

2)波利策法:波利策法(Politzer method)适用于小儿。嘱受试者含水一口,检查者将波氏球(Politzer bag)前端的橄榄头塞于受试者一侧前鼻孔,另侧前鼻孔以手指紧压。告知受试者将水吞下,于吞咽之际,检查者迅速紧压橡皮球。咽鼓管功能正常者,在此软腭上举、鼻咽腔关闭,同时咽鼓管开放的瞬间,从球内压入鼻腔的空气即可逸入鼓室(图 3-2-37),检查者从听诊管内可听到鼓膜振动声。

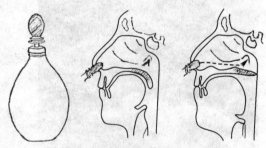

图 3-2-37 波氏球吹张法

3)导管吹张法:导管吹张法(catheterization)的原理是:通过一根插入咽鼓管咽口的咽鼓管导管,向咽鼓管吹气,同时借助连接于受试耳和检查者耳的听诊管,听诊空气通过咽鼓管时的吹风声,由此来判断咽鼓管的通畅度。咽鼓管导管前端略弯曲,头端开口呈喇叭状;其尾端开口外侧有一小环,位置恰与导管前端的弯曲方向相反,可指示前端的方向。操作前先清除受试者鼻腔及鼻咽部的分泌物,鼻腔以 1% 麻黄素和 1% 地卡因收缩、麻醉。

①圆枕法:操作时检查者手持导管尾端,前端弯曲部朝下,插入前鼻孔,沿鼻底缓缓伸入鼻

咽部。当导管前端抵达鼻咽后壁时,将导管向受检侧旋转90°,并向外缓缓退出少许,此时导管前端越过咽鼓管圆枕,落入咽鼓管咽口处,再将导管向外上方旋转约45°,并以左手固定导管,右手将橡皮球对准导管尾端开口吹气数次,同时经听诊管听诊,判断咽鼓管是否通畅。咽鼓管通畅时,可闻轻柔的吹风样"嘘嘘"声及鼓膜振动声。咽鼓管狭窄时,则发出断续的"吱吱"声或尖锐的吹风声,无鼓膜振动声,或虽有振动声但甚轻微。咽鼓管完全阻塞或闭锁,或导管未插入咽鼓管咽口,则无声音可闻及。鼓室如有积液,可听到水泡声。鼓膜穿孔时,检查者有"空气吹入自己耳内"之感。吹张完毕,将导管前端朝下方旋转,顺势缓缓退出。此法最常用。

②鼻中隔法:可有两种方法:A.同侧法:经受测耳同侧鼻腔插入导管,导管前端抵达鼻咽后壁后,将导管向对侧旋转90°,缓缓退出至有阻力感时,示已抵达鼻中隔后缘。此时再将导管向下、向受检侧旋转180°,其前端即进入咽鼓管咽口。B.对侧法:若受检侧因鼻甲肥大或鼻中隔偏曲而导管不易通过时,可从对侧鼻腔插入导管,抵达鼻咽后壁后,向受检侧旋转90°,退出至鼻中隔后缘,再向上旋转45°,同时使前端尽量伸抵受检侧,亦可进入咽鼓管咽口。

注意事项:①导管插入和退出时,动作要轻柔,顺势送进或退出,切忌使用暴力,以免损伤鼻腔或咽鼓管口的黏膜;②吹气时用力要适当,用力过猛可致鼓膜穿孔,特别当鼓膜有萎缩性瘢痕时,更应小心;③鼻腔或鼻咽部有脓液、痂皮时,吹张前应清除之。

咽鼓管吹张法的禁忌证:①急性上呼吸道感染;②鼻腔或鼻咽部有脓性分泌物、脓痂而未清除者;③鼻出血;④鼻腔或鼻咽部有肿瘤、异物或溃疡者。

(3)声导抗仪检查法

1)负压检测法:是用声导抗的气泵压力系统检测吞咽对外耳道压力的影响。检查时将探头置于外耳道内,密封、固定。把压力调节到−200mmH$_2$O,嘱受检者吞咽数次。正常者吞咽数次后压力即趋于正常(约0mmH$_2$O)。若吞咽数次后不能使负压下降到−150mmH$_2$O者,提示咽鼓管通畅不良;若吞咽一次压力即达0mmH$_2$O者示咽鼓管异常开放。

2)比较捏鼻鼓气(Valsalva)法或捏鼻吞咽(Toynebee)法前后的鼓室导抗图,若峰压点有明显的移动,说明咽鼓管功能正常,否则为功能不良。

(4)咽鼓管纤维内镜检查法:咽鼓管纤维内镜直径为0.8mm,可自咽鼓管咽口插入通过向咽鼓管吹气而使其软骨段扩张,观察其黏膜病变情况。

2.鼓膜穿孔者咽鼓管功能检查法

(1)鼓室滴药法:通过向鼓室内滴(注)入有味、有色或荧光素类药液,以检查咽鼓管是否通畅。本法还能了解其排液、自洁能力。检查时受试者仰卧、患耳朝上。滴药种类有二种。

1)有味药液:向外耳道内滴入0.25%氯霉素水溶液等有味液体,鼓膜小穿孔者需按压耳屏数次,然后请受试者做吞咽动作,并注意是否尝到药味并记录其出现的时间。

2)显色药液:向外耳道内滴入如亚甲蓝等有色无菌药液,用纤维鼻咽镜观察咽鼓管咽口,记录药液从滴入到咽口开始显露药液所用时间。

(2)荧光素试验法:将0.05%荧光素生理盐水1~3ml滴入外耳道内,请受试者做吞咽动作10次,然后坐起,用加滤光器的紫外灯照射咽部,记录黄绿色荧光在咽部出现的时间,10min内出现者示咽鼓管通畅。

(3)咽鼓管造影术:将35%碘造影剂滴入外耳道,经鼓膜穿孔流入鼓室。然后在外耳道口经橡皮球打气加压、或让碘液自然流动,通过咽鼓管进入鼻咽部。同时作X线拍片或 X 线电影录像，可以了解咽鼓管的解剖形态、有无狭窄或梗阻及其位置，以及自然排液功能等。

（4）鼓室内镜检查法：用直径 2.7mm，30° 或 70° 斜视角的硬管鼓室内镜可以观察咽鼓管鼓室口的病变。

（5）声导抗仪检查法：用声导抗仪的气泵压力系统检查咽鼓管平衡正负压的功能，又称正、负压平衡试验法。

1）正压试验：检查时将探头置于外耳道内，密封、固定，向外耳道内持续加压，当正压升至某值而不再上升反而开始骤降时，此压力值称为开放压，示鼓室内的空气突然冲开咽鼓管软骨段向鼻咽部逸出。当压力降至某值而不再继续下降时，此压力值称为关闭压，示咽鼓管软骨已由其弹性作用而自行关闭。然后请受试者做吞咽动作数次，直至压力降至"0"或不再下降时，记录压力最低点。

2）负压试验：向外耳道内减压，一般达 $-200mmH_2O$（即 $-1.96kPa$，$1mmH_2O=9.8 \times 10^{-3}kPa$）时，请受试者做吞咽动作。咽鼓管功能正常者，于每次吞咽时软骨段开放，空气从鼻咽部进入鼓室，负压逐渐变小，直至压力不再因吞咽而改变时。记录所作吞咽动作的次数及最后的压力。

此外，尚有咽鼓管声测法（sonotubometry）和咽鼓管光测法、压力舱检查法等。

（三）听功能检查法

临床听功能检查法分为主观测听法和客观测听法两大类。主观测听法要依靠受试者对刺激声信号进行主观判断，并作出某种行为反应，故又称行为测听。由于主观测听法可受到受试者主观意识及行为配合的影响，故在某些情况下（如伪聋、弱智、婴幼儿等）其结果不能完全反映受试者的实际听功能水平。主观测听法包括语音检查法、表试验、音叉试验、纯音听阈及阈上功能测试、Békésy 自描测听、言语测听等。与主观测听法相反，客观测听法无须受试者的行为配合，不受其主观意识的影响，故其结果客观、可靠。临床上常用的客观测听法有声导抗测试，听诱发电位以及耳声发射测试等。

1. 音叉试验 音叉试验（tuning fork test）是门诊最常用的听力检查法之一，每套音叉由 5 个不同频率的音叉组成，即 C_{128}、C_{256}、C_{512}、C_{1024}、C_{2048}，其中最常用的是 C_{256} 及 C_{512}。检查时，检查者手持叉柄，将叉臂向另手的第一掌骨外缘或肘关节处轻轻敲击，使其振动，然后将振动的叉臂置于距受试耳外耳道口 1cm 处，两叉臂末端应与外耳道口在一平面，检查气导（air conduction，AC）听力。注意敲击音叉时用力要适当，如用力过猛，可产生泛音而影响检查结果。检查骨导（bone conduction，BC）时，应将叉柄末端的底部压置于颅面中线上或鼓窦区。采用以下试验可初步鉴别耳聋为传导性或感音神经性，但不能准确判断听力损失的程度，无法进行前后比较。

（1）林纳试验：林纳试验（Rinne test，RT）旨在比较受试耳气导和骨导的长短。方法：先测试骨导听力，一旦受试耳听不到音叉声时，立即测同侧气导听力（图 3-2-38），受试耳此时若又能听及，说明气导 > 骨导（AC>BC）为 RT 阳性（+）。若不能听及，应再敲击音叉，先测气导听力，当不再听及时，立即测同耳骨导听力，若此时又能听及，可证实为骨导 > 气导（BC>AC），为 RT 阴性（−）。若气导与骨导相等（AC = BC），以"（±）"表示之。

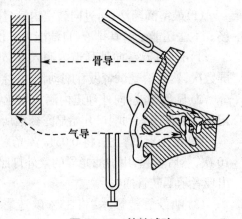

骨导

气导

图 3-2-38 林纳试验

（2）韦伯试验：韦伯试验（Weber test，WT）用于比较受试者两耳的骨导听力。方法：取 C_{256} 或 C_{512} 音叉，敲击后将叉柄底部紧压于颅面中线上任何一点（多为前额或额部，亦可置于两第一上切牙之间），同时请受试者仔细辨别音叉声偏向何侧，并以手指示之。记录时以"→"示所偏向的侧别，"="示两侧相等（图 3-2-39）。

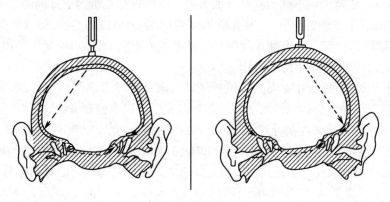

图 3-2-39　韦伯试验

（3）Schwabach 试验：Schwabach 试验（Schwabach test，ST）旨在比较受试者与正常人的骨导听力。方法：先试正常人骨导听力，当其不再听及音叉声时，迅速将音叉移至受试耳鼓窦区测试之。然后按同法先测受试耳，后移至正常人。如受试耳骨导延长，以"（+）"表示，缩短则以"（-）"表示，"（±）"表示两者相似。

（4）Gelle 试验：鼓膜完整者，可用 Gelle 试验（Gelle test，GT）检查其镫骨是否活动。方法：将鼓气耳镜口置于外耳道内并密闭。用橡皮球向外耳道内交替加、减压力，同时将振动音叉的叉柄底部置于鼓窦区。若镫骨活动正常，患者所听之音叉声在由强变弱的过程中尚有忽强忽弱的不断波动变化，为阳性（+）；无强弱波动感者为阴性（-）。耳硬化或听骨链固定时，本试验为阴性。

2. 纯音听力计检查法　纯音听力计（pure tone audiometer）是利用电声学原理设计而成，能发生各种不同频率的纯音，其强度（声级）可加以调节，通过纯音听力计检查不仅可以了解受试耳的听敏度，估计听觉损害的程度，并可初步判断耳聋的类型和病变部位。普通纯音听力计能发生频率范围为 125~8 000Hz 的纯音，可将其分为低、中、高三个频段：250Hz 以下为低频段，500~2 000Hz 为中频段又称语频段，4 000Hz 以上为高频段。超高频纯音听力的频率范围为（8~16）kHz。声强以分贝（dB）为单位。在听力学中，以 dB 为单位的声强级有数种，如声压级（sound pressure level，SPL）、听力级（hearing level，HL）、感觉级（sensation level，SL）等。声压级是拟计量声音的声压（P）与参考声压（P_0，规定 P_0=20μPa RMS）两者比值的对数，单位为 dB（SPL）；声压级（dB SPL）=20lg P/P_0。听力级是参照听力零级计算出的声级；听力零级是以一组听力正常青年受试者平均听阈的声压级为基准，将之规定为 0dB HL，包括气导听力零级和骨导听力零级。纯音听力计以标准的气导和骨导听力零级作为听力计零级，在此基础上计算其强度增减的各个听力级。因此，纯音听力计测出的纯音听阈均为听力级，以 dB（HL）为单位。感觉级是不同个体受试耳听阈之上的分贝值，因此引起正常人与耳聋患者相同 dB 数值感觉级（SL）的实际声强并不相同。

根据测试目的或对象不同，听力测试应在隔音室内或自由声场内进行，环境噪声不得超过

GB 和 ISO 规定的标准。

(1) 纯音听阈测试：听阈(hearing threshold)是足以引起某耳听觉的最小声强值，是在规定条件下给一定次数的声信号，受试者对其中 50% 能作出刚能听及反应时的声级。人耳对不同频率纯音的听阈不同，但在纯音听力计上已转换设定为听力零级(0dB HL)。纯音听阈测试即是测定受试耳对一定范围内不同频率纯音的听阈。听阈提高是听力下降的同义词。通过纯音听阈检查可了解三个方面的问题：①有无听力障碍；②听力障碍的性质(传导性聋或感音神经性聋)；③听力障碍的程度。由于纯音测听是一种主观测听法，其结果可受多种因素影响，故分析结果时应结合其他检查结果综合考虑。

1) 纯音听力测试法：纯音听阈测试包括气导听阈及骨导听阈测试两种，常规测试准备如下：①一般先测试气导，然后测骨导；②测试前先向受试者说明检查方法，描述或示范低频音与高频音的声音特征，请受试者在听到测试声时，无论其强弱，立即以规定的动作表示；③检查从 1 000Hz 开始，以后按 2 000Hz、3 000Hz、4 000Hz、6 000Hz、8 000Hz、250Hz、500Hz 顺序进行，最后再对 1 000Hz 复查一次；④正式测试前先择听力正常或听力较好之耳作熟悉试验。

①纯音气导听阈测试：纯音气导听阈测试(pure-tone air-conduction threshold testing)有经气导耳机和自由声场测听(free-field audiometry)两种方式，标准手法有上升法和升降法两种。

a. 上升法：上升法(Hughson-Westlake "ascending method")具体为：最初测试声听力级应比上述"熟悉试验"中受试耳刚能听及的听力级降低 10dB，以"降 10(dB)升 5(dB)"规则("up 5dB，down 10dB step")反复测试 5 次。如在此 5 次测试中受试者有 3 次在同一听力级作出反应，即可确定该听力级为受试耳之听阈，将此记录于纯音听阈图上。

b. 升降法：升降法与上升法基本相同，但以升 5(dB)降 5(dB)法反复测试 3 次，3 次所测听力级之均值为听阈。

②纯音骨导听阈测试：纯音骨导听阈测试(pure-tone bone-conduction threshold testing)时，将骨导耳机置于受试耳鼓窦区，对侧耳戴气导耳机，被测试耳之气导耳机置于额颞部，以免产生堵耳效应(occlusion effect)。测试步骤和方法与气导者相同。

当测试耳的刺激声强度过大时，应注意避免产生交叉听力(cross hearing)。交叉听力指在测试聋耳或听力较差耳时，如刺激声达到一定强度但尚未达受试耳听阈，却已以被对侧耳听及的现象，交叉听力又称影子听力(shadow hearing)，由此描绘的听力曲线与对侧耳之听力曲线极为相似，称为"音影曲线"。"音影曲线"可出现于骨导和气导测试中，为了避免"音影曲线"的产生，在测试纯音听阈时，应注意采用掩蔽法(masking process)。由于测试声经受试耳传入颅骨后，两耳间的声衰减仅为 0~10dB，故测试骨导时，对侧耳一般均予掩蔽。气导测试声绕过或通过颅骨传至对侧耳，其间衰减 30~40dB，故当两耳气导听阈差值 ≥ 40dB，测试较差耳气导时，对侧耳亦应予以掩蔽。用作掩蔽的噪声有白噪声和窄频带噪声两种，目前一般倾向于采用以测试声频率为中心的窄频带噪声。

2) 纯音听阈图的分析：纯音听阈图以横坐标示频率(Hz)，纵坐标示声强级(dB)，用纯音听阈图中相应符号，将受试耳的听阈记录于图中。再将各相邻音频的气导听阈符号连线，骨导符号不连线，如此即可绘出纯音听阈图(或称听力曲线，audiogram)。根据纯音听阈图的不同特点，可对耳聋作出初步诊断。

①传导性聋：骨导正常或接近正常，气导听阈提高；气骨导间有间距，此间距称气 - 骨导差(air-bone gap)，此气 - 骨导差一般不大于 60dB(HL)；气导曲线平坦、或低频听力损失较重而曲线呈上升型(图 3-2-40)。

②感音神经性聋:气导曲线、骨导曲线呈一致性下降,无气-骨导差(允许 3~5dB 误差),一般高频听力损失较重,故听力曲线呈渐降型或陡降型(图 3-2-41)。严重的感音神经性聋其曲线呈岛状。少数感音神经性聋亦可以低频听力损失为主。

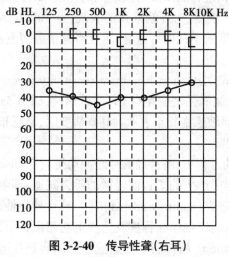

图 3-2-40 传导性聋(右耳)　　　　图 3-2-41 感音神经性聋(左)

③混合性聋:兼有传导性聋与感音神经性聋的听力曲线特点。气、骨导曲线皆下降,但存在一定气骨导差值(图 3-2-42)。

(2)纯音阈上听功能测试:阈上听功能测试是用声强大于受试耳听阈的声信号进行的一系列测试,对于鉴别耳蜗性聋与神经性聋具有一定的参考价值。阈上听功能测试主要包括响度重振现象测试和病理性听觉适应现象测试。

1)响度重振试验:声音的强度和响度是两个不同的概念。声音的强度是一种物理量,可进行客观测量。响度则是人耳对声强的主观感觉,它不仅与声音的物理强度有关,而且与频率有关。正常情况下,强度和响度之间按一定的比值关系增减,声强增加,人耳所感到的响度亦随之增大,声强减弱,响度变小。耳蜗病变时,声强在某一强度值之上的进一步增加却能引起响度的异常增大,称为响度重振现象(loudness recruitment phenomenon),简称重振现象。通过对重振现象的测试,有助于耳蜗性聋与蜗后性聋的鉴别诊断。重振试验的方法有多种,如双耳交替响度平衡试验法、单耳响度平衡试验法、短增量敏感指数试验法、Metz 重振试验法、Békésy 自描听力计测试法等等。

①双耳交替响度平衡试验法:双耳交替响度平衡试验法(alternate binaural loudness balance test,ABLB)适用于一侧耳聋,或两侧耳聋但一耳较轻者。方法:在纯音听阈测试的基础上,选一中频音、其两耳气导听阈差值大于 20dB(HL)者进行测试,仅测试气导听力。先在健耳或听力较佳耳增加听力级,以 10~20dB 为一档,每增加一档后,随即调节病耳或听力较差耳的阈上听力级,至感到两耳响度相等为止。如此逐次提高两耳测试声强,于听力表上分别记录两耳响度感

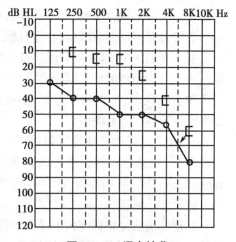

图 3-2-42 混合性聋

一致时的听力级,并画线连接。当两耳最终在同一听力级感到响度一致时,示有重振。若虽经调试,两耳始终不能在同一听力级上达到相同的响度感,表示无重振。

②Metz 重振试验法:Metz 重振试验法(Metz recruitment test)是在纯音听阈和声导抗声反射测试的基础上,通过计算同一频率纯音听阈和镫骨肌声反射阈之间的差值来评定重振现象的有无。正常人差值为 75~95dB,≤60dB 示有重振,为耳蜗性聋的表现;≥100dB 示蜗后性聋。但应注意,该阈值差可因耳蜗性聋严重程度的不同而有差异,重度者阈值差可甚小,而轻度耳蜗性聋阈值差可大于 60dB。

③短增量敏感指数试验法:短增量敏感指数试验法(short increment sensitivity index,SISI)是测试受试耳对阈上 20dB 连续声信号中出现的微弱强度变化(1dB)的敏感性,以每 5s 出现一次,共计 20 次声强微增变化中的正确辨别率,即敏感指数来表示。耳蜗病变时,敏感指数可高达 80%~100%,正常耳及其他耳聋一般为 0~20%。

2)病理性听觉适应现象测试:在持续声刺激的过程中,听神经的神经冲动排放率(discharge frequency)轻度下降,表现为在声刺激的持续过程中产生的短暂而轻微的听力减退,即响度感随声刺激时间的延长而下降的现象,则称为听觉适应(auditory adaptation)。感音神经性聋,特别是神经性聋时,听觉疲劳现象较正常明显,听觉适应现象在程度及速度上均超出正常范围,后者称病理性听觉适应(abnormal auditory adaptation),简称病理性适应。测试病理性适应现象的方法有音衰变试验、Békésy 自描听力计测试等。

①音衰变试验:用纯音听力计测试音衰变试验(tone decay test),选 1~2 个中频纯音作为测试声。测试时先以听阈的声级连续刺激受试耳 1min,若在此时间内受试耳始终均能听及刺激声,此测试声试验即告结束。若受试耳在不到 1min 的时间内即已不能听及,则应在不中断刺激声的条件下,立即将声级提高 5dB,再连续刺激 1min。若受试耳能听及刺激声的时间又不满 1min,应依上法再次提高刺激声声级,直至在 1min 内始终均能听及刺激声为止,计算测试结束时刺激声的声级和听阈之间的差值。正常耳及传导性聋为 0~5dB,耳蜗性聋差值增大,一般为 10~25dB,30dB 或 >30dB 属神经性聋。

② Békésy 自描听力计测试:由 Békésy 设计的自描听力计可同时发放连续性和脉冲性纯音。Békésy 自描听力计测试(Békésy audiometry)时,由受试者对测试声作出反应,仪器可自动描绘出具有两条锯齿形曲线的听力图。根据两条曲线的位置及其相互关系,以及波幅的大小,可将此听力图分为 4 型。根据此听力图不仅可了解受试耳的听敏度及耳聋程度,还可提示有无重振及听觉疲劳现象,以鉴别耳蜗性聋和蜗后性聋。但近年来临床上已很少使用该方法。

③镫骨肌声反射衰减试验:镫骨肌声反射衰减试验(stapedial reflex decay test)是通过所谓声反射半衰期评定,即在镫骨肌声反射测试中,计算镫骨肌反射性收缩幅度衰变到为其收缩初期的一半所经历的时间。耳蜗性聋或正常人偶有轻度衰减现象,但蜗后病变(如听神经瘤)者有严重衰减现象,半衰期可为 3s(不超过 5s)。本检查不属纯音听力计范畴,其方法和原理参见本节声导抗检查有关内容。

3. 言语测听法 纯音听阈只说明受试耳对各种频率纯音的听敏度,不能全面反映其听功能状况,例如感音神经性聋患者多有"只闻其声,不明其意"的现象。言语测听法(speech audiometry)作为听功能检查法的组成部分,不仅可弥补纯音测听法的不足,而且有助于耳聋病变位置的诊断。

言语测听法是将标准词汇录入声磁带或 CD 光盘上,检测时将言语信号通过收录机或 CD 机传入听力计并输送至耳机进行测试。由于注意到方言对测试结果的影响,目前除普通话词汇外,还有广东方言等标准词汇。主要测试项目有言语接受阈(speech reception threshold,SRT)和言语识别率(speech discrimination score,SDS)。言语接受阈以声级(dB)表示,在此声级上,正常受试耳能够听懂 50% 的测试词汇。言语识别率是指受试耳能够听懂所测词汇中的百分率。将不同声级的言语识别率绘成曲线,即成言语听力图(speech audiogram)。根据言语听力图的特征,可鉴别耳聋的种类。

用敏化(sensitized,或称畸变)言语测听法,有助于诊断中枢听觉神经系统的疾病,如噪声干扰下的言语测听、滤波言语测听、竞争语句试验、交错扬扬格词试验、凑合语句试验等。

言语测听法尚可用于评价耳蜗植入术后听觉康复训练效果,评估助听器的效能等。

4. **声导抗检测法** 声导抗检测(acoustic immittance measurement)是客观测试中耳传音系统、内耳功能、听神经以及脑干听觉通路功能的方法。声波在介质中传播需要克服介质分子位移所遇到的阻力称声阻抗(acoustic impedance),被介质接纳传递的声能叫声导纳(acoustic admittance),合称声导抗。声强不变,介质的声阻抗越大,声导纳越小,两者呈倒数关系。介质的声导抗取决于它的摩擦(阻力)、质量(惯性)和劲度(弹性)。质量对传导高频音的影响较大,而劲度对传递低频音的影响最大,就中耳传音系统讲,它的质量主要由鼓膜及听骨的重量所决定,比较恒定。听骨链被肌肉韧带悬挂,摩擦阻力甚小;劲度主要由鼓膜、韧带、中耳肌张力及中耳空气的压力所产生,易受各种因素影响,变化较大,是决定中耳导抗的主要部分,故声导抗测试用低频探测音检测中耳的声顺(compliance;劲度的倒数)。测量此部分就可基本反映出整个中耳传音系统的声导抗。

目前常用于测量中耳声导抗的仪器多是根据等效容积原理设计的,由刺激信号、导抗桥和气泵三大部分组成,经探头内的 3 个小管引入被耳塞密封的外耳道内;经上管发出 220Hz 或226Hz 85dB 的探测音,鼓膜返回到外耳道的声能经下管引入微音器,转换成电讯号,放大后输入电桥并由平衡计显示。经气泵中管调整外耳道气压由 +200mmH$_2$O 连续向 –400mmH$_2$O 变化,以观察鼓膜在被压入或拉出状态时导抗的动态变化。刺激声强度为 40~125dB 的 250Hz、500Hz、1 000Hz、2 000Hz、4 000Hz 纯音、白噪声及窄频噪声,可经耳机向另一耳或经小管向同侧耳发送以供检测镫骨肌声反射。

(1)鼓室导抗测量:鼓室导抗测量(tympanometry)乃测量外耳道压力变化过程中的声导抗值,是声导抗检测的重要组成部分。

1)静态声顺:鼓膜在自然状态和被正压压紧时的等效容积毫升数,即声顺值。两者之差为鼓膜平面的静态声顺(static compliance)值,代表中耳传音系统的活动度;正常人因个体差异此值变化较大,且与各种中耳疾病重叠较多,不宜单独作诊断指征,应结合镫骨肌声反射与纯音测听综合分析。

2)鼓室导抗图:在 +200mmH$_2$O~–200mmH$_2$O 范围连续逐渐调节外耳道气压,鼓膜连续由内向外移动所产生的声顺动态变化,可用荧光屏或平衡计显示,用记录仪以压力声顺函数曲线形式记录下来,称之为鼓室导抗图(tympanogram)或声顺图、鼓室功能曲线。根据曲线形状,声顺峰与压力轴的对应位置(峰压点),峰的高度(曲线幅度)以及曲线的坡度、光滑度等,可较客观地反映鼓室内各种病变的情况。一般来讲,中耳功能正常者曲线呈 A 型;As 型常见于耳硬化、听骨固定或鼓膜明显增厚等中耳传音系统活动度受限时;若其活动度增高,如听骨链中断、鼓膜萎缩、愈合性穿孔以及咽鼓管异常开放时,则曲线可呈 Ad 型;B 型曲线多见于鼓室积液和中耳明显粘连者;C 型曲线表示着咽鼓管功能障碍、鼓室负压。由于中耳疾病错综复杂,但上述图形与中耳疾病并无一对一之关系,特别是在鼓膜与听骨链复合病变时,曲线可以不典型,应结合其他检查综合分析(图 3-2-43)。鼓室导抗检查法可检测咽鼓管功能。

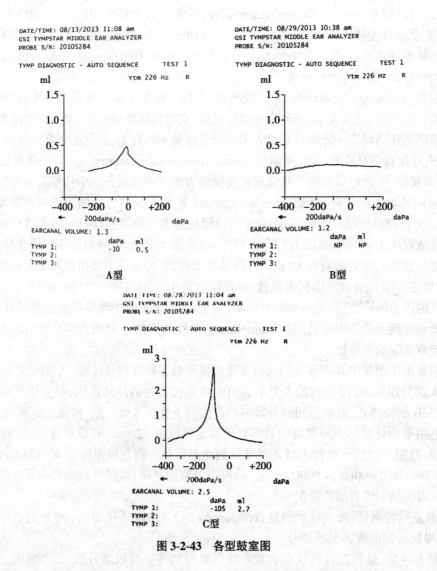

图 3-2-43 各型鼓室图

(2)镫骨肌声反射:镫骨肌声反射(acoustic stapedius reflex)的原理在听觉生理学中已作介绍,正常耳诱发镫骨肌声反射的声音强度为 70~100dB(SL)。正常人左右耳分别可引出交叉(对侧)与不交叉(同侧)两种反射。

1)镫骨肌声反射的检测内容:反射阈、振幅、潜伏期、衰减、图形等镫骨肌声反射弧中任何一个环节受累,轻者影响它的阈值、潜伏期、幅度、衰减度等,重者可使其消失。因此,根据反射的有无和变异,对比交叉与非交叉反射,就可为许多疾病的诊断提供客观依据。

2)镫骨肌声反射检测的临床意义:镫骨肌声反射的应用较广,目前主要用于:①估计听敏度;②鉴别传音性与感音性聋;③确定响度重振与病理性适应;④识别非器质性聋;⑤为蜗后听觉通路及脑干疾病提供诊断参考;⑥可对某些周围性面瘫做定位诊断和预后预测,以及对重症肌无力作辅助诊断及疗效评估等。

5. 耳声发射检测法 研究表明,耳声发射可在一定意义上反映耳蜗尤其是外毛细胞的功能状态。诱发性耳声发射阈值与主观听阈呈正相关,尤其是畸变产物耳声发射具有较强的频率特性。听力正常人的瞬态诱发性耳声发射和 $2f_1$-f_2 畸变产物耳声发射的出现率为100%。耳蜗性聋且听力损失 >20~30dB(HL)时,诱发性耳声发射消失。中耳传音结构破坏时,在外耳道内亦不能记录到耳声发射。蜗后病变未损及耳蜗正常功能时,诱发性耳声发射正常。由于诱发性耳声发射的检测具有客观、简便、省时、无创、灵敏等优点,目前在临床上耳声发射已用于:①婴幼儿的听力筛选方法之一;②对耳蜗性聋(如药物中毒性聋,噪声性聋,梅尼埃病等)的早期定量诊断;③对耳蜗性聋及蜗后性聋的鉴别诊断。此外,通过测试对侧耳受到声刺激时对受试耳耳声发射的抑制效应,还有助于蜗后听觉通路病变的分析。

(1)瞬态诱发性耳声发射(TEOAE):是由单个瞬态声刺激信号诱发的耳声发射。临床上常用短声(click)作为刺激声。

(2)畸变产物耳声发射(DPOAE):是由两个不同频率的纯音(f_1 和 f_2,且 f_1>f_2),以一定的频比值[一般 f_2 : f_1=1 : (1.1~1.2)],同时持续刺激耳蜗所诱发的耳声发射,DPOAE 与该两个刺激频率(又称基频)呈数学表达关系,如 $2f_1$-f_2,f_2-f_1,$3f_2$-f_1 等,人耳记录到的畸变产物耳声发射中,$2f_1$-f_2DPOAE 的振幅最高,故临床常检测 $2f_1$-f_2 DPOAE(图 3-2-44)。

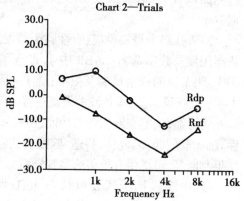

图 3-2-44 正常畸变产物耳声发射图

6. 听性诱发电位检测法 声波在耳蜗内通过毛细胞转导、传入神经冲动,并沿听觉通路传到大脑,在此过程中产生的各种生物电位,称为听性诱发电位(auditory evoked potentials,AEP)。用这些电位作为指标来判断听觉通路各个部分功能的方法,称电反应测听法(electric response audiometry,ERA),它是一种不需要受试者作主观判断与反应的客观测听法。

听性诱发的生物电位种类较多,目前应用于临床测听者主要有耳蜗电图、听性脑干诱发电位、中潜伏期反应及皮层电位等,它们的信号都极微弱,易被人体的许多自发电位、本底噪声及交流电场等所掩盖,需要在隔音电屏蔽室内进行检测,受检者在保持安静状态下,利用电子计算机平均叠加技术提取电信号。

(1)耳蜗电图:耳蜗电图(electrocochleograph,ECochG)包括 3 种诱发电位:耳蜗微音电位(CM)、总和电位(SP)以及耳蜗神经复合动作电位(CAP,常简作 AP)。

1)检测方法:临床上用短声(click)、短音(tone pip)或短纯音(tone burst)作刺激声,刺激重复率 10 次 /s,记录电极用针状电极经鼓膜刺到鼓岬部近圆窗处,或用极小的银球电极紧放在鼓膜后下缘近鼓环处;参考电极置同侧耳垂或头顶;鼻根部或前额接地电极。滤波带宽 3~3 000Hz,分析窗宽 10ms,平均叠加 500 次。

2)耳蜗电图检查内容

①CM:系用单相位刺激声通过两种相位相减,可获 CM,常用短纯音作刺激声。CM 电位为交流电位,几乎没有潜伏期,波形与刺激声的波形相同,持续的时间相同或略比声刺激为长,振幅随声强增加。

②SP 和 AP:正常人在外耳道或鼓膜表面经无创电极记录到的 SP 为负直流电位,同样无潜伏期和不应期。AP 主要由一组负波(N_1~N_3)组成,其潜伏期随刺激强度的增加而缩短,振幅随之相应增大。AP 是反映听觉末梢功能最敏感的电位,是耳蜗电图中的主要观察对象。因为 CM 对 AP 的干扰严重,临床上常用相位交替变换的短声刺激将 CM 消除,这样记录出的图

形为 SP 与 AP 的综合波。

对各波的潜伏期、振幅和宽度(时程)、–SP/AP 振幅的比值,以及刺激强度与 AP 振幅的函数曲线和刺激强度与潜伏期函数曲线等指标进行分析,可助对听神经及其外周听觉传导通路上各种耳聋进行鉴别、客观评定治疗效果。

(2) 听性脑干反应测听:听性脑干反应测听(auditory brainstem response,ABR)是检测声刺激诱发的脑干生物电反应,由数个波组成,又称听性脑干诱发电位。

1) 检测方法:刺激声为短声、滤波短声(filtered click)或短纯音,刺激重复率 20 次 /s。记录电极为银 - 氯化银圆盘电极,置颅顶正中或前额发际皮肤上,参考电极置同侧或对侧耳垂内侧面或乳突部;前额接地电极。带通滤波 100~3 000Hz,平均叠加 1 000~2 000 次,分析窗宽 10ms。

2) 听性脑干诱发反应:听性脑干诱发反应由潜伏期在 10ms 以内的 7 个正波组成,它们被依次用罗马数字命名。ABR 中Ⅰ、Ⅲ、Ⅴ波最稳定,而Ⅵ、Ⅶ两波最差。临床上分析指标包括:①Ⅰ、Ⅲ、Ⅴ波的峰潜伏期及振幅;②Ⅰ~Ⅲ、Ⅲ~Ⅴ、Ⅰ~Ⅴ波的峰间期;③两耳Ⅴ波峰潜伏期和Ⅰ~Ⅴ波峰间期差;④各波的重复性等。听性脑干诱发反应可用于判定高频听阈、新生儿和婴幼儿听力筛查、鉴别器质性与功能性聋、诊断桥小脑角占位性病变等;对听神经病、多发性硬化症、脑干胶质瘤、脑外伤、昏迷、脑瘫痪、脑死亡等中枢神经系统疾病的诊断、定位与治疗选择、结果判断等,可提供有价值的客观资料。

(3) 中潜伏期听诱发电位与 40Hz 听相关电位:中潜伏期听诱发电位(middle latency auditory evoked potential,MLAEP)是在给声后 12~50ms 记录到的诱发电位。其意义尚未阐明,但对客观评估听阈有价值。

40Hz 听相关电位(40Hz auditory event related potential,40Hz AERP)是指以频率为 40Hz 的刺激声所诱发、类似 40Hz 的正弦波电位。为听稳态诱发电位(auditory steady state evoked potential),属于中潜伏期反应的一种。主要用于对听阈阈值的客观评估,尤其是对 1 000Hz 以下频率的听阈确定更有价值。40Hz AERP 在 500Hz、1kHz、2kHz 的平均反应阈为 10dB nHL。

(4) 皮层听诱发电位:皮层听诱发电位(cortical auditory evoked potential,CAEP)产生于声刺激后 30ms~100ms 以内,属于慢反应,可由短纯音诱发。记录电极置头顶,参考电极置乳突或颏部。虽然在清醒状态与睡眠状态所记录的 CAEP 不同,但因 CAEP 可用纯音诱发,故可客观检测不同频率的听阈。成人 CAEP 的反应阈 10dB nHL,儿童 20dB nHL。

(5) 多频稳态诱发电位:多频稳态诱发电位(audio steady-state response,ASSR)技术是近年来才发展起来的一种新的客观听力检测技术,它首先由澳大利亚墨尔本大学耳鼻咽喉科系 Richard 等(1983)报道。因为其测试结果频率特异性高,客观性强,可适用于重度和极重度耳聋患者,因而受到越来越多的重视。

1) 基本原理:调频(FM)和调幅(AM)处理后的不同频率声波(载频 CF),刺激耳蜗基底膜上相应部位听觉末梢感受器,其听神经发出神经冲动,沿听觉通路传至听觉中枢,并引起头皮表面电位变化,这种电位变化通过放大技术,可由计算机记录下来。计算机再对反应信号振幅和相位等进行复杂的统计学处理,系统自动判断是否有反应出现。

2) 检测方法:采用双通道模式。患者平躺在床上。刺激声为经 FM 和 AM 处理的不同频率的声波,两耳载频为 0.5kHz、1.0kHz、2.0kHz、4.0kHz,左耳调频为 77Hz、85Hz、93Hz、101Hz,右耳调频为 79Hz、87Hz、95Hz、103Hz。电极为纽扣式电极,记录电极位于前额发际皮肤处,接地电极位于眉间,两侧乳突部为参考电极。增益为 100K,带通滤波为 30~300Hz,平均叠加

400 次,伪迹拒绝水平为 31%,耳塞为 ER3A 插入式。

3)结果判断:电脑根据所采集的信号,对其进行复杂的统计学分析,自动判断结果,得到客观听力图、相位图、频阈图和详细的原始数据。

通过与其他一些听力测试方法如纯音测听、ABR、40Hz AERP 等相比较,证明 ASSR 有很好的临床应用价值。据报道,ASSR 与 Click ABR 结果的相关性高达 0.90 以上,ASSR 与纯音阈值也有良好的相关性,500Hz、1kHz、2kHz、4kHz 的相关性均在 0.75~0.89 间,听力损失越重,差值越小,并且在听力图结构上也很相似;ASSR 阈值与 40Hz AERP 相比较,500Hz 时差值在 15dB 以内,1 000Hz 时差值在 10dB 以内。

4)临床应用:多频稳态诱发电位技术属于客观测听方法,在不能进行行为测听或行为测听不能得到满意结果人群的听力测量中,是很重要的。多频稳态诱发电位可以用于新生儿听力筛查;它还是婴幼儿听力检测中一种可靠而重要的手段,对于确定婴幼儿(尤其 <6 个月)各个频率的听力损失程度极为重要,是婴幼儿助听器选配不可缺少的检测手段;在人工耳蜗植入的术前评估中,利用多频稳态诱发电位获得各个频率点的听力状况是非常重要的,它还可以用于助听器配戴和人工耳蜗植入效果的判断;对于成年人可以通过测定多频稳态诱发电位来间接推算患者的行为听阈;通过比较波幅的变化,多频稳态诱发电位还可以用于麻醉深度的监测;在感音神经性耳聋患者的听功能评价中,ASSR 不但可以获得与行为测听相关性很高的结果,而且听力图的结构也与行为听力图相似。

由于多频稳态诱发电位在临床运用的时间尚不长,有很多问题还需要进一步研究。

(四)耳部影像学检查

1. 耳部 X 线检查法　颞骨岩、乳突部的 X 线拍片可对耳部某些疾病的诊断提供参考,如外耳道闭锁,中耳胆脂瘤等中耳的炎性疾病,耳硬化,外伤及肿瘤等。近年来,由于颞骨 CT 在临床的应用,岩乳突部的 X 线拍片已逐渐被取代。

颞骨岩乳突部 X 线拍片的常用投照位置有以下几种。

(1)劳氏位:从劳氏位(Law position)片中主要可观察到乳突气房、鼓窦、乙状窦和鼓室天盖。

(2)麦氏位:麦氏位(Mayer position)主要显示外耳道、上鼓室、鼓窦入口、乳突、乙状窦板等。

(3)许氏位:许氏位(Schueller position)可显示上鼓室、鼓窦、鼓窦入口等。

(4)伦氏位:伦氏位(Runstrom position)片中所见大致同许氏位,但鼓室及鼓窦入口显示得更为清楚。

以上位置主要用于中耳胆脂瘤和外耳道闭锁的诊断。一般只选两种投照位置,如麦氏位和劳氏位、麦氏位和伦氏位等。

(5)反斯氏位:反斯氏位(anti-Stenven position)从本位片中可观察半规管,耳蜗及鼓窦和乳突等。常用于诊断耳硬化。

(6)头部正位:主要观察两侧内耳道。

2. 颞骨 CT 扫描　颞骨 CT 扫描可采用轴位和冠状位。轴位扫描常规采用听眶线为基线,即外耳道口上缘与眼眶上缘顶点的连线;从此基线向上逐层扫描。冠状位可取与听眶线呈 105° 或 70° 的基线(图 3-2-45)。

从外耳道口前缘开始,自前向后逐层扫描。两种位置的扫描层厚均为 1mm~2mm,层间距 1mm~2mm。轴位扫描一般有 6~8 个重要层面,由下而上分别可显示咽鼓管骨段、骨性外耳道、锤骨、耳蜗、颈静脉球窝、圆窗、砧骨、镫骨、锤砧关节、面神经管水平段和迷路段、内耳道、前庭、鼓窦、水平半规管、上半规管、后半规管、乙状窦板、乳突和鼓室天盖等。冠状位一般取 6~7 个层面,从前至后可分别显示锤骨、耳蜗、颈动脉管升部、上半规管、内耳道、后半规管、外耳道、水平半规管、中鼓室、下鼓室、鼓窦、鼓室天盖、前庭等。

由于高分辨率CT扫描能清晰地显示耳部及其邻近组织的精细解剖结构,对耳部的先天畸形、外伤、各种中耳炎症及某些耳源性颅内并发症(如硬脑膜外脓肿,乙状窦周围脓肿,脑脓肿等)、肿瘤等具有较高的诊断价值,在临床上得到了广泛的应用。颞骨CT薄层扫描及膜迷路实时三维重建(volce Rendering)亦可观察内耳发育状况(孔维佳等,2003)。但是CT对中耳内软组织阴影的性质尚不能作出准确的判断。

3. 颞骨的MRI检查　磁共振成像(magnetic resonance imaging,MRI)具有很高的软组织分辨率,可对耳部病变组织的性质作出诊断,如听神经瘤、颈静脉球体瘤、中耳癌、乙状窦血栓形成、耳源性脑脓肿等,特别是对听神经瘤具有重要的诊断价值(图3-2-46)。成像方法可观察膜迷路发育状态、有无纤维化或骨化情况;头轴位扫描可沿听神经长轴方向观察听神的完整性,斜矢状位扫描可在不同层面上观察听神经、前庭神经及面神经截面(孔维佳等,2003)。

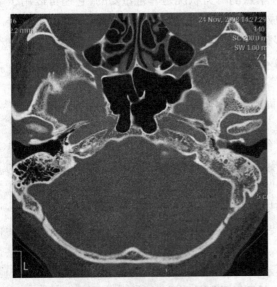

图3-2-45　颞骨CT轴位

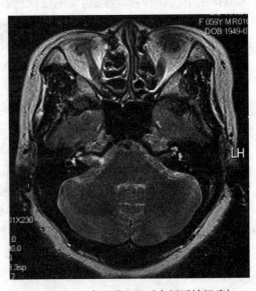

图3-2-46　内听道MRI(右侧听神经瘤)

4. 其他　数字减影血管造影(digital subtraction angiography,DSA)对耳部血管瘤,如耳郭血管瘤、颈静脉球体瘤、动-静脉瘘等有较高的诊断价值,并可在此基础上对供血血管作栓塞术。

第三节　先天性耳前瘘管

一、病理生理

先天性耳前瘘管(congenital preauricular fistula)是第一、二鳃弓的耳郭原基在发育过程中融合不全的遗迹,或第一鳃沟封闭不全所致,是一种临床上很常见的先天性外耳疾病。瘘管的开口很小,多位于耳轮脚前,少数可在耳郭之三角窝或耳甲腔部,平时多无症状,不以为疾,直至感染,才引起注意并接受诊治。

瘘管为一狭窄的盲管,可穿过耳轮脚或耳郭部软骨,深至耳道软骨与骨部交界处或者乳突骨面,部分有分支。管壁为复层扁平上皮,皮下结缔组织中有毛囊、汗腺及皮脂腺,管腔内常有脱落的上皮等混合而成之鳞屑,有臭味。管腔可膨大成囊状,感染时有脓液潴留,形成脓肿,管周有炎性浸润。

二、临床表现

一般无症状,偶尔局部发痒,检查时仅见外口为皮肤上的一个小凹,挤压可有少量白色皮脂样物渗出,有微臭味。感染时,局部红肿、疼痛、溢脓液;重者,周围组织肿胀,皮肤可以溃破形成多个漏孔。排脓后,炎症消退,可暂时愈合,但常反复发作,形成瘢痕,多见于耳屏前上方发际附近,瘘管深长者,可影响耳道软骨部及耳郭,一般不波及耳后沟及耳道骨部。

三、诊断及鉴别诊断

根据病史及局部检查,容易作出诊断,按其瘘口的位置与瘘管的走向,要与第一鳃裂瘘相鉴别。急性感染及溃疡不愈时要与一般的疖肿或一般的淋巴结炎和淋巴结核溃疡相鉴别。

四、治疗原则

无症状者可暂不作处理。局部瘙痒、有分泌物溢出者,宜行手术切除。有感染者可行局部抗炎症治疗,脓肿形成应切开排脓,应在炎症消退后行瘘管切除术。

手术可在 1% 利多卡因局部浸润麻醉下进行,小儿可在全身麻醉下进行。术中可用探针作为引导,或在术前用钝头针向瘘管内注入亚甲蓝作为标志,采用此法时,注药不宜过多,注射后,稍加揉压,将多余的染料擦净,以免污染术创。手术时可在瘘口处作棱形切口,顺耳轮脚方向延长,沿瘘管走行的方向分离,直至显露各分支的末端。若有炎症肉芽组织可一并切除,术创应以碘酒涂布,皮肤缺损过大时,可在刮除肉芽之后植皮或每天换药处理,创面二期愈合。

第四节　外耳、中耳及内耳畸形

一、先天性耳郭畸形

(一) 病理生理

先天性耳郭畸形(congenital malformation of auricula)是由第一、二鳃弓发育畸形所致。胚胎第 6 周在第一鳃弓和第二鳃弓上形成的 6 个丘样结节,逐渐隆起、融合、卷曲,至胚胎第三个月时,合成耳郭雏形。其中第一结节发育为耳屏及耳垂的前部,第二、三结节成为耳轮脚,第四、五结节成为对耳轮,第六结节成为对耳屏及耳垂的后部,第一、二鳃弓之间鳃沟中央的上半部将形成耳甲、下半部成为屏间切迹,随着胚胎发育,耳郭的体积逐渐增大,至出生后 9 岁时可接近成人状。在胚胎三个月内受遗传因素,药物损害或病毒感染时,均可影响耳郭发育导致出现畸形。畸形可表现为位置、形态及大小异常三类,也可发生在单侧或双侧。

先天性耳郭畸形的分类有以下几种。

1. 移位耳　耳郭的位置向下颌角的方向移位,其耳道口亦同时下移,且常伴有形态和大小的变化。

2. 隐耳　为耳郭部分或全部隐藏在颞侧的皮下,不是正常 45° 角展开,表面皮肤可与正常相同,软骨支架也可以触及,形态基本正常或略有异常。

3. 招风耳(protruding ear) 耳郭过度的前倾,至颅耳角接近 90°时称之为招风耳。

4. 猿耳(macacus ear) 人胚胎第 5 个月的一段时间内,在耳郭的上缘与后交界处有一向后外侧的尖形突起,相当于猿耳的耳尖部,一般至第 6 个月时已消失,若有明显遗留时,属返祖现象,若有部分遗留称为达尔文结节。

5. 杯状耳(cup ear) 对耳轮及三角窝深陷,耳轮明显卷成圆形,状似酒杯而得名,其体积一般较正常小。

6. 巨耳(macrotia) 耳部整体成比例增大者少,多为耳郭的一部分或耳垂部分过大。

7. 副耳(accessory auricle) 除正常耳郭外,在耳屏前方或在颊部、颈部又有皮肤色泽正常之皮赘突起,大小和数目形态多样,内可触及有软骨,部分形似小耳郭,系第一、二鳃弓发育异常所致,此类病例常伴有其他颌面畸形。

8. 小耳(microtia) 耳郭形态、体积及位置均有不同程度的畸形,且常与耳道狭窄、闭锁及中耳畸形伴发。

(二) 临床表现

按畸形的程度可分为三级。

1. 第一级 耳郭的形体较小,但各部分尚可分辨清,位置正常,耳道正常或窄小,亦有完全闭锁者。

2. 第二级 耳郭的正常形态消失,仅呈条状隆起,可触及软骨块,但无结构特征,附着于颞颌关节的后方或位置略偏下,无耳道,且常伴中耳畸形。

3. 第三级 在原耳郭的部位,只有零星不规则突起,部分可触及小块的软骨,位置多有前移及下移,无耳道,常伴有小颌畸形、中耳及面神经畸形,少数可伴 Branchio-oto-Renal(BOR)腭弓发育畸形综合征,此为早期的发育障碍所致,发病率较低,约为外耳畸形的 2% 左右。

(三) 诊断

应询问患者家庭中有无类似的病例及母亲妊娠时有无染病或服药史,耳郭病变根据视、触所见即可确诊,但应作全面检查,排除其他伴发畸形,为明确是否同时伴有中耳、面神经及内耳畸形,按需要安排以下检查。

1. 听功能检查

(1)音叉试验:Weber 试验——内耳正常偏患侧,内耳不正常可偏向健侧。Rinne 试验——内耳正常为阴性,内耳不正常者可为阳性。

(2)电测听:纯音测听,内耳功能正常者呈传导性聋曲线,内耳功能不正常者呈感音神经性聋曲线。

2. 影像检查 耳部 X 光片和 CT 检查,可以明确骨性外耳道、乳突气房、鼓室、听骨链及内耳结构是否存在、其大小及形态是否正常。

(四) 治疗原则

因耳郭形态奇异,影响外观,要求治疗者,可根据病情于 9 岁以后(最佳为 15 岁以后)安排行整形手术矫治,但双耳重度畸形伴外耳道闭锁者,为改善听力,可在学龄前行耳道及鼓室成形术治疗。

二、先天性外耳道闭锁与中耳畸形

(一) 病理生理

先天性外耳道闭锁(congenital external acoustic meatus)是第一鳃沟的发育障碍所致,单独出现者少见,常与先天性耳郭畸形及中耳畸形(congenital malformation of middle ear)伴随,发病率约为 0.05‰~0.1‰,男女差别不大,单侧和双侧的发病之比为 4∶1。可因家族显性遗传而发病,亦可因母体妊娠 3~7 个月期间染疾或用药不当,致耳道发育的停顿而成。

先天性中耳畸形是第一咽囊的发育障碍所致,可以与外耳的畸形及内耳的畸形相伴,亦可单独出现,表现为单侧或双侧的传导性聋。

(二)临床表现

1. 先天性外耳道闭锁　可伴发或不伴发中耳的畸形,可根据病情不同,分为轻、中、重度,与耳郭畸形之 1、2、3 级大致相对应。

(1)轻度:耳郭有轻度的畸形,耳道软骨段的形态尚存,深部狭小或完全闭塞,骨段的形态完全消失或有一软组织索,鼓膜被骨板代替。鼓室腔接近于正常,锤骨、砧骨常常融合,镫骨发育多数正常,砧镫关节完整。

(2)中度:耳郭明显的畸形,耳道的软骨段与骨段完全闭锁,鼓窦及乳突气房清楚,鼓室腔狭窄,锤砧骨融合并与鼓室骨壁固定。砧骨的长突可以阙如,与镫骨仅有软组织连接,镫骨足弓可有残缺(图 3-2-47)。

(3)重度:耳郭三级畸形,乳突气化欠佳,鼓窦及鼓室的腔窄小,锤砧骨常残缺,融合及固定,镫骨足弓畸形,足板固定或环韧带未形成。此类病例常伴有颌面部的畸形及面神经的畸形,部分病例有内耳发育不全。

2. 单纯中耳畸形　包括咽鼓管、鼓室、乳突气房系统及面神经之鼓室部,可以合并出现,亦

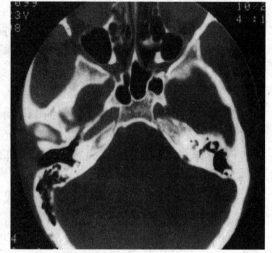

图 3-2-47　左侧外耳道闭锁 CT 影像

可以单独发生。其中,以鼓室畸形及面神经的鼓室部畸形较为多见。

(1)鼓室畸形:表现为鼓室腔周壁形态、容积的异常及鼓室内传音结构的畸形。

1)鼓室壁的畸形:鼓室天盖不全,可有脑膜的下垂。后下壁缺损时可有颈静脉球的异位,突入鼓室下部,鼓室内壁发育不良时,可出现前庭窗及蜗窗的封锁或裂开,前者有听力障碍,后者可出现脑脊液漏。

2)鼓室内传音结构的畸形

听骨链畸形:听骨链完全阙如者很少见,常见的畸形包括融合、部分缺如与不连接。①锤骨与砧骨的融合:表现为锤骨及砧骨形态的异常,关节面消失,融合成一块粗大的骨质,并常与上鼓室骨壁有骨性连接。②砧骨长突的阙如和镫骨足弓的阙如:单独发生或同时出现。有时可能被一软组织条索代替。③镫骨足弓的畸形:足弓呈现板状或一弓缺如,亦有足弓形态基本正常,但与足板不连接。

鼓室内肌畸形:表现为镫骨肌、鼓膜张肌腱附着点及走行方向异常,过粗大、异常骨化或缺如等。以镫骨肌腱畸形较多见。

异常骨桥及骨板:起自鼓室壁,伸向鼓室腔内与听小骨连接,致听骨链活动受制,常见发自上鼓室壁岩鳞缝骨质与锤骨头连接,形成"外固定",亦有发自鼓室后壁与镫骨连接,致镫骨固定。

(2)咽鼓管及气房系统畸形:表现为咽鼓管异常宽大或管口闭塞,亦可有咽鼓管憩室形成。鼓窦及乳突气房发育受咽鼓管影响,气化程度变化较大,鼓窦的畸形主要表现在位置及体积变异两方面,深在、过小的鼓窦会造成手术困难。

(3)面神经鼓室部的畸形:包括骨管异常、形态及走行变异等。

1)骨管异常:骨管缺损,致面神经水平段暴露比较多见,可以局部性或整段阙如。骨管发育狭小者,出生后可有不全面瘫。

2)面神经形态异常:以面神经分叉为多见,可在鼓室部分成两支,一支走在鼓岬部,一支在正常的位置。

3)面神经走行异常:主要表现为面神经锥段(水平与垂直段交接处)的移位。向前下移位,可遮盖前庭窗或在鼓岬部经过,向后上移位,可走在水平半规管后上方的外侧。

(三)诊断

通过局部检查、听功能及影像检查,了解骨性外耳道是否存在、乳突气化的程度、鼓窦及鼓室腔的大小、听小骨畸形程度、面神经及内耳畸形状况,为治疗提供依据。

(四)治疗原则

1. 目的　改善听力和/或外观。

2. 方法　以手术治疗为主。单纯中耳畸形者,常可通过鼓室探查术,根据所发现的畸形的特点进行适当处理,以建立正常的气房系统及传音结构。有外耳道闭锁者,需行外耳道及鼓室成形术,伴有外耳畸形者可同时或择期行耳郭整形或耳郭再造术。

3. 时机与术式

(1)时机:单侧病例,可在成年后进行,或不作治疗;双侧病例,宜在学龄前(4~6岁)给予治疗。

(2)术式:外耳道成形与鼓室成形术可根据病情的轻重及术者的习惯,选用经外耳道进路或经鼓窦进路两种术式。

1)经耳道术式:可用于部分闭锁或有骨性外耳道的软组织闭锁病例,在中、重度病例中采用此法,容易发生面神经及鼓室结构损伤,应慎用。

2)经鼓窦术式:可用于中、重度病例。手术先找到鼓窦、开放上鼓室,显露听小骨的上部,然后切除鼓室外侧的骨质,造就人工鼓膜的植床,并切除部分乳突气房,构成一个宽大的耳道。此法安全、稳妥,可以减少术后外耳道再次闭塞。

三、先天性内耳畸形

(一)病理生理

先天性内耳畸形(congenital malformation of inner ear)亦称先天性迷路畸形(congenital malformation of labyrinth),是胚胎发育早期(胚胎第3~23周)受遗传因素、病毒感染或药物及其他不良理化因素的影响,导致听泡发育障碍所致,是造成先天性聋的重要原因,约占51.5%,其中又以遗传性聋为多。先天性内耳畸形可以单独发生,亦可伴随外耳、中耳畸形,部分病例伴有颜面器官、眼、口、齿畸形及/或伴有肢体与内脏畸形,耳部畸形仅为综合征中的部分表征。

(二)临床表现

1. 按病因分类

(1)先天性遗传性内耳畸形:此类病例有家族史。

(2)先天性感染性畸形:是胚胎早期母体感染疾病所导致的,在胚胎1~3个月内,母体感染风疹者,有 22% 新生儿会出现先天性聋,其中 8% 有严重畸形,感染麻疹、腮腺炎等病毒亦可致胚胎受罹。

(3)理化因素损伤性畸形:曾在欧洲引起轩然大波的沙利度胺(反应停,一种控制妊娠反应的神经安定剂),在妊娠 45d 内服用后可引起包括耳部畸形在内的多个器官及肢体的畸形,有报道认为甲丙氨酯(眠尔通)、奎宁等亦有致畸形反应。X 射线及电磁波、微波的致畸作用,受到广泛关注,但目前尚无公认的发病率报道。

2. 按畸形的范围和程度分类

(1)非综合征性(单纯性)耳畸形:为单纯的内耳发育障碍所致,不伴其他畸形,此类病例在近亲婚配的后代中发生率较高。根据内耳畸形程度及残缺部位,可分为四型。

1)Alexander 型:即蜗管型,主要表现为蜗管发育不良。可以只侵及耳蜗基底回,表现为高频听力损失,亦可侵及蜗管全长,表现为全聋,而前庭功能可能尚正常。

2)Scheibe 型:即耳蜗球囊型,此型病变较轻,骨性耳蜗及椭圆囊膜性半规管发育正常,畸形局限于蜗管及球囊,内耳部分功能存在,可以单耳或双耳发病。

3)Mondini 型:为耳蜗发育畸形,骨性耳蜗扁平,蜗管只有一周半或两周,螺旋器及螺旋神经节发育不全,前庭亦有不同程度障碍。

4)Michel 型:为全内耳未发育型,常有镫骨及镫骨肌阙如,此种病例听功能及前庭功能全无。

(2)综合征性耳畸形:此类内耳畸形除伴发外耳、中耳畸形外,尚有头面部不同器官及肢体、内脏畸形相伴发生,组成不同综合征,种类甚多,仅列举以下几种。

1)Usher's syndrome:即视网膜色素变性、聋哑综合征,此型内耳病变可与 Alexander 型相似,但伴有视网膜色素沉着,视野进行性缩小,亦可伴发先天性白内障。

2)Pendred's syndrome:即甲状腺肿耳聋综合征,此型内耳病变可与 Mondini 型相似,出生后即有耳聋,至青春期出现甲状腺肿大,成年后更加重,但甲状腺功能一般正常。

3)Klippel-Feil's syndrome:即克里波 - 费尔综合征,有颈椎畸形,颈短,呈蹼状,后发际低垂。内耳、内听道及中耳结构均可有不同程度畸形,镫骨底板缺损者,蛛网膜下腔与鼓室相通,可发生脑脊液耳漏。

4)Cerico-oculo-acoustic trias:亦称颈 - 眼 - 耳三联征,除 Klippel-Feil's syndrome 所具有的颈、内耳畸形外,尚有眼球运动障碍。

5)Waardenburg's syndrome:即华登堡综合征,内耳发育不全,表现为中度或重度感音神经性聋,高频听力缺失,低频听力可能有残存。患者伴有内眦及泪点外移,鼻根高而宽,双侧眉毛内端散乱或相连,有部分或全部虹膜异色及白色束发。

6)Van der Hoeve's syndrome:亦称先天性成骨不全症,属于先天性骨质构造缺陷,表现为蓝色巩膜、临床性耳硬化症(镫骨底板固定)及容易发生骨折,听力损失表现为进行性传导性聋,罹及双耳。

(三)诊断

1. 病史及家族史 注意询问:①母体妊娠的早期有无病毒感染,服用过致畸药物,频繁接触放射线及电磁波等物理因素;②围生期的胎位及分娩经过是否顺利;③发现患者失聪的时间、其他疾病史及接受过何种治疗。

2. 进行全身体格检查及听功能检查。

3. 耳部 X 线照片及 CT 检查,可以帮助确定内耳畸形的程度及类型。

4. 对有家族史者,可行染色体及基因检查,以确定其遗传特征。

(四) 治疗原则

根据耳聋的性质和程度,可分别采用下列方法:

1. 传导性聋者,Van der Hoeve's syndroms 致聋原因为镫骨底板的固定,可以通过镫骨手术或内耳开窗术治疗,获得接近正常的听力。

2. 中、重度感音神经性聋,多为高频听力损失严重,低频听力有不同程度的残存,可选配合适之助听器,以补偿听力损失。

3. 重度及极重度感音神经性聋,听阈达 80dB 以上,用助听器无法补偿者,可进行鼓岬电极的检查,了解螺旋神经功能状况,部分病例可建议行人工耳蜗植入治疗。

（宫 亮 郑德宇）

■ 第三章

耳外伤及异物

第一节 耳郭外伤

一、临床表现

耳郭常易受机械性损伤、化学伤、冻伤及烧伤等损伤,而导致耳郭外伤(auricle trauma),其中以挫伤(contusion)及撕裂伤(laceration)最为常见。不同原因所致耳郭外伤在不同时期有不同表现:挫伤轻者表现为皮肤擦伤或红肿,重者为血肿,后期若血肿处理不及时可机化引起耳郭增厚变形,较大的血肿可继发感染,导致软骨坏死而形成畸形。撕裂伤则表现为出血、耳郭断裂,严重者耳郭部分或全部离断。

二、诊　断

有明确的耳郭外伤病史,结合耳郭检查,不难诊断,但要注意详细了解外伤的原因,有无合并其他损伤,如外耳道损伤、鼓膜损伤及颞骨骨折等。

三、治疗原则

对于耳郭挫伤所致血肿,血肿小者可在无菌条件下用粗针头穿刺抽出积血,然后加压包扎伤口 48h,必要时可重复穿刺;血肿大者则需手术切开,彻底清除积血及血凝块,充分止血,切口缝合后加压包扎。并配合应用抗生素预防感染。而对于耳郭撕裂伤则应及时清创、止血及缝合,尽量保留软组织,并使创口对位整齐,若耳郭皮肤大部分缺损,软骨尚存,可用耳后带蒂皮瓣或游离皮片修复,最后加压包扎。术后应用抗生素防治感染。注意若耳郭完全断离,应尽早吻合血管对位缝合,术后禁止包扎,禁用止血药。

第二节 鼓膜外伤

一、病　因

鼓膜外伤(injury of tympanic membrane)常因直接或间接外力作用所致,如用各种棒状物挖耳刺伤鼓膜;火星溅入致烧伤;小虫飞入致搔刮伤;掌击耳部所致压力伤;颞骨纵形骨折直接引起鼓膜外伤等。

二、临床表现

患者伤后可突感耳痛,伴耳闷、耳鸣及听力减退,并有外耳道少量出血。气压伤时,因镫骨受强烈震动致内耳受损,可出现眩晕、恶心及混合性听力下降。耳镜检查可见鼓膜多呈不规则或裂隙状穿孔,穿孔边缘及外耳道内可有少量血迹及血痂。若合并颞骨骨折致脑脊液耳漏时,可见清水样液渗出。听力检查为传导性聋或混合性聋。

三、诊　　断

有明确的头外伤病史,患者突感耳痛、耳闷、耳鸣及听力减退,并有血液自外耳道流出,耳镜检查可见鼓膜裂隙状穿孔,穿孔边缘有血迹,听力检查为传导性或混合性聋,可诊断为鼓膜外伤。

四、治疗原则

1. 清洁外耳道,包括去除异物、泥土、血凝块等,并应用抗生素预防感染。
2. 预防上呼吸道感染,避免用力擤鼻涕。
3. 无感染迹象,禁用滴耳液,避免患耳进水,保持耳内干燥。
4. 穿孔较小且无感染者,多可于 3~4 周自行愈合;较大穿孔而不愈合者,可择期行鼓膜修补术。

第三节　外耳道异物

一、病　　因

外耳道异物(foreign bodies in external acoustic meatus)常见于儿童,多因玩耍时误将小玩具、植物种子、塑料球等小物体塞入外耳道内。成人则多因挖耳时将火柴棍、棉花球等不慎留在外耳道内,或者蟑螂等昆虫侵入等。异物可分为动物性(如昆虫)、植物性(如豆类、坚果等)及非生物性(如石子、棉球等)三类。

二、临床表现

根据异物大小、形状及种类不同,可有不同表现。一般小的、遇水不变形的非生物性异物多无症状,若继发感染,可有疼痛,患儿常抓挠患耳并哭闹。较大异物且离鼓膜越近者,症状越明显。遇水后膨胀的异物(如植物的种子),可堵塞外耳道,引起耳闷胀感、耳痛及听力下降,并继发感染,使疼痛加剧,儿童哭闹不止。活昆虫进入外耳道后常扑动、搔抓,轻者出现奇痒难忍或反射性咳嗽,重者引起剧烈耳痛、噪声,甚至鼓膜损伤致听力下降。

三、诊　　断

有明确的外耳道异物置入史,一般可通过耳镜检查发现,个别因异物刺激、停留时间长或者患者本人或他人搔刮外耳道,引起外耳道肿胀,难以辨别。此外,还需注意一些细小异物易存留于外耳道底壁和鼓膜下缘相交的凹陷处,位置隐蔽,检查时要尤为仔细。

四、治 疗 原 则

针对不同异物,采取不同方法取出。

1. 异物未嵌顿外耳道者,可用异物钩沿外耳道与异物之间的缝隙伸到异物的内侧,边松动边轻轻将异物向外拨动,直接将异物取出。尤其适用于塑料球等光滑球形异物。

2. 对于较软的异物,可将异物钩刺入异物内将其拉出。

3. 活动的昆虫类异物,可先用无刺激的油类、乙醇等滴入外耳道,使其被黏住或麻醉后,再用镊子取出或冲洗清除。

4. 较大异物,且与外耳道嵌顿较紧,需在局麻或全麻状态下取出。对于嵌入外耳道皮下甚至骨质中的异物(如铁片、弹片等),还需行耳内切口,甚至凿除部分骨性外耳道,方可取出。儿童常不合作,亦需在全麻下取出异物。

5. 如外耳道异物伴有急性炎症,应先消炎后再取出,或在异物取出后,应用抗感染药物。

（刘　瑶）

第四章

外耳疾病

第一节　外耳道炎及疖

外耳道炎(otitis externa)是外耳道皮肤或皮下组织的急、慢性炎症,一般分为局限性及弥漫性,前者称为外耳道疖,后者称作弥漫性外耳道炎。

一、病　　因

患有全身性慢性疾病(如糖尿病)或机体抵抗力差的患者,易患外耳道疖及弥漫性外耳道炎,病原菌主要为葡萄球菌。外耳道受局部病因长期影响,例如外耳道进水、异物存留、挖耳损伤、中耳炎脓液浸泡等,炎症会迁延为慢性,反复发作,常见致病菌为金黄色葡萄球菌、链球菌等。

二、病　理　生　理

正常外耳道皮肤富含毛囊、皮脂腺及耵聍腺,腺体分泌可保护外耳道皮肤。当外耳道受到炎症刺激时,早期皮脂腺分泌受到抑制,而耵聍腺扩张,其内充满脓液,周围见多核白细胞浸润。急性弥漫性外耳道炎表现为局部皮肤充血水肿和多核白细胞浸润,上皮细胞海绵样变或发生不全角化。

三、常用药的药理机制

1. **头孢菌素类**　属于β-内酰胺类抗生素,可破坏细菌细胞壁,并在细菌繁殖期杀菌,具有抗菌谱广、作用强、疗效高、过敏反应轻等特点,临床常用一、二代头孢菌素治疗外耳道炎症性疾病。其中一代头孢菌素,如头孢唑啉、头孢拉定等,主要针对金黄色葡萄球菌、链球菌等革兰氏阳性菌;二代头孢菌素,如头孢呋辛、头孢克洛等,保留了对革兰氏阳性菌的作用,并具有对革兰氏阴性菌较强的杀伤力,抗菌谱更广。

2. **糖皮质激素**　是由肾上腺皮质束状带分泌的甾体激素,主要为类固醇,具有抗炎、抗病毒、免疫抑制等作用。炎症初期,可抑制毛细血管扩张,减轻渗出;后期抑制毛细血管增生,延缓肉芽形成。抗炎方面,增加抗炎因子基因转录的同时,可抑制致炎因子的基因转录。临床上分为长效、中效及短效,代表性药物分别为地塞米松、泼尼松及可的松。

四、临床表现

1. 外耳道疖 早期常有剧烈耳痛,张口时明显,可放散至同侧头部,部分有全身不适症状,脓肿成熟破溃后,耳痛减轻。疖肿较大堵塞外耳道者,可伴耳闷、耳鸣,甚至影响听力。检查患耳有耳郭牵拉痛或耳屏压痛,外耳道软骨部可见皮肤疖肿或脓肿破溃后脓血流出。

2. 弥漫性外耳道炎 急性期表现为耳内烧灼痛,随病情进展疼痛加剧,并逐渐出现分泌物,初为稀薄样,后变为脓性。检查同样有耳郭牵拉痛或耳屏压痛,并见外耳道皮肤潮湿,耳道狭窄,浆液性或脓性分泌物积聚。慢性者表现为外耳道瘙痒,耳道皮肤多增厚、结痂、脱屑,渗出物少,分泌物堆积可堵塞外耳道,而致听力减退。

五、诊断及鉴别诊断

患者有剧烈耳痛、耳闷等临床表现,且耳道局部有刺激因素长期存在,专科检查见耳道皮肤弥漫性充血、肿胀,疖肿形成或破溃见脓血流出,诊断基本明确。但有时需与下列疾病相鉴别。

1. 急、慢性外耳道湿疹 大量水样分泌物和外耳道奇痒难耐是急性湿疹的主要特征,多无耳痛,查体见外耳道肿胀,常伴丘疹或水疱。慢性外耳道湿疹除瘙痒外,还伴有脱屑、潮湿。(详见本章第二节)

2. 急性乳突炎 外耳道后壁疖肿常有耳后沟、乳突区肿痛,易与急性乳突炎混淆。后者常有急、慢性化脓性中耳炎病史,伴有发热等全身症状,无耳郭牵拉痛,而有乳突区压痛,耳镜检查可见鼓膜穿孔及周围较多脓液。

六、治疗原则

1. 应用抗生素控制感染(包括局部及全身),尽量取分泌物进行细菌培养和药物敏感试验,选择敏感的抗生素。并可配合服用镇静、止痛剂,缓解症状。

2. 清洁外耳道,保证局部清洁、干燥和引流通畅。

3. 外耳道红肿时,局部敷用 1%~3% 酚甘油或 10% 鱼石脂甘油纱条,每日更换纱条 2 次,可起到消炎消肿的作用。

4. 疖肿成熟后宜尽早挑破脓头或切开引流,并用 3% 过氧化氢溶液反复冲洗耳道分泌物。

5. 积极治疗原发感染病灶及全身性疾病(如糖尿病)。

6. 慢性外耳道炎可联合应用抗生素、糖皮质激素类糊剂或霜剂行局部涂抹。

第二节 外耳湿疹

一、病因

外耳湿疹(eczema of external ear)是指发生于耳郭、外耳道及周围皮肤的变态反应性皮炎,分急、慢性两种,其具体发病机制尚不清楚,多认为与变态反应有关。食入牛奶、海鲜等致敏食物、接触某些药物、毛织品或化妆品等过敏物质、处于湿热或高温环境、内分泌功能失调、代谢障碍等均可诱发机体过敏,进而出现外耳湿疹。

二、常用药的药理机制

口服抗过敏药,主要是抗组胺类药物,分 H_1、H_2 受体拮抗剂,常见的是 H_1 受体拮抗剂,可拮抗组胺对毛细血管、平滑肌、呼吸道分泌腺、唾液腺等的作用,能快速使过敏症状得到缓解。H_1 受体拮抗剂通常分三代,第一代有氯苯那敏、羟嗪等,第二代有氯雷他定、依巴斯汀等,第三代有非索非那定、地氯雷他定等。注意孕妇,尤其是怀孕前 3 月内应慎用本类药物,因动物实验发现其有致畸作用。

三、临床表现

1. 急性湿疹　患者常感奇痒,伴烧灼感,局部皮肤呈红斑或粟粒状小丘疹,甚至形成小水疱,挖耳后流出黄水样分泌物,凝固后形成干痂。

2. 慢性湿疹　外耳道内剧痒,皮肤增厚,有脱屑,表面粗糙不平,可有色素沉着,严重可引起外耳狭窄。

四、诊　　断

追问病史有典型的耳部奇痒,并有黄水样分泌物流出,局部检查见耳部皮肤红斑、丘疹、水疱形成,反复发作,局部皮肤增厚、脱屑,一般诊断较容易。

五、治疗原则

1. 尽可能找出病因,去除致敏因素。忌食辛辣、刺激性食物,保持耳道干燥、清洁,避免挖耳、搔抓,积极治疗化脓性中耳炎。

2. 局部渗出较多时,可滴入 3% 硼酸溶液或 15% 的氧化锌溶液;渗出较少时,可涂用 2% 甲紫溶液、氧化锌糊剂或硼酸氧化锌糊剂、软膏、抗生素激素软膏等;有较多干痂者,用过氧化氢溶液清洗局部并拭干后再用上述药物。慢性湿疹皮肤增厚者,局部涂用 10%~15% 硝酸银。

3. 全身治疗包括服用抗过敏药物,可选择氯雷他定(开瑞坦)、氯苯那敏(扑尔敏)等,口服维生素 C,口服泼尼松片等。

第三节　耳郭化脓性软骨膜炎

耳郭化脓性软骨膜炎(suppurative perichondritis of auricle)常因外伤后继发感染,于耳郭软骨及软骨膜间形成脓液,脓液压迫可使软骨缺血坏死,最终可导致耳郭畸形,影响外耳的外观及生理功能,应尽早诊治。

一、病　　因

常见病因有外伤、烧伤、冻伤、手术、打耳洞等,主要致病菌为铜绿假单胞菌,其次为金黄色葡萄球菌,链球菌、大肠杆菌等次之。

二、临床表现

早期有耳郭局部烧灼感、红肿、疼痛,随病情进展,疼痛加剧,且整个耳郭弥漫性肿,体温升高,检查患耳有明显触痛。后期感染局限化,形成脓肿,触之有波动感或破溃出脓。晚期耳郭软骨缺血、坏死,挛缩形成菜花状畸形。

三、诊　断

根据有明确的外伤、手术、冻伤等病史,患耳局部有红肿热痛症状,查体耳郭触痛、脓肿形成的波动感或脓肿破溃,晚期耳郭挛缩畸形,一般可明确诊断。

四、治疗原则

1. 早期脓肿未形成时,全身应用足量的敏感抗生素,局部辅助理疗,以改善微循环,利于炎症消退。

2. 脓肿形成后,在局麻或全麻下行脓肿切开引流,彻底清除坏死组织及脓液,尽量保留正常的耳轮软骨,以防耳郭畸形。术中以盐水、抗生素溶液反复冲洗,术毕将皮肤贴回创面,留置橡皮引流条,不予缝合或少许缝合,纱布适当加压包扎。术后用抗生素两周,隔日或每日换药。

3. 对于创面较大,遗留严重畸形者,可择期行整形修复手术。

第四节　外耳道真菌病

外耳道真菌病(otomycosis)是真菌侵犯外耳道或外耳道内的条件致病性真菌,在适宜的条件下繁殖,引起的外耳道真菌感染性疾病。

一、病　因

真菌易在温度高、湿度大的环境下繁殖,当人体外耳道进水、分泌物积存或长期使用抗生素滴耳液,使得外耳道成为真菌很好的繁殖场所。常见的致病菌有念珠菌、曲霉菌、青霉菌、毛霉菌、放线菌等。

二、病理生理

曲霉菌感染一般不侵犯骨质,故无组织破坏。念珠菌感染早期以渗出为主,晚期为肉芽肿性炎症。芽生菌、放线菌感染主要表现为化脓和肉芽肿性改变。毛霉菌可侵入血管,形成血栓,导致组织缺血梗死,引起坏死和白细胞浸润。

三、常用药的药理机制

1. 制霉菌素类抗真菌药　属多烯抗真菌药,对白念珠菌、新型隐球菌等有强大抑制作用,高浓度有杀菌作用,可增加真菌细胞膜通透性,引起细胞内重要物质流失而致死,毒性大,忌注射用。

2. 咪唑类抗真菌药　为合成抗真菌药,与制霉菌素抗菌作用类似,通过改变细胞膜通透性使真菌死亡,主要经肝脏代谢。常见药物有克霉唑、咪康唑、氟康唑等。

四、临床表现

轻者可无症状,检查时尚被发现。典型的常见症状有外耳道闷胀或奇痒,合并感染时可有肿痛、流脓。若真菌团块堆积,阻塞外耳道,可出现听力减退、耳鸣或眩晕。检查见外耳道或鼓膜覆盖白色、灰黄色、灰色或褐色绒毛状或团块状真菌,局部感染者,表面可见脓性分泌物。

五、诊 断

根据检查见外耳道内白色或褐色绒毛状真菌可大体判断,进一步作真菌培养或涂片检查可确诊。该病应和普通的外耳道炎、外耳道新生物相鉴别。分泌物涂片、真菌培养,可判断致病菌的种类,局部活检可确定新生物性质,有助于鉴别诊断。

六、治 疗 原 则

以局部治疗为主,一般不需全身应用抗真菌药。首先清除外耳道内的真菌及分泌物,可用 1%~3% 柳酸乙醇溶液涂耳,保持外耳道清洁、干燥。局部应用广谱抗真菌药物,可选咪康唑(达克宁霜剂)涂抹。

第五节 外耳道胆脂瘤

外耳道胆脂瘤(ear canal cholesteatoma)又称外耳道栓塞性角化病,为位于外耳道骨部的富含胆固醇结晶的脱落上皮团块,临床上不多见。

一、病 因

其病因至今尚不明确,一般认为是外耳道皮肤损伤后,受各种病变刺激,使生发层的基底细胞生长活跃,角化上皮细胞脱落增多,且排出受阻,经过长期的堆积,形成外耳道胆脂瘤。

二、病 理 生 理

鳞状上皮侵蚀局部骨性外耳道,并逐渐扩大,表面覆以复层鳞状角化上皮。角化上皮脱落,在外耳道不断堆积,且无法排出,压迫外耳道,同时其释放溶胶原酶物质,使外耳道壁破坏增大,形成外耳道腔外小内大的葫芦状,可有死骨形成。脱落的上皮中央部分缺氧腐败分解,产生胆固醇结晶。角化上皮不断积存,病变可向中耳和乳突蔓延,严重者累及面神经引起面瘫。

三、临 床 表 现

好发于成年,多为单侧,部分为双侧。胆脂瘤形成的早期多无自觉症状。随着其体积的增加,可有耳闷胀感、耳痛及听力下降,继发感染时耳痛加剧,且外耳道可有臭味分泌物流出。并发胆脂瘤型中耳炎,可致周围性面瘫。检查可见外耳道内白色、黄色或褐色胆脂瘤样物堵塞,伴有感染时有臭脓,将其清除后见外耳道皮肤糜烂,并可有骨质缺损及死骨形成,鼓膜多完整、内陷。

四、诊断及鉴别诊断

典型的外耳道胆脂瘤通过耳镜检查,并结合中耳 CT 影像学表现不难诊断(图 3-4-1)。当胆脂瘤表面呈褐色时,需与外耳道耵聍栓塞相鉴别,后者从内到外均为褐色,与外耳道壁易于分离,前者仅表面呈褐色,其内部为白色脱落上皮。当外耳道胆脂瘤合并感染形成臭脓或肉芽时,要与中耳胆脂瘤相鉴别,后者可导致较重的听力损失,中耳 CT 见病变在中耳乳突,而前者病变主要在外耳道。

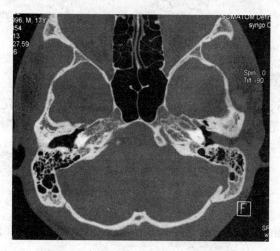

图 3-4-1 左侧外耳道胆脂瘤 CT 影像

五、治 疗 原 则

主要治疗方法就是将其彻底清除。病变轻的胆脂瘤可直接用耵聍钩取出。合并感染者在抗感染的同时,及早将胆脂瘤全部或部分清除,严重感染者,宜在全麻及手术显微镜下行微创手术取出,侵入乳突者同时行乳突手术。

第六节　耳郭假性囊肿

耳郭假性囊肿(pseudocyst of auricle),又名耳郭非化脓性软骨膜炎(non-suppurative perichondritis of auricle)、耳郭浆液性软骨膜炎(serous perichondritis of auricle)、耳郭软骨间积液(intracartilage effusion of auricle)等,为耳郭软骨夹层内非化脓性浆液蓄积而形成的囊肿。一般男性多于女性。

一、病　因

病因未明,一般认为与机械性刺激、外伤、挤压有关,引起局部微循环障碍所致。

二、病 理 生 理

显微镜下见囊肿位于软骨层之间,软骨层厚薄不一,囊大者软骨层薄或不完整,间断处由纤维组织取代;囊小者,软骨层完整,其内面为一层浆液纤维素覆盖,表面无上皮细胞结构。

三、临 床 表 现

患者无意中发现耳郭外侧面局部性隆起,逐渐增大,小者多无症状,大者可有胀满感、波动感或灼热感,无疼痛,局部肤色正常。穿刺可抽出细菌培养无细菌生长。

四、诊　断

结合典型的临床表现,且穿刺抽吸出淡黄色液体,细菌培养阴性,诊断不难。

五、治疗原则

1. 早期、囊肿较小时可行超短波、紫外线照射、冷冻等物理治疗。

2. 较大囊肿一般采用穿刺抽液，局部加压包扎。操作过程要严格无菌，尽量将囊液抽净，也可抽液后注入硬化剂、15% 高渗盐水或 50% 葡萄糖，然后用石膏固定。

3. 手术治疗，将囊腔外侧壁软骨切除，清除积液及肉芽，术区留置橡皮引流条，缝合、加压包扎，多数疗效满意。

第七节　外耳道耵聍栓塞

外耳道耵聍栓塞（impacted cerumen）指耵聍腺分泌旺盛，致耵聍堆积过多，形成团块，阻塞于外耳道。

一、病　　因

当外耳道受各种刺激，或者粉尘杂物进入外耳道，可促进耵聍腺分泌，或当外耳道存在畸形、狭窄、肿瘤、异物等妨碍耵聍向外排出时，可引起耵聍在外耳道内堆积，久而久之凝结成块，堵塞外耳道。

二、临床表现

少量耵聍未完全堵塞外耳道者多无症状，部分有痒感。若耵聍完全堵塞外耳道时，常有耳闷胀感，伴听力减退，有时可有与脉搏一致的搏动性耳鸣，部分可有眩晕。外耳道进水后可有耳痛，合并感染者疼痛明显。检查外耳道内有棕黑色团块堵塞，触之较硬，继发感染者可见耳道皮肤红肿及脓液形成。

三、诊断和鉴别诊断

患者有耳闷胀感，听力检查为传导性聋，耳镜检查可见外耳道棕黑色、较硬团块堵塞。本病需与外耳道胆脂瘤相鉴别，详见本章第五节。

四、治疗原则

小心将耵聍完整取出是唯一方法。对于未完全堵塞外耳道、活动的耵聍，可用耵聍钩或膝状镊取出，或者用吸引器吸出，操作要轻柔，避免损伤外耳道和鼓膜。对于较大、较硬且嵌顿的耵聍，宜先用 3%~5% 的碳酸氢钠溶液浸泡 2~3d，每日 4~6 次滴入，待耵聍软化后用温水将耵聍冲出。合并感染者，应用抗生素控制感染。

（刘　瑶）

第五章

中耳炎性疾病

第一节　分泌性中耳炎

分泌性中耳炎（secretory otitis media）是一种因咽鼓管功能障碍和／或中耳黏膜分泌障碍所引起的中耳腔负压、积液产生为主要病理变化，以听力下降、耳闷胀感、耳鸣为主要症状的中耳非化脓性炎性病变。临床发病率高，以儿童多见。按病程长短不同，分为急性和慢性，病程超过 8 周者为慢性分泌性中耳炎。其中，中耳积液甚为黏稠者称为胶耳。

一、病　因

认为分泌性中耳炎发病机制与咽鼓管功能障碍、感染等因素有关。

（一）咽鼓管功能障碍

咽鼓管具有调节中耳内外气压平衡、清洁及防止逆行感染的功能。

1. 咽鼓管阻塞　当腺样体肥大、后鼻孔息肉、鼻咽部肿物、鼻窦炎、过敏性鼻炎等导致咽鼓管阻塞时，外界空气不能进入中耳，中耳腔内呈现负压，导致中耳黏膜血管扩张、通透性增加，形成中耳渗液。

2. 咽鼓管清洁防御功能障碍　咽鼓管黏膜为假复层纤毛柱状上皮，纤毛细胞与其上方黏液毯组成"黏膜纤毛输送系统"，向鼻咽部摆动，以排出病原体及分泌物。当各种原因导致纤毛排送系统功能障碍，如纤毛运动不良综合征，使中耳分泌物排出不畅，产生中耳积液。

（二）感染

中耳黏膜是上呼吸道黏膜的一部分，当上呼吸道感染时，病原体通过咽鼓管咽口进入中耳，咽鼓管咽口及软骨段黏膜充血肿胀，形成分泌液。常见致病菌为流感嗜血杆菌和肺炎链球菌。近来有研究报道，病毒感染也可能是该病的主要致病微生物。

（三）免疫反应

中耳有独立免疫防御系统，由于中耳细菌感染，炎症介质增加，细菌特异性抗体、免疫复合物及补体存在，提示与Ⅲ型变态反应相关，导致黏膜中杯状细胞和黏液腺体明显增加，中耳漏出液形成。也有学者认为与Ⅰ型、Ⅳ型变态反应相关。

二、病　理　生　理

早期，中耳黏膜毛细血管充血、扩张，血管通透性增强，渗液增加；继而黏膜上皮增厚，化生,鼓室前部低矮的假复层柱状上皮变为增厚的分泌性上皮;鼓室后部的单层扁平上皮变为假复层柱状上皮,杯状细胞增多;同时上皮下病理性腺体组织形成,固有层血管周围出现以淋巴细胞及浆细胞为主的圆形细胞浸润;恢复期腺体退化,分泌物减少,黏膜逐渐恢复正常。如病变未得控制,晚期出现积液机化或形成包裹性积液,伴肉芽组织形成等,发展为粘连性中耳炎、鼓室硬化等后遗症。

三、常用药的药理机制

1. 糖皮质激素 临床上糖皮质激素主要指由肾上腺皮质束状带分泌,其主要有抗炎、免疫抑制作用;抗组织水肿作用;抗毒素作用;减轻小血管对缩血管因子的应答能力;抑制成纤维细胞活性。临床上分为短效:可的松、氢化可的松(前者在肝内转化为后者才生效);中效:泼尼松、泼尼松龙(前者在肝内转化为后者才生效);长效:地塞米松、倍他米松。临床常用中长效作短期治疗。

2. 青霉素类 是耳鼻咽喉科常见感染的首选药,对革兰氏阳性菌和阴性球菌灵敏。吸收后迅速分布于全身组织器官,半衰期为 0.5~1h。

3. 头孢菌素类 具有抗菌谱广、作用强、耐青霉素酶、临床疗效高等优点。一代头孢菌素,有头孢氨苄、头孢拉定、头孢唑啉等,主要用于产酶金黄色葡萄球菌所到的严重感染;二代头孢菌素有头孢呋辛、头孢克洛等,对革兰氏阴性菌作用强;三代头孢菌素,有头孢噻肟、头孢唑肟、头孢曲松、头孢他啶等,主要用于革兰氏阴性菌和阳性需氧菌所致的严重感染和败血症,其中头孢噻肟、头孢曲松等可通过血脑屏障;四代头孢菌素,主要有头孢匹罗、头孢吡肟等,在保留第三代头孢菌素作用的同时,增强了对革兰氏阳性菌的抗菌作用。

4. 鼻腔减充血剂 1% 麻黄素滴鼻液(儿童浓度减半),具有收缩鼻黏膜血管,改善鼻腔通气,但因其可引起药物性鼻炎,故连续应用不应超过 10d。

四、临床表现

(一) 症状

1. 听力下降 部分患者多因感冒后出现渐进性听力下降,多为轻度听力下降,如积液未充满鼓室则听力可随头位改变而改变。儿童单耳发病时易被忽略。

2. 耳闷胀感 部分患者多因耳闷胀感就诊,可伴自听增强。

3. 耳鸣 多为间歇性、低调性,打哈欠时耳内可有水声,如分泌物黏稠或占满整个鼓室则无此症状。

4. 耳痛 多数无明显耳痛,仅部分急性发作者伴耳痛。

(二) 体征

耳镜检查:急性期,可见鼓膜松弛部充血。鼓膜内陷,表现为光锥缩短、变形或消失,锤骨短突向外突起。鼓室积液时,鼓膜可呈现淡黄、橙色或琥珀色。鼓膜可见液平,形如发丝,凹面向上,随头位变化。

(三) 辅助检查

1. 音叉试验 林纳试验(Rinne test,RT)(–),韦伯试验(Weber test,WT)偏向患侧。

2. 纯音测听 多为轻度传导性耳聋,重者可达 40dB,一般为 15~20dB。以低频听力损失为主,但由于中耳传音结构及两窗阻抗的变化,高频气道和骨导听力亦可下降,少数患者可合并感音性听力损失。

3. 声导抗 有重要诊断意义。平坦型(B型)曲线是分泌性中耳炎典型曲线;负压型(C型)曲线提示咽鼓管功能不良。

4. 影像学检查

(1)颞骨 CT:中耳腔内高密度影,无骨质破坏。

(2)鼻咽侧位片:了解小儿腺样体情况。

(3)鼻咽水平 CT:除外成人鼻咽癌。

五、诊断及鉴别诊断

根据病史、症状、体征,结合听力学检查可作出诊断。但应与以下疾病鉴别。

(一)鼻咽部肿物

因分泌性中耳炎可为鼻咽癌的首诊症状,故对成人患者,尤其单侧发病,应详细询问病史,行鼻咽部检查,必要时行鼻咽部 CT,局部组织病理活检可确诊。

(二)脑脊液耳漏

有头部外伤史,或先天畸形;脑脊液积于鼓室内;CT 检查示颞骨骨折或颅底骨折、先天性骨质缺损或内耳畸形,中耳积液糖定量可确诊。

(三)外淋巴漏

少见,有镫骨手术史;多伴有眩晕,伴眼震;漏孔多位于蜗窗和前庭窗;听力学检查耳聋为感音神经性或混合性。

(四)粘连性中耳炎

粘连性中耳炎多为慢性分泌性中耳炎的后遗症;病史较长,听力损失较重,且咽鼓管吹张治疗无效;鼓膜紧张部萎缩,与听骨链、鼓室内壁粘连,无鼓室积液;声导抗为"B""C"或"As"型。

(五)胆固醇肉芽肿

可为分泌性中耳炎的晚期并发症;中耳内可见棕褐色液体、或肉芽,鼓膜呈蓝色或蓝黑色;CT 示鼓室及乳突内有软组织影,可有骨质破坏。

(六)其他

应与中耳良恶性肿瘤、中耳畸形等鉴别。

六、治 疗 原 则

清除中耳积液,控制感染,改善中耳通气、引流,积极治疗原发病。

(一)非手术治疗

1. 全身治疗 急性分泌性中耳炎给予抗生素,如青霉素类、头孢类等口服或静滴;短期使用糖皮质激素治疗。

2. 局部治疗 局部使用 1% 麻黄碱滴鼻、咽鼓管吹张,以保持鼻腔及咽鼓管口通畅。

3. 病因治疗 对反复发生的分泌性中耳炎,应积极查找病因,如过敏性鼻炎的治疗,必要时行腺样体切除、鼻中隔偏曲矫正等。

(二)手术治疗

保守治疗无效或效果不佳时可考虑手术治疗。

1. 鼓膜穿刺术 无菌操作下,于鼓膜前下方进行穿刺抽液,可于抽液后注入糖皮质激素类药物。必要时可反复穿刺。

2. 鼓膜切开术 鼓室内液体黏稠,穿刺不能吸净时可行鼓膜切开术。切开部位与鼓膜穿刺部位相同(图 3-5-1、图 3-5-2)。

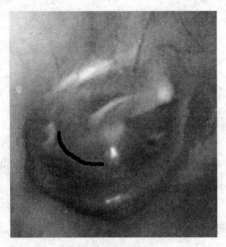 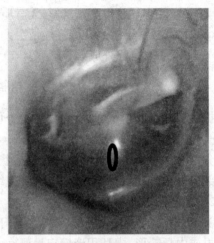

图 3-5-1 鼓膜切开部位(A 切口)　　　图 3-5-2 鼓膜切开部位(B 切口)

3. 鼓膜置管术 慢性分泌性中耳炎保守治疗无效,反复发作,病情长期不愈或胶耳者,可行鼓膜置管术。目的是持续消除鼓室负压,促进中耳黏膜和咽鼓管功能恢复,减少分泌性中耳炎后遗症的发生和提高听力。

第二节 大疱性鼓膜炎

大疱性鼓膜炎(bullous myringitis)是病毒感染引起的鼓膜及其邻近的外耳道皮肤的急性炎症,多发生于儿童和青年。

一、病 因

一般认为与病毒感染有关,如流感病毒、脊髓灰质炎病毒等,可发生于上呼吸道病毒感染之后,多与流感流行有关。

二、常用药的药理机制

1. 广谱抗病毒药 为嘌呤或嘧啶核苷类似药,主要抑制病毒核酸合成,对流感病毒、腺病毒等有效。常见有利巴韦林、阿昔洛韦等。

2. 0.3% 氧氟沙星滴耳液 为喹诺酮类广谱抗菌剂,用于外耳道炎、中耳炎,每次 3~5 滴,每日 2~3 次,小儿鼓膜穿孔患者不宜使用。

3. 3% 过氧化氢溶液滴耳液 具有消毒、清洁、除臭作用。滴入外耳道后用卷棉子将泡沫擦净,然后滴入抗生素滴耳液。

三、临 床 表 现

(一)症状

1. 耳痛 突发性耳深部剧烈疼痛,一般于流感发热消退后 2~3d 发病,大疱破裂后疼痛可缓解。

2. 听力下降　可伴有轻度听力下降,耳闷胀感。

3. 血性分泌物　大疱破裂后,可见稀薄血性分泌物自外耳道流出。

(二) 体征

耳镜检查可见鼓膜及邻近的外耳道皮肤充血,鼓膜后上方可见一个或多个紫红色或红色血疱;血疱破裂时,外耳道内可见浆液血性或浆液性分泌物;因病变位于鼓膜上皮下,大疱破裂后无鼓膜穿孔,结痂可自行愈合,不留瘢痕。

(三) 辅助检查

听力学检查:过去认为大疱性鼓膜炎引起传导性听力损失,但近年有报道称其可引起内耳损害,产生感音神经性听力损失,多数学者认为这种听力损失为暂时性的,也认为是永久性的。

四、诊　　断

根据既往流感病史,突发耳深部剧烈疼痛及特征性鼓膜血疱可作出诊断,但不典型病例需要与以下疾病鉴别。

(一) 急性化脓性中耳炎

耳深部疼痛,但程度不如大疱性鼓膜炎剧烈,耳镜检查可见鼓膜呈弥漫性充血,穿孔后有脓性或黏脓性分泌物。

(二) 特发性血鼓室

又称胆固醇肉芽肿,病因不明,为分泌性中耳炎的晚期并发症;中耳内可见棕褐色液体、或肉芽,鼓膜呈蓝色或蓝黑色;CT 示鼓室及乳突内有软组织影,可有骨质破坏。

(三) 颈静脉球体瘤

无耳痛症状,耳镜检查可见鼓膜向外膨隆,呈现蓝色。

五、治疗原则

以缓解疼痛、防止继发感染为治疗原则。

(一) 全身治疗

因多为病毒感染,可口服阿昔洛韦等抗病毒药物;必要时可给予镇痛药物缓解疼痛。

(二) 局部治疗

大疱破裂前,应保持局部清洁,应用消炎镇痛滴耳液,局部理疗促进炎症吸收;大疱破裂后,注意保持耳道清洁,应用非氨基糖苷类抗生素滴耳液预防继发感染。

第三节　急性化脓性中耳炎

急性化脓性中耳炎(acute suppurative otitis media)是由细菌感染引起的中耳化脓性炎症性疾病。多见于儿童,临床上以耳痛、耳流脓、鼓膜充血或穿孔为特点。

一、病　　因

本病主要由肺炎链球菌、流感嗜血杆菌、乙型溶血性链球菌、葡萄球菌及铜绿假单胞菌等感染,通过以下三种途径侵及中耳发病。

1. 咽鼓管途径　最常见。

(1)急性上呼吸道感染:中耳黏膜是上呼吸道黏膜的一部分,当上呼吸道感染时,病原体通过咽鼓管咽口进入中耳引发本病。

(2)在不洁水中游泳,病原体进入鼻咽部,通过擤鼻,进入中耳。

(3)急性上呼吸道传染病以及婴儿哺乳方法不当,均可经此途径入中耳。

2. 外耳道-鼓膜途径 鼓膜外伤或炎症时,病原菌可经此途径感染中耳;鼓膜手术操作不当亦可导致本病。

3. 血行感染 极少见。

二、病 理 生 理

早期黏膜充血、水肿,血管扩张,鼓室少量浆液性渗液;继之淋巴细胞、浆细胞、白细胞浸润,渗液转为脓性或黏脓性;脓液增多后,鼓膜受压、缺血,发生血栓性静脉炎,纤维层坏死,鼓膜穿孔,脓液外泄;炎症控制后,黏膜恢复正常,鼓膜穿孔自行修复或遗留永久性穿孔,或病变迁延为慢性。

三、常用药的药理机制

2%酚甘油滴耳剂 有杀菌、止痛和消肿作用,用于外耳道炎、急性中耳炎,因其具有腐蚀作用,禁用于鼓膜穿孔患者。余详见本章第一、二节。

四、临 床 表 现

(一)症状

1. 全身症状 鼓膜穿孔前症状明显,有畏寒、发热、食欲减退等,小儿症状较重,可有高热、惊厥,伴呕吐、腹泻等;鼓膜穿孔后,上述症状可减轻或消失。

2. 耳痛 急性化脓性中耳炎主要症状,表现为耳深部搏动性疼痛,可呈放射性,鼓膜穿孔后耳痛症状减轻。

3. 听力下降 早期为耳闷、听力下降,可伴有耳鸣,鼓膜穿孔后听力改善。

4. 耳溢液 鼓膜穿孔后可见血水样分泌物,以后变为黏脓性分泌物。

(二)体征

耳镜检查见早期鼓膜松弛部充血,后呈弥漫性充血,光锥消失,鼓膜标志不清;穿孔多位于紧张部,清除耳道分泌物后,可见穿孔处搏动性亮点,有分泌物流出;坏死性中耳炎者,鼓膜形成大穿孔。

(三)辅助检查

1. 纯音测听 传导性聋。

2. 细菌培养 分泌物细菌培养可见致病菌。

3. 血常规分析 白细胞增多,以多形白细胞为主,穿孔后血象可趋于正常。

五、诊　　断

根据症状、体征和辅助检查可诊断。

六、治 疗 原 则

控制感染与通畅引流为本病治疗原则。

（一）全身治疗

1. 早期足量敏感抗生素控制感染，鼓膜穿刺后根据细菌培养及药敏试验调整用药。

2. 全身支持治疗。

（二）局部治疗

1. 药物治疗　鼓膜穿孔前，可用 1%~2% 酚甘油滴耳剂滴耳；穿孔后，局部清理或 0.3% 过氧化氢溶液清洗外耳道后使用抗生素滴耳液滴耳。

2. 手术治疗　有以下症状者，应考虑鼓膜切开术：全身症状较重，耳痛剧烈，或高热不退，且上述治疗效果不明显；中耳脓液蓄积，鼓膜膨出明显；鼓膜穿孔较小，分泌物引流不畅；疑有并发症发生可能；

3. 病因治疗　鼻腔应用减充血剂，减轻鼻咽黏膜肿胀，改善咽鼓管功能；祛除导致中耳炎的病因，如腺样体肥大、鼻息肉等，预防复发。

第四节　慢性化脓性中耳炎

慢性化脓性中耳炎（chronic suppurative otitis media）是中耳黏膜、骨膜或深达骨质的慢性化脓性炎症，临床常见。以长期间断或持续性耳流脓、鼓膜紧张部穿孔和听力下降为特点。可引起严重的颅内外并发症。

一、病　　因

常见致病菌为金黄色葡萄球菌、铜绿假单胞菌等。

1. 急性化脓性中耳炎未得恰当、合理治疗、病菌毒力较强或全体或局部抵抗力下降，病程迁延长达 8 周以上，或急性坏死性中耳炎，病变深达骨膜及骨质者。

2. 各种原因导致咽鼓管长期阻塞，功能不良者，导致中耳炎反复发作，经久不愈。如腺样体肥大、慢性扁桃体炎、慢性鼻窦炎等。

二、病　　理

临床中可将慢性化脓性中耳炎分为三种类型。

1. 单纯型　病变局限于中耳黏膜，黏膜充血、增厚，杯状细胞及腺体分泌活跃，无骨质破坏，乳突气化良好。

2. 骨疡型　病变向黏膜下侵犯，破坏听小骨、鼓室内壁、鼓窦、乳突区等，局部可有息肉或肉芽组织生成。

3. 胆脂瘤型　详见中耳胆脂瘤。

三、常用药的药理机制

详见本章第一、二节。

四、临床表现

（一）症状

1. 耳流脓　反复发作，持续或间断性。分泌物呈黏脓性，偶有血性，可伴臭味；有肉芽或息肉形成者，可伴有血性分泌物。

2. 听力下降　多为传导性聋,听力损失程度不等,如病变累及内耳可出现混合性聋。

3. 耳鸣　部分患者可出现低调耳鸣。

(二) 体征

鼓膜穿孔位于紧张部,早期可为中央性穿孔,中晚期多为边缘性穿孔;穿孔处可见鼓室黏膜充血,或肉芽、息肉形成,大的肉芽或息肉可阻塞穿孔处或伸入外耳道;分泌物为黏脓性,可伴血性,至穿孔处流出,但也可因肉芽或息肉阻塞穿孔处而影响分泌物引流。

(三) 辅助检查

1. 听力学检查　纯音测听为传导性聋或混合性聋,程度轻重不一。

2. 颞骨 CT　轻者无异常变化,重者可见中耳内软组织影,提示肉芽或息肉形成,可有轻度骨质破坏(图 3-5-3)。

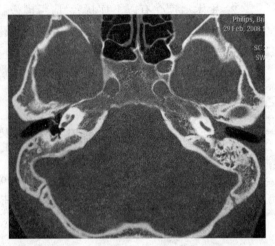

图 3-5-3　慢性化脓性中耳炎 CT 影像

五、诊断及鉴别诊断

根据病史、症状、体征和检查可以诊断,但应与以下疾病鉴别。

1. 慢性鼓膜炎　耳内长期流脓,反复发作,检查见鼓膜上肉芽形成,无鼓膜穿孔,颞骨 CT 未见异常。

2. 中耳癌　中年以上患者,长期耳流脓病史,近期出现血性分泌物,伴耳痛,可出现面瘫、张口困难,晚期累及第Ⅵ、Ⅸ、Ⅹ、Ⅺ、Ⅻ脑神经出现相应症状;检查可见鼓室或外耳道内新生物,触之易出血;颞骨 CT 可见骨质破坏,病理活检可确定诊断。

3. 结核性中耳炎　多继发于肺结核或其他部位结核,起病隐匿,分泌物呈稀薄脓性;检查见鼓膜紧张部大穿孔,可见苍白肉芽;听力损失严重,颞骨 CT 示骨质破坏和死骨形成,肉芽病理活检可确定诊断新生物。

六、治疗原则

治疗原则为消除病因、控制感染、通畅引流、清除病灶、恢复听力。

(一) 药物治疗

1. 引流通畅者,以 3% 过氧化氢溶液清洗外耳道,洗净分泌物后,局部应用抗生素或抗生素与糖皮质激素混合液滴耳,如 0.3% 氧氟沙星滴耳液;避免使用粉剂影响引流,忌用耳毒性药物和腐蚀剂。

2. 急性发作者,全身应用抗生素,可行分泌物菌培养和药敏试验,以指导用药。

3. 干耳后,鼓膜穿孔较小者可自行愈合,穿孔较大者应考虑手术治疗。

(二) 手术治疗

1. 保守治疗无效者,可行鼓室成形术;乳突病变明显者,应行乳突开放术。

2. 中耳炎症完全吸收,鼓膜穿孔经久不愈者,应行鼓膜成形术。

附:中耳胆脂瘤

中耳胆脂瘤(cholesteatoma of middle ear)非真性肿瘤,是角化鳞状上皮在中耳内形成的囊性结构。囊壁为纤维组织形成,囊内有脱落上皮、组织角化物和胆固醇结晶。胆脂瘤对骨质有压迫性吸收,出现严重颅内、外并发症。

一、病 因

中耳胆脂瘤可分为先天性和后天性,先天性系胚胎期外胚层组织遗留或迷走于颅骨形成囊肿,位于岩尖部、鼓室、乳突区。后天性又分为原发性和继发性,原发性为鼓膜内陷形成囊袋,无慢性中耳炎病史,形成胆脂瘤后合并感染,出现化脓性炎症;继发性为慢性化脓性中耳炎鼓膜穿孔缘上皮翻入鼓室内形成囊袋。后天性胆脂瘤发病机制尚不清楚,主要有以下学说。

1. 袋状内陷学说 咽鼓管功能不良,导致鼓室负压,或中耳长期慢性炎症刺激,中上鼓室间的鼓室隔处黏膜、黏膜皱襞、韧带组织肿胀、增厚甚至粘连,鼓前峡与鼓后峡闭锁,上鼓室及乳突腔封闭,呈现负压;长期负压影响,导致鼓膜内陷,形成囊袋,因囊袋内壁为鼓膜表皮层,上皮和角化物不断脱落,而炎症又影响其自洁能力,分泌物不能排出,囊腔体积逐渐扩大,形成胆脂瘤。

2. 上皮移行学说 鼓膜穿孔边缘处上皮向鼓室翻入开成胆脂瘤。

3. 鳞状上皮化生学说 炎症刺激鼓室黏膜上皮化生为角化鳞状上皮后形成胆脂瘤。

4. 基底组织增殖学说 鼓膜增殖部上皮具活跃增殖能力,炎症刺激形成胆脂瘤。

二、病 理 生 理

胆脂瘤是囊性结构,内壁为角化鳞状上皮,囊内充满脱落鳞状上皮和胆固醇结晶,其可向四周扩大膨胀,破坏周围骨质;外壁可见炎症细胞浸润和毛细血管增生。

三、常用药的药理机制

详见本章第一、二节。

四、临 床 表 现

(一)症状

1. 耳溢液 继发性胆脂瘤耳内长期流脓,有特殊臭味。

2. 听力下降 原发性胆脂瘤早期无明显听力下降;继发性胆脂瘤一般为较重传导性聋,但由于胆脂瘤可连接破坏的听骨链,听力下降不明显;如病变累及内耳可出现耳鸣及混合性聋。

3. 并发症 眩晕、面神经麻痹及其他颅内外并发症。

(二)体征

耳镜检查:鼓膜松弛部穿孔或紧张部边缘性穿孔,穿孔处可见鼓室内灰白色豆腐渣样不定型物质,可伴有肉芽形成。

(三)辅助检查

1. 纯音测听 听力损失多为较重的传导性聋,病变侵及内耳时可产生混合性聋;

2. 颞骨 CT 上鼓室、鼓窦、乳突区有骨质破坏,边缘密度高且整齐。同时 CT 可确定病变范围,为手术提供参考(图 3-5-4)。

五、诊断及鉴别诊断

根据病史、症状、体征及辅助检查可明确诊断,但应与以下疾病鉴别。

1. 慢性化脓性中耳炎 间断性或持续性耳流脓,量多少不一,脓液多为黏脓;鼓膜紧张部穿孔,听力损失较重,多为传导性聋,也可出现混合性聋;颞骨CT无明显改变或鼓室、鼓窦、乳突内有软组织影,也可见骨质破坏或蜂房间隔受损。

2. 中耳癌 长期耳流脓病史,近期出现血性分泌物,伴耳痛,可出现面瘫、张口困难,晚期累及第Ⅵ、Ⅸ、Ⅹ、Ⅺ、Ⅻ脑神经出现相应症状;检查可见鼓室或外耳道内新生物,触之易出血;颞骨CT可见骨质破坏,病理活检可确定诊断。

六、治 疗 原 则

确诊后应尽早手术治疗。手术目的:彻底清除病变组织;尽可能保留或改善中耳正常生理形态;重建传音结构,保留或改善听力;预防并发症。

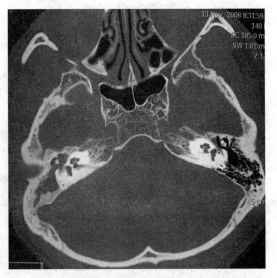

图 3-5-4 中耳胆脂瘤颞骨 CT 影像

第五节 耳源性并发症

化脓性中耳乳突炎引起邻近组织器官的损害所产生的并发症称为耳源性并发症,是耳鼻咽喉科危急重症之一。病变可以通过缺损的骨壁、血行途径以及正常解剖途径或先天性缺陷引起并发症,分为颅内并发症和颅外并发症。

一、颅内并发症

主要有硬脑膜外脓肿、硬脑膜下脓肿、乙状窦血栓性静脉炎、化脓性脑膜炎、脑脓肿,以及脑积水、脑疝。

(一)临床表现

1. 中耳炎患者突然出现高热、头痛、耳流脓突然停止或增加、呕吐、颈强直、神志改变、颅内高压等症状时,应考虑颅内并发症可能。

2. 耳部检查有急性中耳炎或慢性中耳炎急性发作表现。

3. 辅助检查 颞骨CT可见中耳、内耳、脑等部位骨质破坏,脑组织吸收阴影;脑脊液及血培养对诊断脑膜、脑脓肿有重要参考价值。

(二)治疗原则

1. 手术清除中耳乳突病变及相关部位病变,通畅引流。

2. 足量广谱抗生素控制感染。

3. 全身支持治疗,颅压高者先降颅压,以抢救生命为主,需要与神经外科医生密切合作。

二、颅外并发症

按解剖部位分为颞骨内和颞骨外并发症。颞骨内主要为迷路炎、岩部炎、耳源性周围性面瘫;颞骨外主要为耳后骨膜下脓肿、颈部贝佐德(Bezold)脓肿。

(一) 迷路炎

常见的耳源性并发症,分为局限性迷路炎、浆液性迷路炎、化脓性迷路炎 3 个类型(图3-5-5)。

1. 临床表现

(1)眩晕,恶心,呕吐,迷路瘘孔时外耳道压力变化可诱发眼震和眩晕;耳鸣及听力下降,传导性聋,较重时为神经性聋,化脓性迷路炎听力下降迅速并丧失。

(2)瘘管试验多为阳性,如肉芽阻塞瘘管或迷路已破坏,则为阴性。

(3)前庭功能检查应做冷热空气试验,在局限性迷路炎多正常;浆液性迷路炎则早期亢进,以后减弱;化脓性迷路炎则无反应。

2. 治疗原则　足量抗生素控制感染,尽早手术清除病灶。

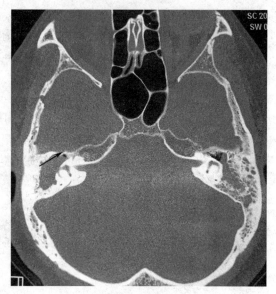

图 3-5-5　外半规管瘘 CT 影像

(二) 岩部炎

又称岩尖炎、岩锥炎,是颞骨岩部气房化脓性感染。

1. 临床表现

(1)神经性头痛,由炎症刺激三叉神经眼支所致,常感眼内及眼周痛,可放射至额、颞、颊、牙部;耳部流脓增加,发热;岩尖综合征(外直肌麻痹、三叉神经痛及局限性脑膜炎);少数可出现眩晕、眼震等。

(2)内耳功能正常。

(3)颞骨 CT 示气房模糊不清,阴影密度增高,骨质吸收。

2. 治疗　乳突手术及足量抗生素治疗,必要时行岩尖手术。

(三) 耳源性周围性面瘫

以不完全性面瘫为主,多因面神经周围骨质破坏所致,或面神经水肿所致。

1. 临床表现　患侧面神经麻痹,面部表情运动丧失,鼻唇沟变浅,额纹消失,口角向对侧歪斜,鼓腮漏气,饮食时口角漏液。若为双侧完全面瘫,则表现为面部表情呆板。

2. 治疗　处理原发病灶及面神经管周围病灶,缓解面神经水肿,同时抗炎对症治疗。

(四) 耳后骨膜下脓肿

化脓性中耳炎破坏鼓窦外侧壁或乳突尖部骨皮质,使乳突腔内脓液溢入乳突骨膜下方形成。

1. 临床表现

(1)耳后及耳内疼痛,耳流脓突然增多或减少,可伴同侧头痛;发热和全身不适等症状。

(2)耳后红肿、压痛、触之波动感;耳郭被推向前外方,耳后沟消失;脓肿破溃者可见瘘管形成或周围瘢痕形成。

(3)颞骨 CT 示乳突部骨质破坏,骨膜下积液。

2. 治疗　敏感抗生素消炎、排脓、清除病灶,及早行乳突手术。

(五) Bezold 脓肿

乳突积液突破乳突尖部骨质,脓液进入胸锁乳突肌深面,形成 Bezold 脓肿,易发生在气化良好的乳突中。

1. 临床表现

(1)高热,患侧颈深部疼痛,活动加重。

(2)胸锁乳突肌上 1/3 处皮肤发红、肿胀、压痛明显,因位置较深,故波动感不明显。

(3)肿胀处穿刺出脓性分泌物可明确诊断。

2. 治疗　尽早行乳突手术,同时胸锁乳突肌局部切开引流;全身对症治疗。

（栾　宁）

■ 第六章

耳 部 肿 瘤

第一节 外 耳 肿 瘤

一、外耳道乳头状瘤

（一）病理生理

外耳道乳头状瘤（papilloma of external canal）系鳞状细胞或基底细胞异常增生形成，多见于软骨部皮肤表面。该病好发于男性。一般认为，该病与局部慢性刺激及病毒感染有关，而挖耳可能是病毒感染的传播途径。

（二）临床表现

主要症状是耳痒、耳胀、耳内阻塞感、听力障碍及挖耳出血。早期症状为挖耳时易出血，当肿瘤充满外耳道时有阻塞感或听力减退，如继发感染则有耳痛、耳流脓等。检查见耳道有多发或单发、带蒂或无蒂、大小不等棕褐色桑葚样肿物，触之较硬，基底较广。血供差时可部分自行脱落。伴发感染时，肿瘤可为暗红色且质软。

（三）诊断与治疗

本病有恶变倾向，确定诊断需常规进行病理检查。治疗原则：尽早行手术切除。

1. 激光治疗　可在局部麻醉下用 YAG 激光或者半导体激光气化肿瘤。

2. 冷冻治疗　液氮冷冻具有切除肿瘤，创伤小的优点。

3. 手术治疗　切除的范围应包括肿瘤边缘正常皮肤 1mm 以上，切除肿瘤所在部位的骨膜，可以防止肿瘤的复发。

二、外耳道外生骨疣

（一）病理生理

外耳道外生骨疣（exostosis）是外耳道骨质局限性过度增生形成的结节状隆起，病因可能与局部外伤、炎症及冷水刺激有关。病理检查可见骨疣骨质中含丰富的骨细胞和基质，但无纤维血管窦。

（二）临床表现

肿瘤早期多无症状，较大者可致外耳道狭窄，过大时可致耳道闭锁并压迫外耳道皮肤引起耳痛、耳鸣、耳闷及听力减退等。检查外耳道可发现局限性半圆形隆起，肿瘤表面皮肤菲薄，探针触检质地坚硬。

(三) 诊断

根据症状与体征,诊断多能成立,CT检查有助诊断及了解病变范围。

(四) 治疗原则

无症状者无须处理,有症状者应及时行手术治疗。

三、耳郭和外耳道血管瘤

(一) 临床表现

主要位于耳郭,少见于耳道。

毛细血管瘤(capillary hemangioma)系毛细血管网组成,扁平,色如红葡萄酒,或似蜘蛛痣状,皮温高。

海绵状血管瘤(cavernous hemangioma)是含血内皮腔隆起肿物,毛细血管排列紊乱。又名草莓瘤,表面呈结节状,微红或紫红色,有搏动。

蔓状血管瘤(arterial racemosum hemangioma)使耳郭变形增大,局部温度高,有搏动,可延及头皮。

(二) 治疗

1. 非手术治疗 冷冻、放射、激光、局部注射(硬化剂,如5%鱼肝油酸钠、平阳霉素等)。

2. 手术治疗 对于局限性的血管瘤,局部切除并植皮。对有动静脉瘘的血管瘤,先将瘤体外围作环形缝扎,阻断血供,同时分段环形缝扎,分区切除。

四、耳郭和外耳道囊肿

(一) 临床表现

皮脂囊肿(cyst):最常见,好发在耳垂背面,乳突上表皮肤或耳道软骨后下方。囊肿内衬上皮,为柔软、张力不大的肿物。

耳前囊肿(或瘘管):属先天性,表现为耳轮前方皮肤的瘘口。瘘口内有分支管道循入耳轮和耳屏之间的皮下。管道常呈囊性扩大,易罹感染。

腮裂囊肿(瘘管):与耳前瘘管(囊肿)的鉴别主要是除了耳轮脚前有瘘口外,常常在外耳道、耳后、颈部有第二瘘口,瘘口阻塞也可出现囊性变。

(二) 治疗原则

感染期抗感染治疗,控制感染后手术切除。

五、外耳道耵聍腺肿瘤

(一) 病理生理

耵聍腺肿瘤是指发生在外耳道的具有腺样结构的肿瘤。肿瘤的起源在外耳道软骨部耵聍腺导管上皮及肌上皮,病理组织学分为耵聍腺瘤、多发性腺瘤、腺样囊性癌和耵聍腺癌等,以恶性肿瘤常见,约占全部外耳道耵聍腺肿瘤的70%。外耳道耵聍腺良性肿瘤生长缓慢,但易扩展,局部切除后的复发率高;恶性者晚期可发生远处转移。

(二) 临床表现

耵聍腺瘤发生部位以外耳道底壁和前壁居多,其为耵聍腺分布区,常见的为腺瘤和混合瘤。耵聍腺瘤发病缓慢,肿瘤较大时阻塞外耳道,可引起听力障碍。

病程早期的症状多不明显,随肿瘤逐渐增大,可引起耳痛、耳痒、耳阻塞感及听力障碍。继发感染时,肿瘤可能破溃流脓流血、耳痛加重并放射至患侧颞区和耳后区。明显耳痛常提示肿瘤为恶性或恶性变。检查所见依肿瘤性质不同而有所差异:耵聍腺瘤和多发性腺瘤外观多呈现灰白色息肉状,或表面光滑被以正常皮肤,质地硬韧;而腺样囊性癌和耵聍腺癌常可见外耳道内有肉芽样或结节状新生物,表面不光滑,可有结痂,带蒂或与外耳道相连呈弥漫浸润致外耳道红肿、狭窄或伴有血性分泌物,但也有类似良性肿瘤外观者。

(三)诊断

确诊依据病理组织学检查结果。对以下临床表现者应考虑外耳道耵聍腺肿瘤的可能,并进行新生物活检:①外耳道肉芽经一般治疗不消退;②外耳道壁变窄、凸起并有血性分泌物;③外耳道肿物伴有局限疼痛或其他耳部症状。

(四)治疗

外耳道耵聍腺肿瘤对放化疗不敏感,且易恶变,应作手术彻底摘除。切除范围应按肿瘤的部位来决定,包括肿瘤周边至少 0.5cm,切除肿瘤区的骨膜,并予植皮。

六、外耳道骨瘤

(一)临床表现

外耳道骨瘤(exostosis)早期无症状,但肿瘤体积增大时可出现耳闷,听力下降等。耳镜检查可见外耳道骨性段有球形的隆起,正常皮肤,触之质硬。影像学检查可见外耳道骨性段有骨样密度的半球状隆起,乳突正常。

(二)治疗

无明显症状者可暂时不予处理,嘱患者忌挖耳。对于有症状者,应行手术治疗。

七、色素痣和恶性黑色素瘤

(一)临床表现

色素痣(pigmented mole),又称痣(naevus)。常常出现在外耳道,为半圆形隆起的黑褐色新生物,表面为丘疹状,质软,早期无症状。在机械性刺激如长期挖耳的作用下,容易出现破溃或疼痛,肿块可迅速增大,局部溃烂渗血,变成恶性黑色素瘤(malignant melanoma)。

(二)治疗

对于色素痣或恶性黑色素瘤,应手术彻底切除。术前不宜活检,防止加速肿瘤的生长和转移。如果肿瘤范围较大,应行外耳道切除、乳突切除,必要时作腮腺切除或者颞骨次全切除、颈淋巴结廓清术。

第二节 中 耳 癌

一、病 理 生 理

中耳癌(carcinoma of middle ear)是发生在中耳和乳突区的少见恶性肿瘤,病理上以鳞状细胞癌最常见。多为原发,亦可继发于外耳道、耳郭或鼻咽癌。中耳癌占全身癌的0.06%,占耳部肿瘤的1.5%。中耳癌多数患者有慢性化脓性中耳炎病史,好发年龄为40~60岁。性别与发病率无显著差别。

UICC 对于中耳癌并无明确的分期标准。目前临床采用的是 Stell(1985)制定的初步方案：

T_1：肿瘤局限于中耳乳突腔，无骨质破坏。

T_2：肿瘤破坏中耳乳突腔骨质，出现面神经管破坏，但病变未超出颞骨范围。

T_3：肿瘤突破颞骨范围，侵犯周围结构，如硬脑膜、腮腺、颞颌关节等。

T_x：无法进行分期。

二、临床表现

1. 耳道无痛性出血 外耳道自发性出血或挖耳后耳道出血；慢性化脓性中耳炎有血性分泌物时，应考虑中耳癌的可能性。

2. 耳部疼痛 早期无明显疼痛。病情重者可出现明显耳痛，以夜间疼痛为主，表现为耳深部的刺痛或者跳痛，可向耳后及咽部放射。

3. 同侧周围性面瘫 肿瘤侵犯面神经可出现周围性面瘫。

4. 听力障碍 多数患者表现为传导性耳聋。

5. 张口困难 晚期中耳癌侵犯到颞颌关节或翼肌，造成张口困难。

6. 眩晕 内耳受到侵犯时可出现眩晕。

7. 外耳道或者中耳腔新生物 多数患者有鼓膜穿孔，通过穿孔可见中耳腔红色肉芽，触之易出血。当肿瘤破坏骨性外耳道，在耳道内也可以看到肉芽组织，红色质软脆，易出血。

三、诊　　断

1. 影像学检查

(1) CT：表现为中耳腔或者乳突有不规则的软组织病灶，中耳乳突有不规则的大面积的骨质破坏，边缘不整。尤其当中耳炎伴外耳道骨壁的破坏，形成外耳道软组织肿块，要高度怀疑中耳癌。肿瘤可累及颅中窝、颅后窝、乙状窦、颈静脉球窝、颈动脉管、内耳迷路及颞颌关节。

(2) MRI：中耳癌的组织含水量与脑组织相仿，其信号与脑组织近似。增强后病灶有强化表现。MRI 可显示肿瘤向颅内或者腮腺侵犯。

2. 病理检查 中耳腔肉芽或者外耳道肉芽摘除后做病理检查可以明确诊断。取材时尽量不要牵拉中耳腔肉芽，防止误伤面神经。

四、治疗原则

中耳乳突癌起病隐袭，早期治疗效果较好，在颅底显微外科普及之前，晚期中耳癌的五年生存率较低，约为 25%。随着放射治疗和显微颅底外科的发展，中耳癌的治疗效果明显提高。早期患者多采用先手术后放疗，对晚期患者则采用先放疗缩小病灶，再进行手术切除等综合治疗。

1. 手术治疗

(1) 乳突切除术：适用于病灶局限在中耳腔，或者乳突腔，无面神经管、内耳、颞骨外侵犯。

(2) 颞骨次全切除术：切除范围包括外耳道、乳突、部分颞颌关节、颞骨鳞部、及岩骨外 1/3~1/2，仅保留部分内耳道、部分颈内动脉管和颈内动脉管之内的岩尖部分。

(3) 颞骨全切除术：切除范围包括颞骨鳞部，乳突及全部岩骨。

2. 放射治疗 由于中耳肿瘤被颞骨包裹，放疗难以彻底根治，因此手术加放疗可以明显提高疗效。对肿瘤侵犯到颈动脉管，无法清除时，可考虑先行放疗，缩小肿瘤范围，再行手术治疗。

第三节 听 神 经 瘤

一、听神经的解剖

听神经(acoustic nerve)又称前庭蜗神经(vestibulocochlear nerve),于延髓和脑桥之间离开脑干,偕同面神经进入内耳道即分为前、后支。前支为蜗神经(cochlear nerve),后支为前庭神经(vestibular nerve)。

蜗神经之神经元胞体位于蜗轴的 Rosenthal 小管内,形成螺旋神经节(spiral ganglion),在人类,螺旋神经节细胞约有 35 000 个。神经节细胞的中枢突组成蜗神经,该神经为约 30 000 根神经纤维形成的神经束。蜗神经的外层由来自蜗底周的纤维组成,传送高频音的冲动;来自蜗顶部的纤维组成蜗神经的中心部,传送低频音的冲动。

前庭神经之神经元胞体在内听道底部形成前庭神经节(Scarpa ganglion)。前庭神经节主要由双极神经元构成,传导前庭末梢器官毛细胞的兴奋冲动,分为上前庭神经节和下前庭神经节两部分。二个神经节之间有神经分支相联系。前庭上神经穿过内耳道底之前庭上区的小孔分支分布于前半规管壶腹嵴(前壶腹神经)、外半规管壶腹嵴(外壶腹神经)、椭圆囊斑(椭圆囊神经),另有一细小分支分布于球囊斑前上部(Voit 神经)。前庭下神经穿过内耳道之前庭下区分布于球囊斑(球囊神经)和后半规管壶腹嵴(后壶腹神经)。此外,前庭神经之间(Voit 吻合支)、前庭神经与蜗神经以及前庭神经与面神经之间尚有细小分支相吻合(Oort 吻合支)。

二、听神经功能及检查

听神经的主要功能是将耳蜗毛细胞机 - 电转换的信息向听觉系统各级中枢传递。

1. 单根听神经纤维对纯音的反应　在没有其他刺激时,听神经纤维对一个纯音的刺激总是表现为兴奋性的反应,从不出现抑制反应。Kiang(1978)报道猫听神经调谐曲线的实验结果。当听神经纤维的特性频率(characteristic frequency)或最佳频率(best frequency)为高频时,典型的调谐曲线由一个频率非常敏感的锐而窄的尖峰(tip)和一个频谱较宽的尾部(tail)组成,故单根听神经纤维具有带通滤波的特性。而且不同的听神经纤维有不同的特性频率。

2. 单根听神经纤维对短声的反应　短声(click)持续时间短,频谱能量较宽。听神经纤维对短声的反应亦显示其频率选择性。

3. 单根听神经纤维对复杂声的反应

(1)双音压制:如前所述,听神经纤维对单个纯音的刺激仅表现为兴奋性反应,没有抑制性反应。然而,一个纯音的存在可影响听神经纤维对另一个纯音刺激的反应。如果恰当安排某两种纯音的频率和强度,则第二种纯音能抑制或压制听神经纤维对第一种纯音的刺激反应,该现象被称为双音压制(two-tone suppresion)。"双音压制"一词仅用于在耳蜗内出现上述现象,因为它并非由抑制性突触所介导。

(2)掩蔽:掩蔽(masking)指一种刺激可降低受刺激对象对另一种刺激的反应的现象。当环境中存在其他声音刺激时,人体就对某一特定的听力降低,这就是声学上的掩蔽现象。

三、病 理 生 理

听神经瘤(acoustic neuroma)属良性肿瘤,起源于Ⅷ脑神经远端或神经鞘部的施万细胞,又称神经鞘膜瘤（neuroma，neurolemmoma）或施万细胞瘤（Schwannoma）。绝大多数肿瘤来自前庭神经，以上前庭神经最易发生，而蜗神经较少，确切地应称为前庭神经鞘膜瘤（vestibular Schwannoma）。多见于成年人，发病高峰为 30~50 岁，无明显性别差异，多为单侧，双侧者极少见。但 II 型神经纤维瘤病的患者易患双侧听神经瘤，又称听神经瘤病。

听神经瘤为桥小脑角处最常见的良性肿瘤，占桥小脑角肿瘤的 80%~90%，占颅内肿瘤的 8%~10%。70%~75% 发生在内听道 Scarpa 神经节附近，可使内听道扩大。肿瘤表面灰红色，有包膜，增大后可呈分叶状。

显微镜下 Antoni（1920）将听神经瘤分为两型。

1. Antoni A 型　又称束状型。表现为成束的密集的梭形黑染的细胞交织在一起。

2. Antoni B 型　又称退行型或网状型。表现为稀疏网状结构，细胞成分少，细胞核排列无序，常见变性区域。听神经瘤恶变很少见，肿瘤生长一般比较缓慢。

四、临床表现

多见于 30~60 岁的成人，女性较多，男女之比为 2:3，多为单侧。

早期典型症状：①单侧耳鸣：耳鸣为高音调；②渐进性听力下降；③眩晕及步态不稳：常常以步态不稳为主，检查可见患者步态不稳，闭目行走呈蹒跚态。本病起病和进展十分隐匿，但有时瘤体可因出血或水肿突然增大，类似 Ménière 病的发作。

后期症状：由于瘤体开始多在内听道生长，所以多以第 VII 和 VIII 脑神经的损害症状为主。瘤体增大突出内听道，可波及第 V 脑神经，出现同侧脸部麻木或类似三叉神经痛。中后期可出现同侧面部麻木、小脑症状、肢体麻痹和头痛、面瘫、神情淡漠等高颅压症状。

具体临床表现为：

1. 耳科表现期　多表现为位听神经的症状，少数病例有面神经症状。

（1）耳聋与耳鸣是最常见的症状，占 90%，耳聋通常为慢性进展性，患者常有言语分辨力差的现象。10% 的患者表现为突发性聋，有学者认为 3% 的原发性突聋患者病因是听神经瘤。因偶有患者表现为低频波动性听力下降并伴眩晕，易误诊为梅尼埃病。耳鸣无特征性表现，可与耳聋同时出现。

（2）平衡失调，因前庭功能受累引起，因多可被中枢神经系统代偿而不明显，偶有患者出现轻度平衡失调或黑暗中不稳感。

（3）面神经虽可因肿瘤压迫而移位，甚至变薄，但临床上面瘫却很少见。若其感觉支受累，则有耳痛及压迫感，中间神经受累则表现泪液分泌异常或味觉改变。

2. 三叉神经受累期　有三叉神经症状者提示肿瘤直径大于 2cm，表现为角膜异物感、面部麻木或不典型的三叉神经痛等。一般情况下出现三叉神经症状与出现听神经症状间隔 2 年左右或更长。

3. 脑干和小脑受压期　如出现同侧上、下肢的共济失调，水平、垂直或旋转性眼震和第 IX、X、XI 脑神经瘫痪表现。

4. 颅内压增高期　因第四脑室受压阻碍脑脊液循环致颅内高压，出现视力改变、头痛、恶心、喷射性呕吐等。

5. 终末期　出现脑干生命中枢功能障碍以及小脑扁桃体疝而死亡。

五、诊断及鉴别诊断

听神经瘤的早期诊断,是对肿瘤进行功能性切除的关键。由于小听神经瘤主要表现为耳蜗与前庭症状,必须经全面、详细的耳神经学检查,注意与面神经瘤、前庭神经元炎、突发性耳聋、梅尼埃病以及其他常见的内耳疾病鉴别,再经内耳道与桥小脑角影像学检查,才能最后确诊。较大的听神经瘤,第Ⅴ、Ⅶ、Ⅷ对脑神经或后组脑神经可受累。

1. 听力学检查 本病早期只有轻度的听力损害。当有更多的听神经纤维破坏时,才表现高频损失的感音神经性聋。严重者言语识别率下降较明显,不到30%。Bekesy听力图为Ⅲ型或Ⅳ型。音衰试验出现异常的听觉疲劳现象。耳声发射正常,听觉脑干电反应Ⅲ、Ⅳ、Ⅴ波潜伏期延长提示蜗后病变,患侧Ⅴ波潜伏期及Ⅰ-Ⅴ波间期较健侧明显延长,两耳Ⅴ波潜伏期差超过0.4ms,或Ⅰ波存在而Ⅴ波消失,提示桥小脑角占位病变。

2. 声导抗 镫骨肌声反射衰减阳性。

3. 前庭功能试验 早期病侧冷热刺激反应下降或消失。出现自发性眼震及其他中枢性反应提示瘤体增大,经常提示压迫小脑和脑干。

4. 三叉神经试验 瘤体明显增大时,同侧角膜反射消失,皮肤触痛觉下降或消失。

5. 影像学检查 影像学检查是听神经瘤诊断的主要依据。早期内听道内小听神经瘤在普通内听道X线片上没有阳性表现,X线片头颅额枕位(汤氏位)主要观察内听道口有无扩大,断层片可提高阳性诊断率。CT骨扫描可见到内听道扩大,CT内听道检查可以观察到内听道内的小听神经瘤。MRI可显示直径2mm的小听神经瘤。MRI检查使得听神经瘤的早期发现率明显提高。T_1加权像显示内听道或桥小脑角软组织阴影,T_2加权像常见内听道高信号的蛛网膜下腔呈充盈缺损现象。听神经瘤有强化后高信号现象(图3-6-1)。小脑组织常见被肿瘤压迫征象。

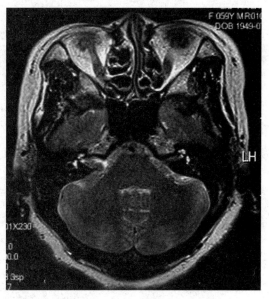

图3-6-1 听神经瘤 MRI 影像

六、治 疗

尽早手术,完全切除肿瘤为本病治疗的一般原则。听神经瘤可通过不同的手术入路摘除。在耳科领域里进入内听道摘除听神经瘤的手术途径主要有:迷路入路、中颅窝入路、乙状窦后入路。

1. 经迷路入路(translabyrinthine approach) 用于无实用听力者,言语频率听阈大于80dB,或患者愿意放弃一侧听力者可采用经迷路入路听神经瘤摘除。其优点是通过经迷路进路,损伤小,面神经显示清楚,保存面神经结构和功能的机会大。经迷路进路不但可以开放内听道,还可以较好地暴露桥小脑角,是达到桥小脑角的最短进路。

2. 经中颅窝入路(middle cranial fossa approach) 有实用听力且予保留听神经的病例主要采用经中颅窝入路。经颅中窝入路主要针对直径1.5cm以内局限在内听道和管外小于1cm

小听神经瘤。

3. 经乙状窦后入路（retrosigmoid sinus approach） 主要用于肿瘤大于 4cm 的桥小脑角肿瘤。对于小于 1.5cm 大于 0.5cm 的肿瘤有可能能够保留听力。

4. 伽马刀治疗 可用于小听神经瘤治疗，但不适用于脑干受压或颅压高的患者。伽马刀治疗后复发者，可再行手术，但手术难度增加。

（宫 亮）

第七章

耳 硬 化

一、病 理 生 理

硬度仅次于牙釉质的骨迷路包囊由外骨衣骨层、内生软骨层和内骨衣骨层构成。耳硬化病灶始于中间的内生软骨层,70%~90%发生于窗前裂,侵犯环韧带及镫骨足板致声音传导障碍,表现为传导性聋。40%的病例在蜗窗或蜗管上有病灶,少数尚可见于内听道壁中。由于尚不清楚的原因,病变活动期骨迷路壁的中层骨质在溶酶素性水解酶的作用下,发生局部分解、吸收等破骨过程,同时出现局部充血及血管增生,代之以主要由黏多糖骨样沉积产生的、不成熟的嗜碱性海绵状疏松骨。在不规则的网状的骨性腔隙中,有大量破骨细胞与成骨细胞共存。病变由中层向四周扩展并侵及骨迷路全层,至病灶中血管腔隙变小,周围有大量纤维组织渐渐钙化,成骨活动增强,形成嗜酸性网状骨,再变成不规则的板状新骨,病变进入相对稳定期,成为与周围正常骨质有明显边界的不活动的硬化灶。姜泗长(1983 年)根据病灶中破骨与成骨细胞的增减、海绵状血管腔增多或缩窄、嗜碱性骨质向嗜酸性骨板转变的程度等标志,将耳硬化症病灶的组织病理变化归纳为四种类型:活动型、中间型、静止型和混合型。

耳硬化症病变呈局灶性发展缓慢者多,亦有进展较快,多处病灶同时活跃或呈不同类型。病灶侵犯前庭窗龛、环韧带及镫骨者,使镫骨活动受限至消失,此为临床上最常见的镫骨性耳硬化症(Stapedial otosclerosis)。受侵犯之镫骨按病变形态不同,可分为薄板型、增厚型和封闭型三种。此种直观形态特征与病理组织学分型无一一对应关系。若病灶发生在蜗窗、蜗管、半规管及内听道骨壁,病灶侵及内骨衣骨层,则可直接影响基底膜活动及内耳血液微循环,并可向外淋巴液释放细胞毒酶(cytotoxic enzyme)等有毒物质,损伤血管纹及感觉毛细胞,产生眩晕及感音性听力下降,称之为耳蜗性或迷路性耳硬化症(cochlear or labyrinthine otosclerosis),由于病灶有多发之可能,镫骨性耳硬化症与迷路性耳硬化症可以同时存在。

二、临 床 表 现

无诱因双耳同时或先后出现缓慢进行性听力减退及低音性耳鸣,不伴耳闷、耳漏等其他耳部症状是共同特征,部分病例可有眩晕,女性患者在妊娠、分娩期病程进展加快。患者自语声小,咬字吐词清晰,为自听增强现象。在嘈杂环境中感觉听力改善,称为韦氏误听(Willis paracusis)。

三、诊断及鉴别诊断

病史中确认双耳原属正常,无诱因出现两耳不对称的进行性传导性聋及低频耳鸣,鼓膜正常,咽鼓管功能良好,音叉检查有 Bezold 三征,Gelle 试验阴性,纯音骨导听力曲线可有 Carhart 切迹,鼓室导抗图 A 型或 As 型,可诊断为镫骨型耳硬化症。

确诊时要与先天性中耳畸形或镫骨固定、前庭窗闭锁、Van der Hoeve 综合征及分泌性中耳炎、粘连性中耳、封闭型鼓室硬化症、后天原发性上鼓室胆脂瘤、Paget 病等作鉴别。

无明显原因出现与年龄不一致的双耳进行性感音神经性聋,鼓膜完整,有 Schwartze 征,听力图气、骨导均下降但部分频率(主要是低频)骨、气导听阈有 15~20dB 差距,鼓室导抗图 A 型,有家庭耳硬化症病史者,应考虑为蜗性或晚期耳硬化症,经影像检查,发现骨迷路或内听道骨壁有骨质不匀骨腔变形等征候者,可确诊为迷路型耳硬化症,但要注意与迟发的遗传性感音神经性聋、慢性耳中毒以及全身性疾病如糖尿病等因素所致之进行性耳聋相鉴别。

四、治疗原则

各期镫骨型耳硬化症均以手术治疗为主,早、中期效果良好,但晚期较差,有手术禁忌证或拒绝手术治疗者,可配戴助听器。迷路型耳硬化症除配助听器外,可试用氟化钠 8.3mg、碳酸钠 364mg,每日三次口服治疗,持续半年后减量,维持量二年,同时使用维生素 D,据称可使病变停止进行。

(一)镫骨手术

包括镫骨撼动术及各种类型镫骨切除术。

1. 镫骨撼动术(stapediolysis) 早在 1878 年 Kessel 曾通过鼓膜后上象限松动镫骨,使听力明显改善,此后,Boucheron(1888 年)、Miot(1890 年)和 Furaci(1899 年)均有报道,其中获得成功者多数半年后再次下降,有部分病例。1900 年以后的 50 年内被完全放弃。直至 1952 年 Rosen 再次提倡镫骨撼动术,并且设计了相关器械,采用了自带放大镜头灯照明等设备,使近期有效率上升至 80% 以上,约 1/3 病例可获得一年以上的持久疗效。其手术方法为:在局部麻醉或全身麻醉下,作耳道内骨部后上壁弧形皮肤切口,将耳道切口内段之皮片和鼓膜后部掀起,显露鼓室的后上部,适当刮除上鼓室盾板,即可显露砧镫关节及镫骨头部。

(1)间接撼动法:用针形器械抵住镫骨头上下前后摇动,使镫骨板随之松动,以达到恢复镫骨传音功能的目的。此法常因足弓折断而失败。

(2)直接撼动法:将微形器械直接刺到镫骨足板与前庭窗龛固定的病灶部位,直接松动镫骨足板。此法可避免足弓折断,成功率较高,但有时会引起面神经损伤及砧镫关节脱位或发生外淋巴液外溢。

2. 镫骨切除术(stapedectomy) 1892 年,Blake 首次完成了镫骨切除术,其后部分作者做了同样工作,但因效果不能持久,容易出现迷路炎头晕乃至重度感音神经性聋而被放弃。直至 1956 年 Shea 采用静脉瓣代替镫骨板封闭前庭窗、用聚乙烯管代替镫骨足弓,完成了镫骨切除及重建手术,使患耳的传音功能得到完全或接近完全的恢复,报道后获得广泛应用。我国自 1961 年起开展此项手术,近期疗效达 98.8%,80% 以上气骨导差小于 10dB,随诊 15 年以上的术后病例,气 - 导骨导差在 10dB 以内和听力仍在应用水平者分别为 78.5% 和 75%。

镫骨切除术式经几十年的发展,术式繁多,主要有以下三个方面的不同。

(1)镫骨底板处理方式不同:①底板全切除术;②底板碎裂后分块全部取出;③底板部分切

除式;④底板钻孔式。由于手术器械使用不同,底板钻孔分手钻、电钻及激光打孔等不同方法。底板钻孔的小窗手术反应轻,安全性大,已被广泛使用。

(2)前庭窗封闭物选用不同:①静脉瓣法;②明胶海绵法;③骨膜软骨膜或筋膜法;④脂肪团法,因其取材方便,可塑性强,常被采用。

(3)镫骨足弓替代物不同:①聚乙烯小柱;②不锈钢丝系脂肪栓;③软骨或骨皮质小柱;④聚四氟乙烯或惰性轻金属(钛钢、钽丝等)活塞;⑤镫骨足弓再植入。

目前,镫骨手术中在底板开小窗,用活塞法重建足弓传音功能的方法,已得到广泛应用。小窗之直径可在 1mm 左右,活塞棒比窗孔略小即可,但注意长短合适,若进入前庭窗超过 1mm,即有刺破球囊,引起头晕及感音神经性聋之可能,若过短,即有脱出之可能。一般应为 0.35~0.4mm 之间。

(二) 内耳开窗术(fenestration of inner ear)

耳科医生曾经试图在鼓岬、上半规管、后半规管及外侧半规管上开窗,都曾获得短期的听力改善。直至 1938 年 Lampert 首创经外耳道一期完成水平半规管壶腹部开窗术,用耳道皮肤封闭瘘孔,获得满意和持久的疗效,约有 80% 病例术后听力达到应用水平,其中大部分患者听力稳定。此后 20 多年中,外侧半规管开窗术(fenestration of lateral semicircular canal)成为治疗耳硬化症的常规术式。此术式需要切除乳突气房,摒弃中耳传音结构,手术创伤大,不能消灭骨气导差距。骨导听阈大于 30dB 者不宜选用。所以在 Roson 的镫骨撼动术及 Shea 的镫骨切除术报道后,渐被取代,目前,仅在镫骨及前庭窗区硬化病灶无法清除或镫骨手术失败之后,方有选择性地采用此法。

(刘永新)

■ 第八章

耳源性眩晕

第一节 梅尼埃病

梅尼埃病是一种原因不明的、以膜迷路积水为主要病理特征的内耳病。过去曾称该病为"美尼尔病",1989 年我国自然科学名词审定委员会统一称为"梅尼埃病"。

一、病理生理及病理解剖

梅尼埃病的基本病理特点为膜迷路积水,膜蜗管和球囊积水较椭圆囊和壶腹明显,而膜半规管与内淋巴囊膨大并不明显。膜蜗管膨大,把前庭膜推向前庭阶,严重者可贴近骨壁而阻断外淋巴的流动。前庭膜的内皮细胞可增生。球囊膨大,充满整个前庭,向外抵达镫骨足板,向后上方压挤椭圆囊使之扭曲移位。椭圆囊的膨胀也可使壶腹发生类似改变。内淋巴的压力极高时可使前庭膜破裂,内外淋巴混合。裂孔小者多能自愈,但可反复破裂。裂孔大者可形成永久性瘘管。

内淋巴囊虽不膨大,但其上皮的皱褶可因长期受压而变浅或消失,上皮细胞也可由柱状、立方变成扁平,甚至部分脱落,上皮下纤维组织增生,毛细血管减少。如若积水持久,尤其是膜迷路反复破裂或长期不愈时,可引起血管纹、盖膜、耳蜗毛细胞及其支持细胞、传入神经纤维及其螺旋神经节细胞的退变。而前庭终器病变常较耳蜗为轻。

内、外淋巴液的混合导致离子的平衡破坏、生化紊乱,是梅尼埃病临床发病的病理生理基础,膜迷路扩张与变形亦为其发病机制之一。

二、临床表现

(一) 典型特征

包括反复发作性眩晕(recurring attacks of vertigo),波动性、渐进性感音神经性聋(fluctuating and progressive hearing loss),耳鸣(tinnitus)以及耳胀满感(aural fullness)。

1. 眩晕 多呈无先兆突发旋转性眩晕,患者常感自身或周围物体沿一定的方向与平面旋转,或感摇晃、升降、漂浮。眩晕常同时伴有恶心、呕吐、面色苍白、出冷汗、脉搏迟缓、血压下降等自主神经反射症状。上述症状在睁眼或转头时加剧,患者多闭目静卧。患者神志清醒,眩晕持续多数十分钟或数小时,眩晕持续超过 24h 者较少见。在缓解期间可有不平衡或不稳感,可持续数天。眩晕复发次数越多,持续越长、间歇期越短。有报道在发病最初 20 年内,一般平均发作 6~11 次 / 年,20 年后常为 3~4 次 / 年。

2. 耳聋 患病初期可无自觉性耳聋，多次发作后才开始感明显。一般多为单侧，发作期加重，间歇期缓解，呈明显波动性听力下降，是本病的一个特征。听力丧失较轻或极度严重时可无波动。听力丧失的程度随发作次数的增加而加重，并可转化为不可逆的永久性感音神经性聋。患者听高频的强声时常感觉刺耳难忍。有时健患两耳能将同一个纯音听成音调与音色截然不同的两个声音，临床上称为复听（diplacusis）。

3. 耳鸣 多出现在眩晕发作之前。起初为持续性低调吹风声或流水声，后转为高音调的蝉鸣声、哨声或汽笛声。耳鸣在眩晕发作时加剧，间歇期可自然缓解，但常不消失。

4. 耳胀满感 发作期患侧耳内或头部有胀满感、沉重或压迫感，有时感耳周灼痛。

（二）梅尼埃病的特殊临床表现形式

1. Tumarkin 耳石危象（Tumarkin otolithic crises） 指患者突然倾倒而神志清楚，偶有眩晕，又称发作性倾倒（drop attacks）。发生率约 2%~6%。

2. Lermoyez 发作（Lermoyez attack） 又称 Lermoyez 综合征。表现为患者先出现耳鸣及听力下降，而在一次眩晕发作之后，耳鸣和听力下降自行缓解且消失，发生率极低。

三、诊断及鉴别诊断

梅尼埃病的诊断主要依靠采集的翔实的病史、全面的检查和仔细的鉴别诊断，在排除其他可引起眩晕的疾病后，可作出临床诊断，而甘油试验阳性有助于辅助对本病的诊断。美国耳鼻咽喉 - 头颈外科学会听力平衡委员会 1995 年制订了梅尼埃病的诊断标准。中华医学会耳鼻咽喉科学分会及《中华耳鼻咽喉科杂志》编委会 1996 年在上海会议制定出梅尼埃病的诊断依据如下：

1. 反复发作的旋转性眩晕，持续 20min 至数小时，至少发作 2 次以上，常伴有恶心、呕吐、平衡障碍。无意识丧失。可伴水平或水平旋转型眼震。

2. 至少一次纯音测听为感音神经性聋。早期为低频听力下降，听力波动，随病情进展听力损失逐渐加重。可出现重振现象。

具备下述 3 项即可判定为听力损失：

（1）0.25kHz、0.5kHz、1kHz 听阈均值较 1kHz、2kHz、3kHz 听阈均值提高了 15dB 或 15dB 以上。

（2）0.25kHz、0.5kHz、1kHz、2kHz、3kHz 患耳听阈均值较健侧耳高 20dB 或 20dB 以上。

（3）0.25kHz、0.5kHz、1kHz、2kHz、3kHz 平均阈值大于 25dB HL。

3. 耳鸣，间歇性或持续性，眩晕发作前后多有所变化。

4. 可有耳胀满感。

5. 排除其他可引起眩晕的疾病。

常见周围性眩晕疾病鉴别如下：

1. 良性阵发性位置性眩晕 良性阵发性位置性眩晕（benign paroxysmal positional vertigo，BPPV）系特定头位诱发的短暂性（数秒钟）发作的眩晕，伴眼震，无耳鸣、耳聋，易与梅尼埃病相鉴别。

2. 前庭神经炎 前庭神经炎（vestibular neuritis）可能因病毒感染所致。临床上表现为突发眩晕，向健侧的自发性眼震，恶心、呕吐。前庭功能减弱而无耳鸣和耳聋。数天后症状逐渐好转，但可转变为持续数月的位置性眩晕。无反复发作特征。该病无耳蜗症状是与梅尼埃病的主要鉴别点。

3. 前庭药物中毒 有应用耳毒性药物史,眩晕起病慢,程度轻,持续时间长,非发作性,可因逐渐被代偿而缓解,伴有耳聋和耳鸣。

4. 迷路炎 迷路炎(labyrinthitis)有化脓性中耳炎及中耳手术病史。

5. 突发性耳聋 约半数突发性耳聋(sudden deafness)患者伴有眩晕,但极少数反复发作。听力损失快而重,以高频为主,无波动。

6. Hunt综合征(Hunt syndrome) 又称Ramsey-Hunt综合征(Ramsay-Hunt syndrome),可伴有轻度眩晕、耳鸣及听力障碍,耳郭或其周围皮肤有带状疱疹及周围性面瘫有助于鉴别。

7. Cogan综合征(Cogan syndrome) 除眩晕及双侧耳鸣、耳聋外,非梅毒性角膜的实质炎与脉管炎为其特点,糖皮质激素的治疗效果显著,可资区别。

8. 复发性前庭病(recurrent vestibulopathy) 其发作性眩晕症状与梅尼埃病类似,但前者无耳蜗症状。早期曾被称为"前庭型梅尼埃病"(vestibular Ménière disease),现认为该病是不同于梅尼埃病的另一种疾病,可能为病毒感染引起。

9. 迟发性膜迷路积水(delayed endolymphatic hydrops) 先出现单耳或双耳听力下降,一年至数年后出现发作性眩晕。头部外伤、迷路炎、乳突炎、中耳炎,甚至白喉等可能为其病因。

10. 外淋巴瘘 蜗窗或前庭窗自发性、或(继手术、外伤等之后的)继发性外淋巴瘘(perilymph fistula),除波动性听力减退外,可合并有眩晕及平衡障碍。可疑者宜行窗膜探查证实并修补之。

11. 损伤 头部外伤(trauma)可引起眩晕,包括颈部外伤、中枢神经系统外伤、前庭外周部损伤等均可引起前庭症状。如颞骨横行骨折常有严重眩晕、自发眼震、耳鸣、耳聋与面瘫。2~3周后可缓解而遗留位置性眼震与位置性眩晕。

12. 听神经瘤 参见本篇相关章节。

四、治疗和疗效评估

由于病因及发病机制的不明,目前多采用以调节自主神经的功能、改善内耳微循环,以及解除迷路积水为主的药物综合治疗或手术治疗。

(一) 药物治疗

1. 一般治疗 发作期应卧床休息,选择高蛋白、高维生素、低脂肪、低盐的饮食。症状缓解后宜尽早逐渐下床活动。对久病、频繁发作、伴神经衰弱者要多作耐心解释,消除其思想负担。心理精神治疗作用不容忽视。

2. 对症治疗药物

(1)前庭神经抑制剂:常用者有地西泮、苯海拉明(theohydramine)、地芬尼多(diphenidol)等,仅在急性发作期使用。

(2)抗胆碱能药:如山莨菪碱(anisodamine)和东莨菪碱(scopolamine)。

(3)血管扩张药及钙离子拮抗剂:常用者有桂利嗪(cinnarizine)、氟桂利嗪(flunarizine)即西比灵、倍他司汀(betahistine)即抗眩啶、尼莫地平(nimodipine)等。

(4)利尿脱水药:常用者有氯噻酮(chlorthalidone)、70% 二硝酸异山梨醇(isosorbide)等。依他尼酸和呋塞米等因有耳毒性而不宜采用。

(二) 手术治疗

凡眩晕发作频繁、剧烈,长期保守治疗无效,耳鸣、耳聋严重者可考虑行手术治疗。手术方法较多,宜先选用破坏性较小又能保存听力的术式。

1. 听力保存手术 可按是否保存前庭功能而分为二亚类。

(1)前庭功能保存类:①颈交感神经节普鲁卡因封闭术;用含甘露醇的高渗溶液经圆窗做鼓阶耳蜗透析术;②内淋巴囊减压术;③内淋巴分流术等。

(2)前庭功能破坏类:①经过电凝、冷冻或超声破坏前庭或半规管的膜迷路;②化学药物前庭破坏术;③各种进路的前庭神经切除术等。

2. 非听力保存手术 即迷路切除术。

(三)前庭康复治疗

本病间歇期时程变化较大,且有自愈倾向,故评价治疗效果的客观标准争论颇多。美国耳鼻咽喉头颈外科学会听力与平衡委员会1995年提出梅尼埃病的疗效评价标准,我国亦于1996年制定了梅尼埃病疗效分级标准(中华医学会耳鼻咽喉科学分会及《中华耳鼻咽喉科杂志》编委会)如下:

眩晕的评定:用治疗后2年的最后半年每年平均眩晕发作次数进行比较,即分值=(治疗后每月发作次数/治疗前每月发作次数)×100,所得分值可分5级。

A级:0(完全控制,不可理解为"治愈")。

B级:1~40(基本控制)。

C级:41~80(部分控制)。

D级:81~120(未控制)。

E级:>120(加重)。

听力评定:以治疗前6个月内最差一次的0.25kHz、0.5kHz、1kHz、2kHz和3 kHz听阈平均值减去治疗后18~24个月最差的一次相应频率听阈平均值进行评定。

A级:改善>30dB或各频率听阈<20dB HL。

B级:改善15~30dB。

C级:改善0~14dB(无效)。

D级:改善<0dB(恶化)。

双侧梅尼埃病,应分别评定。不对眩晕和听力作综合评定,也不用于工作能力的评估。

【附】常用药的药理机制

(一)前庭神经抑制剂

常用盐酸地芬尼多片,该药物的药理机制是通过增加椎基底动脉血流量,扩张已痉挛的血管,调节前庭系统,抑制前庭神经的异常冲动,抑制呕吐中枢和延脑催吐化学感受区,从而发挥抗眩晕和镇吐作用。本品尚有轻微抗胆碱作用和改善眼球震颤等。

其次为地西泮,本品为长效苯二氮䓬类药,为中枢神经系统抑制药,可引起中枢神经系统不同部位的抑制,随着用量的加大,临床表现可自轻度的镇静到催眠甚至昏迷。本类药的作用部位与机制尚未完全阐明,认为可以加强或易化γ-氨基丁酸(GABA)的抑制性神经递质的作用,GABA在苯二氮䓬受体相互作用下,主要在中枢神经各个部位,起突触前和突触后的抑制作用。本类药为苯二氮䓬受体的激动剂,苯二氮䓬受体为功能性超分子(supramolecular)功能单位,又称为苯二氮䓬-GABA受体-亲氯离子复合物的组成部分。受体复合物位于神经细胞膜,调节细胞的放电,主要起氯通道的阈阀(gating)功能。GABA受体激活导致氯通道开发,使氯离子通过神经细胞膜流动,引起突触后神经元的超极化,抑制神经元的放电,这个抑制转译为降低神经元兴奋性,减少下一步去极化兴奋性递质。苯二氮䓬类增加氯通道开发的频率,可能通过增强 GABA 与其受体的结合或易化 GABA 受体与氯离子通道的联系来实现。苯二氮䓬类还作用在 GABA 依赖性受体,具体作用为:

1. 抗焦虑、镇静催眠作用　通过刺激上行性网状激活系统内的 GABA 受体,提高 GABA 在中枢神经系统的抑制,增强脑干网状结构受刺激后的皮质和边缘性觉醒反应的抑制和阻断。分子药理学研究提示,减少或拮抗 GABA 的合成,本类药的镇静催眠作用降低,如增加其浓度则能加强苯二氮䓬类药的催眠作用。

2. 遗忘作用　地西泮在治疗剂量时可以干扰记忆通路的建立,从而影响近事记忆。

3. 抗惊厥作用　可能由于增强突触前抑制,抑制皮质 - 丘脑和边缘系统的致痫灶引起癫痫活动的扩散,但不能消除病灶的异常活动。

4. 骨骼肌松弛作用　主要抑制脊髓多突触传出通路和单突触传出通路。地西泮由于具有抑制性神经递质或阻断兴奋性突触传递而抑制多突触和单突触反射。苯二氮䓬类也可能直接抑制运动神经和肌肉功能。

(二) 抗胆碱能药

常用山莨菪碱,抗 M 胆碱药主要用于解除平滑肌痉挛、胃肠绞痛、胆道痉挛以及急性微循环障碍及有机磷中毒等,山莨菪碱对抗乙酰胆碱所致的平滑肌痉挛和抑制心血管的作用,与阿托品相似而稍弱,同时也能解除血管痉挛,改善微循环。但它的抑制唾液分泌和扩瞳作用则仅为阿托品的 1/20~1/10,还因不易穿透血脑屏障,中枢兴奋作用很少。和阿托品相比,其毒性较低,解痉作用的选择相对较高,副作用与阿托品相似。适用于感染性休克、内脏平滑肌绞痛。青光眼禁用。

(三) 钙离子拮抗剂

常用盐酸氟桂利嗪,本品是一种钙通道阻断剂,能防止因缺血等原因导致的细胞内病理性钙超载而造成的细胞损害。本品作用:①缓解血管痉挛,对血管收缩物质引起的持续性血管痉挛有持久的抑制作用,尤其对基底动脉和颈内动脉明显,其作用比桂益嗪强 15 倍;②前庭抑制作用,能增加耳蜗小动脉血流量,改善前庭器官循环;③抗癫痫作用,本品可阻断神经细胞的病理性钙超载而防止阵发性去极化,细胞放电,从而避免癫痫发作;④保护心肌,明显减轻缺血性心肌损害;⑤氟桂利嗪尚有改善肾功能之作用,可用于慢性肾衰竭;⑥抗组胺作用。

(四) 利尿剂

常用氯噻酮。

1. 对水、电解质排泄的影响

(1)利尿作用:尿钠、钾、氯、磷和镁等离子排泄增加,而对尿钙排泄减少。本类药物的作用机制是主要抑制远端小管前段和近端小管(作用较轻)对氯化钠的重吸收,从而增加远端小管和集合管的 Na^+-K^+ 交换,K^+ 分泌增多。但其作用机制尚未完全明了。本类药物都能不同程度地抑制碳酸酐酶活性,故能解释其对近端小管的作用。本类药还能抑制磷酸二酯酶活性,减少肾小管对脂肪酸的摄取和线粒体氧耗,从而抑制肾小管对 Na^+、Cl^- 的主动重吸收。

(2)降压作用:除利尿排钠作用外,可能还有肾外作用机制参与降压,可能是增加胃肠道对 Na^+ 的排泄。

2. 对肾血流动力学和肾小球滤过功能的影响　由于肾小管对水、Na^+ 重吸收减少,肾小管内压力升高,以及流经远曲小管的水和 Na^+ 增多,刺激致密斑通过管 - 球反射,使肾内肾素、血管紧张素分泌增加,引起肾血管收缩,肾血流量下降,肾小球入球和出球小动脉收缩,肾小球滤过率也下降。肾血流量和肾小球滤过率下降,以及对髓袢无作用,是本类药物利尿作用远不如袢利尿药的主要原因。

第二节 眩 晕 症

一、病 理 生 理

眩晕（vertigo）是因机体对空间定位障碍而产生的一种运动性或位置性的错觉。眩晕为临床常见的症状之一，约 5‰~10‰ 的人群曾患有眩晕症。

人体平衡是由前庭系统、本体感觉系统（包括皮肤浅感受器和颈、躯体的深部感受器）及视觉系统这三个系统互相作用，以及周围与中枢神经系统之间的复杂联系和整合而维持的。前庭系统在维持机体平衡中起着主导作用。在静止状态下，两侧前庭感受器不断地向同侧的前庭神经核对称性发送等值的神经冲动，通过一连串复杂的姿势反射，维持人体的平衡。前庭系统及其与中枢联系过程中的任何部位受到生理性刺激或病理性因素的影响，都可能使这种信息发送的两侧的对称性或均衡性遭到破坏，其结果在客观上将表现为平衡障碍，主观感觉则被认为眩晕。

二、眩晕的分类

眩晕的分类至今尚不统一。传统的分类包括耳源性与非耳源性眩晕；真性（旋转性）与假性（非旋转性）眩晕；外周性眩晕与中枢性眩晕等。下面按病变部位及发病原因对眩晕进行分类。

（一）前庭性眩晕

1. 前庭周围性眩晕

（1）耳蜗前庭疾患：①迷路内：如梅尼埃病等；②迷路内外：如氨基糖苷类耳中毒。

（2）前庭疾患：①迷路内：如良性阵发性位置性眩晕、晕动病；②迷路外：如前庭神经元炎。

2. 前庭中枢性眩晕　①血管性；②肿瘤、外伤、变性疾病。

（二）非前庭性眩晕

包括：①眼性眩晕；②颈性眩晕；③循环系统疾病；④血液病；⑤内分泌及代谢性疾病；⑥精神性眩晕。此外，某些外耳和中耳疾病尚可引起眩晕症状。

三、诊 断

眩晕的诊断应做到定位、定性、定因，方可有利于指导治疗。

（一）病史的采集与分析

应特别注意以下 7 个方面内容。

1. 眩晕发作的形式　眩晕发作的形式可有以下几种。

（1）运动错觉性眩晕：包括：①旋转性眩晕（rotatory vertigo）；②直线眩晕或称移位性眩晕（translational vertigo）。

（2）平衡失调、失平衡或平衡障碍：表现为姿势及步态平衡障碍，患者站立或行走时向一侧倾斜或偏倒感，不稳感，行走时蹒跚或酩酊感。

（3）头晕、头昏：患者常无法明确表示其不适感觉，如头昏、头重脚轻、头内麻木感、空虚感、头紧箍、头沉重压迫感、眼前发黑等。多为中枢性前庭疾病如脑血管缺血性脑病所致，或为过度换气综合征，全身性疾病累及前庭系等所致。但也不能排除前庭系病变，有可能为前庭病变处于前庭代偿阶段的表现。

2. 眩晕发作的时间特征 如发作性、迁延性、起病的速度、持续的时间。

3. 眩晕发作的次数与发作频率

(1)眩晕持续数分钟至数小时:①特发性膜迷路积水,如梅尼埃病;②继发性膜迷路积水(如耳梅毒)、迟发性膜迷路积水、Cogan 综合征(Cogan 病)、复发性前庭病等。

(2)眩晕持续数秒钟:见于良性阵发性位置性眩晕(benign paroxysmal positional vertigo, BPPV)。BPPV 是一种综合征,数种不同的内耳疾病皆可发生阵发性位置性眩晕。

(3)眩晕持续数天至数周:如前庭神经炎。

(4)眩晕病程不定:①迷路瘘管。②内耳损伤:非穿透性内耳损伤,如迷路震荡(labyrinthine concussion);穿透性内耳损伤,如颞骨横行骨折波及内耳;内耳气压伤。③家族性前庭病。④双侧前庭缺损。不同前庭外周性眩晕疾病具有不同的眩晕病程,故按眩晕发作病程分类者,有利于外周性眩晕的鉴别诊断。

4. 眩晕发作时情况 眩晕在何种情况下或体位下发生极为重要。

5. 眩晕的伴发症状 如耳蜗症状、神经系统症状、自主神经症状。

6. 发病前的诱因 应了解眩晕发作前一天或数天内有无上呼吸道感染史,情绪激动史及重体力活动史。

7. 过去史 包括各系统病史。

(二)眩晕患者的精神心理学评价

利于分析症状及制订治疗方案。

(三)眩晕的临床检查

病史采集之后,根据需要进行有关检查,以明确病因和部位。眩晕的临床检查包括:全身检查、耳鼻咽喉科专科检查、精神及神经系统检查、听力学检查、前庭功能检查、眼科检查、颈部检查、影像学检查、实验室检查、眩晕激发试验等。需对上述各种临床检查结果进行全面综合分析,作出诊断。

前庭功能检查是指通过一系列的测试方法以了解前庭功能是否正常的检查方法。通过系列的检查确定前庭障碍的部位、性质和程度,对眩晕的诊断和治疗至关重要。

【附】前庭功能检查法

前庭功能检查主要分为平衡及协调功能检查、眼动检查两个方面。

(一)平衡及协调功能检查

检查平衡功能的方法很多,可将其大致分为静平衡和动平衡功能检查两大类,以下介绍一些常用方法。

1. 静态平衡功能检查法

(1)闭目直立检查法(Romberg test):做闭目直立检查法时请受试者直立,两脚并拢,两手手指互扣于胸前并向两侧拉紧,观察受试者睁眼及闭目时躯干有无倾倒。平衡功能正常者无倾倒判为阴性,迷路或小脑病变者出现自发性倾倒。

(2)Mann 试验法:又称强化 Romberg 试验。被检者一脚在前,另一脚在后,前脚跟与后脚趾相触,其他同 Romberg 试验。

(3)静态姿势描记法:上述静态平衡功能检查法均凭主观判断,结果不够精确。静态姿势描记法(static posturography),又称静态平衡仪检查法,则可取得客观而精确的检查结果。

2. 动态平衡功能检查法

(1)星形足迹行走试验:做星形足迹行走试验(Babinski-Weil walking test)时,受试者蒙眼,向正前方行走 5 步,继之后退 5 步,依法如此行走 5 次。观察其步态,并计算起点与终点之间的偏差角。偏差角大于 90° 者,示两侧前庭功能有显著差异。

(2)动态姿势描记法:动态姿势描记法(dynamic posturography)有两种类型,一种测试受检者在跨步运动中的重心平衡状态;另一种通过改变受检者视野罩内容或角度,以及改变受检者站立平台或改变其角度,来检测受检者平衡功能。

3. 肢体试验

(1)过指试验:做过指试验(past-pointing test)时,检查者与受试者相对端坐,检查者双手置于前下方,伸出双示指。请受试者抬高双手,然后以检查者的两示指为目标,用两手示指同时分别碰触之,测试时睁眼、闭目各做数次,再判断结果,正常人双手均能准确接触目标,迷路及小脑病变时出现过指现象。

(2)书写试验:又称闭眼垂直写字试验。受试者正坐于桌前,身体各处不得与桌接触,左手抚膝,右手握笔,悬腕,自上而下书写一行文字或画简单符号,约 15~20cm。先睁眼后闭眼各书写一次,两行并列。观察两行文字的偏离程度和偏离方向。偏斜不超过 5° 为正常,超过 10° 示两侧前庭功能有差异。

4. 协调功能检查 小脑功能障碍主要表现为协调障碍及辨距不良,故协调功能检查用于检测小脑功能。常用方法包括指鼻试验、指 - 鼻 - 指试验、跟 - 膝 - 胫试验、轮替运动及对指运动等。

(二)眼动检查

眼动检查法通过观察眼球运动(包括眼球震颤)来检测前庭眼反射(vestibuloocular reflex,VOR)径路、视眼反射径路和视前庭联系功能状态。眼球震颤(nystagmus)简称眼震,眼震是眼球的一种不随意的节律性运动,前庭系的周围性病变、中枢性病变以及某些眼病均可引起眼震。前庭性眼震由交替出现的慢相(slow component)和快相(quick component)运动组成。慢相为眼球转向某一方向的缓慢运动,由前庭刺激所引起;快相则为眼球的快速回位运动,为中枢矫正性运动。眼球运动的慢相朝向前庭兴奋性较低的一侧,快相朝向前庭兴奋性较高的一侧。因快相便于观察,故通常将快相所指方向作为眼震方向。按眼震方向的不同,可分为水平性、垂直性、旋转性以及对角性等眼震。眼震方向还可以以联合形式出现,如水平 - 旋转性,垂直 - 旋转性等。

1. 眼震观察方式

(1)裸眼检查法:检查者用肉眼观察受试者裸眼,注意有无眼震及眼震的方向、强度等,用裸眼及 Frenzel 眼镜检查时,眼震强度可分为 3 度。Ⅰ度:眼震仅出现于向快相侧注视时;Ⅱ度:向快相侧及向前正视时均有眼震;Ⅲ度:向前及向快、慢相侧方向注视时皆出现眼震。

(2)Frenzel 眼镜检查法:Frenzel 眼镜为一屈光度为 +15D~+20D 的凸透镜,镜旁装有小灯泡;受试者戴此镜检查时,可避免裸眼检查时因受到固视的影响而使眼震减弱或消失的缺点。此外,由于凸透镜的放大作用及灯泡的照明,还可使眼震更容易被察觉。

(3)眼震电图描记法:眼震电图描记仪(electronystagmography,ENG)是一种记录眶周电极间电位差的仪器。从生物电的角度来看,可将眼球视为一个带电的偶极子,角膜具正电荷,视网膜具负电荷。当眼球运动时,由角膜和视网膜间电位差形成的电场在空间的相位发生改变,眶周电极区的电位亦发生变化:眼震电图描记仪将此电位变化放大,并通过描绘笔记录之。用眼震电图描记仪记录眼震比肉眼观察时更为精确,可检出肉眼下不能察觉的微弱眼震,并提供振幅、频率及慢相角速度等各种参数;通过计算机分析,还可对快相角速度,旋转后眼震及视动后眼震等等难以用肉眼观察的参数进行分析处理,更可提高其在诊断中的价值。ENG 检查既可在暗室,亦可在亮室进行;受试者睁眼、闭眼时均可检查,后者可消除固视的影响。但 ENG 有时亦可出现伪迹,不能记录旋转性眼震,应予注意。

(4)红外电视眼震电图描记法:红外电视眼震电图描记法(videonystagmograghy, VNG)是近年来应用于临床检测眼球震颤的仪器,受检者配戴特制的 Frenzel 眼镜,该眼镜上有红外摄像头而将眼动情况记录、传送至显示器及计算机。直观地观察眼震。

2. 眼动检测方法

(1)自发性眼震检查法:自发性眼震(spontaneous nystagmus)是一种无须通过任何诱发措施即已存在的眼震。裸眼检查时,检查者立于距受试者 40~60cm 的正前方,请受试者按检查者手指所示方向,向左、右、上、下及正前方 5 个基本方向注视,观察其眼球运动。注意,检查者手指向两侧移动时,偏离中线的角度不得超过 20°~30°,以免引起生理性终极性眼震。若用眼震电图描记仪记录,受试者仅向前正视即可。

(2)视眼动系统检查法:是检测视眼动反射及视前庭联系功能状态的方法。

1)扫视试验:又称视辨距不良试验(ocular dysmetria test)或称定标试验。请受试者注视并随视跟踪仪之灯标亮点移动,其速度为(350°~600°)/s,以电眼震描记仪记录眼球运动的速度和精确度。脑干或小脑病变时结果异常。

2)平稳跟踪试验:又称平稳跟随试验(smooth pursuit test)。受试者头部固定于正中位,注视距眼前 50~100cm 处的视标,该视标通常做水平向匀速的正弦波摆动,速度为 40°/s。视线跟随视标运动而移动,并以电眼震描绘仪记录眼动曲线,临床上眼动曲线分四型,正常曲线光滑(Ⅰ型、Ⅱ型),曲线异常(Ⅲ型、Ⅳ型)主要见于脑干或小脑病变。

3)视动性眼震检查法:视动性眼震(optokinetic nystagmus, OKN)是当注视眼前不断向同一方向移动而过的物体时出现的一种眼震。检查时请受试者注视眼前做等速运动或等加、减速度运动的黑白条纹相间的转鼓或光条屏幕,记录当转鼓正转和逆转时出现的眼震。正常人可引出水平性视动性眼震,其方向与转鼓运动的方向相反,两侧对称,速度随转鼓运动速度而改变。眼震不对称、眼震减弱或消失,或方向逆反,主要提示中枢病变。自发性眼震或某些眼病可影响结果。

4)注视试验:当眼球向一侧偏移时方出现的眼震称注视性眼震(又称凝视性眼震, gaze nystagmus)。注视性眼震的快相与眼球偏转的方向一致,强度随偏转角度增大而加强,眼球向前直视时眼震消失,多示中枢性病变。

(3)前庭眼动检查法:主要指半规管功能检查。

1)冷热试验:冷热试验(caloric test)是通过将冷、温水或空气注入外耳道内诱发前庭反应。根据眼震的各参数,其中主要是慢相角速度来分析反应的强弱,评价半规管的功能。

①双耳变温冷热试验:双耳变温冷热试验(alternate binaural, bithermal caloric test; Fitzgerald-Hallpike caloric test)。受试者仰卧,头前倾 30°,使外半规管呈垂直位。先后向外耳道内分别注入 44℃和 30℃水(或空气),每次注水(空气)持续 40s,记录眼震。一般先注温水(空气),后注冷水(空气),先检测右耳,后检测左耳,每次检测间隔 5min。有自发性眼震者先刺激眼震慢相侧的耳。

一般以慢相角速度作为参数来评价一侧半规管轻瘫(unilateral weakness, UW; canal

paresis,CP)和优势偏向(directional preponderance,DP),Jongkees 计算公式为:

$$CP = \{[(RW+RC)-(LW+LC)]/(RW+RC+LW+LC)\} \times 100 \quad (\pm20\% \text{ 以内为正常})$$

$$DP = \{[(RW+LC)-(LW+RC)]/(RW+RC+LW+LC)\} \times 100 \quad (>\pm30\% \text{ 为异常})$$

RW＝右侧 44℃,RC＝右侧 30℃,LW＝左侧 44℃,LC＝左侧 30℃

此外,用冷热刺激尚可研究前庭重振与减振、固视抑制失败等,以区别周围性和中枢性前庭系病变。

②微量冰水试验:受试者体位同双耳变温冷热试验,或正坐、头后仰 60°,使外半规管呈垂直位。从外耳道向鼓膜处注入 4℃水 0.2ml,保留 10s 后偏头,使水外流,记录眼震。若无眼震,则每次递增 0.2ml 4℃水,当水量增至 2ml 亦不出现反应时,表示该侧前庭无反应,试毕一耳后休息 5min 再试对侧耳。前庭功能正常者 0.4ml 可引出水平性眼震,方向向对侧。

2)旋转试验:旋转试验(rotational tests)基于以下原理:半规管在其平面上沿一定方向旋转,开始时,管内的淋巴液由于惰性作用而产生和旋转方向相反的壶腹终顶偏曲;旋转骤停时,淋巴液又因惰性作用使壶腹终顶偏曲,但方向和开始时相反。旋转试验方法主要分为两类:正弦脉冲式旋转试验(sinusoidal pulse rotating test)、摆动旋转试验(swing rotating test)。

(4)其他激发性眼震检查法

1)位置性眼震检查法:位置性眼震(positional nystagmus)是患者头部处于某种位置时方才出现的眼震。检查时取如下头位:①坐位,头向左、右歪斜,前俯、后仰,向左、右各扭转 60°。②仰卧位,头向左、右扭转。③仰卧悬头位,头向左、右扭转。每次变换位置时均应缓慢进行,在每一头位至少观察记录 30s。但通过诱发眼震的特征如潜伏期、持续时间、疲劳性、眼震方向及伴发眩晕的有无等,可资鉴别。

2)变位性眼震检查法:变位性眼震(positioning nystagmus)是在头位迅速改变过程中或其后短时间内出现的眼震。① Dix-Hallpike positioning test:受试者先坐于检查台上,头平直。检查者立于受试者右侧,双手扶其头,按以下步骤进行:坐位—头向右转 45°—仰卧右侧 45° 悬头—坐位—头向左转 45°—仰卧左侧 45° 悬头—坐位;② Roll test:仰卧位—快速向一侧转头 60°—仰卧位—快速向对侧转头 60°—仰卧位。每次变位应在 3s 内完成,每次变位后观察、记录 20~30s,注意潜伏期、眼震性质、方向、振幅、慢相角速度及持续时间等,记录有无眩晕感、恶心、呕吐等。如有眼震,应连续观察、记录 1min,眼震消失后方可变换至下一体位。变位性眼震主要用于诊断良性阵发性位置性眩晕。若在重复的检查中,原有的眼震不再出现或强度减弱,称疲劳性眼震。无论是周围性或中枢性前庭系病变,均可引起这两种眼震。

3)瘘管征:将鼓气耳镜置于外耳道内,不留缝隙。向外耳道内交替加、减压力,同时观察受试者的眼球运动及自主神经系统症状,询问有无眩晕感。当骨迷路由于各种病变而形成瘘管时,则会出现眼球偏斜或眼震,伴眩晕感,为瘘管征(fistular sign)阳性;仅感眩晕而无眼球偏斜或眼震者为弱阳性,示有可疑瘘管;无任何反应为阴性。由于瘘管可被肉芽、胆脂瘤等病变组织堵塞,或为机化物所局限而不与外淋巴隙相通,以及在死迷路时,瘘管虽然存在却不激发阳性反应,故瘘管试验阴性者不能排除瘘管存在之可能,应结合病史及临床检查结果判断。

4)Hennebert征和Tullio现象:①向外耳道加减压力引起眩晕者,称 Hennebert征(Hennebert sign)阳性,可见于膜迷路积水、球囊与镫骨足板有粘连时。②强声刺激可引起头晕或眩晕,称 Tullio 现象(Tullio phenomenon),可见于外淋巴瘘患者或正常人。

四、周围性眩晕与中枢性眩晕的鉴别

1. 周围性眩晕的一般特征

(1)眩晕为突发性旋转性,持续时间短暂,可自然缓解或恢复,但常反复发作。

(2)眩晕程度较剧烈,伴波动性的耳鸣、耳聋,以及恶心、呕吐、面色苍白、出冷汗、血压下降等自主神经症状,而无意识障碍和其他神经系统症状。

(3)自发性眼震为旋转性或旋转水平性,I~II度,发病初期眼震向患侧,稍后转向健侧。各项前庭反应协调,眼震与眩晕的方向一致,倾倒与自示偏斜方向一致,前、后两者方向相反。自发反应与诱发反应以及自主神经反应的程度大体相仿。

(4)变温试验可出现前庭重振现象(一侧前庭功能减弱,增强刺激则反应正常),很少有优势偏向。

2. 中枢性眩晕的一般特征

(1)眩晕可为旋转性或非旋转性,持续时间较长(数天、数周或数月),程度不定,一般较轻,有时可进行性加重,与头和身体的位置变动无关。

(2)可无耳部症状,前庭其他症状也不一定齐全。自主神经反应的程度与眩晕不相协调。

(3)多伴有其他脑神经、大脑或小脑症状。眩晕发作时可有意识丧失。

(4)自发性眼震粗大,为垂直性或斜行性,也可为无快慢相的摆动性,持续久,程度不一,方向多变,甚至呈双相性。

(5)各种前庭反应有分离现象,自发与诱发反应不一致,可出现前庭减振现象(弱刺激引起强反应,强刺激引起的反应反而弱)。

(6)变温试验结果冷热反应分离,有向患侧的优势偏向。

五、治　　疗

除不同的病因治疗外,可参见本章梅尼埃病的治疗。近年来,根据相关文献的研究,前庭康复治疗已成为治疗眩晕的重要方法。

(邢巍巍)

第九章

耳　聋

第一节　传导性聋

一、病理生理

大气中的声波进入外耳道,引起鼓膜振动和听骨链活动,使内耳淋巴液产生液波的过程,为声音或声能在人体内传导的正常途径称气传导;大气中的声波直接经颅骨振荡传入内耳的途径,称为骨传导。在声音传导经路上任何结构与功能障碍,都会导致进入内耳的声能减弱,所造成的听力下降称为传导性聋。听力损失的程度,可因病变部位和程度不同而有差别,最严重者,气传导功能完全丧失,听阈可上升至60dB。

二、临床表现

1. 单纯耳郭畸形　不管是先天性畸形或是后天因素所致的残缺,对听力影响轻微,因为耳郭的集声功能仅在3dB以内。

2. 外耳道堵塞、狭窄或闭锁　可见于先天性外耳道畸形或炎症、肿瘤、外伤等所致之耳道狭窄、闭塞,外耳道异物、耵聍栓及耳道胆脂瘤等原因。外耳道完全堵塞,可致听阈上升45~60dB。

3. 鼓膜病变　鼓膜炎症、增厚瘢痕、粘连或穿孔,使其受声波刺激后振动面积与振幅下降,致声能损失,听阈可上升30dB左右,若鼓膜紧张部大穿孔,失去对圆窗的屏蔽功能,听阈可上升至45dB左右。

4. 听骨链病变　包括先天性阙如、固定或畸形和后天炎症、外伤、肿瘤所致的粘连、残缺、中断、固定等因素,致听骨链失去完整性或灵活性,造成声能传导障碍,在耳科临床中最为常见,因为此类病变,常使听力损失超过50dB,严重损害患者的社交能力。

5. 咽鼓管及气房系统病变　咽鼓管功能正常,鼓室、鼓窦、乳突气房的容积及压力正常,是鼓膜、听骨链及圆窗膜随声波活动的重要条件。由于炎症、肿瘤或外伤等因素所致的咽鼓管阻塞,都可以造成鼓室气房系统气压下降,鼓膜内陷、鼓室渗出积液,使听力下降,若继发化脓或机化粘连,可造成达60dB的听力损失和十分难矫治的病理改变。

6. 内耳淋巴液波传导障碍　可因鼓阶及前庭阶外淋巴液质量改变或液波传导受阻所致,见于内耳免疫病、迷路积水、浆液性迷路炎以及各种原因造成的蜗窗闭塞。内耳液波传导障碍除表现为气传导下降外,当可伴有骨导下降,常呈现混合性聋的特征。

三、诊   断

1. 病史及专科检查   可以了解病变的原因、部位、损害的范围和轻重程度。

2. 听功能检查

(1) 音叉检查:Rinne 试验:阴性;Weber 试验:偏患侧;Schwabach 试验:延长。是传导性聋的重要特征。

(2) 纯音测听:骨导听阈基本正常,气导听阈在 25~60dB。

(3) 声导纳计检查:用于耳道和鼓膜完整的病例。检查鼓室图及声反射,可以帮助判断鼓室气压功能及听骨链的完整性。

3. 影像检查   可以根据上述检查结果选定,以协助确定病变的部位、范围及程度。

四、治 疗 原 则

应根据病因、病变的部位、性质和范围确定不同的治疗方法,具体可见疾病的各章节。在确定咽鼓管功能及耳蜗功能正常后,大多数的传导性聋,可以经过耳显微外科手术重建听力。因各种原因不能手术者,可配戴助听器。

第二节 感音神经性聋

一、病 理 生 理

由于螺旋器毛细胞、听神经、听觉传导径路或各级神经元受损害,致声音的感受与神经冲动传递障碍以及皮质功能阙如者,称感音性或神经性或中枢性聋。临床上用常规测听法未能将其区分时可统称感音神经性聋。

二、临 床 特 征

1. 先天性聋(congenital deafness)   是出生时或出生后不久就已存在的听力障碍。

2. 老年性聋(presbyacousis)   是人体老化过程在听觉器官中的表现。老年性聋的出现年龄与发展速度因人而异。听觉器官的老年性退行性改变涉及听觉系统的所有部分,以内耳最明显。有人根据内耳损害的主要部位将本病细分为老年感音性、神经性、血管纹性(代谢性)与耳蜗“传导”性(机械性)聋 4 类。临床表现的共同特点是由高频向语频缓慢进行的双侧对称性聋,伴高调持续耳鸣。多数有响度重振及言语识别率与纯音测听结果不成比例等。

3. 传染病源性聋(deafness due to infective disease)   指由各种急、慢性传染病产生或并发的感音神经性聋。发病率逐渐减少。临床表现为单侧或双侧进行性聋,伴或不伴前庭受累症状。有的耳聋程度轻,或只累及高频,或被所患传染病的主要症状掩蔽而不自觉,待到传染病痊愈后方被发现,届时与传染病之间的因果关系常被忽视。此种耳聋,轻者多随传染病的恢复而自行恢复,有时仍继续加重,终于遗留下持久性耳聋。

4. 全身系统性疾病引起的耳聋   常见者首推高血压与动脉硬化。临床表现为双侧对称性高频感音性聋伴持续性高调耳鸣。

5. 耳毒性聋(ototoxic deafness)   指误用某些药物或长期接触某些化学制品所致的耳聋。

发病率似渐增多。临床上耳聋、耳鸣与眩晕、平衡紊乱共存。耳聋呈双侧对称性感音神经性，多由高频向中、低频发展。前庭受累程度两侧可有差异，与耳聋的程度亦不平行。症状多在用药中始发，更多在用药后出现，停药并不一定能制止其进行。前庭症状多可逐渐被代偿而缓解。耳聋与耳鸣除少数早发现早治疗者外，多难完全恢复。

6. 创伤性聋（traumatic deafness） 头颅闭合性创伤，若发生于头部固定时，压力波传至颅底，因听骨惯性引起镫骨足板相对动度过大，导致迷路震荡、内耳出血、内耳毛细胞和螺旋神经节细胞受损。若创伤发生于头部加速或减速运动时，因脑与颅骨相对运动引起脑挫伤或听神经的牵拉、压挤和撕裂伤。临床表现多为双侧重度高频神经性聋或混合性聋，伴高调耳鸣及眩晕、平衡紊乱。症状多能在数月后缓解，但难完全恢复。

颞骨横行骨折时，与岩部长轴垂直走行的骨折线常跨越骨迷路或内耳道使其内含的诸结构受伤害，发生重度感音神经性聋以及眩晕、眼震、面瘫和脑脊液耳漏等。

爆炸时强大的空气冲击波与脉冲噪声的声压波能共同引起中耳和内耳各种组织结构的损伤，引起眩晕、耳鸣与耳聋（爆震性聋），后者常为感音性或混合性，能部分恢复。若长期暴露于持续噪声环境中可导致噪声性聋。

7. 特发性突聋（idiopathic sudden deafness） 指无明显原因瞬息间突然发生的重度感音性聋。患者多能准确提供发病时间、地点与情形。临床上以单侧发病多见，偶有两耳同时或先后受累者。一般在耳聋前先有高调耳鸣，约半数患者有眩晕、恶心、呕吐及耳周围沉重、麻木感。听力损害多较严重，曲线呈高频陡降型或水平型，可有听力曲线中断。响度重振试验阳性，自描测听曲线多为Ⅱ、Ⅲ型，听性脑干诱发电位正常。前庭功能正常或减低。有自愈倾向，但多数病例不能获得完全恢复。

8. 自身免疫性聋（autoimmune deafness） 为多发于青壮年的双侧同时或先后出现的、非对称性、波动性进行性感音神经性聋。耳聋多在数周或数月达到严重程度，有时可有波动。前庭功能多相继逐渐受累。患者自觉头晕、不稳而无眼震。抗内耳组织特异性抗体试验、白细胞移动抑制试验、淋巴细胞转化试验及其亚群分析等有助于诊断。患者常合并有其他自身免疫性疾病、环磷酰胺、泼尼松等免疫抑制剂疗效较好，但停药后可复发，再次用药仍有效。

9. 其他 能引起耳聋的疾病尚有很多，较常见者如梅尼埃病、耳蜗性耳硬化、小脑脑桥角占位性疾病，多发性硬化症等。

三、诊 断

全面系统地收集病史，详尽的耳鼻部检查，严格的听功能、前庭功能和咽鼓管功能检测，必要的影像学和全身检查等是诊断和鉴别诊断的基础。客观的综合分析则是其前提。

四、治 疗

感音神经性聋的治疗原则是恢复或部分恢复已丧失的听力，尽量保存并利用残余的听力。

1. 药物治疗 因致聋原因很多，发病机制和病理改变复杂，且不尽相同，故迄今尚无一个简单有效且适用于任何情况的药物或疗法。目前多在排除或治疗原因疾病的同时，尽早选用可扩张内耳血管的药物、降低血液黏稠度和溶解小血栓的药物、维生素 B 族药物，能量制剂，必要时还可应用抗细菌、抗病毒及糖皮质激素类药物。药物治疗无效者可配用助听器。

2. 助听器（hearing aid） 是一种帮助聋人听取声音的扩音装置。它主要由微型传声器、放大器、耳机、耳模和电源等组成。助听器种类很多，就供个体应用者讲，有气导和骨导、盒式与耳机式(眼镜式、耳背式和耳内式)、单耳与双耳交联等。一般需要经过耳科医生或听力学家详细检查后才能正确选用。语频平均听力损失 35~80dB 者均可使用;听力损失 60dB 左右效果最好。单侧耳聋一般不需配用助听器。双侧耳聋者,若两耳损失程度大体相同,可用双耳助听器或将单耳助听器轮换戴在左、右耳;若两耳听力损失程度差别较大,但都未超过 50dB 者,宜给听力较差耳配用;若有一耳听力损失超过 50dB,则应给听力较好耳配戴。此外,还应考虑听力损害的特点;例如助听器应该先用于言语识别率较高,听力曲线较平坦,气骨导间距较大或动态听力范围较宽之耳。

传导性聋者气导、骨导助听器均可用。外耳道狭窄或长期有炎症者宜用骨导助听器。感音性聋伴有重振者需采用具备自动增益控制的助听器。合并屈光不正者可用眼镜式助听器。耳背式或耳内式助听器要根据患者的要求和耳聋的情况选用。初用助听器者要经调试和适应过程,否则难获满意效果。

3. 耳蜗植入器(cochlear implant) 又称电子耳蜗(electrical cochlea)或人工耳蜗,是精密的电子仪器,包括植入体及言语处理器两部分,是当前帮助极重度聋人获得听力,获得或保持言语功能的良好工具,语前极重度者,应在言语中枢发育最佳阶段或之前植入,语后聋者应在失去听觉之后尽早植入。先天性聋儿经助听器训练不能获得应用听力者,应视为首选。此外,常用于心理精神正常、身体健康的中青年双侧极度学语后聋者。必须是应用高功率助听器无效,耳内无活动性病变,影像学检查证明内耳结构正常,耳蜗电图检不出而鼓岬或蜗窗电刺激却可诱发出脑干反应者。电子耳蜗是基于感音性聋者的耳蜗螺旋神经纤维与节细胞大部分仍存活的事实,将连接到体外的声电换能器上的微电极经蜗窗插入耳蜗鼓阶内,并贴附于耳蜗轴骨壁上,用以直接刺激神经末梢,将模拟的听觉信息传向中枢,以期使全聋者重新感知声响。若配合以言语训练,可恢复部分言语功能。

4. 听觉和言语训练(auditory and speech training) 前者是借助听器利用聋人的残余听力,或植入人工耳蜗后获得听力,通过长期有计划的声响刺激,逐步培养其聆听习惯,提高听觉察觉、听觉注意、听觉定位及识别、记忆等方面之能力。言语训练是依据听觉、视觉与触觉等之互补功能,借助适应的仪器(音频指示器、言语仪等),以科学的教学法训练聋儿发声、读唇、进而理解并积累词汇,掌握语法规则,灵活准确表达思想感情。发声训练包括呼吸方法、唇舌运动、嗓音运用,以及音素、音调、语调等项目的训练。听觉和言语训练相互补充,相互促进,不能偏废,应尽早开始,穿插施行。若家属与教员能密切配合,持之以恒,定能使残余听功能或人工听功能得到充分发挥作用,达到聋而不哑之目的。

第三节 混 合 性 聋

耳传音与感音系统同时受累所致的耳聋称混合性聋。两部分受损的原因既可相同,也可各异。前者如晚期耳硬化症耳蜗功能受到不同程度损害,又如在化脓性中耳炎所致传导性聋的基础上,因合并迷路炎或因细菌毒素、耳毒药物等经蜗窗膜渗入内耳,引起淋巴液理化特性与血管纹、螺旋器等的结构改变而继发感音性聋。两部分损害原因不同所致的混合聋常见者如慢性中耳炎伴老年性聋、噪声聋或全身疾病所引起的聋。混合性聋的听力改变特征是既有气导损害,又有骨导损害,曲线呈缓降型,低频区有气骨导间距而高频区不明显。

混合性聋的治疗方法,应根据不同病因及病情综合分析选定,语频区骨导听阈 <45dB,气骨导差 >25dB 的晚期耳硬化症及慢性中耳炎静止期、咽鼓管功能正常者,可以考虑手术治疗;

慢性中耳炎伴有糖尿病致混合性聋者,应注意控制血糖和治疗中耳炎症。

第四节 功 能 性 聋

本病又称精神性聋或癔症性聋,属非器质性耳聋。常由精神心理受创伤引起,表现为单侧或双侧听力突然严重丧失,无耳鸣和眩晕。说话的音调与强弱与发病前相同,但多有缄默、四肢震颤麻木、过度凝视等癔症症状。反复测听结果变异较大,无响度重振,言语接受阈和识别率较低。自描测听曲线为 V 型,镫骨肌声反射和听性脑干诱发电位正常。前庭功能无改变。患者可突然自愈或经各种暗示治疗而快速恢复。助听器常有奇效。治愈后有复发倾向。

第五节 伪 聋

本病又称诈聋,指听觉系统无病而自称失去听觉,对声音不作应答者的表现,严格地说,不能称为疾病。另一类是听力仅有轻微损害,有意识地夸大其听力缺损程度者,可称为夸大性聋(exaggerated hearing loss)。装聋的动机很复杂,表现的形式亦多样,多诡称单侧重度聋,因双侧伪聋易被识破。伪聋者多很机警,有的还很熟悉常规的测听方法,即便应用一些特殊的测听方法也难肯定诊断。自从声导抗、听性诱发电位和耳声发射测听法问世以来,伪聋的准确识别多已不成问题,但确诊前必要注意慎重地与功能性聋鉴别。

（刘永新）

第四篇

嗅觉器官

■ 第一章

鼻 部 概 述

鼻（nose）分为外鼻、鼻腔和鼻窦 3 部分，是呼吸道的起始部，也是嗅觉器官。鼻腔的三维结构是维持其正常生理功能的基础，鼻腔的外侧壁结构复杂。每侧的鼻腔均为一不规则的腔隙，借助隐蔽的鼻窦开口分别与四组鼻窦相交通。鼻窦分别与眶、颅前窝底、颅中窝底（颈内动脉颅骨段和海绵窦）等重要结构构成复杂的关系，是鼻外科及眼外科的解剖学基础。

一、外 鼻

外鼻（external nose）以鼻骨和鼻软骨为支架，外被皮肤、内衬黏膜。外鼻呈三棱锥体状，上部与额相连的狭窄部称鼻根，向下延续为鼻梁，末端称鼻尖，鼻尖两侧扩大称鼻翼。

鼻尖、鼻翼及鼻前庭皮肤较厚，且与皮下组织及软骨膜粘连紧密，并富有皮脂腺、汗腺，为粉刺、痤疮和酒渣鼻的好发部位，当疖肿、炎症时，稍有肿胀，疼痛就较为剧烈。

二、鼻 腔

鼻腔（nasal cavity）由骨和软骨及其表面被覆的黏膜和皮肤共同构成。鼻中隔将其分为两半，向前通外界处称鼻孔（nostril），向后通鼻咽处称鼻后孔（choanae）。每侧鼻腔以鼻阈（limen nasi）为界，分为鼻前庭（nasal vestibule）和固有鼻腔（nasal cavity proper）。鼻阈也是皮肤与黏膜的分界标志，鼻前庭壁内衬皮肤，生有鼻毛，有滤过和净化空气功能。鼻前庭富含皮脂腺和汗腺，是疖肿的好发部位；因其缺少皮下组织，故在发生疖肿肿胀时疼痛剧烈。

（一）固有鼻腔

通称鼻腔，前界为鼻前孔，后界为鼻后孔，有内侧、外侧、顶、底四壁。

1. 内侧壁　也就是鼻中隔，由筛骨垂直板、犁骨和鼻中隔软骨构成支架，表面覆盖黏膜而成。其前下方血管丰富、位置浅表，外伤或干燥刺激均易引起出血称为易出血区（Little 区或 Kiesselbach 区）。

2. 外侧壁　鼻腔外壁由上颌骨、泪骨、下鼻甲和筛骨、腭骨垂直板、蝶骨翼突等组成。从上到下有上、中、下鼻甲，大小依次扩大且前端依次前移。各鼻甲下方的分别有一空隙称为上、中、下鼻道（图 4-1-1）。

3. 顶壁　呈狭小的拱形，前部为额骨鼻突及鼻骨构成，中部是筛骨筛板，后部为蝶骨。其中筛骨筛板分隔颅前窝和鼻腔，薄而脆，有嗅神经穿过筛孔进入颅前窝。

4. 底壁　即硬腭，前 3/4 由上颌骨腭突，后 1/4 由腭骨水平部构成，分隔口腔和鼻腔。

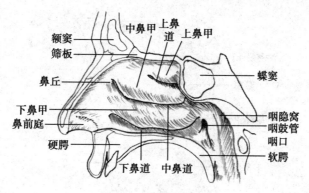

图 4-1-1　鼻腔外侧壁

（二）鼻腔黏膜

按其组织学构造和生理功能的不同,分为嗅区黏膜和呼吸区黏膜两部分。嗅区黏膜分布于上鼻甲及部分中鼻甲内侧面及相对应的鼻中隔部分。除嗅区外,鼻腔各处均由呼吸区黏膜覆盖,黏膜内含有丰富的浆液腺、黏液腺、杯状细胞以及丰富的静脉丛,为调节空气温度与湿度的主要部分。

（三）鼻腔血管、淋巴和神经

鼻腔的动脉主要来自颈内动脉系统的分支眼动脉和颈外动脉系统的分支上颌动脉。鼻腔前部、后部和下部的静脉汇入颈内、外静脉,鼻腔上部静脉则经眼静脉汇入海绵窦,亦可经筛静脉汇入颅内的静脉和硬脑膜窦。

鼻腔前 1/3 的淋巴管与外鼻淋巴管相连,汇入耳前淋巴结、腮腺淋巴结及下颌下淋巴结。鼻腔后 2/3 的淋巴汇入咽后淋巴管及颈深淋巴结上群。鼻部恶性肿瘤可循上述途径发生转移。

鼻腔的神经包括嗅神经、眼神经、上颌神经和交感神经和副交感神经。

三、鼻　窦

鼻窦(nasal sinuses)是鼻腔周围含气颅骨内的腔衬以黏膜而成,其黏膜与鼻腔黏膜相移行,鼻腔与鼻窦的炎症可相互蔓延;开口于鼻腔;有温暖、湿润吸入空气和对发声起共鸣作用。鼻窦有 4 对,即上颌窦、额窦、筛窦、蝶窦,分别位于同名的颅骨内(图 4-1-2、图 4-1-3)。

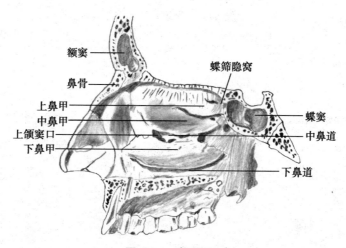

图 4-1-2　鼻窦开口

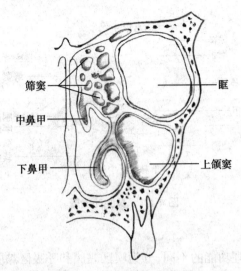

图 4-1-3 鼻窦冠状位示意图

筛窦

中鼻甲

下鼻甲

眶

上颌窦

四、鼻 的 发 育

在胚 4~5 周时,额鼻突出现,在额鼻突下缘两侧,局部外胚层增生变厚,形成一对鼻板,继而鼻板中央凹陷成为鼻窝,其下缘以一条细沟与口凹相通。鼻窝周缘部的间充质增生而突起,鼻窝内侧的突起为内侧鼻突,外侧的为外侧鼻突。此后,两侧的鼻窝彼此靠近,左右内侧鼻突逐渐愈合,并向下方迁移与上颌突愈合,内侧鼻突向下迁移时,额鼻突的下部正中组织呈崤状增生,形成鼻梁和鼻尖,其上部发育为前额。外侧鼻突发育为鼻侧壁和鼻翼。附着鼻梁、鼻尖等外鼻结构的形成,原来向前方开口的鼻窝逐渐转向下方,形成外鼻孔。鼻窝向深部扩展,形成原始鼻腔。第 2 月末,整个胚胎颜面逐渐形成。

(郑德宇)

第二章
鼻的先天性疾病

第一节　先天性后鼻孔闭锁

先天性后鼻孔闭锁（congenital atresia of posterior nares）有单侧性或双侧性，闭锁组织可为膜性、骨性或混合性。常合并身体其他部位的先天性畸形。

一、后鼻孔解剖

鼻腔（nasal cavity）是由骨和软骨及其表面被覆的黏膜和皮肤构成。鼻腔内衬黏膜并被鼻中隔分为两半，向前通外界处称鼻孔（nostril），向后通鼻咽处称后鼻孔（choanae）。后鼻孔主要由蝶骨体、蝶骨翼突内侧板、腭骨水平部后缘、犁骨后缘围绕而成，双侧后鼻孔于鼻咽部相交通。

二、病　　因

系胚胎发育过程中鼻颊膜或颊咽膜遗留，或者后鼻孔被上皮栓块堵塞；后鼻孔周围组织增生形成闭锁等。

三、临床表现

双侧后鼻孔闭锁者在其出生后即出现阵发性发绀，吮奶时呼吸困难，憋气促使患儿张口啼哭，借助换气，空气得以经口腔进入呼吸道，症状得以缓解。待呼吸转平静后患儿又企图经鼻呼吸，发绀、呼吸困难重新出现。约3~4周，患儿习惯用口呼吸，症状才有所好转。但患儿在吮奶时不得不与张口呼吸交替进行。单侧闭锁症状较轻，患侧鼻塞明显，鼻腔内常有黏性分泌物。

四、诊　　断

凡新生儿呼吸困难，哭时症状减轻，吮奶有间断性，则应考虑先天性后鼻孔闭锁的可能。可用导尿管试探、棉絮实验、亚甲蓝滴入鼻腔、前后鼻镜或鼻内镜、影像学等检查闭锁情况。

五、治疗原则

患双侧后鼻孔闭锁的新生儿应紧急处理，帮助患儿及早用口呼吸，再择期手术。简易的方法是将橡胶奶头的顶端剪去，放在患儿口内，用系带固定于头部。待患儿2周岁以后可经鼻、经腭、经鼻中隔或经上颌窦途径手术,将闭锁部切除。随着鼻内镜手术的广泛应用和日趋成熟,传统手术已被鼻内镜手术所代替,适用于任何年龄的患者。

第二节 脑膜脑膨出

脑膜和脑组织通过先天性颅骨缺损疝至颅外,称为脑膜脑膨出(meningoencephalocele)。膨出物来自颅前窝者最多,常侵入鼻根、鼻腔、眶内;颅中窝者很少,常侵入鼻咽部;颅后窝者极少,侵入鼻咽或口咽部。

一、病 因

胚胎时期脑组织经尚未闭合的骨缝疝至颅外;正常分娩过程中胎儿颅压增高。

二、病 理 生 理

按疝出的内容有:脑膜膨出(meningocele);脑膜脑膨出(encephalomeningocele);脑室脑膨出(hydroencephalocele)。三种的组织学结构由外向内依次为皮肤或黏膜、皮下或黏膜下组织、硬脑膜等。

三、临 床 表 现

按膨出物的位置大体分为鼻外型和鼻内型。

(一) 鼻外型

新生儿鼻根部或眼眶内侧有圆形肿物,触之柔软,表面光滑,透光试验阳性。肿物如蒂部宽大,患儿哭闹或压迫颈静脉时,肿物体积增大或张力增高。肿物随年龄增大逐渐增大,并常有眼距增宽。

(二) 鼻内型

新生儿或幼儿如有鼻塞、哺乳困难,鼻腔或鼻咽部可见表面光滑的圆形肿物,触之柔软,有时可见搏动(图 4-2-1)。

四、诊 断

检查时不可对包块贸然试行穿刺或取活检,因可造成脑脊液鼻漏或颅内感染。鼻颏位 X 线拍片,可见颅前窝骨质缺损或筛骨鸡冠消失。CT 或 MRI 检查,可明确脑膜脑膨出的大小、位置及内容物等(图 4-2-2)。

五、治 疗 原 则

一般以 2~3 岁手术为宜。若手术过晚,膨出物随颅底骨质缺损增大而增大,引起的颅面畸形,增加手术难度。手术原则是切除膨出物,修补颅底缺损。

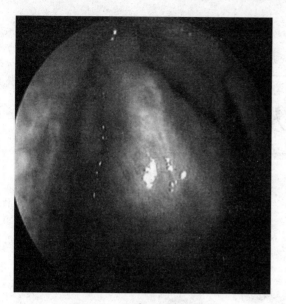

图 4-2-1　鼻内型脑膜脑膨出

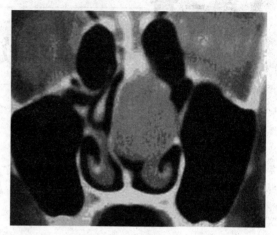

图 4-2-2　鼻窦冠状位 CT 示鼻内型脑膜脑膨出

（卢　岩）

第三章

鼻外伤及异物

第一节 鼻骨骨折

一、鼻骨解剖

鼻骨为成对的长条形的小骨片,上厚下薄,上窄下宽,鼻骨间的结合上端紧密,下端则稍微分开,结合线与正中矢状线重合;鼻骨向上与额骨鼻部相连接,两侧与上颌骨额突相连,鼻骨下端在眶下缘水平向下与侧鼻软骨相连。鼻骨后面的鼻骨嵴与额棘、筛骨垂直板和鼻中隔软骨连接。鼻骨与上颌骨的额突及腭突共同围成梨状孔(piriform aperture)(图 4-3-1、图 4-3-2)。

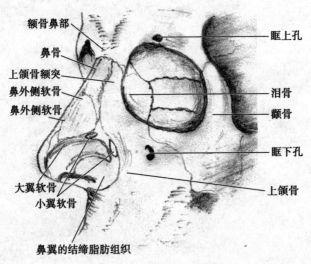

图 4-3-1 外鼻的骨及软骨支架

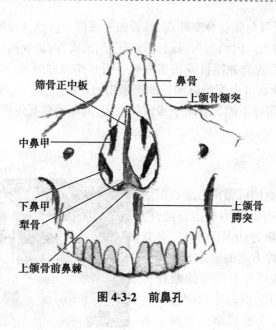

图 4-3-2 前鼻孔

图中标注：筛骨正中板、鼻骨、上颌骨额突、中鼻甲、下鼻甲、犁骨、上颌骨腭突、上颌骨前鼻棘

二、检 查

鼻骨骨折检查时,患者多伴局部触痛,触诊鼻骨塌陷或偏曲,有时可感知骨摩擦音。鼻外伤时常伴有鼻中隔软骨断裂、移位,塌陷变形。鼻腔黏膜与骨膜紧密连接.鼻骨骨折时必常伴有鼻黏膜撕裂伤,以致鼻出血量较多。当鼻黏膜、骨膜和/或鼻泪器黏膜撕裂伤时,空气可经此创口进入眼睑或颊部皮下发生皮下气肿,触之有捻发感。

三、临床表现

鼻骨骨折的类型及其程度取决于暴力的性质、方向和强度,故骨折的范围与造成的畸形各不相同。可为闭合性或开放性,亦常伴有其他颌面骨折或颅底骨折。可为单纯线性骨折或粉碎性骨折,亦可累及软骨。可为错位性骨折或无错位性骨折。成年人的鼻骨间缝紧密相接,外伤后两侧鼻骨易同时骨折,而儿童的鼻骨有明显的裂缝分开,故骨折多限于一侧。

正前方直接向后的暴力,若作用于鼻部骨组织与软组织交界处,则骨质宽薄的鼻骨下端甚易骨折,与上端分离,或两鼻骨自中线向两侧分离,或与上颌骨额突分离。鼻骨被挤压于一侧或呈展开的书本状,使外鼻扁平,鼻根变宽,或鼻梁向内塌陷,出现鞍鼻畸形。当暴力直接打击于鼻根部时,鼻骨可发生横断骨折,使鼻骨与额骨鼻突分离,骨折片向鼻腔内移位。局部皮下组织淤血,并渗透至两侧眼睑及球结膜下,出现紫蓝色瘀斑。同时尚可并发鼻中隔和筛骨的损伤。若遭受从侧方来的暴力,如低速碰撞、小钝物打击、跌倒等可伤及梨状孔缘及上颌骨额突,致鼻骨下端发生单侧骨折。如打击的暴力较大,使鼻梁偏向一例,出现弓形偏曲畸形,它除一侧鼻骨及上颌骨额突被推向内后方,向鼻腔内移位外,对侧鼻骨也同时骨折,向前外方移位成角状突出于皮下,甚至穿破皮肤,形成开放性骨折。如暴力正对着鼻下部,则可能没有明显的鼻骨骨折,而单独发生鼻中隔软骨骨折,断裂的鼻中隔软骨可向后移位,使鼻中隔重叠、增厚或明显塌陷变形,致外鼻部变短、鼻小柱收缩、鼻唇沟加深,至晚期造成鼻副软骨变形,使鼻尖、鼻小柱和鼻孔不对称。

若鼻根内眦部遭遇严重钝器伤,常致鼻骨、筛窦、眶壁骨折,称之为鼻筛(鼻眶)骨折或鼻额筛眶复合体骨折,使鼻骨与额骨鼻突断离,鼻骨向外移位。内眦韧带断裂,致使眶距增宽,鼻根部扁平宽大,眉间突消失。内眦与鼻根间的谷形凹陷消失,内眦变圆。这种骨折常伤及邻近众多组织如鼻额管骨折,若合并筛板或额窦内板骨折易伤及硬脑膜,引起脑脊液鼻漏或鼻眶漏。如伤及筛前、筛后动脉可出现难以制止的严重出血。眶壁骨折更易损伤视神经管引起视力障碍。眶底骨折可使眼球下陷。若眶下缘内侧受累,局部触诊有阶梯感和骨摩擦感,眶下神经分布区感觉消失。

四、诊 断

根据临床表现及检查即可做出诊断。但诊断时应了解受伤原因、时间、暴力打击方向,伤前鼻梁是否正直,有无鼻外伤及手术史,将有助骨折类型的判断及治疗方案的确定。

鼻部的正侧位 X 线摄片有助于诊断骨折部位及骨折片移位的方向,但轻度向侧方移位的骨折片多因骨质相互重叠而难以显现。而CT 水平面及冠状面结合或者三维重建观察更有诊断价值(图 4-3-3)。

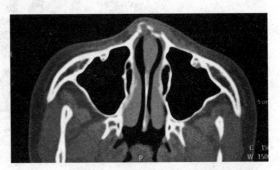

图 4-3-3 鼻骨骨折 CT 影像

五、治 疗 原 则

鼻骨骨折的处理关键在于早期诊治,应争取在伤后 2~3h 内局部组织尚未明显肿胀前进行为妥。若肿胀明显或鼻出血未能制止,无法进行复位处理,可暂缓进行。但不宜超过 10d,以免发生错位愈合增加晚期处理困难。

闭合性鼻骨骨折处理原则:

1. 无错位性骨折 虽 X 线片证实有骨折线,但并无骨折片移位,且外形又无明显改变者,此类骨折勿须作整复处理。但应注意鼻部的保护、避免触摸、受压影响创口愈合。

2. 错位性骨折 鼻骨骨折引起鼻外形改变,需及时进行整复处理,否则后遗畸形,不仅妨碍美观,且可能影响鼻的呼吸功能。通常采用鼻内复位法,1% 麻黄素收缩肿胀鼻腔黏膜,1%地卡因行表面麻醉,用复位器对比内眦位置做好标记后,伸入鼻腔,深度不能超过标记处,避免损伤筛板,向上向外抬起鼻骨,此时常能听见"咔嚓"性骨摩擦音,复位后鼻腔行凡士林纱布或止血膨胀海绵填塞鼻腔,起到支撑和止血作用,一般于 48h 左右撤出鼻腔填充物。复位时左手示指和拇指应协调鼻骨复位,使鼻骨变直。若合并有鼻中隔软骨骨折时,应同步复位,将复位器两叶分别伸入双侧鼻腔,夹住鼻中隔垂直向上移动钳的两叶,偏曲处即可复位(图 4-3-4)。

开放性鼻骨骨折处理原则:面部有开放性创口时,在局麻或全麻下,应先止血妥当后清理伤口,行清创缝合,鼻腔内撕裂黏膜亦应对位缝合,如缝合困难也应尽量定位固定。鼻骨骨折整复应尽可能在清创时一次完

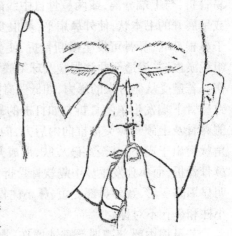

图 4-3-4 鼻骨骨折复位示意图

成。若鼻及颌面部肿胀严重,则待肿胀消退后再行整复,由于未及时整复而后遗畸形者,则需行成形术矫正。

第二节 鼻窦骨折

鼻窦位于颜面部中1/3。上颌窦和额窦占颜面骨骼相当大部分,因其位置较浅,故受创伤而发生骨折的机会较多,且多与颌面部或鼻部创伤同时发生。蝶窦和筛窦位置较深,受伤机会较少,骨折多与头颅创伤同时发生。各鼻窦骨折机会以上颌窦最多,额窦次之,筛窦较少,蝶窦最少。

一、临床表现

鼻窦骨折的类型、程度和造成的畸形可依外力的性质、强度和方向的不同而异。鼻窦骨折后,临床表面常见出血、畸形、功能障碍、感染等几个方面。

出血:轻度出血是黏膜撕裂或软组织小血管的破裂而引起。严重出血可能是鼻窦骨折伤及上颌动脉、筛前动脉、筛后动脉、蝶腭动脉或翼静脉丛等较大血管,以致出血不易制止。若蝶窦骨折伴有海绵窦或颈内动脉的破裂,则出血凶猛,往往瞬间致死。筛窦或额窦骨折时可并发脑脊液鼻漏,混于血液中,早期不易区别,须特别注意及时处理。

畸形:面部塌陷见于额窦、上颌窦前壁的粉碎性骨折;眼球塌陷见于眶底骨折,眶内软组织部分坠入上颌窦腔内;眼球外移可见于筛骨眶板碎裂,局部血肿的压迫;上牙槽的变形可由上颌骨的横断伤所致。

功能障碍:鼻阻塞可因鼻窦骨折后引起鼻腔狭窄、黏膜肿胀及瘢痕黏连等所致;嗅觉功能障碍多因筛窦、额窦骨折累及颅前窝所引起;复视多由筛窦、蝶窦骨折波及眶尖及眶内,或眶底骨折所致;张口困难可能因上颌窦骨折损及翼腭窝肌肉或颞颌关节所致。

感染:鼻窦创伤骨折后,即使表面无开放性创口,细菌亦可经窦腔进入软组织发生感染;若表面有开放性创口,往往有泥土、污物等随致伤物进入窦腔而引起感染;若有异物存留或死骨形成,则易形成经久不愈的脓瘘。

二、诊断

鼻窦骨折的诊断应根据病史、临床表现及影像学检查,尤其当外伤后颌面部有气肿、血肿或软组织水肿影响判断时,鼻窦CT能有助于诊断。

三、治疗原则

鼻窦骨折如遇休克、窒息,应作相应的紧急处理,严重出血亦应属紧急处理范畴。其他处理应酌情缓急有条不紊地进行。

1. 止血 一般的活动性鼻出血可采用1%麻黄素或肾上腺素棉片压迫填塞止血,但若伴脑脊液鼻漏者忌用,以防颅内感染。对顽固的鼻出血,可行颈外动脉结扎术或筛前、筛后动脉结扎术。对原发性或继发性的泉涌般地鼻出血,可紧急行两侧颈外动脉结扎术,必要时再加两侧前、后鼻孔填塞,多能奏效。止血过程中应注意防止血液误吸入气管或发生休克,必要时可取头低足高位。

2. 清创 宜及早进行,力争在24h内清创,以免发生感染而增加瘢痕畸形。清创的原则:

①软组织及起主要支架作用的骨质均应尽可能保留,给予对位缝合或修整复位;②对于可能妨碍窦腔引流的创伤骨壁则尽可能去除;③容易去除的异物,应当立即去除;④对取之危险,不取也有严重后果的异物,如嵌入血管丛的尖小异物,嵌入脑膜的感染性异物等,应在充分准备下设法取除;⑤取之危险,不取暂时亦无大碍者,清创时可以不予处理,如气枪铬弹射入颅底深处,不影响功能又不致感染。

3. 整复 整复的原则:①鼻窦创伤骨折引起移位,造成颌面畸形,皆由暴力所致,很少肌拉力的作用参与。因此,凡闭合性无错位的线状骨折,通常无损面容和功能,可不处理。②面容塌陷或影响眼、鼻功能的骨折应开放复位,可通过正常的鼻外上颌窦手术或鼻外额窦手术等入路,将下陷的骨片挺复,碘仿纱条填塞固定3~5d。③整复后的鼻窦应具有宽畅的引流口,通向鼻腔,窦腔内碘仿纱条的另一端自引流口引出。④鼻腔内应填塞凡士林纱条,以防窦腔发生狭窄或粘连。⑤颌面部有大块软组织缺损者,可将缺损边缘皮肤与窦腔黏膜缝合,修复创面,以利二期整复。⑥有脑脊液鼻漏不愈者,应设法修补。

抗感染:凡鼻窦骨折,不论有无开放性创口,都应立即给予广谱抗生素及破伤风抗毒素处理。如有脑脊液鼻漏时,应选用能进入血脑屏障的抗菌药物,如氯霉素、磺胺嘧啶等。

第三节 鼻腔及鼻窦异物

鼻腔异物是指鼻腔存留异常物质。可分为内生性和外生性两大类,前者多有死骨、凝血块、鼻石、痂皮等。后者又分为非生物类、生物类。生物性异物中常见植物性异物,动物性异物较少见。

一、病 因

产生鼻腔鼻窦异物主要病因有:自行塞入,多见于儿童玩耍时;医源性异物,为鼻部操作时失误遗留纱条、棉片及器械断端等;外伤,多见爆炸性外伤或战伤;呕吐或喷嚏时胃内容物反流并嵌顿于鼻腔;不净水源处游泳,易致水蛭和昆虫等吸入鼻腔并寄生。

二、临床表现

随异物性状、大小和形态各异。多有一侧性鼻塞,鼻涕带血含脓,且具臭味。如异物光滑,刺激性小,短期内可无症状。较大的或植物性异物,膨胀后可将鼻腔完全堵塞,日久影响鼻窦引流,可并发鼻窦炎,致使流脓涕、头痛等。

三、诊 断

病史明确者,用前鼻镜检查常可查见异物。异物多嵌顿于下鼻甲与鼻中隔之间。而对于病史不清、为时已久、非生物类异物,一时难以确诊。故凡遇幼儿有一侧性鼻塞,伴脓血涕有臭味者,应想到鼻腔异物的可能,须耐心细致地检查鼻腔,以免漏诊、误诊。

鼻腔异物存留时间过久,常会引起鼻前庭红肿,鼻腔内充满脓血性分泌物,清除后,常可发现异物。长期的异物可使其失去本色,加上盐类沉着,表面不光滑或被肉芽所包裹,不易分辨。可用血管收缩剂收缩鼻腔黏膜后,用钝头探针探查,借以了解异物性质、大小和形态。影像学检查对金属异物或密度高的异物有诊断意义。

对于动物性异物如水蛭等,常吸附于鼻腔上端,且常遇刺激缩回鼻顶部,建议使用鼻内镜详细查看。

四、治疗原则

发现异物后应根据异物所在部位、大小、性质、形状，采用不同的方法取出。一般非生物类异物可在无麻或用1%地卡因黏膜表面麻醉下取出。对幼儿患者，尽可能固定头部，否则挣扎乱动会影响异物顺利取出或引起副损伤。极不合作者，也可用全身麻醉取异物。

圆形质硬光滑的或位置较深的鼻腔异物，切勿用鼻镊钳取，以免将异物推到鼻咽，甚至坠下误入气管。一般用钝头异物钩或小刮匙，自上方超越异物，由后向前勾出。

（江祺川）

第四章

外鼻炎症性疾病

第一节 外鼻及鼻前庭解剖

外鼻解剖同第四篇第一章。

鼻前庭属外鼻的内面,并非鼻腔一部分,为介于前鼻孔和鼻腔中间的一个空腔。鼻大翼软骨为前庭的重要支架。鼻前庭外侧壁相当于大翼软骨外侧脚,其上缘有一弧形嵴棱,为前庭与鼻腔的交界处,此嵴棱名为鼻阈。

前庭内侧壁为鼻小柱后的鼻中隔软骨,常直而平整。前鼻孔口径较鼻腔为小,故在鼻前庭部形成一个隐窝,名为鼻尖隐窝。如有挖鼻习惯,可使此小窝感染发生鼻前庭炎及裂缝,患者倍感疼痛,如忽视隐窝内病变的治疗,可经久不愈。鼻前庭内有皮肤被覆,部分为复层鳞状上皮,并有角化细胞层,但至前庭壁的上半部则变为无角化的复层鳞状上皮,其下为薄层结缔组织及软骨膜。鼻前庭皮肤生有较粗硬的鼻毛,并含皮脂腺和汗腺,及近鼻腔黏膜处,鼻毛及皮脂腺减少,汗腺渐消失。

外鼻的检查方法:外鼻病变常见的有外鼻形态和皮肤的异常改变。鼻梁的形态有无塌陷、歪斜等现象。鼻中隔、鼻翼发育情况。外鼻的畸形除先天发育畸形外,主要是由于外伤所引起。如果外伤引起一侧鼻骨骨折往往导致鼻梁歪斜,二侧同时骨折可见鼻梁正中凹陷呈马鞍状。另外高度鼻中隔偏曲者,鼻梁也可能显著歪斜。增殖体肥大的儿童可见鼻翼发育不良和前鼻孔狭窄。巨大和多发性鼻息肉可使鼻梁变宽,外鼻扁平,鼻背饱满,形似蛙背,称作蛙鼻。少数萎缩性鼻炎患者具有特殊的鼻部外形,鼻梁宽而平,鼻尖上方轻度凹陷,鼻翼掀起。

外鼻皮肤青紫瘀肿多由于外伤引起血管破裂,血液淤积于皮下而成。外鼻部皮肤潮红油润或毛细血管扩张、皮肤增厚、粗糙不平呈橘皮样多为酒渣鼻。鼻唇间皮肤脱屑或皲裂多为变态反应或慢性鼻窦炎脓液刺激所引起。患急性上颌窦炎时,有时可见面颊部皮肤红肿;急性筛窦炎时,眶内角近内眦部皮肤可能红肿;急性额窦炎时,则眶内上角、眉根部皮肤可能红肿。鼻窦囊肿有时可见面部膨隆或压之有乒乓球的感觉。

第二节 鼻 前 庭 炎

鼻前庭炎是鼻前庭皮肤的弥漫性炎症。

一、病 因

急慢性鼻炎、鼻窦炎、过敏性鼻炎等鼻腔内分泌物,尤其是脓性分泌物的反复刺激所致;长期有害粉尘的刺激;挖鼻、反复摩擦等刺激至鼻前庭皮肤破损继发细菌感染;糖尿病患者较易发生。

二、临床表现

临床上分为急性与慢性两种,炎症以鼻前庭前外侧部显著。多为双侧性,可经久不愈,反复发作。

急性者感鼻前庭处疼痛较剧烈,鼻前庭内及其与上唇交界处皮肤红肿、触痛,重者皮肤有浅糜烂或者皲裂,表面盖有脓痂皮。慢性时鼻前庭皮肤干燥、发痒、异物感、灼热、触痛,局部皮肤增厚,检查见鼻毛稀少,有痂皮形成,清除痂皮后下面可有小出血创面。

三、治疗原则

1. 原则彻底清除鼻腔内刺激性分泌物,改正挖鼻、拔鼻毛等不良习惯,改善工作环境,避免有害粉尘的刺激。

2. 急性者可使用抗生素治疗,局部温生理盐水清洁并湿热敷,然后用硼酸软膏或抗生素软膏外用,行局部红外线等理疗,促进炎症消退。

3. 慢性者先治疗鼻内诱发本病的病变及全身性疾病。局部可用 3% 过氧化氢溶液清洗去除痂皮,然后涂抹硼酸软膏或抗生素软膏。皮肤糜烂和皲裂者先用 10%~20% 硝酸银烧灼,再涂以抗生素软膏。

第三节 鼻 疖

鼻疖是鼻前庭、鼻尖部、鼻翼部的毛囊、皮脂腺或汗腺的局部急性化脓性炎症。

一、病 因

鼻前庭鼻毛及皮肤常附有化脓菌,若局部防御功能降低时,比如挖鼻、拔鼻毛、外伤使皮肤破损时,易继发化脓性细菌感染,常见菌为金黄色或白色葡萄球菌。鼻腔或鼻窦发生化脓性炎症时,因脓液反复刺激,亦可使皮肤损伤,诱发感染。此外患有全身性疾病如糖尿病,身体抵抗力低下时,易受葡萄球菌感染,发生鼻疖。

二、病理生理

疖肿一般为单发性,但亦可有多发性。发生感染后,毛囊或皮脂腺周围常形成炎性保护团,毛细血管中血液凝固,形成血栓,且有大量炎性细胞浸润,其中心渐次发生坏死及化脓。如炎性保护圈被破坏,细菌将向周围侵犯,发生蜂窝织炎、静脉炎或软骨膜炎等。

三、临床表现

初期感局部胀痛,此因局部皮下组织少,皮肤直接和软骨膜结合,稍有浸润,张力很大所以疼痛剧烈,且为搏动性。初期可见鼻尖部或一例前鼻孔红肿,呈局限性,逐渐隆起,红肿中心常有鼻毛,随炎症进行而出现脓点。约在一周内,自行破溃,排出脓栓而愈。颌下或颏下淋巴结肿大,有压痛。发病后如处理不当,挤压或摩擦时,炎症可向周围扩散,疼痛及全身症状加剧,周围小静脉发生血栓,进而引起蜂窝织炎,此时颊部或上唇部红肿,有压痛,表示炎症已向上方扩展。

由于面部静脉无瓣膜,血液可正、逆向流动,鼻疖如被挤压,感染可经由小静脉、面静脉、眼上动脉上达海绵窦,引起鼻疖最严重的并发症,海绵窦血栓性静脉炎。患者表现为寒战、高热、头痛剧烈、患侧眼睑及结膜水肿、眼球突出固定、视盘水肿甚至失明,死亡率较高。

四、治 疗 原 则

治疗原则是严禁挤压,未成熟时忌行切开,控制感染,预防并发症。

1. 全身治疗　提高自身免疫力,糖尿病患者控制血糖,酌情使用抗生素,适当使用镇痛剂,注意通大便,多饮水,注意休息。

2. 局部治疗　①疖未成熟者:局部热敷、局部理疗,以消炎止痛为主,或涂以 10% 鱼石脂膏促进成熟穿破;②疖已成熟者:可待其自然破溃或者在无菌条件下用 15% 硝酸银腐蚀脓头,或者尖刀挑破脓头,细镊钳出脓栓,严禁挤压;③疖破溃者:局部消毒,促进引流,局部涂抹抗生素软膏。

3. 并发海绵窦血栓性静脉炎时,积极治疗,尽早给予足量、广谱、有效的抗生素治疗。

（江祺川）

第五章

鼻腔炎性疾病

鼻腔直接与外界相通,易受有害因素的攻击,因此在鼻科临床中,鼻腔炎症性疾病是最为常见的一类疾病。这类疾病发病因素复杂,可分为生物性(病原微生物)、药物性、代谢性、医源性等,有的病因至今不明。急性鼻炎即通常所说的伤风感冒,发病率非常高,是本章主要介绍的疾病,各个年龄组均可发生,尤以幼儿最为好发。慢性鼻炎也是很常见的疾病,常被忽视,但可影响生活质量。

第一节 急 性 鼻 炎

急性鼻炎(acute rhinitis)俗称"伤风""感冒",是由病毒感染引起的急性鼻黏膜炎症,常累及鼻窦和咽喉部,具有较强的传染性。多发于冬秋季或季节交替时。

一、鼻 腔 解 剖

(一) 固有鼻腔

通称鼻腔,前界为鼻前孔(nares),后界为鼻后孔(choanae),有内侧、外侧、顶、底四壁。

1. 内侧壁 即鼻中隔(nasal septum),由鼻中隔软骨(septal cartilage)、筛骨垂直板(perpendicular plate of ethmoid bone)及犁骨(vomer)构成支架,表面覆盖黏膜,由于出生后骨与软骨的生长速度不均衡,使张力曲线作用不一致,或受遗传因素的影响,通常偏向一侧。在临床上称为鼻中隔偏曲,矫正鼻中隔偏曲可以通过条形切除部分软骨或骨结构达到解除张力,恢复中隔偏曲的目的。

2. 外侧壁 鼻腔外壁分别由上颌骨、泪骨、下鼻甲和筛骨、腭骨垂直板、蝶骨翼突等组成,表现极不规则。从上到下有突出于鼻腔的三个骨质鼻甲(conchae turbinate),分别称上、中、下鼻甲,大小依次扩大且前端依次前移。各鼻甲下方分别有一空隙称为鼻道,即上、中、下鼻道(图4-5-1)。各鼻甲内侧面和鼻中隔之间的空隙称为总鼻道(common meatus)。上、中两鼻甲与鼻中隔之间的腔隙称嗅裂或嗅沟(olfactory sulcus)(图4-5-2)。

(1)上鼻甲(superior turbinate):位于鼻腔外壁的后上部,最小、位置最高,因前下方有中鼻甲遮挡,前鼻镜检查不易窥见。上鼻甲后上方为蝶筛隐窝(sphenoethmoidal recess),蝶窦开口于此。

(2)上鼻道(superior meatus):内有后组筛窦开口。

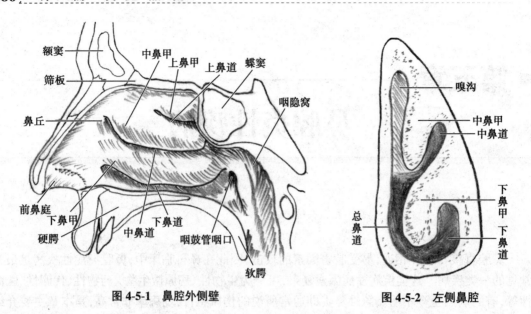

图 4-5-1 鼻腔外侧壁

图 4-5-2 左侧鼻腔

(3) 中鼻甲(middle turbinate):为筛骨的突出部,中鼻甲中常有筛窦气房生长,使鼻腔上部显著缩窄。中鼻甲前端外上方的鼻腔侧壁有小丘状隆起称为鼻丘,是三叉神经、嗅神经所形成的丰富的反射区。

(4) 中鼻道(middle meatus):外壁上有两个隆起,后上方为筛窦的大气房名筛泡(ethmoid bulla),筛泡前下方有一弧形嵴状隆起名钩突(uncinate process),筛泡钩突之间有一半月形裂隙,称为半月裂孔(semilunar hiatus),其外方有一弧形沟称筛漏斗(ethmoid infundibulum),额窦多开口于半月裂孔的前上部,其后为前组筛窦开口,最后为上颌窦开口。

(5) 下鼻甲(inferior turbinate):为附着于上颌骨内壁的一独立骨片,前端距前鼻孔约 2cm 后端距咽鼓管口约 1cm,为鼻甲中最大者,约与鼻底同长,故下鼻甲肿大时易致鼻塞或影响鼓管的通气引流。

(6) 下鼻道(inferior meatus):前上方有鼻泪管开口,其外段近下鼻甲附着处骨壁较薄,是上颌窦穿刺的最佳进针部位。

3. 顶壁 呈拱形,较狭小,前部为额骨鼻突及鼻骨构成。中部是分隔颅前窝与鼻腔的筛骨水平板(cribriform plate),此板骨质非常薄,并有多数细孔,呈筛状,嗅神经经此穿过进入颅前窝。外伤或手术时易骨折致脑脊液鼻漏。

4. 底壁 即硬腭,与口腔相隔,前 3/4 由上颌骨腭突,后 1/4 由腭骨水平部构成,两侧部于中线相接,形成上颌骨鼻嵴,与犁骨下缘相接,底壁前方近鼻中隔处,两侧各有一切牙管开口,腭大动、静脉及腭前神经由此通过。

(二)鼻腔黏膜

1. 嗅区黏膜 分布于上鼻甲及部分中鼻甲内侧面及相对应的鼻中隔部分,为假复层无纤毛柱状上皮,由嗅细胞、支持细胞、基底细胞组成。其固有层内含分泌浆液的嗅腺,以溶解有气味物质微粒,产生嗅觉。嗅细胞为双极神经细胞,其中央轴突汇集多数嗅细胞嗅丝,穿过筛板达嗅球,周围轴突突出上皮表面,成为细长的嗅毛。

2. 呼吸区黏膜 除嗅区外,均为呼吸区黏膜覆盖,该黏膜为复层或假复层柱状纤毛上皮,其纤毛的运动主要由前向后朝鼻咽部。黏膜内含有丰富的浆液腺、黏液腺和杯状细胞,可产生大量分泌物,使黏膜表面覆有一层随纤毛运动不断向后移动的黏液毯(mucous blanket)。黏膜内有丰富的静脉丛,构成海绵状组织,舒缩性较大,能快速改变充血状态,对于调节气流的温度与湿度非常重要。下鼻甲上的黏膜最厚,对鼻腔的生理功能有非常重要的意义,故手术时不宜去除过多。

(三)鼻腔血管

鼻部的动脉主要来自颈内动脉系统的分支眼动脉和颈外动脉系统的分支上颌动脉(图 4-5-3)。

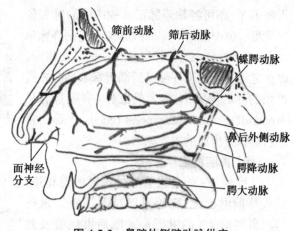

图 4-5-3　鼻腔外侧壁动脉供应

1. **眼动脉**　自视神经管入眶后分出筛前动脉和筛后动脉。两者穿过相应的筛前孔和筛后孔进入筛窦,均紧贴筛顶横行于骨脊形成的凹沟和骨管中,离开筛窦后进入颅前窝,沿筛板前行穿过鸡冠旁小缝进入鼻腔。筛前动脉供应前、中部筛窦和额窦以及鼻腔外侧壁和鼻中隔的前上部。筛前动脉横行于筛窦顶骨管中,是鼻内镜手术时筛顶的标志,其前即为额隐窝。筛后动脉供应后群筛窦以及鼻腔外侧壁和鼻中隔后上部。

2. **上颌动脉**　在翼腭窝内相继分出蝶腭动脉、眶下动脉和腭大动脉供应鼻腔,其中蝶腭动脉是鼻腔血供的主要动脉。蝶腭动脉经蝶腭孔进入鼻腔,分为内侧支和外侧支。内侧支横行于鼻腔顶部,经蝶窦开口的前下方到鼻中隔后部,分同鼻后中隔动脉,供应鼻中隔后部和下部。外侧支分为数目不等的鼻后外侧动脉,并进一步分成上、中、下鼻甲支,供应鼻腔外侧壁的后部、下部和鼻腔底。

眶下动脉经眶底的眶下管出眶下孔后,供应鼻腔外侧壁前部,腭大动脉出腭大孔后经硬腭向前进入切牙管到鼻中隔下部。上唇动脉来自面动脉。鼻腭动脉、筛前动脉、上唇动脉及腭大动脉在鼻中隔前下部的黏膜下密切吻合形成毛细血管网,称为利特尔血管网,是临床上鼻出血最易发生的部位称利特尔区(litter area)(图 4-5-4)。

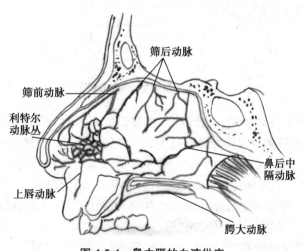

图 4-5-4　鼻中隔的血液供应

3. **静脉回流**　鼻腔前部、后部和下部的静脉汇入颈内、外静脉,鼻腔上部静脉则经眼静脉汇入海绵窦,亦可经筛静脉汇入颅内的静脉和硬脑膜窦。鼻中隔前下部的静脉构成克氏静脉丛(kiesselbach plexus),为该部位出血的重要来源,而在老年人下鼻道外侧壁后部近鼻咽处有表浅扩张的鼻后静脉丛,称为吴氏鼻 - 鼻咽静脉丛(woodruff naso-nasopharyngeal venous plexus),常是后部鼻腔出血的主要原因。

（四）鼻腔淋巴

鼻腔前 1/3 的淋巴管与外鼻淋巴管相连,汇入耳前淋巴结、腮腺淋巴结及下颌下淋巴结。鼻腔后 2/3 的淋巴汇入咽后淋巴管及颈深淋巴结上群。鼻部恶性肿瘤可循上述途径发生转移(图 4-5-5)。

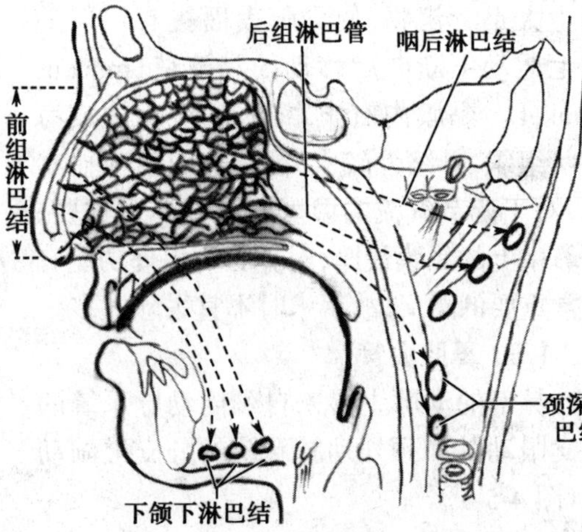

（五）鼻腔的神经

包括嗅神经、感觉神经和自主神经(图 4-5-6)。

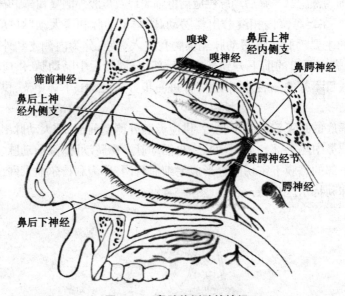

图 4-5-5 鼻腔的淋巴回流

图 4-5-6 鼻腔外侧壁的神经

1. **嗅神经** 分布于嗅区黏膜。嗅细胞中枢突汇集成多数嗅丝穿经筛板上之筛孔抵达嗅球。嗅神经中枢突汇集成多数嗅丝穿经筛板上之筛孔抵达嗅球。嗅神经鞘膜为硬脑膜的延续,损伤嗅区黏膜或继发感染,可沿嗅神经进入颅内,引起鼻源性颅内并发症。

2. **感觉神经** 来自三叉神经第一支(眼神经)和第二支(上颌神经)的分支。

眼神经:由其分支鼻睫神经分出筛前神经和筛后神经,与同名动脉伴行,进入鼻腔分布于鼻中隔和鼻腔外侧壁上部的一小部分和前部。

上颌神经:穿过或绕过蝶腭神经节后分出蝶腭神经,然后穿过蝶腭口进入鼻腔分为鼻后上外侧支和鼻后上内侧支,主要分布于鼻腔外侧壁后部、鼻腔顶和鼻中隔。

3. **自主神经** 鼻黏膜血管的舒缩及腺体分泌均受自主神经控制。交感神经来源于颈内动脉交感丛组成的岩深神经,副交感神经来自面神经的岩大神经。交感神经主要控制鼻黏膜血管的收缩,副交感神经控制黏膜血管扩张和腺体分泌(图 4-5-7)。

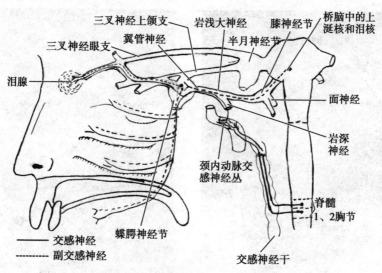

图 4-5-7 鼻黏膜的自主神经支配

二、鼻腔生理功能及检查

鼻腔主要功能有呼吸、嗅觉功能,另外还有共鸣、反射、吸收和排泄泪液等功能。外界空气经过鼻腔处理后,才适合人体的生理需求,否则易引起呼吸道不适。鼻黏膜亦是局部黏膜免疫系统的重要组成部分,黏膜内的免疫活性成分在上呼吸道黏膜防御方面起着重要的作用。鼻黏膜的上皮细胞(杯状细胞)、黏膜下腺体(浆液腺细胞、黏液腺细胞),分泌性细胞(浆细胞)不仅产生分泌物,且可由血管渗出血浆蛋白、或由细胞合成和分泌免疫物质,这些成为鼻黏膜免疫系统构成的基础。来源于鼻黏膜的各种具有免疫防御功能的物质可分为非特异性与特异性两大类,前者为天然免疫物质主要为溶菌酶、乳铁蛋白,后者则是在抗原的刺激下产生如免疫球蛋白 A 和 G(IgA、IgG)。二者共同构成鼻黏膜的免疫屏障。

鼻窦可增加呼吸区黏膜面积,促进对吸入空气的加温加湿作用,并对声音有共鸣作用,可减轻头颅重量,缓冲冲撞力,保护重要器官。

鼻腔检查包括鼻前庭检查、前鼻镜检查和间接鼻咽镜检查。

1. 鼻前庭检查 主要看有无肿胀、糜烂、溃疡、结痂及鼻毛无脱落。鼻前庭检查有丘疹伴疼痛见于鼻前庭疖肿;若有皲裂、结痂、鼻毛稀少、瘙痒等考虑鼻前庭炎症;鼻前庭皮下隆起且边缘光滑考虑鼻前庭囊肿。嘱受检查头后仰,以拇指将其鼻尖抬起,在左右推动,借额镜反射的光线即可看清鼻前庭全貌。

2. 前鼻镜检查 检查者一手执鼻镜,以拇指及示指捏住前鼻镜的关节,左手持前鼻镜,先将前鼻镜的两叶合拢,与鼻底平行伸入鼻前庭,不可越过鼻阈。右手扶持受检者头部,随检查需要变动头位。缓缓张开镜叶,依次检查鼻腔各部。先使受检者头位稍低,由下至上顺序观察鼻底、下鼻道、下鼻甲、鼻中隔前下部,再使受检者头后仰30°,检查中鼻道、中鼻甲及嗅裂和鼻中隔中部,再使受检者头后仰至60°,观察鼻中隔上部、中鼻甲前端等。注意鼻甲有无充血、肿胀、肥厚、萎缩及息肉样变,各鼻道及鼻底有无分泌物及分泌物的性状,鼻中隔有无偏曲、穿孔、出血、血管曲张、溃疡糜烂或黏膜肥厚，鼻腔内有无新生物、异物等。如下鼻甲肥大，可用1%麻黄碱收缩后再进行检查。检查完毕，取出前鼻镜时勿将镜叶闭拢，以免钳夹鼻毛（图4-5-8）。

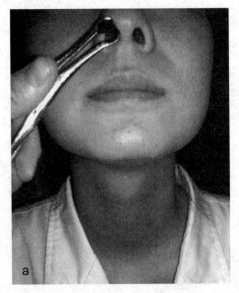
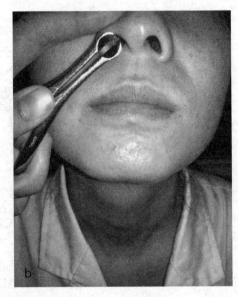

图 4-5-8　前鼻镜检查

3. 间接鼻咽镜检查　主要用于观察后鼻孔形态。检查时，先让受检者直坐，头正，自然张口但不伸舌，用鼻安静呼吸。将鼻咽镜于酒精灯上稍烘温，以免镜面生雾，并先将镜背在检查者手背上测试一下，以温而不烫为宜。然后将额镜的反射光线照射于咽后壁，左手持压舌板将舌前2/3压下，右手以执笔势将鼻咽镜从左侧口角（镜面向上）送到软腭与咽后壁之间，避免触及咽壁及舌根，以免引起恶心而影响检查。鼻咽镜置入后，将镜面倾斜成45°，此时镜中反映出鼻后孔的一部分，先找到鼻中隔后缘，即以之为依据分别检查其他各处。因镜面过小，不能一次反映出鼻咽部和鼻后孔的全部情况，需适当转动镜面，以便得到全部图像。镜中所见与实体位置左右相反。当镜面向上向前时，可见到软腭的背面、鼻中隔后缘、后鼻孔、各鼻道及鼻甲的后段；将镜面移向左右，可见咽鼓管咽口及其周围结构；镜面移向水平，可观察鼻咽顶部及腺样体（图4-5-9）。

鼻功能检查主要分为鼻通气测量和嗅觉检查。

1. 鼻通气测量　用手指堵住患者一侧鼻孔（压鼻翼）听其另侧鼻孔呼吸有无阻塞，或用手背放在患者前鼻孔感觉患者呼吸气流大小。若婴幼儿检查鼻通气可用棉丝置于婴幼儿鼻孔外，用手指捏住上下唇，使其闭嘴，观察棉丝有否气流的吹动。注意堵塞一侧鼻孔时不要用力过大，以免压到对侧鼻孔，影响对侧通气。

2. 嗅觉检查　用香精、醋、樟脑油、煤油、水装在完全相同的小瓶内，检查嗅觉。其中水作为对照剂。患者手指堵住一侧鼻孔，用另一侧鼻孔闻每一个小

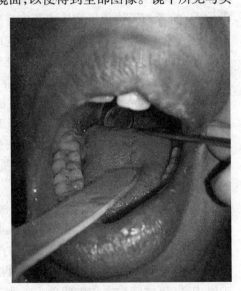

图 4-5-9　间接鼻咽镜检查

瓶,说出嗅到的气味。同样方法测另侧。这种方法简单易行,但只能测定有无嗅觉而不能测定嗅觉丧失程度。

鼻内镜检查:鼻内镜是硬性内镜,带有光线充足的冷光源,通过镜像放大,能深入鼻腔清晰地观察到从前到后的解剖结构。目前临床上常用的内镜为0°、30°和70°三种。患者鼻腔用1%地卡因麻醉,取坐位或斜坡卧位,应用0°内镜从鼻底或(和)下鼻道进镜,从前向后观察下鼻甲前端,下鼻甲中、后端,鼻中隔和下鼻道。应用30°内镜从鼻底进镜直达后鼻孔,以鼻中隔后缘为标志轻轻转动镜身,观察鼻咽侧壁及咽鼓管开门,注意咽鼓管圆枕及咽隐窝情况,将内镜轻轻退出,以下鼻甲上表面为依托,观察中鼻甲及中鼻道,注意钩突、筛泡和筛漏斗情况;沿中鼻甲下缘继续进镜,到达中鼻甲后端时将镜面向外转30°~45°,观察蝶筛隐窝和蝶窦开口。应用70°内镜从鼻底进镜直达后鼻孔,观察鼻咽顶部,然后将内镜退出,以下鼻甲表面为依托,从中鼻甲下缘进镜找到中鼻甲后端,将镜面向外转,从中鼻道后方向前寻找上颌窦开口;如果中鼻甲收缩好,并与鼻中隔有空隙,应用70°内镜在中鼻甲与鼻中隔之间进镜,可以观察上鼻甲与上鼻道,少数人还可以见到最上鼻甲与最上鼻道。鼻内镜检查时应注意鼻腔与鼻咽黏膜有无充血、水肿、干燥、溃疡、出血、血管扩张及新生物;注意新生物的原发部位、大小和范围以及脓性分泌物的来源;遇有可疑新生物应取活检,对窦内脓性分泌物可以吸出送细菌学检查。

三、病理生理

初为血管收缩,鼻腔分泌减少。后血管扩张,分泌增加,进而黏膜表现为水肿。而黏膜水肿使得鼻腔黏膜纤毛运动功能发生障碍,病原体不易排出,出现炎性反应,初为主要为单核白细胞,后期多形白细胞逐渐增多。分泌物也由水样变成黏液性,如果合并细菌感染,则会出现脓性分泌物。

四、临床表现

各病毒潜伏期不一,多为1~4d。早期多出现鼻腔和鼻咽部痒感、刺激感、异物感或烧灼感。自觉鼻腔干燥。有时还会出现结膜的瘙痒刺激感。可伴有疲劳、头痛、畏寒、食欲缺乏等全身症状。鼻塞逐渐加重,夜间更为明显,打喷嚏,头痛。鼻涕增多,初为水样,后变为黏脓性。鼻塞严重者可有闭塞性鼻音。此时症状最重。但一般具有自限性,在1~2周内各种症状渐减轻消失。如果合并细菌感染,则出现脓涕,病情延期不愈。

检查可见:初期鼻黏膜广泛充血、干燥,进而鼻黏膜肿胀,鼻道内可见透明水样、黏液样或黏脓性分泌物,咽部黏膜亦常有充血。后期可见黏膜红肿充血,多见鼻道内黏液脓性涕。

五、诊断及鉴别诊断

依照患者病史及鼻部检查可确诊,应注意是否为急性传染病的前驱症状。

六、治疗原则

目前无简单有效的治疗方法。但急性鼻炎常有自限性,因此主要是对症及预防并发症。应多饮热水,清淡饮食,注意休息。

1. 减轻发热、头痛等全身症状 可用:①复方阿司匹林1~2片,3次/d;阿司匹林0.3~0.5g,3次/d。②中药类清热解毒冲剂1~2包,3次/d;板蓝根冲剂1~2包,3次/d。

2. 局部治疗 ①局部糖皮质激素鼻喷剂:是目前疗效最好、应用最广泛的局部抗炎药,可明显减轻水肿状态并协同抗炎,有研究报道表明也有减充血作用,为鼻黏膜炎症的一线治疗药物。②血管收缩剂:是以麻黄碱、羟甲唑啉为代表一类减充血剂,仅在有明显鼻阻塞症状时使用,注意使用的浓度和时间,不宜超过1周,以免导致药物性鼻炎。

第二节 慢性鼻炎

慢性鼻炎(chronic rhinitis)是鼻黏膜及黏膜下层的慢性炎症。主要特点是鼻腔黏膜肿胀,分泌物增加。病程持续三个月以上或反复发作,迁延不愈。一般分为慢性单纯性鼻炎(chronic simple rhinitis)和慢性肥厚性鼻炎(chronic hypertrophic rhinitis)两种类型。二者病因基本相同,后者多由前者发展而来,组织病理学上没有绝对的界限,常有过度型存在。但临床表现以及治疗方法有所不同。慢性鼻炎患者常伴有不同程度的鼻窦炎。

一、病理生理

鼻腔、鼻窦的组织病理学检查有其不同于其他部位的特殊之处:①年龄因素的影响:新生儿没有淋巴细胞;随着年龄的增长,肥大细胞逐渐减少。②鼻腔、鼻窦不同的部位有着不同的组织结构,神经、血管、腺体的密度各不相同。

由于神经血管功能紊乱,鼻黏膜深层动、静脉慢性扩张,鼻甲出现肿胀。但浅层血管没有明显扩张,因此鼻黏膜充血可以不明显。血管和腺体周围有淋巴细胞与浆细胞浸润,黏液腺功能活跃,分泌物增多,但黏膜组织无明显增生。

二、临床表现

1. 鼻塞 早期表现为间歇性和交替性:①间歇性:白天、温暖、劳动和运动时鼻塞减轻,睡眠、寒冷、静坐时加重。运动时,全身自主神经兴奋,鼻黏膜血管收缩,鼻塞减轻。②交替性:平卧时鼻塞较重,侧卧时上侧通气较好,下侧较重。可能与平卧时颈内静脉压升高有关。侧卧后,下侧鼻腔出现鼻塞,可能与肩臂的自主神经反射有关。晚期较重,多为持续性,出现鼻塞性鼻音,嗅觉减退。

2. 流涕 早期鼻分泌物主要为黏膜腺体分泌物,为黏液性。鼻涕可向后经后鼻孔流到咽喉部,引起咽喉部不适,出现多"痰"及咳嗽。小儿鼻涕长期刺激可引起鼻前庭炎、湿疹等。晚期的鼻分泌物可表现为黏液性或黏脓性,不易擤出。

3. 如下鼻甲后端肥大压迫咽鼓管咽口,可有耳鸣、听力减退。下鼻甲前端肥大,可阻塞鼻泪管开口,引起溢泪。

4. 长期张口呼吸以及鼻腔分泌物的刺激,易引起慢性咽喉炎。

5. 头痛、头晕、失眠、精神萎靡等。如中鼻甲肥大压迫鼻中隔,可刺激筛前神经(三叉神经的分支),引起三叉神经痛。用2%丁卡因麻醉嗅裂黏膜后,疼痛可缓解,称筛前神经综合征(charlin syndrome)。需行中隔纠正术或中鼻甲部分切除术。

检查早期可见双侧下鼻甲肿胀,不能看清鼻腔内的其他结构。鼻黏膜呈淡红色,可以没有明显的充血。下鼻甲表面光滑,湿润,黏膜柔软而富有弹性,用探针轻压呈凹陷,移开后立即恢复。鼻黏膜对血管收缩剂敏感,滴用后下鼻甲肿胀迅速消退。鼻底、下鼻道或总鼻道内有黏稠的黏液性鼻涕聚集,总鼻道内还常有黏液丝牵挂,临床上常称单纯性鼻炎(图4-5-10)。

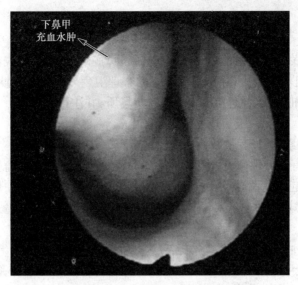

图 4-5-10　慢性单纯性鼻炎

　　长时间的慢性炎症可导致鼻黏膜增生,肥厚,呈暗红和淡紫红色。下鼻甲肿大,堵塞鼻腔,表面不平,呈结节状和桑葚状。触诊有硬实感,不易出现凹陷,或出现凹陷不易恢复。对血管收缩剂的收缩反应差。有时鼻底或下鼻道内可见黏涕或黏脓涕,临床上称为肥厚性鼻炎(图4-5-11)。

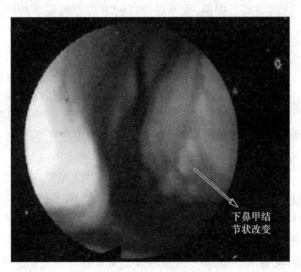

图 4-5-11　慢性肥厚性鼻炎

三、诊　　断

　　根据症状、鼻镜检查及鼻黏膜对麻黄素等药物反应不良,诊断多无困难。但应注意与结构性鼻炎(structural rhinitis)的鉴别。结构性鼻炎即鼻腔存在一种或几种鼻腔结构的形态或解剖异常,如鼻中隔偏曲,中鼻甲反向弯曲及下鼻甲内展等结构异常,引起鼻腔通气及功能异常。临床常可看到鼻中隔一侧明显偏曲,另一侧下鼻甲出现代偿性肥大;下鼻甲萎缩,常可见中鼻甲代偿性肥大等情况。因此,对于慢性鼻炎的诊断和治疗,应仔细检查,正确判定引起症状的主要病变部位,才能获得较好的治疗效果。

四、治疗原则

消除致病因素是关键。积极治疗全身疾病;矫正鼻腔畸形,如鼻中隔偏曲,结构性鼻炎等;加强身体锻炼,提高机体免疫力;注意培养良好的心理卫生习惯,避免过度疲劳。有免疫缺陷或长期使用免疫抑制剂者,尽量避免出入人群密集场所,并注意戴口罩。

1. 局部治疗

(1)局部糖皮质激素鼻喷剂:最常使用的鼻内抗炎一线药物。

(2)减充血剂:只有在慢性鼻炎伴发急性感染时才可使用减充血剂滴鼻 1~2 次 /d。注意此类药物长期使用可引起药物性鼻炎,一般不宜超过 10 天。儿童可短期使用浓度较低的此类药物。盐酸萘甲唑啉类减充血剂(滴鼻净)很容易引起药物性鼻炎并对鼻黏膜造成不可逆损伤,应杜绝使用。

(3)鼻腔生理盐水冲洗。

2. 如果炎症比较明显并伴有较多的分泌物倒流,可以考虑口服小剂量大环内酯类抗生素,即常规剂量的一半,连续应用 1~3 个月。

3. 手术治疗　药物及其他治疗无效并伴有明显的持续性鼻阻塞症状者,可行手术治疗。手术多在鼻内镜或显微镜下进行,可提高手术安全性和准确性。手术原则是保留下鼻甲黏膜的下鼻甲骨质切除或将下鼻甲整体骨折外移,也可以行下鼻甲黏膜的低温等离子消融手术,目的都是为了缩小下鼻甲,增宽鼻腔通气截面积。凡切除下鼻甲或对下鼻甲黏膜表面造成损伤的技术,如激光、电灼、微波等都不提倡,也不提倡任何下鼻甲黏膜下药物注射的方法。

第三节　萎缩性鼻炎

萎缩性鼻炎(atrophic rhinitis)是一种缓慢发生的弥漫性、进行性鼻腔萎缩性病变。不仅仅鼻腔黏膜,而且包括黏膜下的血管、腺体,甚至鼻甲骨都会出现萎缩。黏膜萎缩性病变可发展至咽部、喉部,引起萎缩性咽炎、萎缩性喉炎。女性多见,男女比约为 3:1。

一、病理生理

初期可以出现轻度的上皮增生、黏膜水肿,然后鼻黏膜上皮变性,进行性萎缩。黏膜纤毛脱落,纤毛柱状上皮变成鳞状上皮。腺体减少,分泌物干燥形成痂皮,上皮下有大量炎性细胞浸润(常常为大量的肥大细胞),黏膜和骨质血管发生动脉内膜炎和周围炎,血管腔狭窄和闭塞。黏膜供血不足,导致黏膜、腺体、骨质萎缩,鼻甲骨质吸收。常常伴有额窦和上颌窦发育不全。

二、临床表现

1. 鼻及鼻咽部干燥　鼻腔过度通气,鼻黏膜腺体萎缩,分泌减少,因此鼻内常有结痂,有时带血,甚至有鼻出血。

2. 鼻塞和嗅觉减退或失嗅　因鼻内痂皮阻塞鼻腔;或因鼻黏膜萎缩,神经感觉迟钝,虽有气流通过,但不能察觉。嗅区黏膜萎缩或被痂皮堵塞导致嗅觉减退甚至消失。

3. 头痛、头昏　头痛多发生于前额、颞侧或后枕部。因鼻黏膜萎缩,鼻腔过度通气,鼻腔保温调湿的调节功能减退,大量冷空气刺激所致;或因鼻内脓痂压迫鼻黏膜之故。

4. 恶臭　多见于病情严重和晚期者。呼气有特殊的臭味,但由于嗅觉减退或丧失,因此患者自己不能闻到。恶臭系因变形杆菌使鼻腔内脓性分泌物和痂皮内的蛋白质分解产生吲哚所致,故又称臭鼻症(ozena)。

5. 耳鸣、听力下降　病变波及咽鼓管,出现咽鼓管功能障碍,引起分泌性中耳炎的症状。

6. 咽干、声嘶以及刺激性干咳　病变累及咽喉所致。

7. 检查　可见鼻腔宽大,从前鼻孔可直视鼻咽部。鼻黏膜明显干燥,鼻腔内有结痂,除去痂皮可有出血。痂皮为黄绿色或灰绿色,有恶臭味。鼻甲萎缩,明显缩小,有时甚至无法辨认下鼻甲。有时中鼻甲出现代偿性肥大。严重者鼻外形有变化,如鼻梁平宽,鼻孔扁平,鼻翼掀起,状似鞍鼻。

三、诊断及鉴别诊断

根据症状及检查,不难作出诊断,有时需与以下疾病鉴别。

1. 鼻硬结症(rhinoscleroma)　此病无臭味,鼻分泌物或组织可培养出鼻硬结杆菌组织病理检查有泡沫细胞和品红小体(Russel 小体)的特征性改变。

2. 鼻部特殊感染,如梅毒、麻风、结核等应予除外。

四、治　疗　原　则

目前尚无特效治疗。

1. 全身治疗　改善营养,改进生活条件。

(1)维生素疗法:维生素 A、维生素 B_2、维生素 C、维生素 E 对此病有一定疗效。

(2)微量元素疗法:适当补充铁、锌等微量元素。

(3)桃金娘油 0.3g,2 次/d。能稀释黏液,促进腺体分泌,刺激黏膜纤毛运动,并有一定的抗菌作用。

2. 局部治疗

(1)鼻腔冲洗:用生理盐水每天进行鼻腔冲洗,去除痂皮及臭味,清洁鼻腔,可以刺激鼻黏膜增生。

(2)复方薄荷滴鼻剂、植物油、鱼肝油、液状石蜡等滴鼻,滑润黏膜,软化干痂,便于清除痂皮,改善鼻干的症状。

(3)1%~3% 链霉素液滴鼻,抑制细菌生长,减少黏膜糜烂,帮助黏膜生长。

(4)复方雌二醇滴鼻剂,25% 葡萄糖甘油滴鼻,有抑制鼻分泌物分解作用。

(5)50% 葡萄糖滴鼻,可促进黏膜腺体分泌。

(6)1% 新斯的明涂抹鼻腔,促进黏膜血管扩张。

3. 手术治疗　病变较重,保守治疗效果不好者可行手术治疗。目的是缩小鼻腔,减少鼻腔通气量,减少鼻黏膜水分蒸发,减轻鼻腔干燥和结痂。主要方法有:

(1)鼻腔黏-骨膜下埋藏术:常用的埋藏材料有:人工生物陶瓷,硅胶,自体骨、软骨及组织块或带蒂组织瓣和其他非生物性物质,如聚乙烯、丙烯酸酯、塑料制品等。同种异体骨、软骨及组织,经处理除去抗原性后埋藏,虽术后可能逐渐吸收,但临床症状改善较非生物材料好。

(2)前鼻孔闭合术:可分为前鼻孔部分闭合术和完全闭合术。双侧可同期和分期进行,完全性闭合术术后约 1 年半后鼻黏膜恢复正常,重新开放前鼻孔。但症状有复发的可能。

(3)鼻腔外侧壁内移加固定术,手术破坏性较大,目前已较少采用。

(陈　冬)

第六章

鼻黏膜高反应性鼻炎

第一节 变应性鼻炎

鼻黏膜含有大量血管和腺体,并受丰富的感觉神经和自主神经末梢支配,鼻黏膜又是整个机体黏膜免疫系统——黏膜相关淋巴组织的主要部位之一,因而构成一精细、敏感和活跃的终末器官。这种特点使其对内源性或外源性刺激通过神经、体液和细胞介导等径路产生生理性反应,以维持上呼吸道内外环境的平衡。这类反应的结果包括血管的舒缩、腺体的分泌和喷嚏反射。鼻高反应性(nasal hyper-reactivity)则是指鼻黏膜对某些刺激因子过度敏感而产生超出生理范围的过强反应由此引起的临床状态。刺激因子可有免疫性(变应原)、非免疫性(神经性、体液性、物理性)之分,根据刺激因子的性质和发病机制,高反应性鼻病可表现为多种形式,其中最常见的是变态反应性鼻炎和血管运动性鼻炎。

变态反应性鼻炎(allergic rhinitis)简称变应性鼻炎,是特应性个体接触致敏原后由 IgE 介导的以炎性介质(主要是组胺)释放为开端的、有免疫活性细胞和促炎细胞(pro-inflammatory cells)以及细胞因子(cytokines)等参与的鼻黏膜慢性炎症反应性疾病。本病以频繁发作的喷嚏、过量的鼻分泌物和显著鼻塞等症状为主要临床特征。

变应性鼻炎流行率有明显增加趋势,发达国家已达总人口的 10%~20%,我国虽无正式统计,有学者估计也在 8%~10%。可能与大气污染、空气中 SO_2 浓度增高、饮食结构的改变以及"过度清洁"的生活方式有关。本病以儿童、青壮年居多,男女性别发病比无明显差异。

变应性鼻炎本身虽不是严重疾病,但显著影响患者生活质量。如可影响睡眠、导致工作效率下降、影响学童记忆力,给社交、娱乐带来麻烦。变应性鼻炎还与结膜炎、分泌性中耳炎、鼻窦炎和鼻息肉的发病关系密切。尤为值得注意的是,本病还是诱发支气管哮喘的重要危险因素之一,即"一个呼吸道,一种疾病"。

一、病 理 生 理

上皮纤毛功能低下,相对来说上皮形态比较好保持。变应性鼻炎的鼻黏膜上皮表现有两种类型:

1. 纤毛形态异常 数根纤毛凝集在一起,纤毛短缩,纤毛数显著减少,平均为(33.9±8.6)根,与健康人有显著差异。

2. 上皮化生 纤毛柱状上皮细胞被鳞状上皮细胞或复层上皮细胞所代替。下鼻甲黏膜上皮化生与病程及病情程度无相关性。

纤毛形态异常和病情程度有相关性,病情越重,则纤毛数越少。重型平均为(27.4±4.4)根/细胞。中、轻型平均为(37.8±7.4)根/细胞,两者有显著差异。纤毛形态异常和鼻黏膜上皮肥大细胞、淋巴细胞亚型细胞数、鼻激发试验结果有相关性,纤毛数越少,鼻黏膜上皮肥大细胞,淋巴细胞亚型数越多,鼻激发试验反应强度也越强。

变应性鼻炎鼻黏膜的病理组织学所见,非发作期与发作期有程度差异,本质都以水肿、循环障碍、嗜酸性粒细胞浸润为主。

变应原刺激变应性鼻炎患者鼻黏膜,最早出现的症状为喷嚏,平均1.5min,不久停止,清涕随之出现,5min后达高峰,20min以内消失。鼻塞也较早出现,1h后达高峰,持续4~5h,也有7~8h后再次出现鼻塞。

二、病 理

以黏膜下T淋巴细胞、嗜酸性粒细胞和浆细胞浸润为主要特征的变态反应性炎症。鼻黏膜水肿,血管扩张,腺细胞增生。肥大细胞在黏膜表层乃至上皮细胞间增多。鼻分泌物中可见嗜酸性粒细胞,尤在接触变应原后数量明显增加。鼻黏膜浅层活化的朗格汉斯细胞(CD1[+])、巨噬细胞(CD68[+])等HLA-DR阳性的抗原递呈细胞(antigen presenting cell,APC)增多。肥大细胞、嗜酸性粒细胞、巨噬细胞和上皮细胞均有IgE受体。

三、临床表现

本病以多次阵发性喷嚏、大量水样鼻溢、鼻痒和鼻塞为临床特征。多数患者有鼻痒,有时伴有软腭、眼和咽部发痒。每天常有数次阵发性喷嚏发作,每次少则3~5个,多则十几个,甚至更多。水样鼻涕,擤鼻数次或更多。鼻塞轻重程度不一。

在季节性变应性鼻炎,上述症状较重。在花粉播散期,患者每天清涕不断,如水自流,眼部红肿。由于鼻黏膜水肿明显,鼻塞一般较重,加之鼻分泌物较多,严重者夜不能寐或发生阻塞性睡眠呼吸紊乱综合征(obstructive sleep breath-disordered syndrome)。患者可有嗅觉减退,与鼻黏膜广泛水肿有关。有患者伴有胸闷、喉痒、咳嗽、哮喘发作。持续数周,季节一过,症状缓解,不治而愈,次年与相同季节再次发作。常年性变应性鼻炎者相对较轻,呈间歇性或持续性发作。发作时间不定,但常在打扫房间、整理被褥或衣物、嗅到霉味、接触宠物时发作。

四、诊断及鉴别诊断

本病的诊断主要依靠病史,一般检查和特异性检查。病史对于诊断非常重要。应注意询问发病时间、诱因、程度;生活和工作环境;家族及个人过敏史;有否哮喘、皮炎等。

结合我国具体情况,2004年中华医学会耳鼻咽喉科分会对变应性鼻炎诊断制定如下标准:

(1)具有鼻痒、喷嚏、鼻分泌物和鼻塞4大症状中至少3项,症状持续0.5~1h以上,每周4d以上;季节性鼻炎(seasonal rhinitis)或花粉症(pollinosis),每年发病季节基本一致,且与致敏花粉传粉期相符合(至少2年在同一季节发病)。常年性鼻炎则在一年中多数日子里发病。

(2)鼻黏膜形态炎性改变。

(3)变应原皮肤试验呈阳性反应,至少1种为(++)或(++)以上,或变应原特异性IgE阳性。

(4)症状发作期鼻分泌物涂片嗜酸性粒细胞检查阳性。

主要根据前 3 项即可作出诊断,其中病史和特异性检查是主要诊断根据。

本病应与下列疾病鉴别:

1. 血管运动性鼻炎　与自主神经系统功能失调有关。环境温度变化、情绪波动、精神紧张、疲劳、内分泌失调可诱发本病。临床表现与变应性鼻炎极为相似,但变应原皮肤试验和特异性 IgE 测定为阴性,鼻分泌涂片无典型改变。

2. 非变应性鼻炎伴嗜酸性粒细胞增多综合征(nonallergic rhinitis with eosinophilia syndrome,NARES)　症状与变应性鼻炎相似,鼻分泌物中有大量嗜酸性粒细胞,但皮肤实验和 IgE 测定均为阴性,也无明显的诱因使症状发作。NARES 的病因及发病机制不清,有认为可能是阿司匹林耐受不良三联征(aspirin intolerance triad syndrome)早期的鼻部表现。

3. 反射亢进性鼻炎(hyperreflectory rhinitis)　本病以突发性喷嚏发作为主。发作突然,消失亦快。鼻黏膜高度敏感,稍有不适或感受某种气味,甚至前鼻镜检查时皆可诱发喷嚏发作,继之清涕流出。临床检查均无典型发现。该病可能与鼻黏膜感觉神经 C 类纤维释放过多神经肽类 p 物质(SP)有关。

4. 顽固性发作性喷嚏(intractable paroxysmal sneezing)　多由焦虑、压抑等精神障碍引起,此类喷嚏多无明显或无吸气相,因此与"正常"喷嚏相比,多表现为"无力"。可见于年轻患者,且以女性居多。

5. 急性鼻炎　发病早期有喷嚏、清涕,但病程短,一般为 7~10d。常伴有四肢酸痛,周身不适、发热等症状,早期鼻分泌物可见淋巴细胞后期变为黏脓性,有大量中性粒细胞浸润。

五、治 疗 原 则

治疗原则是尽量避免接触过敏原,正确使用抗组织胺药和糖皮质激素,如有条件可行特异性免疫疗法。对变应性鼻炎积极有效的治疗可预防和减轻哮喘的发作。

1. 避免接触过敏原　对已经明确的过敏原,应尽量避免与之接触。花粉症患者在花粉播散季节尽量减少外出。对真菌、尘螨过敏者应室内通风,干爽等。对动物皮毛过敏者应避免接触动物。

2. 药物治疗　由于服用简便,效果明确,是治疗本病的首选措施。

(1)抗组胺药:能与炎性介质组胺竞争 H_1 受体而阻断组胺的生物效应,部分抗组胺药还兼具抗炎作用,对治疗鼻痒、喷嚏和鼻分泌物增多有效,但对缓解鼻塞作用较弱。对有明显嗜睡作用的第一代抗组胺药(氯苯那敏、赛庚啶、溴苯那敏等),从事驾驶、机械操作,精密设备使用等人员不应服用,而改用无嗜睡作用的第二代抗组胺药(西替利嗪、氯雷他定等),但此类药物中的特非那定和阿斯咪唑偶可引起心电图 Q-T 间期延长,尖端扭转型室性心动过速。应注意不能过量用药,不能与酮康唑、伊曲康唑和红霉素合用。

(2)减充血剂:多采用鼻内局部应用治疗鼻塞。造成鼻黏膜肿胀的容量血管有两种肾上腺素能受体 α_1 和 α_2,前者对儿茶酚胺类敏感,常用者为 1% 麻黄素(儿童为 0.5%);后者对异吡唑林类(imidazoline)的衍生物敏感,如羟甲唑啉(oxy metazoline)。口服减充血剂如伪麻黄碱(pseudoephedrine),药效时间长是其优点,但婴幼儿、60 岁以上、青光眼、糖尿病、孕妇以及高血压和心血管疾病者应慎用。严格按照推荐剂量服用,不能超过 7d。

(3)抗胆碱药:用于治疗鼻溢严重者。0.03% 溴化异丙托品(ipratropium bromide)喷鼻剂可明显减少鼻水样分泌物。

(4)肥大细胞稳定剂:色甘酸钠(disodium cromoglycate)稳定肥大细胞膜,防止脱颗粒释放介质。临床上应用 2% 溶液滴鼻或喷鼻。近有可口服的尼多可罗(nedocromil),效用明显强于色甘酸钠。

(5)糖皮质激素:糖皮质激素全身用药的机会不多,仅用于少数重症患者,疗程一般不超过二周,应注意用药禁忌证。多采用口服泼尼松(prednisone),每日 30mg,连服 7 日后,每日减少5mg,然后改为鼻内局部应用。

临床上多用鼻内糖皮质激素制剂。这类皮质激素的特点是对鼻黏膜局部作用强,但全身生物利用度低,按推荐剂量使用可将全身副作用降至最低。但应注意地塞米松配制的滴鼻药,因易吸收,不可久用。

上述各类药物在应用时应根据患者的临床表现选择使用。由于花粉症发作时间明确,故应在每年患者发病前 1~2 周开始鼻内应用糖皮质激素,至发病期加用抗组胺药,一般可使患者症状明显减轻。

3. 特异性免疫疗法 曾认为此法能使机体产生"封闭抗体"以阻抑变应原与 IgE 的结合。最近研究发现其机制是抑制 Th 细胞向 Th2 细胞转化从而减少 Th2 型细胞因子的产生。根据变应原皮肤试验结果,用皮试阳性的变应原浸液制备的标准化变应原疫苗从极低浓度开始皮下注射,每周 2~3 次,逐渐增加剂量和浓度,数周(快速减敏)或数月注射至一定浓度改为维持量。已证明这种治疗对花粉、尘螨过敏者有良好疗效,主要适用于持续性鼻炎和 / 或伴有哮喘者,但在哮喘急性发作时不应使用。该法的安全性、变应原的标准化等问题如同其他生物疗法一样仍需完善。为提高安全性,近年已开始对变应原修饰、重组变应原、抗原肽免疫、变应原DNA 疫苗以及给药途径等进行了大量研究。

4. 其他疗法 对鼻甲黏膜激光照射、射频以及化学烧灼(三氯醋酸、硝酸银)等可降低鼻黏膜敏感性;对增生肥大的下鼻甲做部分切除可改善通气,但应严格选择适应证。

ARIA(2012)推荐对变应性鼻炎的阶梯治疗方案如下:

1. 轻度间歇性鼻炎 H_1 受体拮抗剂(口服或鼻内)和 / 或减充血剂。

2. 中 - 重度间歇性鼻炎 鼻内给予糖皮质激素(2 次 / d);治疗 1 周后复查,如需要可加用H_1 抗组胺药和 / 或短期内口服糖皮质激素(泼尼松)。

3. 轻度持续性鼻炎 H_1 受体拮抗剂(口服或鼻内)或鼻内低剂量糖皮质激素(1 次 / d)。

4. 中 - 重度持续性鼻炎 鼻内给予糖皮质激素(2 次 / d),口服 H_1 受体拮抗剂;或在治疗开始短期内口服糖皮质激素。

5. 对于持续性鼻炎和 / 或伴有哮喘,可行特异性免疫治疗。

附:几种特殊情况下的治疗

1. 小儿变应性鼻炎 小儿变应性鼻炎发病率较高,且有发生支气管哮喘的倾向。多在 2 岁后发生,6~10 岁为高发年龄段。治疗原则与成人相同,但药物剂量应适当调整。有镇静作用的抗组胺药可影响学龄儿童的学习能力;应避免使用口服或肌注糖皮质激素。虽然鼻内应用皮质激素效果很好,但应选择生物利用度极低的制品品种,并按推荐剂量使用。

2. 妊娠期鼻炎 妊娠期鼻炎的治疗应考虑到多数药物能通过胎盘,因此选择药物时应慎重。其原则是应用生物利用度极低的鼻内皮质激素。

第二节 血管运动性鼻炎

血管运动性鼻炎(vasomotor rhinitis)或称血管舒缩性鼻炎,是非特异性刺激诱导的一种以神经递质介导为主的鼻黏膜神经源性炎症。该病以中老年居多,女性似较男性多见,大部分所谓"慢性鼻炎"患者所诉均属此类鼻炎。

一、病 理 生 理

本病的本质是神经递质介导的鼻黏膜神经源性炎症。反复的交感神经刺激(精神紧张、焦虑)不仅消耗过多的神经递质合成酶使递质减少,也使小血管壁上的 α_1 和 β 受体减少;经常使用某些交感神经阻滞剂(抗高血压药、抗抑郁药、非选择性 β 受体阻滞剂);甲状腺功能降低;上以上均可引起交感张力降低。交感性张力降低的结果使副交感神经张力增高,副交感神经递质释放增多。雌激素、女性避孕药也可使副交感神经递质释放增多。所谓"蜜月性鼻炎"(honeymoon rhinitis)也与此有关。突然的温度变化、异味和尘埃的刺激可引起感觉神经 C 类纤维末梢释放较多 P 物质(SP)。副交感神经递质和 P 物质的增多,不仅引起血管扩张,通透性增高,腺体增生,腺细胞分泌旺盛,尚可降低肥大细胞内 cAMP 水平导致肥大细胞非特异性的介质释放,进一步促进局部的神经性炎症。近年有人提出,一氧化氮(NO)也可能参与局部的神经性炎症。病理检查鼻黏膜无明显特征性改变。症状发作期,可见血管扩张,腺体增生,杯状细胞增多,组织轻度水肿,有淋巴细胞浸润。

二、临 床 表 现

与变应性鼻炎相似,但往往以一种症状突出。以鼻塞为主的患者鼻塞多在夜晚加重并常有随体位变化的交替性鼻塞,白天减轻或消失,系与夜晚交感性张力降低有关。以喷嚏为主的症状发作多在晨起,继之清涕流出。多对异味、冷空气敏感。这类患者对气候、环境温度和适度的变化异常敏感。以鼻溢为主的患者症状多在白天,有黏液或水样涕,多与精神因素有关。症状持续 10 余天,可自行减轻或消失。经一定间歇期后如遇精神因素可又发病。如病程较长,由于黏膜水肿,可致嗅觉减退,也常伴有头胀不适。

三、诊 断

详细询问病史,了解发病时的精神状态、环境因素和发病时间,并要考虑到内分泌和某些药物的影响。变应原皮肤试验阴性,鼻分泌物涂片检查未见嗜酸性粒细胞和中性粒细胞,并排除药物性鼻炎(长期滴用减充血剂所致),即可诊断本病。

四、治 疗 原 则

由于本病属神经源性炎症,故以药物治疗为主。但如有精神因素,如焦虑、抑郁,则应给予适当的心理治疗。因本病可有肥大细胞非 IgE 介导的组胺释放,抗组胺药仍有疗效。如鼻黏膜水肿,伴喷嚏较重者可口服抗组胺药。鼻塞明显者可滴用减充血剂滴鼻液。糖皮质激素可在多个环节抑制肥大细胞介质的非特异性释放和血管通透性,故鼻内应用可控制症状。如鼻涕较多呈浆液性,鼻内可滴用抗胆碱药如 0.03% 溴化异丙托品。对冷热灰尘等刺激敏感,喷嚏阵发性发作较频者,可在黏膜表面麻醉下行鼻黏膜表面电灼、冷冻、微波、射频或激光照射等。也可以 20%~30% 硝酸银涂布下鼻甲表面,目的在于降低鼻黏膜敏感性。

(陈 冬)

第七章

鼻窦炎性疾病

第一节 鼻窦解剖、生理及检查

一、鼻窦解剖

鼻的发育主要是在胚胎时期,出生后其形态已基本完成,仅随面部的逐年生长而变化。在胚胎时期,少数鼻窦仅有始基,出生后才逐渐成长;尚有一些鼻窦,胚胎时还没有始基,所以鼻窦的发育主要在出生之后。

鼻窦分为四组,其中上颌窦、前组筛窦、额窦称为前组鼻窦,开口于中鼻道;后组筛窦和蝶窦称为后组鼻窦,后组筛窦开口于上鼻道,蝶窦开口于蝶筛隐窝。(图 4-7-1~ 图 4-7-3)

上颌窦是鼻窦中最大的窦,位于上颌骨体内,左右各一。呈不规则锥体形,锥底为鼻腔外侧壁,锥尖指向上颌骨颧突。窦内通常有许多不同方向和大小的骨隔或黏膜皱襞,将窦腔不完全分隔开。前壁为上颌骨体的前面,向外下倾斜,中央最薄,凹陷处称尖牙窝。在尖牙窝上方,眼下缘之下有眶下孔,有眶下神经及血管通过此孔。后外壁为颞下窝和翼腭窝的前壁,可由此凿开,结扎上颌动脉。内侧壁是中鼻道和下鼻道外侧壁大部分。上部骨质薄,下部骨质较厚,在下鼻甲附着处最薄。下鼻道是上颌窦穿刺的良好部位。上壁为眼眶的底壁,眶下神经和血管经此壁中央的眶下管,出眶下孔至尖牙窝。底壁相当于上颌牙槽突,常低于鼻腔底,此壁与上颌第一、二前磨牙及第二磨牙的根部有密切联系,牙根感染容易侵入上颌窦内形成牙源性上颌窦炎。

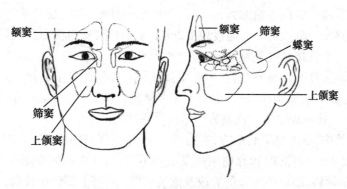

图 4-7-1 鼻窦的面部投影

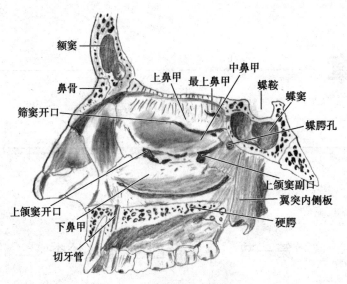

图 4-7-2　骨性鼻腔外侧壁结构

　　筛窦又称筛迷路,位于筛骨中,居鼻腔外侧壁上部与眼眶之间、蝶窦之前、前颅底之下的蜂窝状气房结构。因其特殊的解剖位置及其复杂和多变异的解剖结构,是鼻腔和鼻窦解剖的关键部位。成人筛窦约含 4~17 个气房,发育良好的筛窦可达 18~30 个气房,并扩展入额窦底、蝶上或蝶侧、上颌窦后上及额骨眶壁等部位。筛窦的发育状态差异甚大,手术中应予注意。筛窦上界即颅前窝底部,筛顶壁为一前窄后宽,向内向后倾斜的骨板,是筛骨眶板的内侧部分,很薄,由前向后呈 15° 角倾斜向下。筛顶的外侧为筛骨眶板的外侧部,内侧与筛板连接,此处骨壁极薄,是手术中容易造成颅底损伤和脑脊液鼻漏的部位。外侧界由泪骨和筛骨眶板构成筛窦外侧壁的大部。与眶内容物紧邻。眶板以矢

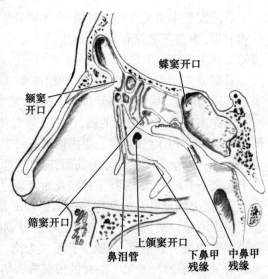

图 4-7-3　鼻窦开口部位

状方位由内眦向后略呈向内弯曲的弧形,在后部则偏向外侧,因此在手术进入后组筛房时,有一种进路拓宽的感觉。眶板的平均厚度仅 0.2mm,手术时较易损伤而且也可被炎症破坏而致缺损。眶板上缘与额骨接合处是额筛缝,此缝相当于筛顶水平,有筛前动脉、筛后动脉经此进入筛窦。内侧界即为鼻腔外侧壁结构,中鼻甲及其附着部是此界限的标志。前界由颧骨的筛切迹、鼻骨嵴和上颌骨额突构成,这一部位的重要结构是额隐窝,即额窦开口之处。后界即为蝶窦前壁,如后筛气化至蝶窦上方或侧方可形成蝶筛气房。

　　蝶窦位于蝶骨中,居上鼻甲后上方,左右各一,出生后仅有容积甚小的蝶窦始基,3 岁时开始发育,且两侧发育较对称,因青春期两侧发展则不一致,成人两侧蝶窦的形状、大小常不相同。前壁稍向后下倾斜,形成鼻腔顶的后段及筛窦后壁。前壁上部骨质较薄,与颅底骨质相接,其交角处是脑脊浓鼻漏的易发部位,多数由于进蝶窦时位置靠前误入颅前窝或咬除前壁时用

力扭伤所致。前壁内侧界为蝶骨嵴,连接鼻中隔后上缘。前壁外侧为最后筛房之后壁,即蝶筛板。后壁最厚,其后便是枕骨的斜坡,与颅后窝的脑桥及基底动脉毗邻。上壁是颅底颅中窝的一部分,从前至后有蝶骨小翼根部,蝶骨平面及其两外角的视神经孔。蝶鞍顶壁最重要的毗邻结构是其上方承托垂体的蝶鞍。蝶鞍前方有鞍结节,其后方的突起为前床突。前床突的正前方为视交叉,两侧紧邻视神经的颅内口,蝶鞍两侧为海绵窦。蝶窦顶壁是内镜下经鼻内筛蝶窦进路鞍内手术的关键结构。下壁为鼻后孔及鼻咽部的顶。下壁与前壁交界处有蝶腭动脉的鼻后中隔动脉,经此到鼻中隔。与外侧壁交界处,有颈外动脉的腭升动脉经过。在下壁外侧部分,有一骨管为翼管,翼管神经通过此管。内侧壁即为骨性蝶窦中隔。蝶窦中隔的形状、大小、厚薄、所在部位及完整性均有很大差异。

额窦位于额骨内外板之间,左右各一,似一三棱锥体,体向下,尖向上。出生时尚未成形,后逐渐向额骨中气化,20 岁时则发展至成人形态。两侧额窦形状差异甚大,大小极不规则,可一大一小,或均过分发育,或发育不全。发育较佳者,上达眉弓,向外侧达于眶上切迹处。前壁骨质较坚厚,为额骨外骨板,内含骨髓。额窦感染或手术不当,可并发额骨骨髓炎。后壁为额骨内骨板,亦为颅前窝前壁,薄而为骨密质,与大脑额叶相隔,其上部呈垂直状,下部向后倾斜。有导管穿过此壁,通入硬脑膜下腔,故额窦感染可侵入颅内。底部外侧 3/4 部为眼眶顶部,其余部分则为前筛房顶部。有时筛窦气房突入额窦而成为"额泡"或"筛额气房"。急性额窦炎时,此处有明显压痛。治疗急性额窦炎时,亦常于此处作凿开引流术。额窦中隔下部常位于中线,但其上部多向一侧偏斜,以致两例额窦大小不一。约有 9% 的人额窦中隔缺损,而为膜性。

鼻窦的窦口较小且彼此毗邻,而鼻道曲折狭窄易于阻塞,一窦感染往往累及其他鼻窦。

二、鼻窦生理功能及检查

对于鼻窦的生理功能目前的研究尚不透彻,现主要认为鼻窦有以下几种功能:

1. 对声音的共鸣 改变和扩大喉部发出的声音。

2. 缓冲外力,保护头部重要器官 鼻窦减轻了头部的重量,对于外来冲击力可起到缓冲作用,以保护颅内重要组织。

3. 对呼吸气体的湿度和温度调节 鼻窦内黏膜经其自然开口与鼻腔黏膜相连贯,在组织结构上,亦似鼻腔的呼吸性黏膜,不同之点为:①较薄,血管亦较少。②无海绵状血管窦。③杯状细胞及腺体亦较少,多集中于自然开口附近。但鼻窦的这种功能并不明显。

对于鼻窦的检查方法常用的有以下几种:

1. 视诊和触诊 在鼻窦的相应体表区及相邻器官如眼部、口腔观察外形、局部皮肤的变化。触诊鼻窦相应的体表部位,观察有无压痛。红肿和压痛多见于炎症。

2. 鼻镜检查 鼻镜一般无法窥视到鼻窦内部,只能对部分鼻窦窦口状态进行观察,如鼻窦引流区域情况如中鼻道形态是否异常、是否有脓性分泌物等。

3. 鼻内镜检查 更清晰显示中鼻道形态和窦口的黏膜形态、分泌物性质。条件允许可取部分分泌物送检,以作为进一步用药的指导。上颌窦采用下鼻道进路。1% 地卡因麻黄素棉片做鼻腔黏膜表面麻醉,重点麻醉下鼻道外侧壁黏膜,应用上颌窦套管穿刺针或环钻从下鼻道前端向内 1.0cm 处进针,刺入上颌窦内。应用套管穿刺针刺出的骨孔,检查结束后很快闭锁。将 0°、30° 和 70° 内镜依次经套管插入上颌窦内,旋转镜面即可看清上颌窦各壁及自然开口。蝶窦检查时将中鼻甲向外侧骨折移位,将 0° 内镜自前鼻孔沿鼻中隔向后方插入,直至中鼻甲后端。在鼻中隔与上鼻甲下缘之间找到蝶筛隐窝,蝶窦开口位于蝶筛隐窝内,仔细观察窦内情况。

如果内镜不能从蝶窦开口进入蝶窦,可在蝶窦开口下方靠近中线处穿刺,注意勿损伤蝶窦外侧壁的视神经管。额窦及筛窦的鼻内镜检查临床上极少使用。

4. 影像学检查　鼻窦居颅面和颅底骨内,与鼻腔有窦口相通,正常鼻窦内含空气,同邻近骨结构有良好的自然对比,适于 X 线检查,对常见的鼻窦疾病,平片常可确定病变的存在和位置,CT 显示病变更清楚。

(1) X 线诊断:平片是检查鼻窦的基本方法。一般取坐位,鼻窦显示较好,且可查出鼻窦内积液。常用枕颏位,可显示两侧额窦、筛窦、上颌窦及鼻腔。体层摄影用于观察鼻窦骨壁轻微破坏和窦腔内病变。

正常鼻窦窦腔透明,黏膜不显影,所以窦壁边缘清晰、锐利。鼻窦的透明度因窦腔大小与窦周骨壁薄而不同。窦腔小、含气少、骨壁厚,则较不透明,反之则较为透明。

1) 额窦:多呈扇形,腔内可有骨性间隔。窦腔透明度因骨壁各部厚薄不同而不均。大小及形状个体差别较大,两侧多不对称。一侧或两侧可不发育或发育不良。

2) 筛窦:呈蜂窝状居鼻中隔两侧和眼眶之间,其外壁为眼眶内壁。枕颏位上,蜂窝上部为前组窦,蜂窝下部为后组筛窦。蜂窝小房透明,间隔清晰、锐利,两侧多较对称。

3) 上颌窦:居眶下方,鼻腔外侧,呈尖向下的三角形。上颌窦较透明。如嘴唇较厚,与下部重叠,可使窦腔下部密度较大,鼻翼较大,可从内壁上中部向窦腔内突入呈半圆形软组织重叠影,两侧对称,不难确认。岩骨可投影于窦腔下部,使窦腔下部密度高,不可误认为液面。两侧上颌窦的大小、形状和透明度多对称,有时一侧较小,透明度较低。

4) 蝶窦:用颏顶位观察。呈近似椭圆形透明影,窦腔清晰、锐利。大小及外形个体差别较大,两侧可不对称。

5) 鼻腔:鼻腔透明,鼻中隔为纵行致密带影,近于中线,多稍向一侧弯曲,上鼻甲不易显示,中鼻甲骨片垂直,下鼻甲骨片卷曲。鼻甲黏膜厚,由气体衬出。鼻甲大小个体差别较大,两侧可不对称。

观察鼻窦时,应注意鼻窦发育情况,窦腔透明度及窦壁情况,窦腔有无混浊、密度增高,有无软组织块或液面,窦腔是否膨大,窦壁有无骨吸收、骨硬化和骨破坏。也应注意鼻腔,有无密度增高或软组织肿块充填。

(2) CT 与 MRI 诊断:鼻窦的 CT 扫描体位如同脑部 CT 扫描,鼻腔及上颌窦横扫描自眦耳线下方 5cm 开始;额筛窦扫描的位置可较高。横断面扫描上可观察鼻窦的前后和内外侧壁,显示病变向前后和左右方向蔓延较好。一般层厚为 10mm。若观察窦壁骨质破坏宜取较薄扫描层面。冠状面扫描使头部过伸,扫描层面与眦耳线垂直,自外耳孔前 2cm 处向前扫描,可依次显示蝶窦、筛窦、上颌窦及额窦,冠状面扫描主要用于显示上下窦壁和肿瘤的上下方向延伸情况。鼻窦病变多为缺乏血管性,一般无须作增强扫描。

鼻腔和鼻窦内含气体,CT 上为低密度区;窦壁、鼻甲和鼻中隔骨质为高密度区,其对比鲜明。

第二节　急性鼻窦炎

一、病　理　生　理

病原体经各种途径进入鼻窦,引起鼻窦黏膜的急性炎症性反应。常见病原体为鼻腔正常菌群中的需氧菌包括金黄色葡萄球菌、奈瑟菌等,以及呼吸道常见的肺炎球菌、乙型溶血性链球菌等,常为多菌性混合感染。急性鼻窦炎时鼻窦黏膜出现充血水肿、炎性细胞浸润、分泌亢进、纤毛运动障碍等变化。解剖结构的异常往往是促进炎症发生的重要因素,如中鼻甲肥大、鼻中隔偏曲等。

二、常用药的药理机制

1. 抗生素　针对不同的病原体选择敏感抗生素,未能明确病原体者选择广谱抗生素。

2. 血管收缩剂　肾上腺素、麻黄碱等用于鼻腔黏膜的目的为:加入局部麻醉剂中可延缓吸收、延长麻醉效果减少毒性反应,并使黏膜血管收缩,便于施行手术、鼻部止血、治疗鼻阻塞。不能长期应用以免造成药物性鼻炎。

3. 黏液促排剂　标准桃金娘油等可稀化黏液,促进纤毛运动和分泌物排出。

4. 抗变态反应药物　氯雷他定、西替利嗪等,对合并有哮喘、变应性鼻炎者,应给以药物控制症状。

5. 肾上腺皮质激素　布地奈德、曲安奈德等,鼻内应用可使药物集中于病变局部,不仅能抑制变态反应,降低毛细血管通透性和组织水肿,还能降低腺体对胆碱能刺激反应。

三、临床表现

1. 全身症状　可有畏寒、发热、头痛、烦躁不安、精神不振等症状。严重者可有呕吐、消化道不适等症状。

2. 局部症状

(1)鼻塞:最常见的症状之一,通常由于鼻黏膜充血水肿所致。鼻内分泌物淤积也是造成鼻塞的原因之一。

(2)流涕:多为黏液脓性涕,量视病情而变化。可有涕倒流至咽部。

(3)嗅觉减退:多为暂时性嗅觉减退。当鼻腔充血消退或解除阻塞时大多可恢复。少数黏膜病变严重者可丧失嗅觉。

(4)局部疼痛和头痛:鼻部疼痛且常伴有较剧烈的头痛,急性鼻窦炎疼痛有时间和部位的规律性。前组鼻窦炎头痛多在前额、内眦及面颊部,后组鼻窦炎头痛多在头顶部、枕部。急性上颌窦炎常前额部、面颊部或上列磨牙痛,晨起轻,午后重。急性额窦炎晨起前额部疼痛,渐渐加重,午后减轻,至晚间全部消失。筛窦炎多头痛较轻,局限于内眦或鼻根部,也可能放射至头顶部。蝶窦炎表现为眼球深处疼痛,可放射到头顶部,还可出现早晨轻、午后重的枕部头痛。

3. 体征

(1)局部压痛:前组鼻窦在体表的相应部位可以有压痛。后组鼻窦位置较深,一般压痛不明显。

(2)鼻腔检查:鼻腔黏膜充血肿胀,有时见中鼻道积脓或脓液自上方流至后鼻孔(图4-7-4)。

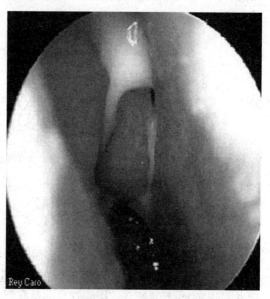

图4-7-4　中鼻道积脓

4. 辅助检查

（1）X 线鼻窦摄片：急性鼻窦炎时可显示鼻窦黏膜肿胀，窦腔混浊、透光度减弱，有时可见液平面。但因颅骨重叠，观察效果欠佳。

（2）鼻窦 CT：可见鼻窦内液平面或软组织密度影。CT 由于其分辨率高，观察病变较为细致和全面，是目前诊断急性鼻窦炎的较好指标。

（3）鼻窦 MRI：可见鼻窦内长 T_2 信号，可以与鼻窦软组织影相鉴别。

四、诊　断

根据鼻塞，脓涕；疼痛，嗅觉改变等临床主要症状、相应的炎性反应体征和 X 线或 CT 显示鼻窦炎性病变可确诊。

五、治疗原则

全身治疗：用抗生素控制感染，针对不同的病原体选择敏感抗生素，未能明确病原体者选择广谱抗生素。以青霉素类、头孢菌素类为首选药物，药物治疗强调选择敏感抗生素，足量、足疗程使用。若头痛或局部疼痛剧烈，可适当用镇静剂或镇痛剂。

局部治疗：根据发病原因治疗原发病如牙源性上颌窦炎应同时治疗牙病，变应性鼻炎应用抗组胺药物。

1. 改善鼻窦引流　高渗盐水冲洗鼻腔，鼻塞严重者常用含 1% 麻黄素的药物滴鼻，收缩鼻腔，改善引流。

2. 促进黏液排出　黏液促排剂改善分泌物性状并易于排出。

3. 改善局部炎症状态　应用鼻用局部激素、鼻腔高渗盐水冲洗。

4. 上颌窦穿刺冲洗术　急性上颌窦炎宜在全身症状消退、局部急性炎症基本控制后施行。在前鼻镜窥视下，将带有针芯的穿刺针尖端引入距下鼻甲前端约 1~1.5cm 的下鼻甲附着处的鼻腔外侧壁。此处骨质最薄，易于穿透（图 4-7-5）。

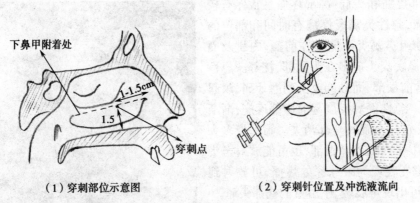

（1）穿刺部位示意图　　　　　（2）穿刺针位置及冲洗液流向

图 4-7-5　上颌窦穿刺冲洗法

5. 鼻窦置换疗法　多用于儿童多组鼻窦炎患者。患者仰卧于治疗台上，肩与台缘相齐，头尽量向后垂下，使该部与外耳道口同在一垂直线上。治疗者坐于患者头端，患者头部安置于治疗者两腿之上，不使悬空。用滴管自前鼻孔缓缓注入微温的 0.25%~0.5% 麻黄碱溶液，药液掩盖所有鼻窦开口。调节吸引器使负压不超过 24kPa，用带有橄榄头的橡皮管置于患者滴药一侧的前鼻孔,一手按住另一侧前鼻孔。嘱患者均匀的发"开—开—开"音以封闭软腭。此时将橄榄头有节奏地急速移去,再重塞上,反复行之,如此使鼻腔和窦腔发生交替性正负压力,将药液吸入窦腔内。依同法再施于对侧。术毕患者坐起,吐出口内和翼腔内药液及分泌物(图4-7-6)。

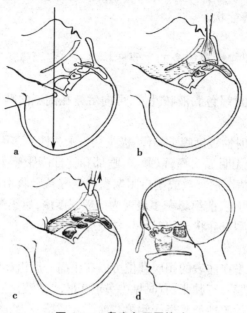

图4-7-6　鼻窦负压置换法

6. **手术**　急性鼻窦炎在药物控制不满意或出现并发症时可采用鼻内镜手术,通过内镜引导开放鼻窦口,改善局部引流,进而恢复鼻窦正常的生理功能。

第三节　慢性鼻窦炎

一、病理生理

各个鼻窦特殊的或异常的解剖构造,不利于通气引流。当急性鼻窦炎反复发作迁延不愈时易转化为慢性鼻窦炎。鼻腔内的阻塞因素、外伤、牙源性感染等也可致慢性鼻窦炎发病。慢性鼻窦炎黏膜常伴有鳞状上皮化生和肉芽组织形成,固有膜明显增厚,其内有大量淋巴细胞、浆细胞浸润。局部可有息肉形成。

二、常用药的药理机制

1. **抗生素**　针对病原体应用敏感抗生素。针对不同的病原体选择敏感抗生素,未能明确病原体者选择广谱抗生素。

2. **高渗盐水**　冲洗鼻腔,抑制鼻内部分菌群生长。同时因其高渗作用可消除部分黏膜肿胀。

3. **血管收缩剂**　如肾上腺素、麻黄碱等,对于鼻甲肥厚者可用于收缩肿胀黏膜,以利鼻窦引流。但不宜长期使用,易引起药物性鼻炎。

4. **黏液促排剂**　如标准桃金娘油等可稀化黏液,改善分泌物性状并易于排出。

5. 抗组胺药　合并哮喘或变应性鼻炎者宜加用抗组胺药物控制症状。

三、临床表现

1. 全身症状较轻或不明显，一般可有头昏、易倦、精神萎靡不振、失眠、记忆力减退、注意力不集中、工作效率降低等症状。

2. 局部症状

(1) 鼻塞：轻重不等，是慢性鼻窦炎的主要症状之一。多因鼻黏膜充血肿胀和分泌物增多所致。

(2) 脓涕：一般黄色或黄绿色黏液脓性涕，可向后鼻孔倒流向咽部。继发于牙龈感染者有腐臭味。

(3) 嗅觉障碍：一般暂时性轻度嗅觉障碍，极少数为永久性。多因鼻黏膜肿胀、肥厚所致。

(4) 头部闷胀感：一般无明显头痛，以颞部、眶部和枕部闷胀感为主。即使有头痛，较急性鼻窦炎轻微很多，多为细菌毒素吸收或窦口阻塞窦内空气被吸收引起的真空性头痛。多数具有规律性，常为一侧症状明显，前组鼻窦多表现为前额部疼痛，后组鼻窦炎多表现为枕部疼痛。

(5) 其他：常伴有慢性咽炎症状，可有耳鸣、耳聋等症状。

3. 体征

(1) 局部压痛：前组鼻窦在体表的相应部位可以有压痛。后组鼻窦位置较深，一般无压痛。

(2) 鼻腔检查：鼻腔黏膜可有肿胀，有时见中鼻道积脓或脓液自上方流至后鼻孔。

(3) 口腔和咽部检查：牙源性鼻窦炎同侧第二前磨牙或第一、二磨牙可能同时存在病变。

4. 辅助检查

(1) X 线鼻窦摄片：慢性鼻窦炎时可显示鼻窦黏膜肿胀，有时可见液平面，因观察效果欠佳和提供信息有限，先临床较少采用。

(2) 鼻窦 CT：可见鼻窦内液平面或软组织密度影，窦壁可有增厚，间隔均完好，是目前鼻窦炎最常用的检查方法。尤其冠状位 CT 对于精确判断病变位置范围和对周围骨质影响有重要价值(图 4-7-7)。

(3) 鼻窦 MRI：对软组织显影较好，费用较高，一般慢性鼻窦炎不选用。

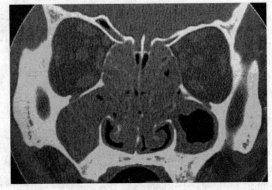

图 4-7-7　鼻窦炎鼻窦 CT 影像

四、诊　　断

慢性鼻窦炎患者常有既往急性鼻窦炎发作病史，以鼻塞为主要症状伴有头部闷胀感或脓涕或嗅觉障碍，症状持续超过 12 周，X 线或 CT 显示鼻窦炎性病变可确诊。

五、治疗原则

慢性鼻 - 鼻窦炎不伴鼻息肉者首选药物治疗，无改善者可考虑手术治疗；伴有鼻息肉或鼻腔解剖结构异常者首选手术治疗；围术期仍需药物治疗。

1. 药物治疗　一般用来控制症状，常用抗生素、黏液促排剂、高渗盐水冲洗等对症治疗。针对不同病原体选择药物。

2. 鼻腔冲洗　可用高渗盐水冲洗鼻腔,可清洁分泌物,利于鼻腔通气和引流,同事可起到抑制细菌生长的作用。

3. 上颌窦穿刺冲洗术　慢性上颌窦炎患者可进行上颌窦穿刺抽脓,同时清洗窦腔。

4. 鼻窦置换疗法　多用于儿童多组鼻窦炎患者。

5. 手术治疗　分为传统手术和鼻内镜手术。

传统手术有上颌窦鼻内开窗术、上颌窦根治术、鼻内筛窦切除术、鼻外筛窦切除术、额窦钻孔引流术、鼻外额窦根治术和鼻内蝶窦口扩大等手术。传统手术普遍存在视野狭窄、照明不清、术后面容变化较大等问题,一定程度上依赖术者经验操作。

功能性鼻内镜手术:是建立在鼻内镜基础上的、崭新的慢性鼻窦炎的外科手术治疗方式。在鼻内镜明视下,开放各鼻窦窦口,清除各鼻窦病变黏膜及分泌物,改善鼻窦引流。可通过小范围或局限性手术接触广泛的鼻窦阻塞性病变。具有创伤小、照明条件好、术野清晰等优点,使临床治愈率大幅度提升,已成为现在慢性鼻窦炎外科治疗的主要方式。

第四节　真菌性鼻 - 鼻窦炎

一、病 理 生 理

真菌性鼻 - 鼻窦炎是鼻科临床常见的一种特异性感染性疾病,多在机体长期使用抗生素、糖皮质激素、免疫抑制剂或接受放射治疗等情况下发生,也可在一些慢性消耗性疾病如糖尿病、烧伤致机体抵抗力下降时发生。健康个体在机体抵御侵袭能力降低时也可患病。鼻腔解剖因素如中鼻道狭窄、中鼻甲反向弯曲等导致黏膜肿胀、窦口堵塞也是促使真菌性鼻 - 鼻窦炎发病的重要因素。常见的致病菌是曲霉菌,其次还有念珠菌、毛霉菌等。一般为单侧鼻窦起病,以上颌窦发病率最高,进一步发展可累及多窦,常有侵袭性,可破坏周围骨质。

二、常用药的药理机制

1. 抗真菌药物　伊曲康唑、氟康唑和两性霉素 B 等,剂量可根据病情和患者耐受性而定。伊曲康唑对曲霉菌敏感,副作用小。两性霉素 B 为广谱杀真菌药物,对隐球菌属、芽生菌属、曲霉菌属、毛霉菌属等均比较敏感。

2. 糖皮质激素　主要针对合并变应性鼻炎和哮喘患者用于改善鼻腔水肿状态,术后也需要坚持小剂量局部用药 1~2 个月。

三、临 床 表 现

真菌性鼻窦炎根据侵袭性可分为非侵袭型真菌性鼻 - 鼻窦炎和侵袭型鼻 - 鼻窦炎。非侵袭型又分为真菌球和变应性真菌性鼻 - 鼻窦炎;侵袭型又分为急性侵袭型真菌性鼻 - 鼻窦炎和慢性侵袭型真菌性鼻 - 鼻窦炎。

1. 真菌球　女性多于男性。单侧发病,上颌窦多见,其次为蝶窦、筛窦,额窦罕见。临床表现与慢性鼻 - 鼻窦炎类似,一般无全身症状,亦可不表现临床症状,仅在影像学检查时发现。鼻窦 CT 显示鼻窦内不均匀的密度增高影,多数可见钙化灶,可伴有骨质吸收破坏。

2. 变应性真菌性鼻 - 鼻窦炎　成人和青年多见。发病隐匿,进展缓慢,多累及一侧多个鼻窦,以上颌窦、筛窦和额窦多见。常表现为反复发作的慢性鼻 - 鼻窦炎伴鼻息肉或合并哮喘。

病变扩大时可致窦壁骨质吸收或变形,压迫周围组织,严重者可致视力减退或失明。鼻窦CT显示密度不均的密度增高影,内有散在的钙化点。

3. 急性侵袭型真菌性鼻-鼻窦炎 多发生于免疫低下者。致病菌主要为曲霉菌和毛霉菌。起病急骤,进展迅速。全身症状如发热、乏力等,若扩散至眶内,可致视力下降或丧失。若侵及中枢系统,可出现剧烈头痛、昏迷。鼻窦CT显示鼻腔鼻窦广泛受累,骨质破坏严重。若不及时诊治,死亡率甚高。

4. 慢性侵袭型真菌性鼻-鼻窦炎 多见于长期使用糖皮质激素者、糖尿病患者等。致病菌主要为曲霉菌、毛霉菌、念珠菌等。病程缓慢,早期病变局限与鼻窦内临床表现类似于慢性鼻-鼻窦炎,侵犯不同部位时,可出现相应症状。鼻窦表现为多窦受累骨质破坏。

四、诊　断

患者的临床表现、体征等初步诊断,根据鼻黏膜活检组织培养和术后病理确诊。鼻窦CT检查是术前重要诊断参考(图4-7-8)。

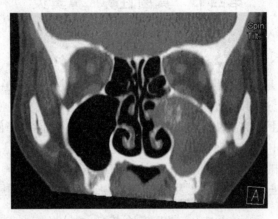

图4-7-8　真菌性上颌窦炎(左侧)CT影像

五、治疗原则

首选手术治疗,侵袭型真菌性鼻-鼻窦炎配合药物治疗。

1. 对症支持治疗 增强抵抗力,恢复免疫功能,治疗原发病,停用抗生素及免疫抑制剂。必要时输全血或血浆。

2. 药物治疗 抗真菌药物如氟康唑根据病情和患者耐受性应用。糖皮质激素对合并变应性鼻炎和哮喘患者用于改善鼻腔水肿状态,术后也需要坚持小剂量局部用药1~2个月。中药类药物对于真菌性鼻窦炎也有明显疗效。

3. 手术治疗 根据患者的具体情况而决定手术方式和范围。病变不严重的且较局限可采用鼻内镜手术彻底清除病灶及病变组织,保留正常黏膜。病情严重、病变范围广者,可采用鼻内镜手术联合柯-陆氏手术、鼻侧切开术等术式。术前应用抗真菌药物,术后可应用抗真菌药物冲洗鼻腔和鼻窦。

(江祺川　郑德宇)

第八章

鼻 息 肉

鼻息肉是鼻腔鼻窦黏膜的常见慢性炎症性疾病,特征是炎症黏膜上带蒂或广基的极度水肿的炎性组织。据报道,成人鼻息肉发病率为1%~4%,儿童较低。鼻息肉好发年龄为30~60岁,男性多发。约有4%的患者在手术后1年内需要再次手术,10%左右的患者3年内需要再次手术,15%左右的患者5年内需要再次手术。

一、病理生理及病理学

鼻息肉组织学特征为血管内皮间隙增宽后血浆蛋白大量漏出,导致组织高度水肿。上皮仍可见假复层柱状纤毛上皮,但常有纤毛部分缺失。也有部分上皮化生为鳞状上皮,系长期炎性刺激所致,上皮下为水肿的疏松结缔组织,其间有炎性细胞浸润,包括浆细胞、中性粒细胞、嗜酸性粒细胞、淋巴细胞。其中嗜酸性粒细胞浸润是鼻息肉组织学中一明显特点。根据组织学特点鼻息肉可分为四种情况:①嗜酸性粒细胞增多伴水肿型;②慢性炎症或纤维化型;③浆黏液腺体型;④不典型基质型。在西方国家多数为嗜酸性粒细胞增多型(63%~95%),而我国初步调查研究显示主要为淋巴细胞或中性粒细胞为主型。

二、病 因

鼻息肉的发病原因至今仍在探讨中,相关学说很多,如炎症微环境、细胞因子、上皮破裂理论等。现阶段的研究认为鼻息肉是在环境和遗传的双重作用下发病,其过程与慢性炎症、炎性细胞及细胞因子有密切关系。目前主要学说有以下几个。

1. 上皮破裂理论 是较早提出的理论之一,认为炎性细胞浸润和组织水肿时对黏膜固有层压力过大,使上皮层断裂,固有层由断裂处疝出,上皮通过两个断端修复覆盖固有层,息肉就此形成。

2. 微环境学说 中鼻道狭窄曲折,当炎症发生时可致中鼻道黏膜水肿,并相互接触,纤毛运动进一步受阻,更促使了中鼻道炎症的发展,对黏膜造成损伤。利于鼻息肉的形成。

3. 细胞因子学说 鼻息肉组织中多种生长因子表达增高,如胰岛素样生长因子、血管内皮生长因子、转化生长因子等。有学者认为,炎症刺激这些细胞因子表达增多,集聚于黏膜组织中,造成黏膜损伤,进而导致鼻息肉发生。

4. 变态反应学说 这种观点的提出主要是因为变态反应性鼻炎和哮喘患者往往伴有鼻息肉,尤其阿司匹林耐受不良综合征患者,而且在临床症状上有一定的相似性。学者通过实验发现,部分鼻息肉患者的黏膜中可检测到特异性IgE增高,认为黏膜免疫在鼻息肉发病机制中是一个非常有价值的研究方向。

现在鼻息肉的发病仍在不断探讨中,目前较为统一的是多因素共同作用的结果。

三、临床表现

鼻息肉一般为双侧发生,也有单侧发生者。常见症状为持续性鼻塞并随着鼻息肉体积增大而加重。鼻塞多为持续性,减充血剂治疗无明显效果。鼻塞严重者说话有闭塞性鼻音,睡眠时打鼾。鼻腔分泌物增多,为浆液性或黏液性,若合并鼻窦炎则为脓性,并伴有鼻痛、头痛及面部胀痛不适。多伴嗅觉障碍。若鼻息肉阻塞咽鼓管咽口可以引起耳鸣、耳闷胀感、听力下降等耳部症状(图4-8-1)。

四、诊断及鉴别诊断

鼻内镜检查见鼻息肉在鼻内为圆形,表面光滑,质软类似鲜荔枝肉样灰白色肿物(图4-8-2),病程长的则为粉红色,触之不易出血,且无不适感,也有一定活动度。鼻腔内有分泌物。病史较长或者反复发作或巨大的双侧鼻息肉,严重时可引起外鼻畸形,即两侧之鼻背变宽,形似蛙腹,被称之为"蛙鼻"。

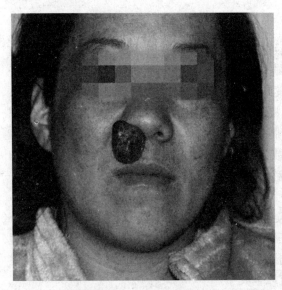

图4-8-1 鼻息肉突出鼻腔

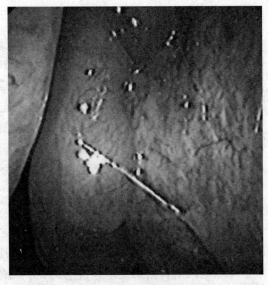

图4-8-2 中鼻道鼻息肉

鼻息肉多为双侧,如发现单侧鼻腔有鼻息肉样肿物,应注意以下疾病。

1. 上颌窦后鼻孔息肉 多见于青少年。前鼻镜或电子纤维鼻咽喉镜检查可见灰白色光滑茎蒂自中鼻道前端向后伸展至后鼻孔。后鼻镜可见鼻息肉位于后鼻孔,大者可突入鼻咽腔甚至口咽部。

2. 鼻中隔出血性息肉 多见于青年。肿物多发生于中隔,暗红色,单发且体积不大,触之易出血,患者常有反复鼻出血史,为胚胎过程中造血细胞残留所致。

3. 内翻性乳头状瘤 常有鼻出血或血涕史,肿瘤呈红色或灰红色,表面不光滑,酷似鼻息肉,触之易出血,手术摘除时出血较多,术后易复发,并可恶变。最后须病理确诊。

4. 鼻腔恶性肿瘤 肿物暗红,触之易出血,表面不平,鼻气息臭味明显,单侧进行性鼻塞,反复少量鼻出血、外鼻变形、面部麻木、剧烈偏头痛。多见中年以上。建议实施活检,明确诊断。

5. 鼻内脑膜脑突出　肿块多位于鼻腔顶部,表面光滑,粉红色。鼻塞不甚明显,病史长且进展慢。多见于少年儿童。应早做 CT 或 MRI 检查,以明确诊断。

6. 其他　少见的颅内肿物突入鼻腔者,如脊索瘤、成神经细胞瘤、垂体瘤等。

此外,老年患者有多次鼻息肉手术史,应注意有否恶性变的可能,尤其术中出血较多者。

<h2 style="text-align:center">五、治 疗 原 则</h2>

1. 药物治疗

(1)局部和全身应用糖皮质激素:糖皮质激素有强大的抗炎、抗免疫作用,通过与糖皮质激素受体结合可对鼻息肉产生的多个环节产生影响,一方面直接作用于炎症细胞,抑制其产生和分化、促进其凋亡;另一方面,通过对炎性细胞及由它们活化产生的细胞因子、黏附分子和炎症介质的抑制,减少炎细胞浸润、减轻细胞毒性作用,从多个方面综合作用,最终抑制鼻息肉的产生。例如口服泼尼松联合鼻喷布地奈德治疗严重鼻息肉,口服泼尼松 2 周(30mg/d,共 4d,然后每 2 日减 5mg),此后每天鼻内应用布地奈德,400μg/ 次,2 次 /d,共 12 周。

(2)大环内酯类抗生素:EPOS 推荐低剂量、长期使用大环内酯类药物作为慢性鼻窦炎、鼻息肉的治疗方案。大环内酯类药物治疗鼻息肉的作用机制并非直接抗菌而是抗炎,可诱使杯状细胞分泌增多、中性粒细胞加速凋亡、抑制中性粒细胞及嗜酸性粒细胞脱颗粒、干扰细胞毒性物质如炎性介质及细胞因子的表达和释放、抑制鼻息肉组织中成纤维细胞生长,从而使息肉明显减小。

(3)其他相关药物治疗:其他相关药物还有:利尿药、白三烯拮抗剂、阿司匹林脱敏疗法;近来新的治疗途径是,使用特定靶向嗜酸性粒细胞聚集(趋化因子受体 3,eotaxin)、炎症(IL-4、IL-5、IL-13)和免疫球蛋白 E 的药物,或者用降低金属蛋白酶活性的药物以减轻组织重构等等。有些药物治疗已经开展,或在进行安慰剂对照实验研究,而有些目前尚未见临床研究报道。

2. 手术治疗　手术治疗是鼻息肉的主要治疗方法。传统的手术治疗是用钢丝圈套器将息肉蒂部套住,收紧钢丝圈套器后,将圈套器旋转 1~2 周,自鼻腔向外拉出。另外就是用鼻息肉钳将息肉组织分次钳出。由于传统手术视野不清楚,操作盲目,靠强行拉扯,很容易损伤筛骨纸板,伤及眼动脉、视神经或导致眶内感染,甚至大出血导致死亡。并且复发率极高,目前多已淘汰。鼻内镜手术的广泛开展为鼻息肉和慢性鼻窦炎的治疗产生了深远的影响,是鼻科学领域划时代的变革。手术过程中采用锐性切割器械、电动切削器、激光等辅助工具有助于获得微创效果,减少出血,改善术中的视野,术后恢复快,术腔结痂少,瘢痕形成少,窦口闭锁也比较少。鼻内镜手术为尽可能彻底切除鼻息肉和息肉样变的黏膜、重建鼻窦的引流和矫正鼻腔的解剖异常提供了较传统手术更为优越的条件,但应强调单靠手术常不能达到治愈的。即使是彻底的手术也不能保证术后不复发,手术的目的是解决鼻堵塞和一定程度的改善鼻窦的引流。并非全部鼻息肉病患者都需要手术治疗,手术的适应证是:①类固醇药物治疗无效的患者;②合并多发性和 / 或复发性鼻窦炎的患者;③鼻息肉手术后广泛复发的患者。

由于鼻息肉发病与多因素有关,而且易复发,因此现多主张综合治疗。术前 1 周即采用口服泼尼松龙 30mg/L,并用鼻内糖皮质激素喷鼻,每日 2 次;再行手术治疗,术后继续口服泼尼松龙 7d,鼻内糖皮质激素喷鼻维持 3 个月,甚至 6~12 个月。

(江祺川)

第九章

鼻 出 血

鼻出血（epistaxis；nose bleed）又称鼻衄，常由鼻、鼻窦及其邻近部位局部病变、颅面外伤，以及某些全身性疾病引起，是鼻科常见症状和急症之一。根据病因和出血程度，应积极地采取不同的治疗措施。

一、病因及病理

（一）局部原因

1. 创伤或医源性损伤　局部血管或黏膜破裂而致。如鼻骨、鼻中隔或鼻窦骨折、鼻窦气压骤变、鼻-鼻窦手术及经鼻插管、挖鼻或用力擤鼻和剧烈喷嚏、鼻腔异物。严重的鼻-鼻窦外伤、前颅窝底或中颅窝底骨折，可引起严重鼻出血，危及生命。

2. 炎症　各种鼻腔和鼻窦的非特异性或特异性感染，均可损伤黏膜血管而出血。

3. 鼻中隔病变　鼻中隔偏曲、黏膜糜烂、溃疡或穿孔。

4. 肿瘤　良性肿瘤如鼻腔血管瘤或鼻咽纤维血管瘤，出血一般较剧。恶性肿瘤如鼻-鼻窦癌或鼻咽癌，瘤体溃烂，早期反复少量出血或血涕，晚期可因破坏较大血管致大出血。

（二）全身原因

1. 急性发热性传染病　流感、出血热、麻疹、疟疾、鼻白喉、伤寒和传染性肝炎等。由于高热患者体温过高，鼻黏膜充血、干燥，以致毛细血管破裂出血。

2. 心血管疾病　高血压，血管硬化和充血性心力衰竭等，均可因一过性动脉压升高而发生鼻出血。

3. 血液病　凝血机制异常的疾病或血小板量或质异常的疾病等。

4. 营养障碍或维生素缺乏　维生素C、维生素K、维生素P或钙缺乏，可致毛细血管壁脆性和通透性增加。此外维生素K与凝血酶原形成有关，缺乏时凝血酶原时间延长，易发生鼻出血。

5. 肝、肾等慢性疾病和风湿热等　肝功能损害致凝血障碍；尿毒症时由于肾功能不全致体内毒素积聚，抑制骨髓造血功能和减少了肠道对生血素和镁的吸收，易致小血管损伤；风湿热患儿的鼻出血系由高热及鼻黏膜血管脆性增加所致。

6. 中毒　磷、汞、砷、苯等化学物质可破坏造血系统功能，凝血机制紊乱，血管壁易受损伤；长期服用水杨酸类药物可致凝血酶原减少易致鼻出血。

7. 遗传性出血性毛细血管扩张症　常有家族史，多见于儿童，是一种常染色体显性遗传累及小血管壁的全身性疾病，表现为鼻、舌、腭、口唇等处黏膜易出血，且反复发作或出血不止。

8. 内分泌失调 主要见于女性,青春发育期和月经期可发生鼻出血,绝经期或妊娠的最后 3 个月亦可发生鼻出血,系毛细血管脆性增加之故。

二、临床表现

仅出血的临床表现而言,轻者可仅为涕中带血或回吸血涕,或仅少量从前鼻孔滴出;重者则可为一侧或双侧鼻腔血流如注,同时经口涌出。由于鼻出血可因不同的病因引起,除表现为鼻出血外,还伴有病因本身(引起出血的疾病)的临床表现。如头鼻部创伤、医源性损伤、鼻-鼻窦肿瘤或鼻咽和鼻颅底肿瘤以及其他全身性疾病等。

三、治 疗 原 则

对鼻出血的处理应采取综合治疗。长期、反复、少量出血者应积极寻找病因;大量出血者首先的治疗措施是止血。在达到止血目的后,再进行对病因的检查和治疗。

(一)一般处理

情绪紧张和恐惧者,应予以安慰,使之镇静,必要时给予镇静剂。嘱患者尽量勿吞咽血液,以免刺激胃部引起呕吐,同时亦有助于掌握出血量。一般出血或小量出血者取坐位或半卧位,大量出血疑有休克者,应取平卧低头位,按低血容量性休克急救。接诊患者时应问清是哪一侧鼻腔出血或首先出血。仔细检查鼻腔(最好在鼻内镜下检查),明确出血部位及严重程度。

临床上最多见的出血部位是鼻中隔前下部(易出血区),该部位出血一般出血量少。嘱患者用手指捏紧两侧鼻翼 10~15min,同时用冷水袋或湿毛巾敷前额和后颈,以促使血管收缩减少出血;或用浸有 1% 麻黄素生理盐水或 0.1% 肾上腺素的棉片置入鼻腔暂时止血,以便寻找出血部位。出血较剧者,可用吸引器管吸出鼻腔内血液,并寻找出血部位。在选择适宜的止血方法止血成功后,详细了解病史、临床表现、并做相应的检查以明确出血的病因,进一步治疗原发病。

(二)常用止血方法

1. 烧灼法 适用于反复小量出血且能找到固定出血点者。传统的方法有化学药物烧灼法,如 30%~50% 硝酸银、30% 三氯醋酸等;电灼法;YAG 激光、射频或微波等。应用烧灼法止血前,先用浸有 1% 地卡因和 0.1% 肾上腺素溶液的棉片麻醉和收缩出血部位及其附近黏膜。烧灼的范围越小越好,避免烧灼过深或同时在鼻中隔相对的两面烧灼,烧灼后涂以软膏保护创面。

2. 填塞法 用于出血较剧、弥漫性出血或出血部位不明者。根据不同病因、出血量和出血部位选择适宜的填塞材料。目前可供选择的材料有可吸收材料和不可吸收材料两种。可吸收材料如淀粉海绵、明胶止血海绵或纤维蛋白绵等。不可吸收材料如膨胀海绵、藻酸钙纤维敷料、凡士林油纱条、抗生素油膏纱条、碘仿纱条和气囊或水囊等。

(1)可吸收性材料填塞:淀粉海绵、明胶止血海绵或纤维蛋白绵等。较适用于血液病所致的鼻黏膜弥漫性、出血部位明确且量较小或范围较小的鼻出血。填塞时仍须给予适当的压力,必要时可辅以小块凡士林油纱条以加大压力。可吸收性材料填塞的优点是填塞物不必取出,可避免因取出填塞材料后再出血。

(2)不可吸收材料填塞：膨胀海绵、藻酸钙纤维敷料较适用于血液病所致的鼻黏膜弥漫性、相对较小量出血、部位明确的较小范围的出血。膨胀海绵、藻酸钙纤维敷料质地软，取出时对鼻黏膜的损伤小，减少了再出血的可能；凡士林油纱条，抗生素油膏纱条，碘仿纱条和气囊或水囊常被用于较严重的出血且出血部位尚不明确或外伤致鼻黏膜较大撕裂的出血以及经上述各止血方法无效者，是多年以来一直沿用的有效止血方法。鼻腔纱条填塞分为前鼻孔法和后鼻孔法两种。当前鼻孔法未能奏效时，则联合后鼻孔填塞法（图4-9-1）。纱条填塞的缺点是患者较痛苦，取出纱条时对黏膜损伤较大，有再出血的可能。操作应按无菌规范，填塞纱条留置期间应给予抗生素，填塞时间一般不超过3d。

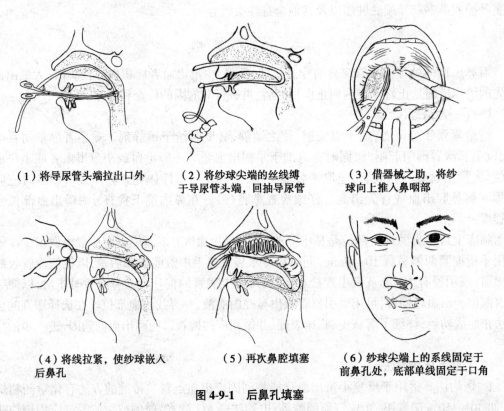

（1）将导尿管头端拉出口外　　（2）将纱球尖端的丝线缚　　（3）借器械之助，将纱
　　　　　　　　　　　　　　　于导尿管头端，回抽导尿管　　球向上推入鼻咽部

（4）将线拉紧，使纱球嵌入　　（5）再次鼻腔填塞　　　　（6）纱球尖端上的系线固定于
　　　后鼻孔　　　　　　　　　　　　　　　　　　　　前鼻孔处，底部单线固定于口角

图4-9-1　后鼻孔填塞

3. 血管结扎法　对以上方法未能奏效的严重出血者采用此法。中鼻甲下缘平面以下出血者可选择结扎上颌动脉或颈外动脉；中鼻甲下缘平面以上出血者，则选择结扎筛前动脉；鼻中隔前部出血者可选择结扎上唇动脉。但由于不是结扎责任血管，侧支循环的建立常使效果不尽如人意。

4. 血管栓塞法　又称数字减影血管造影（Digital Subtraction Angiography，DSA），对严重后鼻孔出血具有诊断和治疗双重功效，本法用海绵微粒、钢丝螺圈等栓塞血管，是治疗经前后鼻孔填塞仍不能止血的严重鼻出血的有效方法。与传统的动脉结扎术相比，具有准确、快速、安全可靠等优点，不良反应有偏瘫、失语及一过性失明等。

5. 鼻内镜下止血　随着鼻内镜技术在临床的广泛应用，借助鼻内镜易于明确鼻腔鼻窦各部位出血情况，通过激光、微波、电凝等手段达到止血的目的。它损伤小，患者痛苦少，止血准确迅速，效果良好。（图4-9-2、图4-9-3）

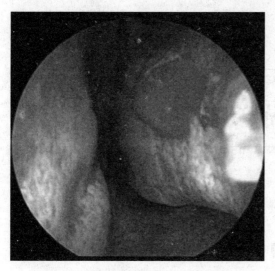

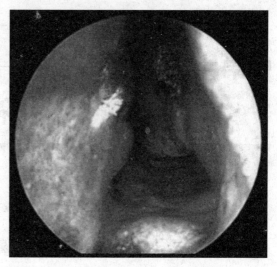

图 4-9-2　鼻内镜下见下鼻甲的出血点　　　　　图 4-9-3　鼻内镜下电凝止血术后

(三) 全身治疗和特殊治疗

1. 全身治疗

(1) 镇静剂:有助于减少出血,对反复出血者尤重要。

(2) 止血剂:常用凝血酶、抗血纤溶芳酸(PAMBA)、云南白药、6- 氨基己酸(EACA)、等。

(3) 维生素:维生素 C、维生素 K_4 和维生素 P。

(4) 鼻出血严重者须住院观察,注意失血量和可能出现的贫血或休克。

(5) 有贫血或休克者应纠正贫血或抗休克治疗。

2. 特殊治疗

(1) 鼻中隔前下部反复出血者,可局部注射硬化剂或行鼻中隔黏膜划痕,也可施行鼻中隔黏骨膜下剥离术。

(2) 遗传性出血性毛细血管扩张症则可应用面部转移全层皮瓣行鼻中隔植皮成形术。

(3) 治疗全身性疾病。

(卢 岩)

第十章

鼻中隔疾病

第一节　鼻中隔偏曲

鼻中隔偏曲(deviation of nasal septum)是指鼻中隔向一侧或两侧偏曲,或者局部形成突起引起鼻腔功能障碍者。偏曲的鼻中隔可以呈现各种形状如"C""S"形偏曲,如呈尖锥样突起,则称棘突(spur),如呈由前向后的条形山嵴突起,则称嵴突(ridge)。也可以呈多种复杂的混合形态(图 4-10-1)。

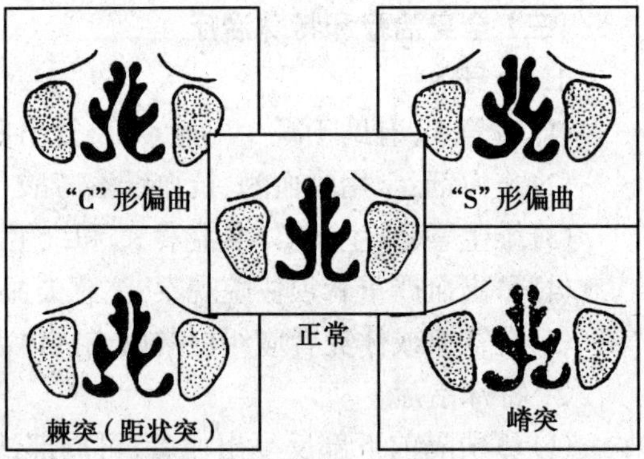

图 4-10-1　鼻中隔偏曲的类型

一、病　　因

(一) 外伤

外伤可发生于儿童或未成年时期,因此多数情况患者不能提供外伤史。

(二) 发育不均衡

鼻中隔软骨和骨质与相邻骨骼发育速度不一致;面部骨骼发育速度的不平衡均可导致鼻中隔偏曲。

(三) 鼻腔占位性病变

如息肉、肿瘤等随着单侧鼻腔占位病变体积的增大,鼻中隔可因推移而偏离中线。

二、临床表现

(一) 鼻塞

最常见症状,鼻塞程度与鼻中隔偏曲程度有关,多呈持续性,一般在鼻中隔凸出的一侧较重。鼻塞严重者还可出现嗅觉减退。

(二) 鼻出血

多发生在鼻中隔凸出的一面或嵴、棘处,因该处黏膜张力较大,黏膜较薄,软组织血供丰富,故较易出血。

（三）反射性头痛

如偏曲部位压迫下鼻甲或中鼻甲，可引起同侧反射性头痛。

三、诊　　断

有临床症状并经检查有鼻中隔偏曲者，方可诊断为鼻中隔偏曲。前鼻镜检查显示鼻中隔偏向一侧，两侧鼻腔大小不等。鼻中隔凸面可见利特尔区充血、糜烂，对侧下鼻甲代偿性肥大。注意鉴别鼻中隔黏膜增生肥厚（探针触及质软）和是否同时存在鼻内其他疾病，如肿瘤、异物、鼻窦炎、鼻息肉等。鼻窦 CT 选做冠状位和轴位，也可在鼻腔内表面麻醉后用鼻内镜检查。

四、治　疗　原　则

鼻中隔偏曲诊断明确，且患者有明显的鼻塞、头痛或鼻出血症状，应予治疗。常见的手术方法就是鼻中隔黏膜下矫正术和鼻中隔黏膜下切除术。目前通常在鼻内镜下行鼻中隔成形术，既矫正鼻中隔偏曲，又尽可能保留鼻中隔软骨支架作用。（图 4-10-2、图 4-10-3）

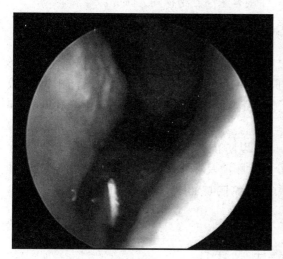 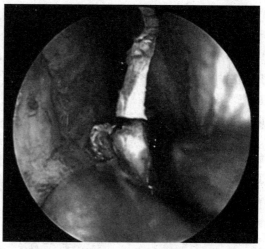

图 4-10-2　鼻内镜下见鼻中隔向左侧偏　　　图 4-10-3　鼻内镜下行鼻中隔成形术取出偏曲的软骨

第二节　鼻中隔血肿和脓肿

鼻中隔血肿（nasal septal hematoma）为鼻中隔软骨膜或骨膜下的积血，多为双侧性。当血肿发生感染时就形成鼻中隔脓肿（nasal septal abscess）。原发性鼻中隔脓肿很少。

一、病　　因

鼻中隔外伤，包括鼻中隔手术、鼻外伤、鼻中隔骨折等都可产生黏膜下出血。如鼻中隔黏膜无破裂，血液就会聚集在黏膜之下而形成血肿。各种出血性疾病（如血液病、血友病、血管性紫癜等）引起的多为原发性血肿。血肿一旦出现化脓性细菌感染，则形成脓肿。

二、临床表现

(一) 鼻中隔血肿

患者常有单侧或双侧持续性鼻塞,逐渐加重,伴前额部痛伴鼻梁部胀痛。如有鼻黏膜破裂,常有血性分泌物流出。鼻镜检查时发现鼻中隔单侧或双侧呈半圆形隆起,黏膜色泽正常,触之柔软,穿刺回抽有血。

(二) 鼻中隔脓肿

患者除鼻塞外,尚有寒战、发热、全身不适,鼻梁及鼻尖部压痛,如黏膜破裂,则有脓液流出。鼻镜检查见外鼻红肿、鼻梁压痛。鼻中隔两侧对称性膨隆,黏膜色暗红,触之柔软有波动感,穿刺抽吸有脓性分泌物。

三、诊　断

根据手术及外伤等病史、典型临床表现,一般诊断不难。鼻中隔血肿与脓肿的区别主要靠鼻中隔穿刺证实,如穿刺抽吸有血,考虑为血肿,穿刺有脓性分泌物则为脓肿。

四、治疗原则

1. 鼻中隔血肿　对较小血肿,可穿刺抽出积血,局部压迫即可。对较大血肿或血肿已形成凝血块时,须在鼻腔表面麻醉下,在血肿下部与鼻底部平行切开黏骨膜,用吸管清除血液或血块。清除血肿后,需用凡士林油纱条在两侧鼻腔填塞。48~72h 后取出,以防止再次出血,同时用抗生素预防感染。

2. 鼻中隔脓肿　一旦确诊,应及时切开排脓,以防止鼻中隔软骨破坏,引起鼻畸形和穿孔。通常在脓肿一侧最下部作一横切口。充分清除脓液及坏死软骨片,用含有抗生素的生理盐水液反复冲洗术腔,置入橡皮条引流。每日换药一次,同时全身使用足量抗生素以控制感染,预防感染的扩散。

第三节　鼻中隔穿孔

鼻中隔穿孔(perforation of the nasal septum)系指由于各种原因导致鼻中隔的任何部位形成大小不等,形态各异的永久性穿孔,使两侧鼻腔相通。

一、病　因

(一) 外伤

行鼻中隔手术时,撕裂鼻中隔两侧相对应部的黏-软骨膜而未予适当的处理;严重的鼻面部外伤或鼻中隔贯通伤后可后遗鼻中隔穿孔;鼻出血或鼻部手术后填塞过紧也可致鼻中隔穿孔。

(二) 理化因素

腐蚀性或刺激性的物质如铬酸、矽尘、砷、升汞、水泥、石灰等被长期吸入鼻腔,腐蚀黏膜,出现溃疡而致穿孔。

(三) 感染

鼻中隔脓肿处理不当可导致穿孔。特殊感染(如梅毒、结核、狼疮、麻风等)也可能造成鼻中隔穿孔。

（四）其他

原发于鼻中隔的某些肿瘤，鼻腔鼻窦恶性肿瘤侵犯鼻中隔可造成穿孔。恶性肉芽肿多可直接形成鼻中隔穿孔。鼻腔异物或鼻石长期压迫也可致鼻中隔穿孔。

二、临床表现

症状根据穿孔的病因、大小和部位而不同。穿孔小而位于前部者，可于呼吸时产生吹哨音；若位于后部，则无明显症状。穿孔过大者，可伴有鼻干燥感、鼻塞、鼻内异物感、结痂及鼻出血等鼻腔黏膜萎缩表现。梅毒、结核等特异性感染所致的穿孔常伴有臭味的脓。前鼻镜及鼻内镜检查均可确切发现穿孔的部位和大小。

三、诊　　断

根据症状及检查不难诊断，但应鉴别其发病原因。检查时应注意，小穿孔易被痂皮覆盖，须除去痂皮仔细检查，未愈合穿孔常伴有肉芽组织。

四、治疗原则

（一）保守治疗

尽可能地去除引起穿孔的病因，如避免接触、吸入有害化学物质；针对引起穿孔的原发全身性疾病进行治疗，如抗结核治疗、驱梅疗法等；保持鼻腔湿润清洁，每日用温盐水冲洗鼻腔，穿孔边缘有肉芽组织者，可用 10% 硝酸银烧灼，然后每日涂以 2% 黄降汞或 10% 硼酸软膏，直到穿孔愈合为止。

（二）手术治疗

鼻中隔穿孔修补术的方法主要有黏膜移位缝合修补术、鼻底黏膜翻转移位缝合法、下鼻甲游离黏膜瓣修补术、黏膜片修补法等。

（卢　岩）

第十一章

鼻及鼻窦囊肿

第一节　鼻前庭囊肿

鼻前庭囊肿（nasal vestibular cyst）是指发生于鼻前庭底部皮肤下，梨状孔前外方，上颌骨牙槽突浅面软组织内的囊性肿块。

一、病　因

（一）腺体潴留学说

鼻前庭底部黏膜黏液腺管口阻塞，引起分泌物潴留而形成。

（二）先天性异常

在胚胎发育期，上颌突、球状突和鼻外侧突互相联合处，由上皮残余或迷走的上皮细胞发育而成，属于一种裂隙性囊肿。

二、病　理

囊肿通常是圆形或椭圆形，常发生于一侧，呈单房性，生长缓慢。随着囊肿压力增高可压迫使其下方骨质吸收。囊肿壁由含弹性纤维和网状血管的结缔组织构成，内含纤毛柱状上皮、立方上皮或扁平上皮和大量杯状细胞。囊内含黄色或棕黄色黏液，多为透明或混浊，不含胆固醇结晶。若合并感染则囊液为脓性。

三、临床表现

女性多见，好发年龄为30~50岁。囊肿发展缓慢，单侧发病，无左右侧差异。随囊肿增大一侧鼻翼下方隆起，使鼻底前方黏膜呈淡黄色，大者鼻前庭部明显突起，鼻唇沟消失。可伴有同侧鼻塞，鼻内及上唇胀痛感，偶有上颌部或额部反射性疼痛。穿刺抽出黄色黏液后隆起消失，但随后又复发。遇感染时局部迅速增大，充血并疼痛。

四、诊　断

一侧鼻前庭、鼻翼下方或梨状孔外侧隆起，触诊可触知囊肿柔软，具弹性及波动感，能移动，无压痛。穿刺有淡黄色囊液可确诊。囊液不含胆固醇结晶，可与牙源性囊肿鉴别。X线片或CT平扫示梨状孔底部低密度圆形或椭圆形影，无骨质破坏，与牙齿无关联。

五、治 疗 原 则

手术切除。经唇龈沟切口进路,完全剥离囊肿,以彻底切除囊肿壁为原则。亦可在鼻内镜下行鼻前庭囊肿揭盖术。

第二节 鼻 窦 囊 肿

鼻窦囊肿(nasal sinus cyst)是指原发于鼻窦内的囊性肿物,有两种类型:鼻窦黏液囊肿、鼻窦黏膜囊肿。

一、鼻窦黏液囊肿

鼻窦黏液囊肿(mucocele of nasal sinus)是鼻窦囊肿中最为常见者,原发于筛窦最多,额窦次之,上颌窦较少见,蝶窦罕见。此病多见于青年及中年人,多为单侧,囊肿增大时可累及周围结构。

(一)病因

病因不明。多认为系两个因素综合所致:①各种原因致鼻窦自然开口阻塞,使鼻腔分泌物不能流出;②鼻窦黏膜炎性病变,也可能是变态反应所致的黏膜水肿产生大量渗出液,逐渐充满窦腔使窦腔压力增高,压迫鼻窦骨壁变薄吸收。

(二)病理

囊肿壁即鼻窦黏膜,多呈水肿和囊肿性变化。囊内液体呈淡黄、黄绿或棕褐色,多含有胆固醇结晶,如有感染则变为脓囊肿,其破坏性更大,可引起较严重的眶内或颅内并发症。

(三)临床表现

黏液囊肿增长缓慢,早期可无任何不适,或可能有头痛;若囊肿增大压迫和破坏鼻窦骨壁,则视其扩展的方向不同而出现相应的临床症状。

1. **眼部症状** 囊肿侵入眼眶后,可致眼球移位,额窦及筛窦囊肿可致眼球向前、下、外方移位,后组筛窦及蝶窦囊肿压迫可致眼球向前突出。还可出现流泪、复视、头痛、眼痛等症状。压迫眶尖和眶上裂可致失明、眼肌麻痹、眼部感觉障碍和疼痛等症状,即眶尖综合征(orbital apex syndrome)。

2. **面部症状** 囊肿增大,可致眶顶(额窦囊肿)、内眦(筛窦囊肿)或面颊(上颌窦囊肿)等处隆起。触诊隆起表面光滑,乒乓球或蛋壳感,无触痛。若骨质吸收消失可触及波动感。

3. **鼻部表现** 较大囊肿可出现鼻塞、嗅觉减退,有时囊液自鼻内流出。鼻内镜下可见中鼻甲移位,筛泡隆起或鼻顶前部膨隆;蝶窦黏液囊肿可在嗅裂后、鼻咽顶后隆起;上颌窦黏液囊肿可见到鼻腔外侧壁内移,面部隆起,硬腭下塌。膨隆程度示囊肿大小而异。

(四)诊断

根据病史、临床表现、影像学检查等,诊断较易。在局部膨隆处穿刺有淡黄色、棕绿色或灰色黏液,可确诊。X线摄片、CT对囊肿的诊断、定位有重要作用。CT片上可见肿物呈圆形、密度均匀、边缘光滑之阴影,邻近骨质有受压吸收现象。较大的囊肿可扩张生长侵入眶内、颅内。(图4-11-1)

筛窦、额窦黏液囊肿应与眼眶肿瘤、脑膜脑膨出、泪囊囊肿及筛窦、额窦骨瘤相鉴别;上颌窦黏液囊肿应与上颌窦恶性肿瘤、牙源性囊肿相鉴别;蝶窦黏液囊肿应与垂体肿瘤、脑膜瘤等鉴别。

(五) 治疗原则

诊断明确后,应进行手术治疗。无临床症状的小囊肿可以观察暂不处理。囊肿增大或有局部压迫症状者,治疗原则是建立囊肿与鼻腔永久性通路,以利引流,防止复发。传统方法是采用鼻外进路,随着鼻内镜应用于临床,囊肿可经鼻内进路进行切除,保留部分囊肿的囊壁,避免损伤邻近重要结构,出现严重并发症。大多数合并症在囊肿切除后便可以逐渐治愈或改善,部分需要配合药物治疗,少数并发症需进一步手术治疗。(图 4-11-2)

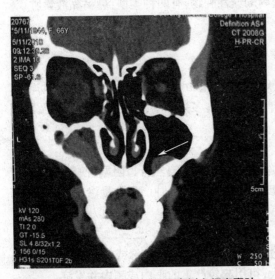
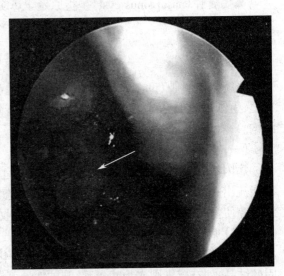

图 4-11-1　鼻窦冠状位 CT 示右侧上颌窦囊肿　　　图 4-11-2　鼻内镜下见上颌窦囊肿(箭头示)

二、鼻窦黏膜囊肿

鼻窦黏膜囊肿(mucosa cyst of nasal sinus)可发生于任何鼻窦,但多见于上颌窦,常位于上颌窦底壁或内壁。多为单侧,生长缓慢,囊肿发展到一定程度可自然破裂,囊液经窦口自行流出。常无症状,多在鼻窦 X 线或 CT 检查时发现。

第三节　上颌窦牙源性囊肿

上列牙发育障碍或病变,突入上颌窦内形成的囊肿,称为上颌窦牙源性囊肿(odontogentic cyst)。包括含牙囊肿(dentigerous cyst)和牙根囊肿(dental root cyst)两种。

一、病　　因

含牙囊肿的发生与牙齿发育的缺陷有关,常发现有未长出的恒齿或是额外齿。多来自单个牙胚(含一个牙),也可来自多个牙胚(含多个牙)。

牙根囊肿与含牙囊肿的来源不同。起因是由于牙根感染、牙髓坏死而形成肉芽肿或脓肿,以后上皮细胞长入肉芽肿或脓肿内形成囊肿。

二、病 理

含牙囊肿中未长出的牙齿刺激造釉细胞增殖和分泌,形成囊肿。囊壁为纤维组织,上皮为扁平或矮立方上皮,囊腔内有棕色或黄色黏液,液体内含有胆固醇结晶及脱落上皮。增大的囊肿可压迫骨质而吸收变薄。

牙根囊肿的内壁是鳞状上皮,有时是柱状上皮。如有感染发生,上皮被破坏,代以纤维组织。囊液为黄色水样液或稀黏液,同样含胆固醇结晶。

三、临床表现

囊肿体积小时无症状,当囊肿长大时即产生面颊部隆起畸形,鼻腔堵塞,眼球向上移位及视力障碍等。牙根囊肿较含牙囊肿为小,多发生于上颌切牙,尖牙和双尖牙根的唇面,如囊肿过大亦可使面颊隆起。囊肿如有感染则出现胀痛发热,全身不适等。

四、诊 断

根据病史及临床表现,包括口腔检查常发现有一牙缺如,囊肿压迫所致的面部畸形,包括面颊部隆起,鼻腔外壁向内推移,鼻腔堵塞。囊肿前骨壁变薄,按之有乒乓球或破蛋壳感,穿刺可抽出黄色黏液,有胆固醇结晶。影像学检查示患侧上颌窦腔扩大,囊肿阴影内含有牙影。而牙根囊肿影像学示病牙根尖部小圆形囊影,其周围有吸收现象。

五、治疗原则

采用外科手术摘除,如伴有感染先控制炎症后再行手术治疗。囊肿小者,可采用唇龈沟进路切除;囊肿大者,可采用上颌窦根治术,将囊肿全部取出。对于牙根囊肿,应同时治疗病牙,可拔除病牙或行保守治疗。(图 4-11-3)

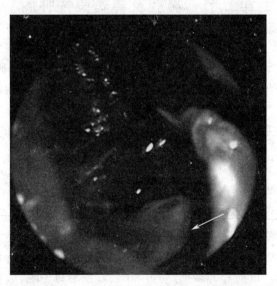

图 4-11-3 鼻内镜下见含牙囊肿(箭头示为牙)

(卢 岩)

■ 第十二章

鼻 - 鼻窦肿瘤

第一节　概　述

鼻部肿瘤可发生于外鼻、鼻腔及鼻窦,根据病变性质分为良性及恶性肿瘤,常见的良性肿瘤主要有骨瘤、软骨瘤、血管瘤、内翻性乳头状瘤等。

鼻及鼻窦的恶性肿瘤在临床上并不少见,鼻腔原发恶性肿瘤较少见,多由鼻窦蔓延而来。鼻窦恶性肿瘤多原发于上颌窦,其次为筛窦,额窦和蝶窦恶性肿瘤少见。在治疗时要考虑其在发展过程中对邻近重要器官功能产生影响和局部破坏。鼻及鼻窦恶性肿瘤在病因、病理及临床表现等方面有许多相似之处,可发生于任何年龄,癌多发生于 40~60 岁,肉瘤则发生在年龄较轻者,甚至见于婴幼儿。鼻腔及鼻窦恶性肿瘤的共同点是:大多数为原发性,转移癌较少见;鼻窦解剖部位隐蔽,早期症状不典型,且常伴有慢性炎症,不易引起患者和医生重视。晚期病变可侵犯周围临近组织,累及多个部位,不易判断其原发位置。

第二节　鼻腔及鼻窦良性肿瘤

发生于鼻腔及鼻窦的良性肿瘤大约有 40 种。部分肿瘤虽属良性,但在其扩展过程中对邻近重要器官功能产生显著影响,甚至造成类似恶性肿瘤的局部破坏。如手术切除不彻底,有的反复复发,有的则可恶性变。这类肿瘤的临床表现大多相似,通常病理检查才能确诊。

鼻腔及鼻窦的良性肿瘤虽然种类繁多,但临床上并不多见,常见的主要有血管瘤、乳头状瘤和骨瘤。

一、血　管　瘤

在鼻部良性肿瘤中,血管瘤最为常见。血管瘤(hemangioma)是先天性良性肿瘤或血管畸形,为脉管组织良性肿瘤之一。本病可发生于任何年龄,但多见于青、中年,近年儿童发病率有增高趋势。鼻部血管瘤一般分为毛细血管瘤(capillary hemangioma)和海绵状血管瘤(cavernous hemangioma),以前者为多见,约占 80%,好发于鼻中隔,后者好发于下鼻甲和上颌窦内。

(一) 病因

血管瘤的病因至今不清,可能与外伤、感染和内分泌功能紊乱有关。也有认为本病为胚性组织残余或异常发育所致。

(二) 病理

毛细血管瘤多数由分化良好的毛细血管组成。毛细血管瘤瘤体通常较小,有细蒂或广基,色鲜红或暗红,质软有弹性,易出血。海绵状血管瘤瘤体常较大、基广,质软可压缩,多发生在上颌窦自然开口处。镜下瘤体多无完整的包膜,由大小不一的血窦组成。

(三) 临床表现

1. 鼻部症状　主要症状常表现为进行性鼻塞、反复鼻出血,每次出血量不等。

2. 压迫症状　肿瘤较大可压迫致鼻中隔偏向对侧;肿瘤发展可压迫窦壁,破坏骨质侵及邻近器官;肿瘤向外扩展引起面部畸形,眼球移位、复视、头痛。

3. 全身症状　长期反复的小量出血可引起贫血。严重大出血可致失血性休克。

鼻腔检查可见颜色鲜红或暗红、质软、有弹性的肿瘤,多见于鼻中隔或下鼻甲前端。原发于上颌窦内的海绵状血管瘤,有时可呈出血性息肉状物突出于中鼻道,若误作息肉摘除,可引起严重出血。

(四) 诊断

根据临床表现、体征、影像学检查、病理检查可确诊。在诊断时应注意鉴别鼻腔鼻窦囊肿、出血坏死性息肉、上颌窦恶性肿瘤,有时须行上颌窦探查方能确诊。

(五) 治疗原则

血管瘤的治疗以手术切除为主。经鼻内镜手术能有效暴露大多数肿瘤范围,符合微创外科理念,已广泛应用于鼻腔鼻窦血管瘤的治疗。鼻腔血管瘤切除应包括瘤体及连同根部的黏膜,同时对创面作电凝固,以期止血和防止复发。对于鼻窦内或肿瘤较大者,依据瘤体位置、大小,可经上颌窦根治术切口、Denker 切口或鼻侧切开术切口,将瘤体完整切除。为减少术中出血,可于术前给予小剂量放疗或硬化剂注射,使其变硬、缩小,易于切除。也可反复冷冻或激光气化血管瘤。血管瘤瘤体大、估计术中出血多者,可在术前经动脉插管行选择性上颌动脉栓塞术。为预防术后复发,术后可辅以放疗。

二、乳头状瘤

鼻腔和鼻窦乳头状瘤(papilloma)为常见的鼻及鼻窦良性肿瘤。可发生于鼻腔及鼻窦任何部位。

(一) 病因

发病原因至今不清。有研究发现本病的发生与人类乳头状瘤病毒(human papilloma virus,HPV)感染有密切关系,因而认为乳头状瘤是病毒感染所致。又有说法称鉴于鼻腔及鼻窦乳头状瘤患者年龄较大,肿瘤具有局部侵蚀、破坏力,切除后容易复发,有恶变可能等事实,应属上皮组织边缘性肿瘤。

(二) 病理

病理上常将其分为两型:

1. 硬型　瘤体较小、质硬、色灰、局限而单发,呈桑葚状,多见于鼻前庭、鼻中隔前部或硬腭处。外观及组织结构与一般皮疣相似,上皮向体表增生,主要由鳞状上皮组成。

2. 软型　瘤体较大、质软、色红,多呈弥漫性生长,有蒂或广基。上皮类型有鳞状上皮、呼吸上皮和移行上皮。上皮成分向基质内呈内翻性增生,增生的上皮可呈指状、舌状和乳头状等,上皮细胞以移行上皮为多,基底膜完整(是有无恶变的主要鉴别依据)。基于上皮呈内翻性增生的特点,又称为内翻性乳头状瘤。

内翻性乳头状瘤(inverting papilloma)好发于鼻腔外侧壁,大者可充满鼻腔,并侵入邻近部位,也可原发于鼻中隔、鼻甲和鼻窦内,但多由鼻腔扩展进入鼻窦,上颌窦和筛窦最易受侵犯。其特点如下:①术后易复发;②多次手术易产生恶性变;③多发性侵袭性生长并易产生组织破坏。

(三) 临床表现

多见于 40 岁以上,50~60 岁为高发年龄;男性多于女性,性别比为 3∶1。多为单侧发病,出现一侧鼻腔持续性鼻塞,进行性加重;流黏脓涕时带血;偶有头痛和嗅觉异常;随肿瘤扩大和累及部位不同而出现相应症状和体征。常同时伴有鼻窦炎和鼻息肉,可能与肿瘤压迫静脉和淋巴回流有关。因此部分患者有多次"鼻息肉"手术和术中有大出血的病史。检查见肿瘤大小、硬度不一,外观呈息肉样或分叶状,粉红或灰红色,表面不平,触之易出血。(图 4-12-1)

(四) 诊断

根据临床表现、体征、影像学检查、病理检查可确诊。确诊仍需依靠病理检查,活检时应从肿瘤不同部位多切取几块组织送检,以免漏

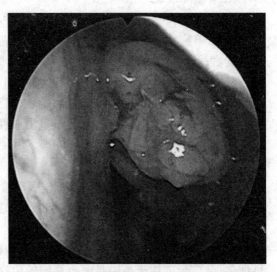

图 4-12-1 鼻内镜下见内翻性乳头状瘤

诊、误诊。诊断时应注意与疣、乳头状纤维瘤、乳头状腺癌及鼻息肉等鉴别。尤其是 40 岁以上男性,反复发生的单侧"鼻息肉"、术后很快复发者,均应常规送病理检查,以除外乳头状瘤。

(五) 治疗原则

内翻性乳头状瘤具有多发性生长、易复发和恶性变的特点,治疗原则是手术彻底切除肿瘤。肿瘤较大、已侵及上颌窦、筛窦,多采用鼻侧切开或上唇下进路,必要时行内侧上颌骨切除术加筛窦开放术。切除后对创面常规行电凝固或冷冻。近年随着鼻内镜技术的开展,对于除已有恶变或已侵及鼻外的乳头状瘤外,多选用在鼻内镜下切除。不宜采用放疗,有诱发癌变的可能。

三、骨 瘤

骨瘤(osteoma)是鼻窦的常见良性肿瘤,多见于青年男性。常发生于额窦,其次为筛窦,上颌窦和蝶窦均少见。

(一) 病因

病因不明,通常有以下几种学说

1. 骨膜的胚胎性残余学说 认为骨瘤尤易生于不同胚胎来源组织的交接处,如筛骨(软骨成骨)和额骨(膜成骨)的交界处。

2. 外伤、炎症学说 外伤、炎症引起鼻窦壁的骨膜增生造成。约 50% 骨瘤有额部外伤史。

(二) 病理

病理上通常分为:

1. 密质型(硬性或象牙型) 质硬、较小、多有蒂,生长缓慢,多发生于额窦。

2. 松质型（软性或海绵型） 质松软，由骨化的纤维组织形成，广基、体积较大，生长快，有时中心可液化成囊肿，表面为较硬的骨壳，常见于筛窦。

3. 混合型 较多见，外硬内松，常见于额窦和筛窦。

（三）临床表现

骨瘤生长缓慢，小的骨瘤多无症状。常于鼻窦或头颅 X 线片或 CT 检查时偶然发现。大的额窦骨瘤可引起额部疼痛，感觉异常。伴有额窦黏液囊肿时致额窦前壁逐渐发生隆起。筛窦骨瘤大者可占据大多数气房，并可长入额窦或蝶窦；向眼眶发展者，眼球向外下移位。

（四）诊断

根据临床表现、体征、影像学检查。CT 扫描或鼻窦 X 线片可见圆形或卵圆形骨密度阴影（图 4-12-2）。注意与外生性骨疣（exostosis）相鉴别。后者多见于上颌窦，由骨质过度增生而成，可引起面颊部隆起变形。

（五）治疗原则

手术切除为主。骨瘤小无任何症状者，不需手术。如肿瘤较大，症状明显，颅面有畸形或已向颅内扩展、发生颅内并发症者应手术。手术进路大致可分为：鼻外额窦开放术、鼻侧切开术和额骨骨成形切口开放颅前窝底的颅面联合进路、鼻内镜手术。术中注意保留窦腔黏膜和鼻额管，勿损伤硬脑膜。如已侵入颅内，行颅面联合手术。

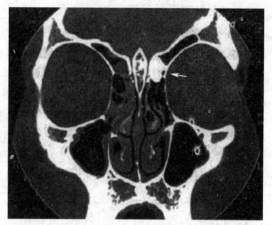

图 4-12-2 鼻窦 CT 冠状位显示左侧额窦骨瘤（箭头示）

第三节 鼻腔及鼻窦恶性肿瘤

鼻腔及鼻窦恶性肿瘤较为常见，在我国北方发病率高于南方，在耳鼻咽喉科范围内仅次于鼻咽癌、喉癌位于第三位。患者中以男性多见，可发生在任何年龄组，但绝大多数发生于 50~70 岁。肉瘤多见于青年人，亦见于儿童。

鼻窦的恶性肿瘤较原发于鼻腔者为多见，在鼻窦恶性肿瘤中尤以上颌窦恶性肿瘤最为多见，筛窦肿瘤次之，原发于额窦、蝶窦者少见。肿瘤早期可局限于鼻腔或鼻窦某一解剖部位；待到晚期，肿瘤发展，累及多个解剖部位后，很难区分是鼻腔或鼻窦恶性肿瘤。

一、病　因

鼻及鼻窦恶性肿瘤的真正病因，至今尚未明确。可能与免疫功能低下、长期的炎症慢性刺激、鼻息肉恶变或恶性肿瘤伴生、接触致癌物质等有关。

二、病　理

鼻腔及鼻窦恶性肿瘤，以鳞状细胞癌最为多见，好发于上颌窦，其次为筛窦。腺癌次之，多见于筛窦。此外尚有淋巴上皮癌、移行细胞癌、基底细胞癌、腺样囊性癌和鼻腔恶性黑色素瘤等。肉瘤好发于上颌窦，以恶性淋巴瘤为最多；软组织肉瘤以纤维肉瘤为最常见，此外尚有网状细胞肉瘤、淋巴肉瘤、纤维肉瘤等。

三、临床表现

鼻及鼻窦恶性肿瘤患者的临床症状一般出现较晚，原发于鼻窦内者初期一般多无特征性症状，一旦肿瘤超越窦腔之外，侵入邻近器官后，其表现又十分复杂。

(一) 鼻腔恶性肿瘤

早期患者常有单侧进行性鼻塞、涕血。可有头胀、头痛、嗅觉减退或丧失。继发感染或肿瘤溃烂时，可出现恶臭血涕，反复大量鼻出血。晚期患者，由于肿瘤侵入鼻窦、眼眶，表现为鼻窦恶性肿瘤的症状。

(二) 鼻窦恶性肿瘤

症状随肿瘤原发部位和受累范围而异。

1. 上颌窦恶性肿瘤　Ohngren 自内眦和下颌角之间作一想象的斜面，再于瞳孔处作一想象的垂直平面，从而将上颌窦分为 4 个象限；前内象限所生长的肿瘤易侵入筛窦；而后外象限的肿瘤，晚期易破坏后壁，侵入翼上颌窝和翼腭窝，进而可能破坏翼腭窝顶，或侵入颞下窝而侵犯颅中窝(图 4-12-3)。Sebileau 自中鼻甲下缘作一想象水平线，将上颌窦分为上下两部分。上部分发生的肿瘤，容易通过筛窦或眼眶入侵颅底，故预后不如发生在下部分者为佳。早期肿瘤较小，只限于窦腔内的某一部分。其中以内上角区为多，常无明显症状。

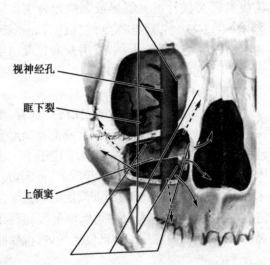

图 4-12-3　上颌窦恶性肿瘤的发展方向

肿瘤的发展常有以下症状：

(1)脓血鼻涕：持续的一侧鼻腔流脓血性鼻涕，在成年人应怀疑本病。晚期可有恶臭味。

(2)面颊部疼痛和麻木：位于上颌窦顶部的肿瘤，容易侵犯眶下神经而发生面颊部疼痛和麻木感，此症状对本病的早期诊断甚为重要。

(3)鼻塞：多为一侧进行性鼻塞，系因鼻腔外壁被窦内肿瘤推压内移或被破坏，肿瘤侵入鼻腔所致。

(4)单侧磨牙疼痛和松动：位于窦底部的肿瘤，向下侵及牙槽，影响磨牙，可发生疼痛松动。常误诊为牙病，但拔牙后症状依旧。

上颌窦恶性肿瘤晚期破坏窦壁，可向邻近器官扩展引起下列症状：

(1)面颊部隆起：肿瘤压迫破坏前壁，可致面颊部隆起。侵犯面颊软组织，可发生瘘管或溃烂。

(2)眼部症状：肿瘤压迫鼻泪管，则有流泪；向上压迫眶底，使眼球向上移位，眼肌麻痹，眼球运动受限，可发生复视。但视力很少受影响。

(3)硬腭下塌、牙槽变形：肿瘤向下发展，可致硬腭下塌、溃烂，牙槽增厚和牙齿松动脱落。

(4)张口困难：肿瘤向后侵犯翼腭窝或翼内肌时，可出现顽固性神经痛和张口困难。此症状多为晚期，预后不佳。

(5)颅底扩展：凡上颌窦癌患者出现内眦处包块，或有张口困难，颞部隆起，头痛，耳痛等症状时,提示肿瘤已侵犯颞下窝而达颅前窝或颅中窝底。

(6)颈淋巴结转移:可在晚期发生,多见于同侧下颌下淋巴结。

2. 筛窦恶性肿瘤 早期肿瘤局限于筛房可无症状,也不易被发现。肿瘤侵入鼻腔则出现单侧鼻塞、血涕、头痛和嗅觉障碍。当肿瘤增长向各方向扩大时,最易侵犯纸样板进入眼眶,使眼球向外、前、下或上方移位,并有复视(图4-12-4)。后组筛窦肿瘤可侵入球后、眶尖,常致突眼,动眼神经麻痹,上睑下垂,视力减退或失明。另外,内眦处可出现包块,一般无压痛。肿瘤侵犯筛板累及硬脑膜或有颅内转移者,则有剧烈头痛。淋巴结转移常在颌下或同侧颈上部。

3. 额窦恶性肿瘤 额窦的前后骨壁之间距离很小,后壁骨壁较薄,有时呈自然缺损。原发额窦恶性肿瘤极少见,早期多无症状。肿瘤发展后,可有局部肿痛、麻木感和鼻出血。当临床发现肿瘤向外下发展时,

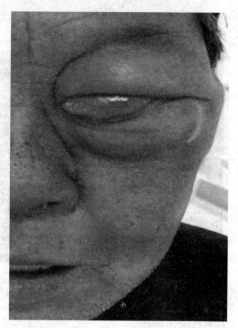

图 4-12-4 筛窦恶性肿瘤侵入眼眶

可致前额部及眶上内缘隆起,眼球向下、外、前移位,可出现突眼、复视。出现上述体征应怀疑肿瘤已有颅内扩展。

4. 蝶窦恶性肿瘤 原发于蝶窦的恶性肿瘤极为罕见,偶尔可见来自远处器官的转移。早期无症状,待出现单侧或双侧眼球移位、运动障碍和视力减退时,多已属晚期。鼻部CT扫描有助于明确肿瘤来源和侵及范围。

四、诊 断

鼻腔及鼻窦恶性肿瘤症状出现较晚,且易误诊,早期确诊较难。对有上述症状者应提高警惕,尤其是40岁以上患者,症状为一侧性、进行性者更应仔细检查。

(一)前、后鼻镜检查

鼻腔中新生物常呈菜花状,基底广泛,表面常伴有溃疡及坏死组织,易出血。如未见肿瘤则应注意中、下鼻甲有无向内侧推移现象,中鼻道或嗅裂中有无血迹、息肉或新生物。后鼻镜检查尤其要注意后鼻孔区、鼻咽顶及咽鼓管咽口和咽隐窝处的情况。

(二)鼻腔及鼻内镜检查

纤维鼻咽镜及鼻内镜检查,可观察肿瘤原发部位、大小、外形、鼻窦开口情况。对怀疑有上颌窦恶性肿瘤者,可利用鼻内镜插入窦内直接观察病变;对蝶窦、额窦亦可采用鼻内镜检查;对筛窦仅能窥见其鼻内中鼻甲、中鼻道及嗅裂等部位的异常情况,亦有助于诊断。

(三)活检及细胞涂片等检查

肿瘤组织及鼻窦穿刺细胞涂片病理学检查是最终确诊的依据。必要时须多次活检。肿瘤已侵入鼻腔者,可行鼻腔内取材活检。上颌窦肿物可经上颌窦穿刺或鼻内镜取肿瘤组织活检或涂片。对病理学检查结果阴性而临床上确属可疑者,可行鼻腔、鼻窦探查术,术中结合冰冻切片检查确诊。

(四)影像学检查

首选鼻窦CT或MRI检查,可显示肿瘤大小和侵犯范围,并有助于选择术式。鼻窦X线

片有一定诊断价值。(图 4-12-5、图 4-12-6)

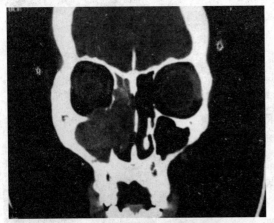 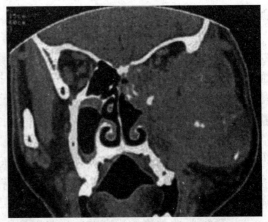

图 4-12-5 鼻窦冠状位 CT 示上颌窦恶性肿瘤
可见眶壁骨质破坏

图 4-12-6 鼻窦冠状位 CT 示上颌窦鳞癌(左侧)
上颌窦软组织向面部、眶内和颞下窝侵犯,骨质破坏明显

五、鉴 别 诊 断

1. 血管瘤 好发于鼻中隔,尤以前下区多见,瘤体呈红色或紫红色,出血量多。

2. 乳头状瘤 呈桑葚状,常见于鼻前庭与鼻中隔,临床上常不易与恶性肿瘤区分,且约有 10% 癌变,因而需作活检鉴别。

3. 鼻息肉 无经常涕血史。息肉外观色灰白,略透明,质软,表面光滑似荔枝状半透明, 可有蒂,触之无出血。

4. 上颌窦囊肿 常有周期性鼻内流出黄色液体或间歇流出微量血性液。局限于窦内的小 囊肿,面颊多无改变。囊肿增大,亦可产生面颊隆起,表面皮肤可推动,肿块呈圆形或类圆形, 表面光滑,略有弹性,似乒乓球感觉,X 线片、鼻部 CT 可显示囊肿的特有形态;经上颌窦穿刺有 黄色液体或黏液。

5. 上颌窦良性出血性新生物 包括血管瘤、假性血管瘤、出血性息肉、坏死性上颌窦炎 等。其共同特点是病程较长,常有鼻出血,且量较多。鼻部 CT 扫描,窦内常显示团块状肿物, 骨破坏多限于内侧壁。病理结果可区别。

六、鼻 - 鼻窦恶性肿瘤的 TNM 分类

国际抗癌联盟(UICC)TNM 分类标准第 6 版(2002)的方案如下。

(一) 解剖划分

鼻腔

鼻中隔 鼻底 鼻侧壁 鼻前庭

上颌窦及筛窦

(二) TNM 临床分类

T:原发肿瘤

T_X:原发肿瘤不能确定。

T_0:无原发肿瘤之证据。

T_{is}：原位癌。

1. 上颌窦

T_1：肿瘤局限于黏膜，无骨质侵蚀或破坏。

T_2：肿瘤侵蚀或破坏骨组织，包括硬腭和 / 或中鼻道。上颌窦后壁无破坏。

T_3：肿瘤侵犯：上颌窦后壁、皮下组织、眶底壁及内侧壁、翼腭窝、筛窦。

T_{4a}：肿瘤侵犯：眶内容物前部、颊部皮肤、翼板、颞下窝、筛板、蝶窦或额窦。

T_{4b}：肿瘤侵犯以下任一结构：眶尖、硬脑膜、脑组织、中颅窝、上颌神经以外的其他脑神经、鼻咽、斜坡。

2. 鼻腔及筛窦

T_1：肿瘤局限于鼻腔或筛窦一个亚区，伴或不伴有骨质侵蚀。

T_2：肿瘤侵犯鼻腔筛窦复合体的另一个相邻区域，伴或不伴有骨质侵蚀。

T_3：肿瘤侵犯以下组织：眶底或眶内侧壁、上颌窦、腭、筛板。

T_{4a}：肿瘤侵犯眶内容前部，鼻部皮肤或颊部，或前颅窝局限受侵，或侵及翼板，蝶窦或额窦。

T_{4b}：肿瘤侵犯以下任一结构：眶尖、硬脑膜、脑组织、中颅窝、上颌神经以外的其他脑神经、鼻咽、斜坡。

N：区域淋巴结转移。

N_X：区域淋巴结不能确定。

N_0：无区域淋巴结转移。

N_1：同侧单个淋巴结转移，最大直径等于或小于 3cm。

N_2：同侧单个淋巴结转移，最大直径大于 3cm，不超过 6cm；或同侧多个淋巴结转移，最大直径均不超过 6cm；或双侧或对侧多个淋巴结转移，最大直径均不超过 6cm。

N_{2a}：同侧单个淋巴结转移，最大直径大于 3cm，不超过 6cm。

N_{2b}：同侧多个淋巴结转移，最大直径均不超过 6cm。

N_{2c}：双侧或对侧多个淋巴结转移，最大直径均不超过 6cm。

N_3：淋巴结转移，最大直径大于 6cm。

注：中线淋巴结视为同侧淋巴结。

M：远处转移。

M_X：远处转移的存在不能确定。

M_0：无远处转移。

M_1：有远处转移。

（三）组织病理学分级

G：组织病理学分级。

G_X：组织分级不能确定。

G_1：高分化。

G_2：中度分化。

G_3：低分化。

（四）分期

0 期：$T_{is}N_0M_0$

Ⅰ 期：$T_1N_0M_0$

Ⅱ期:$T_2N_0M_0$

Ⅲ期:$T_1N_1M_0$;$T_2N_1M_0$;T_3N_0,N_1M_0

Ⅳ期A:T_4N_0,N_1M_0

Ⅳ期B:任何 TN_2M_0;任何 TN_3M_0

Ⅳ期C:任何 T 任何 NM_1

七、治 疗 原 则

根据肿瘤性质、大小、侵犯范围以及患者全身情况,可分为手术、放射治疗和化学疗法,生物等治疗方案。当前多主张早期采用以手术为主的综合疗法,包括术前放射治疗、手术彻底切除癌肿原发病灶,必要时可行单侧或双侧颈淋巴结清扫术,以及术后放疗、化学疗法等。首次治疗是治疗成败的关键。

(一) 放射治疗

单独根治性放射治疗,只适用于对放射线敏感的恶性肿瘤,如肉瘤、未分化癌,但疗效并不完全满意。对晚期无法根治的患者,仅能作为单独的姑息性放射疗法。术后复发者也可行放疗。目前多主张术前放射治疗,使肿瘤周围血管与淋巴管闭塞、癌肿缩小,减少播散机会。但放疗不能过量,以免引起术后愈合不良、放射性骨坏死和咬肌纤维化等不可逆并发症,使面部变形、口腔功能严重受损。术前一般采用钴 60 或直线加速器进行放疗。总量在 4~6 周内共接受 50~60Gy(5 000~6 000rad)为宜。放疗后 6 周进行手术切除,此时肿瘤的退变已达最大程度,放射反应在正常组织内消退,也不会引起正常组织继发性病变。

(二) 手术疗法

除少数体积小、表浅而局限的恶性肿瘤外,大多数需经面部作外切口或经口腔切口进行手术。

1. 鼻侧切开术　鼻侧切开术(Moure 切口)适合于切除鼻腔、筛窦和蝶窦肿瘤。切口起自患侧内眦部或眉毛内端,切口沿眶内缘、鼻颊沟达鼻翼脚部,绕过鼻翼脚向内止于鼻小柱根部。该切口有利于充分暴露鼻腔和筛窦,并可经切除的筛窦,暴露蝶窦。

2. 上颌骨全切除术　上颌骨全切除术(Weber-Fergusson 切口)适用于上颌窦、筛窦恶性肿瘤,行上颌骨全切除或 Moure 部分切除术。如果鼻窦恶性肿瘤已侵及眼眶者行上颌骨全切术,同时应行眶内容物摘除术。

3. 面正中掀翻术切口　面正中掀翻术(midfacial degloving)切口自唇下正中沿唇龈沟进行切开并切开梨状孔缘黏膜。向上翻转软组织,可充分暴露鼻腔及上颌窦、筛窦。适用于双侧鼻腔、鼻窦肿瘤的完整切除。

4. 颅面联合切口　适用于额窦、筛窦恶性肿瘤侵及颅内的病例。

(三) 化学疗法

根据肿瘤生物学特性选择化疗,多数鼻窦恶性肿瘤化疗不是首选。只有不愿接受或不适应放疗和手术的患者或手术不彻底者,可采用化学治疗。也可作为术后复发不能再手术者的姑息性治疗。

第四节 鼻 NK/T 细胞淋巴瘤

NK/T 细胞淋巴瘤既往称为中线恶性网织细胞增生症,是一类原发于淋巴结外的具有特殊形态学、免疫表型及生物学行为的肿瘤。因肿瘤细胞表达 T 细胞分化抗原和 NK 细胞相关抗原,故称之为 NK/T 细胞淋巴瘤。

一、病 因

与 EB 病毒(Epstein-Barr virus)感染有关。地区分布的特点可能与不同地域的 EB 病毒感染不同有关。

二、病 理

鼻 NK/T 细胞淋巴瘤的组织病理学表现具有多样性,其基本病理改变是在凝固性坏死和多种炎性细胞混合浸润的背景上,肿瘤性淋巴细胞散布或呈弥漫性分布。

(一)坏死

100% 的病例有范围和程度不等的凝固性坏死,多数伴有毛细血管增生。近坏死区的小血管壁内有较多纤维素性渗出,坏死组织表面常可见散在的革兰氏阳性球菌团。

(二)多种炎细胞浸润

近坏死区主要是中性粒细胞,在非坏死区可见不等量的小淋巴细胞、组织细胞、嗜酸性粒细胞及浆细胞等。

(三)肿瘤细胞

以往称为异性淋巴样细胞,数量多寡不一,可散在或呈弥散性分布,核分裂像易见到,有病理性核分裂存在。

(四)肿瘤细胞浸润血管现象

约有 20% 的病例,表现为肿瘤细胞在血管内膜下及管壁内浸润,导致血管壁呈葱皮样增厚、管腔狭窄、闭锁和弹力膜的破裂。

(五)免疫表型

肿瘤细胞常表达 T 细胞分化抗原,如胞浆型 CD3、CD45RO、CD43 等。细胞毒性颗粒表达,如细胞毒颗粒相关蛋白 TIA-1(T-cell-intracellular antigen-1)和 granzyme B。肿瘤细胞表达 NK 相关抗原 CD56。

三、临 床 表 现

本病好发于中、青年,男女比例约为(2.7~4):1,平均发病年龄约 40 岁。也见于青年和儿童。病程较短,临床进展快速。Stewart 将本病临床表现分为 3 期。

(一)前驱期

为一般伤风或鼻窦炎表现,间歇性鼻阻塞,伴水样或血性分泌物。鼻中隔可出现肉芽肿性溃疡,亦可有鼻内干燥结痂。此期可持续 4~6 周。

(二)活动期

鼻塞加重,有脓涕,常有臭味。全身状况尚可,但食欲缺乏,常有低热。鼻黏膜肿胀、糜烂、溃疡,呈肉芽状,表面有灰白色坏死。多先累及下鼻甲和鼻中隔,随后发展可发生鼻中隔穿孔或腭部穿孔。累及咽部者可见咽黏膜肉芽肿性糜烂、溃疡。此期可持续数周至数月。

（三）终末期

患者衰弱、恶病质，局部毁容。中线部位及其邻近组织的黏膜、软骨、骨质可广泛严重破坏，最后患者全身衰竭，并可出现高热，肝脾大，肝功能衰竭和弥散性血管内凝血，终致死亡。

四、诊断及鉴别诊断

根据临床表现、病理检查、免疫组化染色、EB 病毒检测可确诊鼻 NK/T 细胞淋巴瘤。该病应与非特异性慢性溃疡、Wegener 肉芽肿、特发性非愈合性肉芽肿、原发于鼻腔的非霍奇金淋巴瘤、浆细胞瘤、鼻硬结病、高分化鳞状细胞癌等病变相鉴别。

五、治疗原则

鼻 NK/T 细胞淋巴瘤预后较差，目前认为以综合治疗为主，即采用联合化疗与放疗相结合的治疗方法。

（一）放射治疗

鼻 NK/T 细胞淋巴瘤对放射线敏感，可采用大剂量连续性放射治疗，总剂量通常为 50~60Gy，可取得较好疗效。

（二）化学药物治疗

化疗方案 CHOP（环磷酰胺、阿霉素、长春新碱、泼尼松）为主，一般使用 2~6 个周期（每 3 周为一周期）。

（三）综合治疗

目前国内、外还没有标准的与放射治疗的联合方案，一般多在放射治疗前或后进行化疗。

（四）其他疗法

如支持疗法，增强营养、输血、补液、适当应用抗生素以控制继发感染。局部用过氧化氢溶液清洗鼻腔，然后用液状石蜡等滴鼻以保持鼻腔的清洁。

（卢　岩）

第十三章

嗅觉障碍

　　嗅觉是对空气中化学成分气味刺激的感受能力,在低等生物中非常重要,是与规避风险、寻觅食物、交配繁衍等种系存亡相关的要素,而由于人类在漫长进化中可取代能力的不断提高,漫长进化中保障生存安全必需的嗅觉功能有所退化,但嗅觉能力仍然是人类正常活动中所不可缺少的。

一、嗅觉系统解剖

　　嗅觉系统是一个具有三级结构和分层型组织的感觉系统,能够察觉并处理有气味的气体分子。根据解剖结构,嗅觉系统分为嗅上皮(olfactory epithelium,OE)、嗅球(olfactory bulb,OB)和嗅觉皮质(olfactory cortex,OC)三部分。气体信息的初步转导发生在鼻腔内的嗅上皮,在这里气体分子和嗅觉感受细胞相互作用。嗅球为嗅觉的低级中枢,呈扁卵圆形,位于前颅窝底的筛板上,大脑额叶前下方,是嗅觉通路的第一中转站。其后部条索状部分为嗅束(olfactory tract,OT)。嗅束主要由僧帽细胞、簇状细胞的轴突纤维及皮质投射系统到嗅球颗粒细胞的纤维构成,嗅球接收嗅上皮内嗅觉感受神经元的纤维投射,并发出投射纤维至嗅觉皮质。

二、嗅觉障碍的分类及病因

　　嗅觉障碍可根据病变部位、病变性质和病变程度来分类。

　　1. 根据病变部位可分为外周性嗅觉障碍,常见鼻局部疾病、病毒和感染性疾病、中毒性嗅觉障碍、肿瘤和鼻部特殊炎性疾病、内分泌疾病等;中枢性嗅觉障碍,常见神经变性性疾病、癫痫、偏头痛、多发性硬化、肿瘤和炎性疾病等;混合型嗅觉障碍。

　　2. 根据病变性质可分为器质性嗅觉障碍和嗅神经症,其中器质性嗅觉障碍又可分为传导性、感觉性、神经性和混合性嗅觉障碍;嗅神经症可分为嗅觉过敏、嗅觉倒错、嗅幻觉、恶嗅觉。

　　3. 根据病变程度可分为嗅觉丧失和嗅觉减退。

　　引起嗅觉障碍的病因很多,迄今已经报告了约 200 多种疾病和 40 多种药物可引起嗅觉障碍。大约有 2/3 临床上慢性嗅觉丧失或嗅觉减退的病例是由于以前的上呼吸道感染、头颅外伤、鼻和鼻窦的疾病。大多数被认为表现了嗅感觉上皮有意义的损伤。

三、诊断及鉴别诊断

　　嗅觉障碍的诊断程序应该包括详细病史的采集、常规前鼻镜检查、嗅觉功能检查、鼻内镜检查和影像学检查。

大多数病例嗅觉功能障碍的病因能够通过仔细询问患者的病史作出判断,包括了解嗅觉障碍的诱因、程度和发生的时间、发作周期,包括有无味觉障碍,以及以前的有关事件(头部外伤、上呼吸道感染、毒性物质的暴露及鼻部的手术等)。

临床检查包括标准的头颈部检查,用纤维镜和鼻内镜做鼻腔检查,耳部检查要注意鼓索神经,舌、口腔黏膜和咽部检查、头颈部神经和脑神经检查。

其中前鼻镜检查需记录黏膜的颜色、肿胀程度和潮湿度,特别需要注意嗅裂区可能存在的病变,如黏膜水肿、息肉、肿瘤等。鼻内镜检查可以较前鼻镜更直观地观察到嗅裂区情况。CT、MRI 可发现鼻腔的畸形、外伤、炎症、息肉、颅内外肿瘤、估计嗅觉中枢结构的异常等。CT应成为嗅觉障碍的常规诊断程序,可以观察上、中鼻甲的形态及与鼻中隔的关系,发现上、中鼻甲发育的形态异常及与鼻中隔之间的关系可导致嗅裂或嗅区不同程度的闭锁。实验室可以检查鼻压力计、血液学相关检查排除部分疾病。

四、治 疗

嗅觉障碍可以是诸多疾病的一个临床表现,也可以是一个独立的疾病,因此嗅觉障碍的治疗包括病因的治疗和针对嗅觉障碍的治疗,就治疗方法可分为内科和外科治疗,以及两种方法的联合应用。

(一)药物治疗

1. 全身和局部皮质激素治疗 皮质激素可以通过抑制嗜酸性粒细胞功能,抑制息肉组织中某些细胞因子的合成,促进病变组织中的细胞发生凋亡等发挥抗炎症、抗过敏和免疫抑制作用。

2. 抗生素治疗 近期专家提出十四元大环内酯类具有抗炎作用,可以有效地治疗慢性鼻 - 鼻窦炎症。

3. 维生素和微量元素 神经性或者混合性嗅觉障碍可以使用维生素类及微量元素类药物治疗。其中包括维生素 A、维生素 B 族类、维生素 C,维生素 E、硫辛酸以及锌等。

(二)外科治疗

由于阻断流通到嗅区黏膜的气流,从而引起嗅觉障碍的疾病,经过一段时间的内科治疗无效者,应通过外科手术予以治疗。影响到嗅觉的颅内外肿瘤,挤压到嗅球、嗅束和内侧颞叶导致嗅觉中枢障碍的中枢肿瘤,可以通过手术切除,但需设计尽可能不损伤嗅觉功能的手术进路。

(陈 冬 江祺川)

第五篇

咽喉部感觉器官

第一章

咽喉部概述

一、咽 部

(一) 咽的位置和形态

咽(pharynx)是消化管上端扩大的部分,是消化管与呼吸道的共同通道。咽呈上宽下窄、前后略扁的漏斗形肌性管道,长约 12cm,其内腔称咽腔(cavity of pharynx)。咽位于第 1~6 颈椎前方,上端起于颅底,下端约在第 6 颈椎下缘或环状软骨的高度连于食管。咽的前壁不完整,自上向下有通向鼻腔、口腔和喉腔的开口;后壁平坦,借疏松结缔组织连于上 6 个颈椎体前面的椎前筋膜。咽的两侧壁与颈部大血管和甲状腺侧叶等相毗邻。

(二) 咽的分部

按照咽的前方毗邻,以腭帆游离缘和会厌上缘平面为界,将咽分为鼻咽、口咽和喉咽 3 部。其中,口咽和喉咽两部分是消化管与呼吸道的共同通道(图 5-1-1、图 5-1-2)。

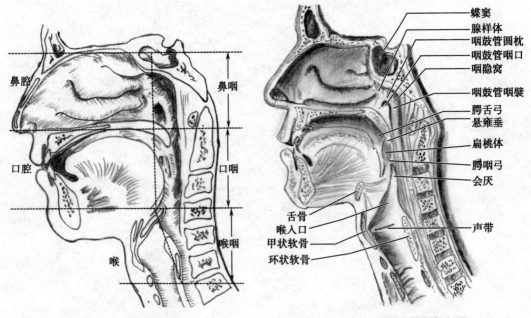

图 5-1-1 咽的分部图   图 5-1-2 咽部矢状面解剖图

1. 鼻咽部　鼻咽（nasopharynx）是咽的上部，位于鼻腔后方，上达颅底，下至腭帆游离缘平面续口咽部，向前经鼻后孔通鼻腔。鼻咽部的两侧壁上，距下鼻甲后方约1cm处，有左、右各一的咽鼓管咽口，咽鼓管咽口的上、后方的弧形隆起称咽鼓管圆枕（torus tubalis），咽鼓管圆枕后方与咽后壁之间的纵行深窝称咽隐窝（pharyngeal recess），是鼻咽癌的好发部位。位于咽鼓管咽口附近黏膜内的淋巴组织，称咽鼓管扁桃体（tubal tonsil）。

2. 口咽部　口咽（oropharynx）位于腭帆游离缘与会厌上缘平面之间，向前经咽峡与口腔相通，上续鼻咽部，下通喉咽部。前壁为咽峡，是指由腭垂、腭帆游离缘、两侧的腭舌弓及舌根共同围成类圆形结构。侧壁自腭帆两侧各向下方分出两条黏膜皱襞，腭舌弓及腭咽弓，两弓间的三角形凹陷区称扁桃体窝，窝内容纳腭扁桃体。

3. 喉咽部　喉咽（laryngopharynx）是咽的最下部，稍狭窄，上起自会厌上缘平面，下至第6颈椎体下缘平面与食管相续。喉咽部的前壁上份有喉口通入喉腔。在喉口的两侧各有一深窝称梨状窝（piriform sinus），为异物常滞留之处。

（三）咽的发育

原始的咽为消化管头端的膨大部，为左右较宽，前后略扁且头宽尾细的漏斗状，头端有口咽膜封闭，胚胎第4周口咽膜破裂，咽与原始的口腔和鼻腔相通。在原始的咽侧壁上有5对咽囊。第一对咽囊的内侧份演化为咽鼓管，外侧份形成中耳鼓室。第二对咽囊的外侧份退化，内侧份演化为腭扁桃体。第三对咽囊分化为下一对甲状旁腺和胸腺。第四对咽囊分化为上一对甲状旁腺。咽的其余部分形成咽，尾端与食管相通。

二、喉　部

喉（larynx）既是呼吸的管道，又是发声的器官。上端借喉口通喉咽，下以环状软骨气管韧带连气管。喉以喉软骨为支架，借关节、韧带和肌肉连接而成。上界是会厌上缘，下界为环状软骨下缘。成年人的喉在第3~5颈椎前方，女性和儿童喉的位置较男性高。喉的前方有皮肤、颈筋膜和舌骨下肌群等自浅入深成层排列，后方为咽，两侧有颈血管、神经和甲状腺侧叶。喉可随吞咽或发声而上下移动（图5-1-3、图5-1-4）。

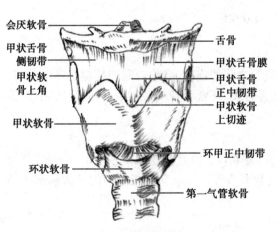

图 5-1-3　喉的前面观

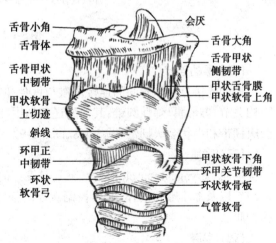

图 5-1-4　喉的侧面观

(一) 喉软骨

喉软骨构成喉的支架,包括单块的甲状软骨、环状软骨、会厌软骨和成对的杓状软骨等(图 5-1-5~图 5-1-7)。

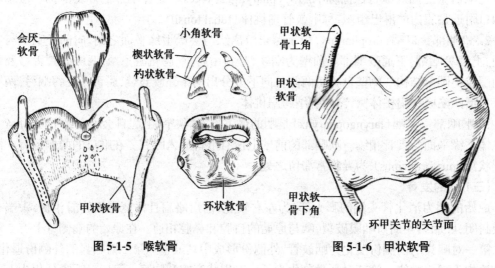

图 5-1-5 喉软骨

图 5-1-6 甲状软骨

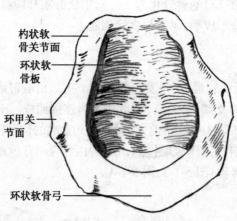

图 5-1-7 环状软骨

(二) 喉的连接

喉的连接分喉软骨间的连接及喉与舌骨和气管之间的连接。喉软骨间连接包括环甲关节、环杓关节、方形膜、弹性圆锥,其他的还包括甲状舌骨膜、环状软骨气管韧带、舌骨会厌韧带、舌会厌韧带和甲状会厌韧带(图 5-1-8、图 5-1-9)。

(三) 喉肌

喉肌(laryngeal muscle)是骨骼肌,是发声的动力器官。具有紧张或松弛声带、缩小或开大声门裂以及缩小喉口的作用,可控制发声的强度和调节音调。依其功能分声门开大肌和声门括约肌。

(四) 喉腔

喉腔(laryngeal cavity)是由喉软骨、韧带、纤维膜、喉肌和喉黏膜等围成的管腔。上起自喉口,与喉咽相通;下连气管,与肺相通。喉腔侧壁有上、下两对黏膜皱襞,上方的称前庭襞,下方的称声襞。借上述两对皱襞将喉腔分为前庭襞上方的喉前庭,声襞下方的声门下腔,前庭襞和声襞之间的喉中间腔。喉中间腔向两侧的延伸形成的间隙称为喉室(图 5-1-10)。

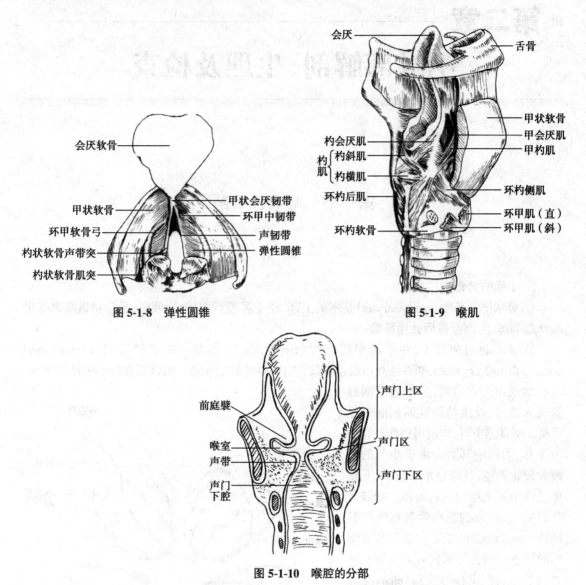

图 5-1-8　弹性圆锥

图 5-1-9　喉肌

图 5-1-10　喉腔的分部

(五) 喉的发育

在胚胎第 4 周时,原始咽的尾端底壁正中出现一纵行的喉气管沟。后逐渐加深,从尾端向头端愈合,形成一管形盲囊,为喉气管憩室。此憩室位于食管的腹侧,两者之间为间充质形成的气管食管隔。喉气管憩室的上端发育为喉。

(郑德宇)

■ 第二章

咽喉部解剖、生理及检查

第一节　咽喉部解剖

一、咽部解剖

（一）咽的分部

1. 鼻咽部　鼻咽（nasopharynx）是咽的上部，位于鼻腔后方，上达颅底，下至腭帆游离缘平面续口咽部，向前经鼻后孔通鼻腔。

鼻咽部的两侧壁上，距下鼻甲后方约 1cm 处，有左、右各一的咽鼓管咽口（pharyngeal opening of auditory tube），咽腔经此口通过咽鼓管与中耳的鼓室相通。咽鼓管咽口平时是关闭的，当吞咽或用力张口时，空气通过咽鼓管进入鼓室，以维持鼓膜两侧的气压平衡。咽部感染时，细菌可经咽鼓管波及中耳，引起中耳炎。由于小儿的咽鼓管较短而宽，且略呈水平位，故儿童患急性中耳炎远较成人为多。咽鼓管咽口的上、后方的弧形隆起称咽鼓管圆枕（torus tubalis），它是寻找咽鼓管咽口的标志。咽鼓管圆枕后方与咽后壁之间的纵行深窝称咽隐窝（pharyngeal recess），是鼻咽癌的好发部位。位于咽鼓管咽口附近黏膜内的淋巴组织，称咽鼓管扁桃体（tubal tonsil）（图 5-2-1）。

鼻咽部上壁和后壁没有明显的界限，呈穹窿状，常合称为顶后壁。此部的黏膜内有丰富的淋巴组织，呈橘瓣状，称为腺样体（adenoid）或咽扁桃体（pharyngeal tonsil）。

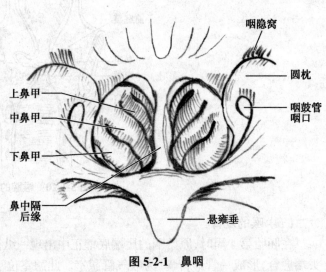

图 5-2-1　鼻咽

2. 口咽部　口咽（oropharynx）位于腭帆游离缘与会厌上缘平面之间，向前经咽峡与口腔相通，上续鼻咽部，下通喉咽部。咽峡（fauces）是指由腭垂、腭帆游离缘、两侧的腭舌弓及舌根共同围成的类圆形结构。口咽的前壁主要为舌根后部，此处有一呈矢状位的黏膜皱襞称舌会厌正中襞（median glossoepiglottic fold），连于舌根后部正中与会厌之间。舌会厌正中襞两侧的深窝称会厌谷（vallecula epiglottica），为异物易停留处（图 5-2-2）。

侧壁自腭帆两侧各向下方分出两条黏膜皱襞，前方的一对为腭舌弓（palatoglossal arch），延续于舌根的外侧，后方的一对为腭咽弓（palatopharyngeal arch），向下延至咽侧壁。两弓间的三角形凹陷区称扁桃体窝，窝内容纳腭扁桃体。腭扁桃体（palatine tonsil）位于口咽部侧壁的扁桃体窝内，是淋巴上皮器官，具有防御功能。腭扁桃体呈椭圆形，其内侧面朝向咽腔，表面覆以黏膜，并有许多深陷的小凹称扁桃体隐窝（crypts tonsillares），细菌易在此存留繁殖，成为感染病灶。腭扁桃体的外侧面及前、后面均被结缔组织形成的扁桃体囊包绕。此外，扁桃体窝上份未被腭扁桃体充满的空间称扁桃体上窝（supratonsillar fossa），异物常易停留于此处。在腭咽弓后方有一纵行的垂直带状淋巴组织称为咽侧索。

咽后上方的咽扁桃体、两侧的咽鼓管扁桃体、腭扁桃体和舌扁桃体，共同构成咽淋巴环，对消化道和呼吸道具有防御功能。

3. 喉咽部　喉咽（laryngopharynx）是咽的最下部，稍狭窄，上起自会厌上缘平面，下至第 6 颈椎体下缘平面与食管相续。喉咽部的前壁上份有喉口通入喉腔。在喉口的两侧各有一深窝称梨状窝（pyriform sinus），为异物常滞留之处（图 5-2-3）。

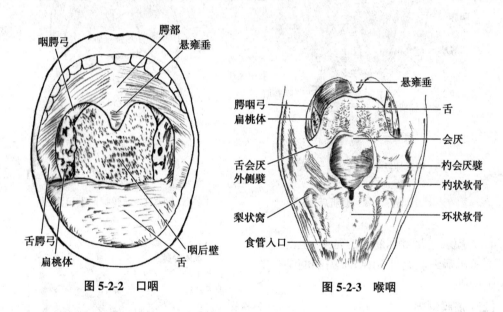

图 5-2-2　口咽　　　　　　　　图 5-2-3　喉咽

（二）咽壁的构造

咽壁的分层：从内到外有四层——黏膜层、纤维层、肌肉层、外膜层。特点：无明显黏膜下组织层，纤维层与黏膜紧密附着。

1. 黏膜层　与咽鼓管、鼻腔、口腔和喉的黏膜连续。由于功能不同，鼻咽部的黏膜主要为假复层纤毛柱状上皮，内有杯状细胞，固有层中含有混合腺；口咽、喉咽部的黏膜均为复层鳞状上皮，黏膜下层中除含有丰富的黏液腺和浆液腺外，还有大量的淋巴组织聚集，与咽部其他淋巴组织构成咽淋巴环。

2. 纤维层　又称腱膜层，主要由咽颅筋膜构成。上端较厚接颅底，下部较薄。两侧的纤维组织在后壁正中线上形成咽缝（pharyngeal raphe），为咽缩肌的附着处。

3. 肌肉层　按功能分三组（图 5-2-4）。

（1）咽缩肌组：包括咽上缩肌、咽中缩肌、咽下缩肌 3 对，各肌纤维斜行，自上而下呈叠瓦状排列，即咽下缩肌覆盖于咽中缩肌下部，咽中缩肌覆盖于咽上缩肌下部。两侧咽缩肌相互对应，包绕咽侧壁和后壁，在后壁中线止于咽缝。当吞咽时，各咽缩肌自上而下依次收缩，即将食团推向食管。

（2）咽提肌组：咽提肌位于咽缩肌深部，肌纤维纵行，起自茎突（茎突咽肌）、咽鼓管软骨（咽鼓管咽肌）及腭骨（腭咽肌），止于咽壁及甲状软骨上缘。咽提肌收缩时，上提咽和喉，舌根后压，会厌封闭喉口，食团越过会厌，经喉咽进入食管。

（3）腭帆肌组：包括腭帆张肌、腭帆提肌、腭舌肌、腭咽肌和悬雍垂肌 5 对，其共同的作用为上提软腭，控制咽峡开闭，分隔鼻咽与口咽，也有使咽鼓管咽口开放的作用（图 5-2-5）。

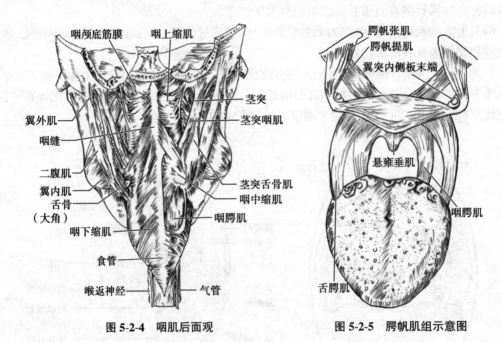

图 5-2-4 咽肌后面观　　　　图 5-2-5 腭帆肌组示意图

4. 外膜层　是颊咽筋膜的延续，上薄下厚覆盖于咽缩肌之外，由咽肌周围的结缔组织构成。

（三）筋膜间隙

咽筋膜与邻近的筋膜之间存在着疏松的结缔组织间隙，这些间隙的存在，有利于在吞咽时，协调头颈部的自由活动，使咽完成正常的生理功能，筋膜间隙的存在，既可以将病变局限于一定的范围内，同时也成为病变扩散的一个途径。较重要的筋膜间隙有咽后间隙和咽旁间隙（图 5-2-6）。

1. 咽后间隙（retropharyngeal space）位于椎前筋膜与颊咽筋膜之间，上起颅

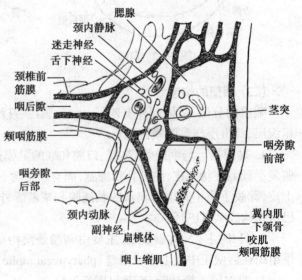

图 5-2-6 咽的筋膜间隙

底,下至上纵隔,相当于第一、二胸椎平面,中线被咽缝分为左右两部分。左右互不相通。内仅有疏松的结缔组织和淋巴组织。扁桃体、口腔、鼻腔后部、鼻咽、咽鼓管和鼓室等部分的淋巴引流到此。

2. 咽旁隙(parapharyngeal space)　又称咽侧间隙或咽上颌间隙(pharyngomaxillary space),位于咽上缩肌和翼内肌筋膜之间,与咽后隙仅有一层筋膜,左右各一,形如锥体。底朝向颅底,尖达舌骨,内侧与颊咽筋膜和咽缩肌相邻,外侧为下颌支、腮腺的深部和翼内肌,后界为椎前筋膜。咽旁间隙以茎突及附着肌为界分为前隙和后隙。前隙较小,后隙较大,内有颈内动脉、颈内静脉、舌咽神经、迷走神经、舌下神经、副神经、交感神经干等通过。

咽旁隙向前下与下颌下隙相通,向内后与咽后隙相通,向外与咬肌隙相通。

(四)咽的淋巴组织

咽黏膜下淋巴组织丰富,较大淋巴组织团块呈环状排列,称为咽淋巴环(Waldeyer 淋巴环)。主要由咽扁桃体(腺样体)、咽鼓管扁桃体、腭扁桃体、咽侧索、咽后壁淋巴滤泡及舌扁桃体构成内环,内环淋巴流向颈部淋巴结,后者又互相交通,自成一环,称外环,主要由咽后淋巴结、下颌下淋巴结、颏下淋巴结等组成,咽部淋巴均流入颈深淋巴结(图 5-2-7)。

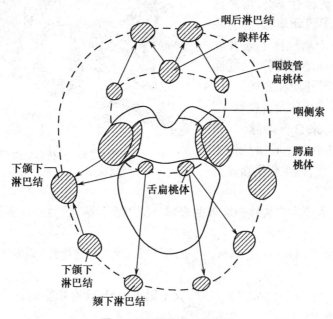

图 5-2-7　咽淋巴环示意图

鼻咽部淋巴先汇入咽后淋巴结,再进入颈外侧上深淋巴结;口咽部淋巴主要汇入下颌下淋巴结;喉咽部淋巴管穿过甲状舌骨膜,继汇入颈内静脉附近的淋巴结(中群)。

1. 腺样体　也称为咽扁桃体(pharyngeal tonsil),位于鼻咽顶与后壁交界处,形似半个剥皮橘子,表面凹凸不平,有 5~6 条纵行沟隙,居中的沟隙最深,形成中央隐窝,在其下端有时可见胚胎期残余的凹陷,称咽囊(pharyngeal bursa)。腺样体出生后即存在,6~7 岁时最显著,一般在 10 岁以后渐退化萎缩。有的儿童咽扁桃体可出现异常的增大,致使鼻咽腔变窄,影响呼吸,熟睡时表现张口呼吸。

2. 腭扁桃体　即常说的扁桃体,位于口咽两侧腭舌弓与腭咽弓围成的三角形扁桃体窝内,为咽淋巴组中最大者。6~7 岁时淋巴组织增生,腭扁桃体可呈生理性肥大,中年以后逐渐萎缩。

(1) 扁桃体的结构:扁桃体是一对呈扁卵圆形的淋巴上皮器官,可分为内侧面(游离面)、外侧面(深面)、上极和下极。除内侧面外,其余部分均由结缔组织所形成的被膜包裹。外侧与咽腱膜和咽上缩肌相邻,咽腱膜与被膜间有疏松结缔组织,形成一潜在间隙,称为扁桃体周间隙。扁桃体内侧面朝向咽腔,表面有鳞状上皮黏膜覆盖,其黏膜上皮向扁桃体实质内深入形成6~20 个深浅不一的盲管称为扁桃体隐窝(crypts tonsillares)。扁桃体上、下均有黏膜皱襞连接,上端称半月襞(semilunar fold),位于腭舌弓与腭咽弓相交处;下端称三角襞(triangular fold),由腭舌弓向下延伸包绕扁桃体前下部。

扁桃体为淋巴组织构成,内含许多结缔组织网和淋巴滤泡间组织。扁桃体包膜的结缔组织伸入扁桃体组织内,形成小梁(支架),在小梁之间有许多淋巴滤泡,滤泡中有生发中心。滤泡间组织为发育期的淋巴细胞。

(2) 扁桃体的血管:腭扁桃体的血液供应十分丰富,动脉有 5 支,均来自颈外动脉的分支:①腭降动脉,为上颌动脉的分支,分布于扁桃体上端及软腭;②腭升动脉,为面动脉的分支;③面动脉扁桃体支;④咽升动脉扁桃体支,以上 4 支均分布于扁桃体及舌腭弓、咽腭弓;⑤舌背动脉,来自舌动脉,分布于扁桃体下端。其中面动脉扁桃体支分布于腭扁桃体实质,是主要供血动脉(图 5-2-8)。

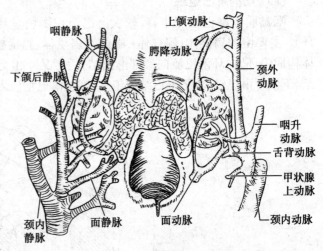

图 5-2-8 扁桃体的血管分布

扁桃体静脉血先流入扁桃体包膜外的扁桃体周围静脉丛,经咽静脉丛及舌静脉汇入颈内静脉。

(3) 扁桃体的神经:扁桃体由咽丛、三叉神经第二支(上颌神经)以及舌咽神经的分支所支配。

3. 舌扁桃体 位于舌根部,呈颗粒状,大小因人而异,含有丰富的黏液腺,有短而细的隐窝,隐窝及周围的淋巴组织形成淋巴滤泡,构成舌扁桃体。

4. 咽鼓管扁桃体 为咽鼓管咽口后缘的淋巴组织,炎症时可阻塞咽鼓管口而致听力减退或中耳感染。

5. 咽侧索 为咽部两侧壁的淋巴组织,位于腭咽弓的后方,呈垂直带状,由口咽部上延到鼻咽,与咽隐窝淋巴组织相连接。

(五) 咽的血管和神经

1. 动脉 咽部的血液供应来自颈外动脉的分支,有咽升动脉、甲状腺上动脉、腭升动脉、腭降动脉、舌背动脉等。

2. 静脉 咽的静脉血经咽静脉丛与翼丛,最后经面静脉汇入颈内静脉。

3. 神经 咽部神经主要有舌咽神经、迷走神经和交感干的颈上神经节所构成的咽丛(pharyngeal plexus),管理咽的感觉与相关的肌肉的运动。其中腭帆张肌由下颌神经支配,而鼻咽部上部的黏膜则是由上颌神经分布。

二、喉部解剖

(一) 喉软骨

喉软骨构成喉的支架,包括单块的甲状软骨、环状软骨、会厌软骨和成对的杓状软骨等(见图 5-1-5)。

1. 甲状软骨　甲状软骨(thyroid cartilage)是喉支架中最大的一块软骨,形状如同竖立的向后半开的书,构成喉的前壁和侧壁。甲状软骨由前缘互相融合的呈四边形的左、右软骨板组成,在颈前正中线汇合形成一定的角度,称前角(anterior horn),男性夹角较小且上端向前突出,称喉结(laryngeal prominence),成年男子尤为明显,女性近似钝角,喉结不明显。喉结上方呈"V"形的切迹,称上切迹(superior notch)。左、右板的后缘游离并向上、下发出小柱状突起,称上角和下角。上角较长,借韧带与舌骨大角连接;下角较短,与环状软骨相关联(见图 5-1-6)。

2. 环状软骨　环状软骨(cricoid cartilage)位于甲状软骨的下方,是喉软骨中唯一完整的软骨环。它由前部低窄的环状软骨弓(cricoid arch)和后部高阔的环状软骨板(cricoid lamina)构成。板上缘两侧各有一杓关节面(arytenoid articular surface)。环状软骨弓平对第 6 颈椎,是颈部重要的标志。弓与板交界处有甲关节面(thyroid articular surface)。环状软骨对支撑呼吸道,保持其畅通有重要作用,损伤能产生喉狭窄(见图 5-1-7)。

3. 会厌软骨　会厌软骨(epiglottic cartilage)位于舌骨体后方,上宽下窄呈叶状,上端游离,下端借甲状会厌韧带连于甲状软骨前角内面上部。会厌软骨被覆黏膜构成会厌(epiglottis),是喉口的活瓣,吞咽时喉随咽上提并向前移,会厌封闭喉口,阻止食团入喉,引导食团入食管。会厌分舌面和喉面,舌面组织疏松故感染时易肿胀,小儿会厌质软呈卷叶状,并向前隆起似"Ω"或"Λ"形,成年后多近于平坦,质较硬。

4. 杓状软骨　杓状软骨(arytenoid cartilage)成对,坐落于环状软骨板上缘两侧,分为一尖、一底、两突和 3 个面的三角锥形,左右各一。杓状软骨底有关节面,与环状软骨板后上缘连接成环杓关节,它在关节面上的滑动和旋转可使声带张开或闭合。底向前伸出的突起称声带突(vocal process),有声韧带附着;向外侧伸出的突起称肌突(muscular process),为环杓侧肌和环杓后肌附着之处,控制声门的开放与关闭。

5. 小角软骨　小角软骨(corniculate cartilages)位于杓状软骨的顶部,左右各一,有伸展杓会厌皱襞的功能。

6. 楔状软骨　楔状软骨(cuneiform cartilages)成对,有时缺如,在小角软骨前外侧,两侧杓会厌皱襞黏膜下,似小棒,致黏膜形成白色的隆起,名楔状结节。

(二) 喉的连接

喉的连接分喉软骨间的连接及喉与舌骨和气管之间的连接(见图 5-1-4)。

1. 甲状舌骨膜　甲状舌骨膜(thyrohyoid membrane)是位于舌骨与甲状软骨上缘之间的膜。其中部增厚称甲状舌骨正中韧带(median thyrohyoid ligament)。甲状舌骨外侧韧带连接甲状软骨上角与舌骨大角,其内常含麦粒软骨(triticeal cartilage)。两侧有喉上神经内支及喉上动脉、静脉经此膜穿过入喉,为喉上神经封闭注射部位。

2. 环甲关节　环甲关节(cricothyroid joint)由环状软骨的甲关节面和甲状软骨下角构成,属联动关节。在环甲肌牵引下,甲状软骨在冠状轴上作前倾。前倾使甲状软骨前角与杓状软骨间距加大,声带紧张;复位时,两者间距缩小,声带松弛。

3. 环杓关节 环杓关节(cricoarytenoid joint)由环状软骨板的杓关节面和杓状软骨底的关节面构成。杓状软骨可沿垂直轴向内、外侧旋转。旋内使声带突互相靠近,缩小声门;旋外则作用相反,开大声门。环杓关节还可做滑动运动。

4. 方形膜 方形膜(quadrangular membrane)位于会厌软骨外缘和小角软骨、杓状软骨声带突间,有前后上下四缘。前后缘分别附着于会厌软骨和小角软骨与杓状软骨,上下缘均游离,上缘起自会厌尖下的外缘,向后下走行止于小角软骨和杓状软骨,形成杓状会厌韧带;下缘起自甲状软骨交角会厌柄附着处之下,水平向后止于杓状软骨的声带突,形成前庭韧带(vestibular ligament)(室韧带),构成前庭襞的支架。其表面为黏膜覆盖,分别为杓状会厌襞和前庭襞(室带)。方形膜的外侧面为黏膜覆盖,构成梨状窝内壁的上部。

5. 弹性圆锥 弹性圆锥(elastic conus)为一圆锥形的坚韧而具弹性的结缔组织膜。起自甲状软骨前角后面,呈扇形向后、向下止于杓状软骨声带突和环状软骨上缘。上缘游离并增厚形成声韧带(vocal ligament),附着于甲状软骨至声带突之间,构成声带的支架。声韧带连同声带肌及覆盖于表面的喉黏膜一起,称为声带(vocal fold)。三角形膜的下缘附着环状软骨上缘,前中部附着于甲状软骨下缘和环状软骨弓上缘之间,称环甲膜。其中央增厚而坚韧部分称环甲中韧带(median cricothyroid ligament)。急性喉阻塞时,可在环甲正中韧带处进行穿刺,快速建立通气道。喉弹性膜是阻挡喉癌局部扩展的坚强屏障。声门上癌向外发展受到方形膜的阻挡;声带癌向下发展则受到弹性圆锥的阻挡。

6. 环状软骨气管韧带 环状软骨气管韧带(cricotracheal ligament)为连接环状软骨下缘和第1气管软骨环之间的膜。

7. 舌骨会厌韧带 是位于会厌舌面、舌骨体和舌骨大角之间的纤维组织。会厌、甲状舌骨中韧带及舌骨会厌韧带三者之间称会厌前间隙,内充满脂肪。

8. 舌会厌韧带 为会厌软骨舌面中部与舌根间连接的韧带。

9. 甲状会厌韧带 为连接会厌软骨茎与甲状软骨切迹后下方的纤维韧带。

(三)喉肌

喉肌(laryngeal muscle)是骨骼肌,是发声的动力器官。具有紧张或松弛声带、缩小或开大声门裂以及缩小喉口的作用,可控制发声的强度和调节音调。依其功能分声门开大肌和声门括约肌(见图5-1-9,图5-2-9,表5-2-1)。

1. 环甲肌 环甲肌(cricothyroid muscle)起于环状软骨弓前外侧面,肌束斜向后上方,止于甲状软骨下角和下缘,收缩时增加甲状软骨前角与杓状软骨间距,紧张并拉长声带。

2. 环杓后肌 环杓后肌(posterior cricoarytenoid muscle)起自环状软骨板后面,斜向外上方,止于同侧杓状软骨的肌突。收缩时使环杓关节在垂直轴上旋转,拉肌突转向后内下,使声带突转向外上,声

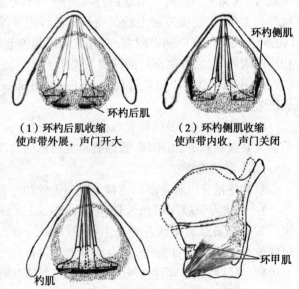

(1)环杓后肌收缩 使声带外展,声门开大

(2)环杓侧肌收缩 使声带内收,声门关闭

(3)杓肌收缩亦使 声带内收,声门关闭

(4)环甲肌及甲杓肌 收缩,使声带紧张

图5-2-9 喉内肌功能示意图

门裂开大,声带紧张。

3. 环杓侧肌 环杓侧肌(lateral cricoarytenoid muscle)起自环状软骨弓上缘和弹性圆锥的外面,自甲状软骨板的内侧斜行向后上方,止于杓状软骨肌突的前面。收缩时牵引肌突向前下方运动,使声带突向内侧转,从而使声门裂变窄。

4. 甲杓肌 甲杓肌(thyroarytenoid muscle)起自甲状软骨前角后面,向后止于杓状软骨外侧面,其位于前庭韧带外侧的上部肌束能缩短前庭襞;下部肌束位于声襞内,声韧带的外侧,称声带肌(vocalis)。收缩时使声襞变短,导致声襞松弛。

5. 杓肌 杓肌(arytenoid)位于喉的后壁,包括杓横肌、杓斜肌和杓会厌肌。

(1)杓横肌(transverse arytenoid):两端连于两侧杓状软骨肌突及其外侧缘。收缩时使声带略紧张,缩小喉口及喉前庭。

(2)杓斜肌(oblique arytenoid):位于杓横肌的后面,起自杓状软骨的肌突,止于对侧杓状软骨尖。其作用是缩小喉口,与杓横肌共同收缩关闭喉口。

(3)杓会厌肌(aryepiglottic muscle):起自杓状软骨尖,止于会厌软骨及甲状会厌韧带。收缩时拉会厌向后下,关闭喉口。

表 5-2-1 喉肌的名称、起止和主要作用

名称	起止	主要作用
环甲肌	起于环状软骨弓前外侧面,止于甲状软骨下缘和下角	紧张声带
环杓后肌	起于环状软骨板后面,止于杓状软骨肌突	开大声门裂、紧张声带
环杓侧肌	起于环状软骨上缘和外面,止于杓状软骨肌突	声门裂变窄
杓横肌	肌束横行连于两侧杓状软骨的肌突和外侧缘	缩小喉口、紧张声带
杓斜肌	起于杓状软骨肌突,止于对侧杓状软骨尖	缩小喉口和声门裂
甲杓肌	起于甲状软骨前角后面,止于杓状软骨外侧面	内侧部使声带松弛,外侧部使声门裂变窄
杓会厌肌	起于杓状软骨尖,止于会厌软骨及甲状会厌韧带	关闭喉口

(四)喉黏膜

喉黏膜大多为假复层柱状纤毛上皮,仅在声带内侧、会厌的舌面大部分以及杓状会厌襞的黏膜为复层鳞状上皮。会厌舌面、杓区及杓状会厌襞处有黏膜下层,炎症时容易发生肿胀,引起呼吸道阻塞。除声带外,其他黏膜区富有黏液腺。

(五)喉腔

喉腔(laryngeal cavity)是由喉软骨、韧带、纤维膜、喉肌和喉黏膜等围成的管腔。上起自喉口,与喉咽相通;下连气管,与肺相通。喉腔侧壁有上、下两对黏膜皱襞,上方的称前庭襞,下方的称声襞。借上述两对皱襞将喉腔分为前庭襞上方的喉前庭,声襞下方的声门下腔,前庭襞和声襞之间的喉中间腔。喉中间腔向两侧的延伸形成的间隙称为喉室。

1. 喉口 喉口(aditus laryngis)是喉腔的上口,由会厌上缘、杓状会厌襞和杓间切迹围成。连接杓状软骨尖与会厌软骨侧缘的黏膜皱襞称杓状会厌襞 (aryepiglottic fold)。

前庭襞(vestibular fold)连于甲状软骨前角后面与杓状软骨声带突上方的前内侧缘,是呈矢状位、粉红色的黏膜皱襞。两侧前庭襞之间的裂隙称前庭裂(rima vestibuli),较声门裂宽。声襞(vocal fold)张于甲状软骨前角后面与杓状软骨声带突之间,其较前庭襞更凸向喉腔(图 5-2-10)。

2. 喉前庭 喉前庭(laryngeal vestibule)位于喉口与前庭襞之间,呈上宽下窄漏斗状,前壁

中下分有会厌软骨茎附着,附着处的上方呈结节状隆起处称会厌结节。

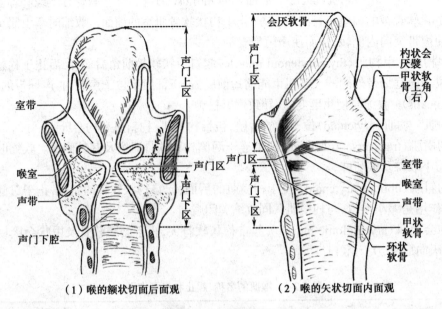

（1）喉的额状切面后面观　　（2）喉的矢状切面内面观

图 5-2-10　喉腔的分区

3. 喉中间腔　喉中间腔(intermediate cavity of larynx)是喉腔中声襞与前庭襞之间的部位,其向两侧凸的隐窝称喉室(ventricle of larynx)。声带(vocal cord)由声韧带、声带肌和喉黏膜构成。声门裂(fissure of glottis)是位于两侧声襞及杓状软骨底和声带突之间的裂隙,比前庭裂长而窄,是喉腔最狭窄之处。声门裂前 2/3 在两侧声带之间,称膜间部(intermembranous part);后 1/3 位于两侧杓状软骨底和声带突之间称软骨间部(intercartilaginous part)。声带和声门裂合称为声门(glottis)。

4. 声门下腔　声门下腔(infraglottic cavity)声襞与环状软骨下缘之间为声门下腔。其黏膜下组织疏松,炎症时易发生喉水肿,尤以婴幼儿更易发生急性喉水肿而致喉梗塞,产生呼吸困难。

声带的组织学结构:声带内侧游离缘附近的黏膜为复层鳞状上皮,其外侧为假复层柱状纤毛上皮。黏膜下的固有层可分为 3 层:浅层为任克间隙(Reinke 间隙),是一薄而疏松的纤维组织层,过度发声或喉炎时易在该处造成局限性水肿,形成声带息肉。中层为弹力纤维层,深层为致密的胶原纤维层。固有层下为肌层(甲杓肌的内侧部)。上皮层和浅固有层构成声带的被覆层(cover),中固有层和深固有层构成声韧带。声韧带和其下的肌层为声带的体部(body)。

近年来声门旁间隙逐渐被重视,该间隙的界限:前外界是甲状软骨,内下界是弹性圆锥,后界为梨状窝黏膜。原发于喉室的癌肿,甚易向外侧的声门旁间隙扩散。

（六）喉的血管

1. 动脉　喉的动脉主要来自以下几条。

(1)甲状腺上动脉的喉上动脉(superior laryngeal artery)和环甲动脉(cricothyroid artery)。喉上动脉和喉上神经内支及喉上静脉伴行穿过舌甲膜进入喉内,环甲动脉穿过环甲膜进入喉内。喉上部的供血主要来自喉上动脉,环甲膜周围的供血主要来自环甲动脉。

(2)甲状腺下动脉的分支喉下动脉(inferior laryngeal artery)和喉返神经伴行在环甲关节的后方进入喉内,喉下部的供血主要来自喉下动脉。

2. 静脉 喉的静脉和各同名动脉伴行,分别汇入甲状腺上、中、下静脉,最终汇入颈内静脉。

(七)喉的淋巴

喉的淋巴以声门区为界,分为声门上区组和声门下区组。声门上区的组织中有丰富的淋巴管,汇集于杓会厌皱襞后形成较粗大的淋巴管,穿过舌甲膜与喉上动脉及静脉伴行,主要进入颈内静脉周围的颈深上淋巴结,有少数淋巴管汇入颈深下淋巴结或副神经链。声门区的声带组织内淋巴管甚少。声门下区组织中的淋巴管较少,汇集后通过环甲膜,进入喉前淋巴结、气管前和气管旁淋巴结、再进入颈深下淋巴结。

(八)喉的神经

喉部神经有喉上神经和喉返神经,均为迷走神经的分支(图 5-2-11)。

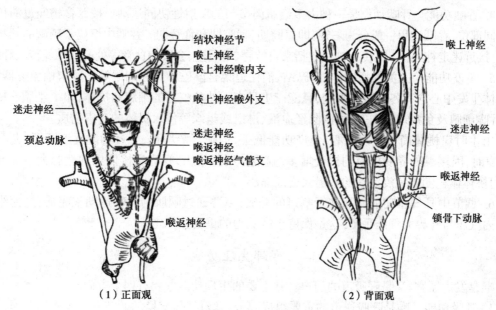

（1）正面观　　　　　　　　　　　（2）背面观

图 5-2-11　喉的神经

喉上神经(superior laryngeal nerve)是迷走神经在结状神经节发出的分支,下行约 2cm 到达舌骨大角平面处分为内、外两支。内支主要司感觉,外支主要司运动。内支和喉上动、静脉伴行穿过舌甲膜,分布于声门上区黏膜,司该处黏膜的感觉。外支支配环甲肌的运动。

喉返神经(recurrent laryngeal nerve)是喉的主要运动神经。迷走神经进入胸腔后在胸腔上部分出喉返神经,左侧喉返神经绕主动脉弓,右侧绕锁骨下动脉,继而上行,行走于甲状腺深面的气管食管沟内,在环甲关节后方入喉。支配除环甲肌以外的喉内各肌的运动,但也有一些感觉支司声门下区黏膜的感觉。

第二节　咽喉部生理

一、咽部生理功能

咽为呼吸和消化的共同通道,具有以下生理功能。

1. 呼吸功能　呼吸时气流通过咽部、气管支气管进到肺部,咽部黏膜及黏膜下富含腺体,对吸入的空气具有调温、调湿的作用,但弱于鼻黏膜的类似作用。鼻咽黏膜表面的黏液毯,能吸附气流中的尘粒、细菌,并随上皮的纤毛运动而被推向口咽,进而被咽下或吐出,且黏液毯中的溶菌酶,可抑制与溶解细菌,因此在一定程度上鼻咽黏膜对吸入的空气起到清洁作用。

2. 言语形成　咽腔为共鸣腔之一,在发声时,咽腔和口腔通过改变形状,产生共鸣,使声音清晰、和谐悦耳,并在软腭、口、舌、唇、齿等结构协同下,构成各种语音。正常的咽部结构及发声时对咽部形态大小的相应调整,对言语形成及保障发声清晰起重要作用。

3. 防御保护功能　主要通过咽的吞咽、呕吐反射来完成。吞咽时,通过吞咽反射使鼻咽和喉封闭,避免食物吸入气管或反流鼻腔;而咽部受到异物或有害物质刺激时,会产生恶心呕吐,有利于异物及有害物质的清除。此外,来自鼻腔、鼻窦、下呼吸道的正常或病理性分泌物,可借咽反射吐出,或咽下由胃酸消灭其中的微生物。

4. 吞咽功能　吞咽动作是一种由多组肌肉参与的反射性协同运动。按照食物经过消化道的不同部位,吞咽过程一般分为三期:即口腔期、咽腔期和食管期。吞咽中枢位于延髓的网状结构内,接近迷走神经核。其传入神经包括来自软腭、咽后壁、会厌和食管等处的脑神经传入纤维。

5. 免疫功能　人类的扁桃体、淋巴结、消化道集合淋巴小结和阑尾等均属末梢免疫器官。扁桃体生发中心含有各种吞噬细胞,且能产生具有天然免疫力的细胞和抗体,如 T 细胞、B 细胞、吞噬细胞及免疫球蛋白等,可清除经血液、淋巴或组织等侵入机体的有害物质。

出生时扁桃体尚无生发中心,免疫功能低下,但随年龄增长,免疫功能逐渐活跃,尤其是3~5 岁时,因接触外界变应原的机会增多,扁桃体明显增大,视为扁桃体生理性肥大。青春期后,扁桃体体积随着免疫活动的减退而逐渐缩小。

6. 调节中耳气压功能　咽鼓管咽口的开放,主要通过咽肌的吞咽运动来完成,进而维持中耳内气压与外界大气压平衡,这是保持正常听力的重要条件之一。

二、喉部生理功能

喉是发声器官,又是呼吸道的门户。其主要的生理功能主要有四个方面。

1. 呼吸功能　喉是呼吸通道的重要组成部分,其对气体交换的调节有一定作用。声门裂为喉腔最狭窄处,正常情况下中枢神经系统通过喉神经控制声带运动,调节声门裂的大小,通过声带的运动可改变其大小。当人们运动时声带外展,声门裂变大,以便吸入更多的空气。反之,安静时声门裂变小,吸入的空气减少。

2. 发声功能　喉是发声器官,人发声的主要部位是声带。但喉如何发出各种声音的机制尚未完全清楚,目前多数学者认为:发声时中枢神经系统通过喉神经使声带内收,再通过从肺呼出气体使声带发生振动,经咽、口、鼻的共鸣,舌、软腭、齿、颊、唇的运动,从而发出各种不同声音和言语。

关于声带如何振动有不同的学说,目前比较公认的是“体 - 被覆层”黏膜波学说。其主要原理是:声带内收,声带闭合。声韧带和其下肌层构成声带体部,起固定声带、保持声带一定张力、维持声门一定阻力的作用,由于声门下气流的压力,冲开上皮层和浅固有层构成的被覆层,引起声门开放、关闭、再开放、再关闭。被覆层在开放关闭时形成的黏膜波可经动态喉镜观察到,它构成了人的基频。

3. 保护下呼吸道功能　喉对下呼吸道有保护作用,吞咽时,喉被上提,会厌向后下盖住喉入口,形成保护下呼吸道的第一道防线。两侧室带内收向中线靠拢,形成第二道防线。声带内收,声门闭合,形成第三道防线。在进食时,这三道防线同时关闭,食管口开放,食物经梨状窝进入食管。偶有食物或分泌物进入喉腔或下呼吸道,则会引起剧烈的反射性咳嗽,将其咳出。

4. 屏气功能　当机体在完成某些生理功能时,例如咳嗽、排便、分娩、举重物等时,需增加胸腔和腹腔内的压力,此时声带内收、声门紧闭,这就是通常所说的屏气,屏气多随吸气之后,此时呼吸暂停,胸腔固定,膈肌下移,胸廓肌肉和腹腔收缩。声门紧闭时间随需要而定,咳嗽时声门紧闭时间短,排便、分娩、举重物等时声门紧闭时间较长。

第三节　咽喉部相关检查

一、咽部检查

(一)鼻咽部检查

1. 间接鼻咽镜检查　咽反射敏感者,可经口喷用1%丁卡因行黏膜表面麻醉后再进行检查。受检者端坐位,张口用鼻轻轻呼吸。检查者左手持压舌板,压舌前2/3,右手持加温而不烫的间接鼻咽镜,镜面向上,由一侧口角送入,置于软腭与咽后壁之间(图5-2-12),勿触及周围组织,以免引起恶心而妨碍检查。检查时可调整镜面角度,按顺序观察软腭背面、鼻中隔后缘、后鼻孔、咽鼓管咽口、咽鼓管圆枕、咽隐窝、鼻咽顶部及腺样体等结构。观察有无黏膜充血、出血、粗糙、溃疡、新生物等。

2. 鼻咽内镜检查　包括硬质镜和纤维镜。硬质镜可经口腔或鼻腔导入,患者耐受差。纤维镜是一种软性、有可弯曲光导纤维的内镜,经鼻腔导入,能全面观察鼻咽部(图5-2-13),并可连接摄影和摄像系统,可在监视器上同步显示,便于存档。

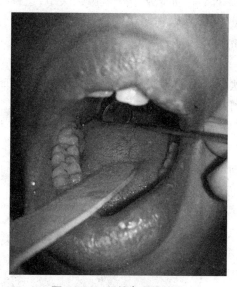

图 5-2-12　间接鼻咽镜检查

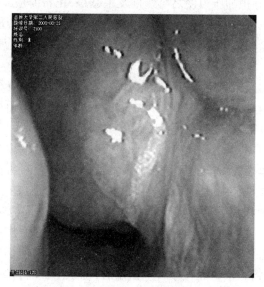

图 5-2-13　纤维鼻内镜下见腺样体肥大

3. 鼻咽触诊　主要用于儿童。患儿正坐,助手固定患儿。检查者位于患儿的右后方,左手示指紧压小儿颊部,用戴好手套的右手示指经口腔伸入鼻咽,触诊鼻咽各壁,注意后鼻孔有无闭锁,腺样体大小。注意有无新生物,其大小、质地如何,以及与周围的关系。撤出手指时,观察指端有无血迹或脓液。检查前需向其家长解释操作过程及目的,动作宜轻柔、迅速而准确。

(二) 口咽部检查

受检者端坐，放松，自然张口，用压舌板轻压舌前2/3处，使舌背向下，观察口咽黏膜有无充血、溃疡或新生物；软腭有无塌陷或裂开，双侧运动是否对称，悬雍垂是否过长、分叉及水肿；咽后壁有无淋巴滤泡增生、肿胀和隆起，观察腭舌弓及腭咽弓有无充血，其间有无瘢痕和粘连，扁桃体是否充血、肿大或萎缩，隐窝口处有无脓液或豆渣样物，表面有无溃疡、角化物或新生物。对隐藏在腭舌弓后的扁桃体，需拉开腭舌弓检查，或深压舌根部，使受检者恶心，趁扁桃体被挤出时进行观察（图5-2-14）。咽部触诊可了解咽后、咽旁肿块的范围、大小、质地、活动度，以及有无触痛。

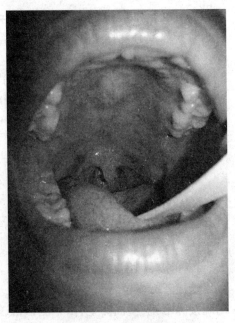

图 5-2-14　口咽部检查

二、喉部检查

主要包括喉的外部检查、间接喉镜检查、纤维喉镜和电子喉镜检查、直接喉镜检查、动态喉镜检查、喉肌电图检查、喉功能检查及喉影像学检查等。

(一) 喉外部检查

喉的外部检查主要是视诊和触诊。观察喉的外部有无畸形、大小是否正常，位置是否在颈前正中部，两侧是否对称。主要触诊甲状软骨、环状软骨、环甲间隙，注意喉部有无肿胀、触痛、畸形以及颈部有无肿大的淋巴结或皮下气肿等。还可用拇指、示指按住甲状软骨两侧左右摆动，并稍加压力使之与颈椎发生摩擦，正常时应有摩擦音。如喉癌发展到喉内关节，这种感觉往往消失。在进行气管切开术时，喉的触诊尤其重要，应先触到环状软骨弓，再在环状软骨弓下缘和胸骨上窝之间作切口。作环甲膜穿刺时应先触及环甲间隙。

(二) 间接喉镜检查

间接喉镜检查是临床最常用、最简便的检查法。所用的器械是间接喉镜和额镜。将间接喉镜置于口咽部，观察镜中喉的影像。此法不但可检查喉部，还能观察部分喉咽部。方法是让受检者端坐、张口、伸舌，上身稍前倾。检查者先调整额镜对光，使焦点光线能照射到悬雍垂，然后用纱布包裹舌前部1/3，避免下切牙损伤舌系带，以左手拇指（在上方）和中指（在下方）捏住舌前部，把舌拉向前下方，示指推开上唇抵住上列牙齿，以求固定。再用右手按执笔姿势持间接喉镜，稍稍加热镜面，不使起雾，但切勿过烫，检查前应先在手背上试温后，确认不烫时，再放入咽部，以免烫伤黏膜。将间接喉镜放入患者口咽部，镜面朝向前下方，镜背紧贴悬雍垂前面，将软腭推向上方，避免接触咽后壁，以免引起恶心（图5-2-15）。检查者可根据需要，略予转动和调整镜面的角度和位置，以求对喉及喉咽部作完整的检查。首先检查舌根、

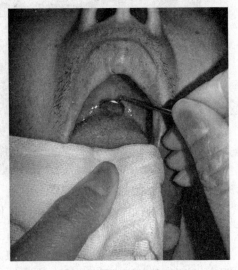

图 5-2-15　间接喉镜检查

舌扁桃体、会厌谷、会厌舌面、喉咽后壁、喉咽侧壁。然后嘱受检者发"咿"声音,使会厌上举,此时可看到会厌喉面、杓间区(位于两侧杓状软骨之间)、杓状会厌襞、室带、声带、声门下,有时还可见到气管上段的部分气管软骨环。发声时见两侧声带内收,吸气时两侧声带外展。

在正常情况下,喉及喉咽左右两侧对称,梨状窝无积液,黏膜呈淡红色,声带呈白色条状。声带运动两侧对称。杓区黏膜无水肿。检查时应注意喉的黏膜色泽和有无充血、水肿、增厚、溃疡、瘢痕、新生物或异物存留等,同时观察声带及杓状软骨活动情况。多数患者可以顺利地接受间接喉镜检查,有的患者咽反射敏感,需要行口咽黏膜表面麻醉后才能完成检查。常用口咽黏膜表面麻醉药物为 1% 丁卡因溶液或 2% 利多卡因溶液。若根据病情必须作喉部检查,而间接喉镜检查又不成功,可使用纤维喉镜检查、喉动态镜或直接喉镜检查。

(三)纤维喉镜和电子喉镜检查

1. 纤维喉镜是用导光玻璃纤维制成的软性内镜,纤维喉镜的优点在于:①患者痛苦小,创伤小。②操作简便,可更利于在自然的发声状态下检查喉部各种病变,并不影响言语结构。③镜管末端可接近病变部位,特别是对于颈短、舌体肥厚、咽腔狭小及婴儿型会厌患者的检查效果好。利于声门上区的检查,并可同时观察鼻、咽部的病变。④镜体细软可以弯曲,患者不需要特殊体位,特别是对于颈部畸形、张口困难及体弱、危重患者均可进行检查。⑤可与照相机、录摄像设备连接,便于研究及教学。纤维喉镜的主要缺点是物镜镜面较小,镜管较长,产生鱼眼效应,图像容易失真变形,颜色保真程度低。

2. 电子喉镜是近年新发展起来的一种软性内镜,其外形与纤维喉镜相似,但图像质量明显优于纤维喉镜(图 5-2-16)。电子喉镜是用其前端的 CCD 成像,与纤维喉镜相比其优点是:①图像清晰;②可锁定瞬间图像,这是利用镜柄上的图像锁定钮,可将所需保存的图像随时锁定,如同照相一样,将所需要的图像拍摄下来;③可同电脑连接,将锁定的图像保存在电脑之中,根据需要,随时调阅,或通过彩色打印机将图像打印在报告上。

(四)直接喉镜检查

直接喉镜检查并不是喉的常规检查法,但在儿童支气管镜检查时导入支气管的基本原则是使口腔和喉腔处于一条直线上,以便视线直达喉部,进行喉腔内各部的检查。直接喉镜检查通常在表面麻醉下进行,对少数不合作者可在全麻下进行。其操作方法见图 5-2-17。在直接喉镜的基础上,有人为其设计制造了一个支撑架,使直接喉镜发展为支撑喉镜。通常在全麻下进行支撑喉镜的喉部检查及手术,加上使用冷光源照明,用手术显微镜观察喉部病变,使检查者观察喉部病变更加仔细,提高诊断的正确性和手术的精确性。

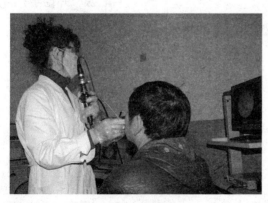

图 5-2-16　纤维喉镜检查

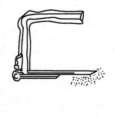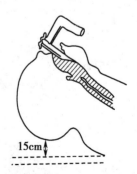

15cm

图 5-2-17　直接喉镜检查法

（五）喉动态镜检查

喉动态镜又称为频闪喉镜（stroboscopy）。其主要原理是借助某种方法造成声带的快速振动减慢的假象，从而研究声带运动。频闪喉镜允许检查者仔细检查声带振动的多种特征。它能发出不同频率的闪光，照在声带上，用于观察声带运动，当频闪光频率和声带振动频率有差别时，声带就会出现慢动相，并可观察到声带振动引动的黏膜波，当声带黏膜某一部位出现上皮增生、小囊肿或癌变等情况，在其他检查方法还无法观察到时，用动态喉镜观察，就可发现上述声带病变处的黏膜波消失，提示该处有病变。

（六）喉影像学检查

喉部 X 线检查常用于喉部肿瘤、异物等诊断，检查方法有透视、平片、体层片、喉造影和CT、MRI 扫描等。

1. 常规 X 线检查　喉部正位拍片常因颈椎阴影重叠，仅可显示气管有无偏斜及狭窄，侧位片在诊断会厌、构会厌襞和声门下区的恶性肿瘤的范围和大小，喉狭窄的程度，可有一定的帮助。体层 X 线拍片是在平静呼吸或发声时进行喉部逐层显像，清楚显出病变的范围和性质。喉腔内造影术系用 X 线不穿透的药剂。如碘化油或钽粉作为对比剂注入喉内，能将整个咽喉部的轮廓显示。

2. 喉部 CT 及 MRI 扫描　对了解喉部肿瘤的位置、大小、范围有一定的价值，同时可以了解喉周围间隙、会厌前间隙及喉软骨的受累情况，对于颈部淋巴结有无转移及淋巴结被膜外受侵的状况有所了解，对于喉癌的分期及预后的评估更有价值。同时 CT 对于喉部外伤的程度、软骨骨折移位的程度、呼吸道梗阻的状态也有一定的诊断价值。

（七）喉的其他检查法

1. 嗓音声学测试　嗓音声学测试仪是近年来随着计算机技术发展而研制成的新仪器，用于嗓音的定性分析。检查时让患者发"唉"音，通过麦克风将患者声音输入嗓音声学测试仪，该仪器可测出其基频；基频微扰，即基音频率的变化率；振幅微扰，即基频振幅变化率；声门噪声能量，即发声过程中声门漏气所产生噪声的程度等参数。以上参数反映声音嘶哑的程度，可用于临床上对患者嗓音进行评估。

2. 喉肌电图　喉肌电图是用于了解喉神经及喉内肌功能的一种检查法。检查时将记录电极插入相应的喉内肌，用肌电图仪记录其自发电位和诱发电位，用来判断喉神经及喉内肌功能。

（崔　颖　郑德宇）

■第三章

咽喉部炎性疾病

第一节 咽 炎

一、急性咽炎

急性咽炎（acute pharyngitis）是咽黏膜、黏膜下组织及其淋巴组织的急性炎症，常继发于急性扁桃体炎、急性鼻窦炎等上呼吸道感染性疾病，秋冬及冬春之交好发本病。病毒和／或细菌感染为其主要病因，常见的有柯萨奇病毒、腺病毒、副流感病毒、链球菌、葡萄球菌及肺炎链球菌等，其中以 A 组乙型溶血性链球菌感染者最为严重，可致远处气管化脓性病变。

（一）病理生理

咽黏膜充血，血管扩张及浆液渗出，使黏膜上皮及黏膜下水肿，并可有中性粒细胞及淋巴细胞浸润。黏液腺分泌亢进，黏膜下淋巴细胞积聚，使淋巴滤泡肿大。病情重者，黏膜表面可化脓，有黄白色点状渗出物。

（二）常用药的药理机制

1. 头孢菌素类　与青霉素相似。早期认为唯一的作用是抑制转肽酶而干扰细菌细胞壁的合成。现已证明，β- 内酰胺化合物还可与某些蛋白质（β- 内酰胺结合蛋白）结合，这些蛋白质的本质可能是细胞膜上的一些酶。由此改变细菌细胞膜的通透性，抑制蛋白质合成，并释放自溶素，因此有溶菌作用，或使之不分裂而成长纤维状。

2. 青霉素　青霉素药理作用是干扰细菌细胞壁的合成。青霉素的结构与细胞壁的成分黏肽结构中的 D- 丙氨酰 -D- 丙氨酸近似，可与后者竞争转肽酶，阻碍黏肽的形成，造成细胞壁的缺损，使细菌失去细胞壁的渗透屏障，对细菌起到杀灭作用。

（三）临床表现

起病急，早期咽部干燥，灼热，继有咽痛，空咽时明显，疼痛可放射到耳部。全身症状一般较轻，但因年龄、免疫力以及病毒、细菌毒力不同而情况各异，严重者可表现为发热、寒战、头痛、食欲减退和四肢酸痛全身中毒症状等。一般病程在 1 周左右。

（四）诊断及鉴别诊断

根据病史、症状及局部检查，诊断不难。为明确致病因素，可进行咽部细菌培养和抗体测定。在儿童，应注意是否为急性传染病（如麻疹、猩红热、流感和百日咳等）的前驱症状或伴发症状。此外,如在口腔、咽部、扁桃体出现假膜坏死,应行血液检查及全身检查,以排除血液病性咽峡炎及咽部特异性感染。

（五）治疗原则

1. 全身症状较明显者,应卧床休息,多饮水及进流质饮食,可给予抗病毒及抗菌药物。如为脓毒性咽炎,要给予足量、敏感的抗生素,治疗要彻底。

2. 全身症状较轻或无,多局部治疗,可用复方硼砂溶液含漱,各种含片及中成药可酌情选用;2%碘甘油涂抹咽后壁有消炎作用。

二、慢 性 咽 炎

慢性咽炎（chronic pharyngitis）为咽部黏膜、黏膜下及淋巴组织的慢性炎症,常为上呼吸道慢性炎症的一部分。成年人多见,病程长,症状顽固,迁延不愈。本病常因急性咽炎反复发作、上呼吸道慢性炎症刺激、长期过度饮酒或接触有害气体、粉尘等刺激而发病,而贫血、消化不良、心血管疾病等全身慢性病也可引起本病。

（一）病理生理

1. 慢性单纯性咽炎　咽黏膜慢性充血,黏膜下结缔组织及淋巴组织增生,周围淋巴细胞浸润,黏液腺肥大,分泌亢进。

2. 慢性肥厚性咽炎　黏膜慢性充血、增厚,黏膜下有广泛的结缔组织及淋巴组织增生,形成咽后壁颗粒状隆起。若咽侧索淋巴组织增生,表现为条索状增厚。

3. 萎缩性咽炎与干燥性咽炎　临床较少见,病因不明。主要病理变化为腺体分泌减少,黏膜萎缩变薄。

（二）常用药的药理机制

复方硼砂溶液:硼砂遇甘油生成酸性较强的甘油硼酸,再与碳酸氢钠反应,生成甘油硼酸钠,呈碱性,有除去酸性细菌分泌物作用,清洁口腔并杀菌,少量苯酚具有轻微的局部麻醉和抑菌作用,适用于口腔炎、咽喉炎及扁桃体炎等症的口腔消毒。

（三）临床表现

咽部可有异物感、干燥感、灼热感、痒感、刺激感和微痛感等症状。由于咽后壁常有分泌物刺激,患者常晨起时出现频繁的刺激性咳嗽,伴恶心及干呕,咳嗽时多无痰。萎缩性咽炎患者常自觉咽干明显,有时可咳出臭味的痂皮样痰块。

（四）诊断及鉴别诊断

根据病史及查体,本病诊断不难,但应除外鼻、咽、喉、食管和颈部的隐匿性病变,要特别警惕早期恶性病变,尤其早期的喉咽癌及食管癌,症状与慢性咽炎相似。慢性萎缩性咽炎应注意排除干燥综合征。

（五）治疗原则

1. 病因治疗　加强运动,戒烟戒酒,保持室内空气清新,积极治疗鼻、鼻咽部、气管支气管等部位的慢性炎症及其他全身性疾病。

2. 中医中药　慢性咽炎系阳虚火旺,虚火上扰,以致咽喉失养。治宜滋阴降火,用增液汤加减。中成药含片也常用。

3. 局部疗法

(1)慢性单纯性咽炎:常用复方硼砂溶液、呋喃西林液、复方氯己定等含漱,也可含服碘喉片、薄荷喉片及服用金嗓清音丸等中成药。

(2)慢性肥厚性咽炎：除上述治疗外，还需用等离子、射频、激光治疗等物理方法，或者用10%硝酸银溶液等化学药物处理咽后壁增生的淋巴滤泡，若滤泡增生广泛，治疗宜分次进行。但应注意治疗范围不宜过大过深。

(3)萎缩性咽炎与干燥性咽炎：可采用2%碘甘油涂抹咽部，改善局部血液循环，促进腺体分泌。也可局部涂用10%弱蛋白银、雌激素或鱼肝油等药物。服用维生素 A、维生素 B_2、维生素 C、维生素 E，有利于黏膜上皮生长。

第二节 扁 桃 体 炎

一、急性扁桃体炎

急性扁桃体炎(acute tonsillitis)为腭扁桃体的急性非特异性炎症，常继发于上呼吸道感染，并伴有程度不等的咽黏膜和淋巴组织炎症，是一种很常见的咽部疾病。中医称扁桃体为"喉娥"，称急性扁桃体炎为"烂乳娥""喉娥风"。本病多见于儿童及青年，在季节更替、气温变化时容易发病。乙型溶血性链球菌为本病的主要致病菌，非溶血性链球菌、肺炎链球菌、葡萄球菌、腺病毒、鼻病毒等也可引起本病，也有细菌和病毒混合感染者。机体在受凉、劳累、烟酒过度、有害气体刺激等情况下易患本病。

(一) 病理生理

1. 急性卡他性扁桃体炎(acute catarrhal tonsillitis) 多由病毒引起。病变一般较轻，炎症局限于黏膜表面，而隐窝内及扁桃体实质无明显炎症改变。

2. 急性滤泡性扁桃体炎(acute follicular tonsillitis) 炎症侵及扁桃体实质内的淋巴滤泡，导致充血、肿胀甚至化脓。隐窝口间的黏膜下可见黄白色斑点。

3. 急性隐窝性扁桃体炎(acute lacunar tonsillitis) 扁桃体明显充血、肿胀。隐窝内可见由脱落上皮、纤维蛋白、脓细胞、细菌等组成的渗出物充填，并自隐窝口排出。有时渗出物相连成片，形似假膜，易于拭去。

临床常将急性腭扁桃体炎分为急性卡他性扁桃体炎和急性化脓性扁桃体炎2种类型，后者又包括急性滤泡性扁桃体炎和急性隐窝性扁桃体炎。

(二) 常用药的药理机制

详见本章第一节急性咽炎常用药的药理机制。

(三) 临床表现

包括全身症状及局部症状，不同类型扁桃体炎表现的程度不同，其中急性卡他性扁桃体炎症状最轻。

1. 全身症状 多见于急性化脓性扁桃体炎。急性发病，可有高热、畏寒、头痛、食欲缺乏、疲乏无力、周身不适、便秘等。小儿患者可出现因高热导致的抽搐、惊厥、呕吐及昏睡等。

2. 局部症状 主要表现为剧烈咽痛，可放射至耳部，常伴吞咽困难。部分可出现下颌角淋巴结肿大，转头受限。咽鼓管受累时会出现耳痛、耳闷、甚至听力下降。葡萄球菌感染者，扁桃体肿大较明显，在幼儿还可出现呼吸困难而危及生命。

(四) 诊断及鉴别诊断

典型的临床表现，结合局部检查所见，不难诊断，但应注意与表5-3-1中所列疾病相鉴别。

表 5-3-1 急性扁桃体炎的鉴别诊断

	咽痛	咽部所见	颈淋巴结	全身情况	实验室检查
急性扁桃体炎	咽痛剧烈,咽下困难	两侧扁桃体表面覆盖白色或黄色点状渗出物。有时连成膜状,易擦去	下颌角淋巴结肿大,压痛	急性病容、高热、寒战	涂片:多为链球菌、葡萄球菌、肺炎球菌血液:白细胞明显增多
咽白喉	咽痛轻	灰白色假膜常超出扁桃体范围。假膜坚韧,不易擦去,强剥易出血	颈部淋巴结有时肿大,呈"牛颈"状	精神萎靡,低热,面色苍白,脉搏微弱,呈现中毒症状	涂片:白喉杆菌;血液:白细胞一般无变化
樊尚咽峡炎	单侧咽痛	一侧扁桃体覆有灰色或黄色假膜,擦去后可见下面有溃疡。牙龈常见类似病变	患侧颈部淋巴结有时肿大	全身症状较轻	涂片:梭形杆菌及樊尚螺旋体;血液:白细胞略增多
单核细胞增多症性咽峡炎	咽痛轻	扁桃体红肿,有时覆有白色假膜,易擦去	全身淋巴结多发性肿大,有"腺性热"之称	高热、头痛,急性病容。有时出现皮疹、肝脾肿大等	涂片:阴性或查到呼吸道常见细菌血液:异常淋巴细胞、单核细胞增多可占50%以上。血清嗜异性凝集试验(+)
粒细胞缺乏症性咽峡炎	咽痛程度不一	坏死性溃疡,被覆深褐色假膜,周围组织苍白、缺血。软腭、牙龈有同样病变	无肿大	脓毒性弛张热,全身情况迅速衰竭	涂片:阴性或查到一般细菌;血液:白细胞显著减少,中性粒细胞锐减或消失
白血病性咽峡炎	一般无咽痛	早期为一侧扁桃体浸润肿大,继而表面坏死,覆有灰白色假膜,常伴有口腔黏膜肿胀、溃疡或坏死	全身淋巴结肿大	急性期体温升高,早期出现全身性出血,以致衰竭	涂片:阴性或查到一般细菌;血液:白细胞增多,分类以原始白细胞和幼稚白细胞为主

(五)治疗原则

1. 一般治疗 患者要适当隔离。卧床休息,多饮水,进流质饮食,加强营养及疏通大便。咽痛剧烈或高热者,可应用解热镇痛药。

2. 抗生素治疗 为主要治疗方法,首选青霉素,依病情程度,选择给药途径。若治疗2~3d后病情无改善,需分析其原因,并改用其他类抗生素,或根据药敏试验选用合适抗生素。可酌情使用糖皮质激素。

3. 局部治疗 常用复方硼砂溶液、复方氯乙定含漱液或1:5 000呋喃西林液漱口。

4. 中医中药 中医角度认为本病系内有痰热,外感风火,肺胃不清,治疗上应疏风清热,消肿解毒。常用银翘甘桔汤或用清咽防腐汤。

5. 手术治疗 对于频繁发作的急性扁桃体炎,尤其是合并扁桃体周围脓肿、急性心肌炎、急性肾炎、急性关节炎等并发症,应在急性炎症消退2周后施行扁桃体切除术。

二、慢性扁桃体炎

（一）病因

本病的主要致病菌为链球菌和葡萄球菌,急性扁桃体炎反复发作,使隐窝内上皮坏死、细菌及渗出物积聚,隐窝引流不畅而致病。也可继发于猩红热、流感、麻疹、鼻腔及鼻窦炎症。近些年研究发现本病与自身变态反应有关。

（二）病理生理

1. 增生型　慢性炎症刺激,导致腺体淋巴组织与结缔组织增生,腺体肥大、质软,突出于腭弓之外。

2. 纤维型　淋巴组织和滤泡萎缩变性,由纤维组织替代,因瘢痕收缩,腺体缩小变硬,与腭弓及周围组织粘连。

3. 隐窝型　隐窝内有大量脱落上皮细胞、淋巴细胞、白细胞及细菌聚集而形成脓栓或隐窝口因炎症瘢痕粘连,影响引流,形成脓栓或囊肿,成为感染灶。

（三）常用药的药理机制

胎盘球蛋白:一种可以增加人体免疫功能的生物制品。从健康产妇的胎盘中提取。由于成人大多发生过麻疹、甲型肝炎的显性(指发病)或隐性(指不发病)感染,血清中含有相应的抗体,因而胎盘球蛋白可用于某些病毒病的预防。

（四）临床表现

常有咽痛、发热等急性扁桃体炎反复发作病史。平时自觉症状少,可有咽干、咽痒、异物感、刺激性咳嗽等症状。若扁桃体隐窝内潴留干酪样腐败物或有大量厌氧菌感染,则出现口臭。扁桃体过度肥大的小儿患者,可出现睡眠打鼾、呼吸不畅、吞咽或言语共鸣障碍。部分可有消化不良、头痛、乏力、低热等全身反应。

（五）诊断及鉴别诊断

反复急性扁桃体炎发作病史,局部检查可见扁桃体及腭舌弓慢性充血,扁桃体表面不光滑,有瘢痕或黄白色脓栓,挤压腭舌弓有分泌物从隐窝口溢出。不能根据扁桃体的大小来判断病情严重程度。本病应与下列疾病相鉴别。

1. 扁桃体生理性肥大　多见于小儿和青少年,无自觉症状,无反复炎症发作病史,扁桃体光滑、色淡,隐窝口无分泌物潴留,与周围组织无粘连,触之柔软。

2. 扁桃体角化症　为扁桃体隐窝口上皮过度角化,出现白色尖形砂粒样物,质硬,不易拭去,用力擦除,则遗留出血创面。咽后壁和舌根等处也可见类似角化物。

3. 扁桃体肿瘤　单侧扁桃体迅速增大或扁桃体肿大并有溃疡,常伴有同侧颈部淋巴结肿大,应怀疑为恶性肿瘤,需行活检确诊,其中以鳞状细胞癌或淋巴肉瘤、非霍奇金淋巴瘤较常见。

（六）治疗原则

1. 非手术疗法

(1)在应用抗菌药物基础上,还应结合免疫疗法或抗变应性措施,如使用有脱敏作用的细菌制品,以及各种免疫增强剂,如注射胎盘球蛋白、转移因子等。

(2)局部可给予涂药、隐窝灌洗、冷冻及激光等疗法,远期疗效不理想。

(3)加强体育锻炼,增强体质和抗病能力。

2. 手术疗法　为主要治疗方法,注意合理掌握其适应证。

三、扁桃体切除术

(一) 适应证

扁桃体作为局部免疫器官,对机体有重要的保护作用,特别是对儿童意义重大。任意切除扁桃体将降低局部的抗病能力,甚至出现免疫监视障碍。因此,必须严格掌握手术适应证。

1. 慢性扁桃体炎反复急性发作或多次并发扁桃体周脓肿。

2. 扁桃体过度肥大,妨碍吞咽、呼吸功能及发声功能。

3. 慢性扁桃体炎已成为引起其他脏器病变的"病灶",或与邻近组织器官的病变相关联。

4. 扁桃体角化症及白喉带菌者,经保守治疗无效时。

5. 各种扁桃体良性肿瘤,可连同扁桃体一并切除;对恶性肿瘤则应慎重选择适应证和手术范围。

(二) 禁忌证

1. 急性期一般不施行手术,宜在炎症消退后 2~3 周行扁桃体切除术。

2. 造血系统疾病及有凝血机制障碍者,如再生障碍性贫血,血小板减少性紫癜,过敏性紫癜等,一般不手术。若扁桃体炎症会导致血液病恶化,必须手术切除时,应充分准备,精心操作,并在整个围术期采取综合治疗。

3. 全身性疾病,如活动性肺结核、风湿性心脏病、关节炎、肾炎、未经控制的高血压,不宜手术。

4. 在脊髓灰质炎及流感等呼吸道传染病流行季节或流行地区,以及其他急性传染病流行时,或患上呼吸道感染疾病期间,不宜手术。

5. 妇女月经期间和月经前期、妊娠期,不宜手术。

6. 患者家属中免疫球蛋白缺乏或自身免疫病的发病率高,白细胞计数特别低者,不宜手术。

(三) 手术方式

常规手术包括剥离法和挤切法两种。

1. 扁桃体剥离术   为常用方法,一般在局麻下进行,对不能合作的儿童可用全身麻醉。麻醉后,用扁桃体钳牵拉扁桃体,然后以弯刀切开腭舌弓游离缘及腭咽弓部分黏膜。继用剥离器分离扁桃体被膜,自上而下游离扁桃体,最后用圈套器绞断其下极根蒂,将扁桃体完整切除,创面止血(图 5-3-1)。

2. 扁桃体挤切术   多用于儿童扁桃体肥大者,过去多选择局麻或无麻醉,而现在认为局麻或无麻醉对儿童可能会造成精神伤害,故多主张全麻。

(四) 术后处理

1. 术后体位   全麻者未清醒前应采用半俯卧位。局麻者,成人平卧或半坐位,儿童取平侧卧。

2. 饮食   术后 4~6h 进冷流质饮食,次日可改为半流质饮食。

3. 注意出血   嘱患者随时将口内唾液吐出,以便观察有无活动性出血。唾液中混有少量血丝时,不必介意,如持续口吐鲜血或全麻患儿不断做吞咽动作,应立即检查伤口,及时止血。

4. 创口白膜形成   术后第 2 天创面形成一层白膜,有保护创面作用,属正常反应。

5. 创面疼痛   术后 24h 较为明显,可适当应用镇静、止疼药。

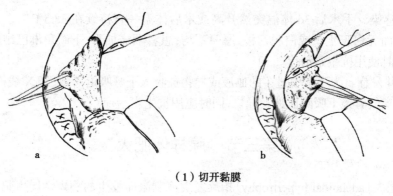

（1）切开黏膜

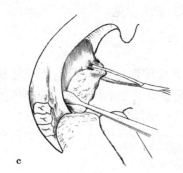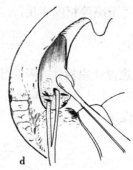

（2）剥离扁桃体

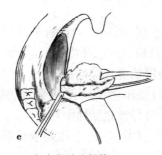

（3）切除扁桃体

图 5-3-1 扁桃体剥离术

（五）手术并发症及其处理

1. 出血 分原发性和继发性出血。前者指术后 24h 内发生的出血，最常见的原因首先为手术粗糙、止血不彻底、遗有残体或肾上腺素的后遗作用所致；其次为术后咽部过度活动，如剧烈咳嗽、吞咽等。继发性出血发生于术后 5~6d，此时白膜开始脱落，因进食不慎而易导致出血。发生出血后，应按下述方法处理。

（1）明确出血部位，清除扁桃体窝内血块，用纱布加压至少 10~15min，或用止血粉、明胶海绵贴附于出血处，再用带线纱布球压迫止血。

（2）对于活动性出血点，可用双极电凝止血或用止血钳夹住后结扎或缝扎止血。

（3）弥漫性渗血，纱球压迫不能制止时，可用消毒纱球填压在扁桃体窝内，将腭舌弓与腭咽弓缝合 3~4 针，纱球留置 1~2d。

（4）失血过多，应采取补液、输血等措施积极治疗。

2. **伤口感染**　手术后 3d 体温突然升高或术后体温一直持续在 38.5℃以上；术后软腭和腭弓肿胀，创面无白膜生长或白膜污秽、厚薄不均；患者咽痛加重；下颌角淋巴结肿痛，提示局部感染，应及时使用抗生素治疗。

3. **肺部并发症**　为手术中过多的血液或异物被吸入下呼吸道所致，经 X 线检查证实有肺部病变，可在支气管镜下吸除血液及异物，同时应用抗生素治疗。

第三节　腺样体肥大

腺样体肥大（adenoidal hypertrophy）指反复炎症刺激而发生的病理性增生肥大，可引起睡眠打鼾、耳闷、听力下降等相应症状，常见于儿童，成人罕见。

一、病理生理

儿童时期易患慢性扁桃体炎及额窦炎、小儿化脓性扁桃体炎等，若反复发作，腺样体可迅速增生肥大，致加重鼻阻塞，阻碍鼻腔引流，鼻炎鼻窦炎分泌物又刺激腺样体使之继续增生，形成互为因果的恶性循环。多见于儿童，常与慢性扁桃体炎合并存在。

二、临床表现

肥大的腺样体不同程度地阻塞后鼻孔和压迫咽鼓管，以及下流分泌物对咽、喉和下呼吸道的刺激，故可引起耳、鼻、咽、喉和下呼吸道的多种症状。

（一）局部症状

1. **鼻部症状**　该病主要症状为鼻塞，如伴有鼻炎、鼻窦炎，鼻塞加重，并有流涕等表现。说话时有闭塞性鼻音，睡眠时打鼾、憋气、汗多，晨起头痛，白天嗜睡，学习困难也较常见，严重可导致小儿阻塞性睡眠呼吸暂停低通气综合征。

2. **耳部症状**　咽鼓管咽口受压，引起咽鼓管阻塞，从而引起分泌性中耳炎，出现耳闷、耳痛、听力下降等症状，继发感染可导致化脓性中耳炎。

3. **咽、喉和下呼吸道症状**　因分泌物下流刺激呼吸道黏膜，可引起刺激性咳嗽、咽部不适，并发支气管炎的症状。

4. **长期张口呼吸**，可出现上颌骨变长、腭骨高拱、牙列不齐、上切牙突出、表情呆滞等"腺样体面容"表现。

（二）全身症状

主要为慢性中毒、营养发育障碍和反射性神经症状。表现为注意力不集中、反应迟钝、睡眠多梦、磨牙、遗尿等。

三、诊　　断

视诊时患儿张口呼吸，有时可见典型的"腺样体面容"。口咽检查见咽部充血，硬腭高而窄，咽后壁见黏性分泌物从鼻咽部流下，多伴有腭扁桃体肥大。前鼻镜检查可见鼻腔内有大量的分泌物，黏膜肿胀。间接鼻咽镜或纤维鼻咽镜检查在鼻咽顶后壁可见红色块状隆起。触诊用鼻咽顶后壁有柔软块状物、不易出血。鼻咽 X 线侧位片（图 5-3-2）、CT 扫描、小儿型纤维鼻咽镜检查，有助于诊断。

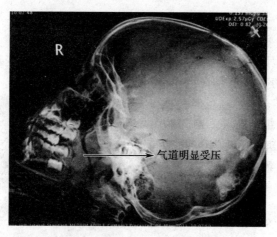

图 5-3-2　鼻咽侧位片示腺样体肥大

四、治 疗 原 则

1. 一般治疗　注意营养,预防感冒,提高机体免疫力,积极治疗原发病。

2. 药物治疗　患儿常伴有鼻炎、鼻窦炎,经过适当的治疗,如采用糠酸莫米松鼻喷剂等喷鼻,鼻腔通气好转,临床症状可以减轻。

3. 手术治疗　腺样体肥大并出现上述症状者,经保守治疗无效,应尽早行腺样体切除术。如伴有扁桃体肥大,可同时行扁桃体切除术。若扁桃体无明确的手术适应证,可单独切除腺样体。手术可在表面麻醉或全身麻醉下进行。传统的手术方法是腺样体刮除术和切除器切除术,将腺样体刮匙或切除器放入鼻咽顶后壁,将腺样体刮除或切除。目前全麻鼻内镜直视下以腺样体切割刀头行腺样体切除术或射频减容术已成为主要的手术方式,其优点是直视下操作避免邻近组织损伤,同时最大程度地切除腺样体,此外射频技术还有即时止血功能。

第四节　喉 息 肉

喉息肉(polyp of larynx),发生于声带者称为声带息肉(polyp of vocal cord),喉息肉的绝大多数均为声带息肉。

一、病 理 生 理

声带息肉的病理改变主要在黏膜固有层(相当于 Reinke 层),弹力纤维和网状纤维破坏,间质充血水肿、出血、血浆渗出、血管扩张、毛细血管增生、血栓形成、纤维蛋白物沉着黏液样变性、玻璃样变性、纤维化等。可有少量炎细胞浸润,偶见有钙化。黏膜上皮呈继发性改变,大多萎缩、变薄,上皮较平坦。PAS 染色示上皮内糖原显著减少。根据其病理变化,声带息肉可分 4 型:出血型、玻璃样变性型、水肿型及纤维型。S-100 蛋白多克隆抗体检测声带息肉上皮中的朗汉斯巨细胞比正常声带黏膜中多 11.5 倍。根据超微结构改变,将声带息肉分为胶质型和毛细血管扩张型:胶质型基质疏松水肿,在无细胞的窦样间隙壁上有内皮细胞,基质有些区域呈泡状,内有嗜酸性液体或斑状;毛细血管扩张型表现为不规则排列的血管间隙中充满均匀的嗜酸性物质。

二、临床表现

主要症状为声嘶，因声带息肉大小、形态和部位的不同，音质的变化、嘶哑的程度也不同。轻者为间歇性声嘶，发声易疲劳，音色粗糙，发高音困难，重者沙哑、甚至失声。息肉大小与发声的基频无关，与音质粗糙有关。声门的大小与基频有关。巨大的息肉位于两侧声带之间者，可完全失声，甚至可导致呼吸困难和喘鸣。息肉垂于声门下腔者常因刺激引起咳嗽。

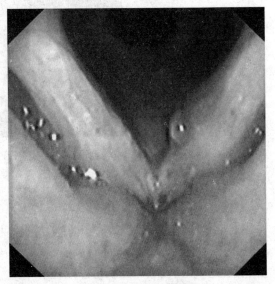

图 5-3-3　左侧声带息肉

三、诊断及鉴别诊断

喉镜检查见一侧或双侧声带前、中 1/3 交界处有半透明、白色或粉红色的肿物，表面光滑可带蒂，也可广基，带蒂的息肉有时随呼吸上下运动（图 5-3-3）。少数患者可出现整个声带弥漫性息肉样变。

根据病史、体征、症状不难作出诊断。活检可确诊，本病需与喉乳头状瘤和 T_1 声门型喉癌鉴别。

四、治疗原则

以手术切除为主，辅以糖皮质激素、抗生素及超声雾化等治疗。带蒂的或较小的息肉，患者对发声质量要求不高或全身情况较差者可在间接喉镜、纤维喉镜或电子喉镜下切除。较大息肉、广基息肉、声带息肉样变、局部麻醉下无法配合的患者可在全身麻醉气管插管下行支撑喉镜下显微手术，术后发声质量较好。切除的病变均应常规送病理检查，以免误诊。

（王艳琨　刘　瑶）

■ 第四章
阻塞性睡眠呼吸暂停低通气综合征

阻塞性睡眠呼吸暂停低通气综合征（obstructive sleep apnea hypopnea syndrome, OSAHS）是指睡眠时上气道反复发生塌陷、阻塞引起的睡眠时呼吸暂停和通气不足，伴有打鼾、睡眠结构紊乱，频繁发生血氧饱和度下降、白天嗜睡等症状。OSAHS 可发生于任何年龄，但以中年肥胖男性发病率最高。OSAHS 作为多种心、脑血管疾病、内分泌系统疾病及咽喉部疾病的源头性疾病，已日益受到重视。

一、病理生理及病理解剖

1. **睡眠结构紊乱** 夜间反复觉醒可导致 NREM 深睡眠期和 REM 睡眠期明显减少、睡眠结构紊乱、睡眠有效率下降，从而导致患者白天嗜睡、乏力、记忆力下降，并可导致生长激素分泌下降，影响儿童发育。由于 REM 期睡眠减少等因素可导致患者性器质末梢神经损害，导致性功能障碍。

2. **低氧及二氧化碳潴留** 血氧饱和度下降可导致儿茶酚胺分泌增高，导致高血压形成。血氧饱和度下降还可以导致心律失常，促红细胞生成素升高导致血色素升高、红细胞升高、血小板活性升高、纤溶活性下降，诱发冠心病、脑血栓等。血氧饱和度下降还可导致肾小球滤过量增加，使夜尿增加，并可能导致排尿神经反射弧受影响，在儿童患者表现为遗尿。总之，低氧对机体的影响几乎是全身性的，OSAHS 所引起的病理生理改变也几乎是全身性的。

3. **胸腔压力的改变** 发生睡眠呼吸暂停时，吸气时胸腔内负压明显增加，由于心脏及许多大血管均在胸腔内，因而胸腔内压的剧烈波动会对心血管系统产生巨大的影响，如心脏扩大和血管摆动等，同时也可导致反流性食管炎。在儿童患者，长期的胸腔高压还可引起胸廓发育的畸形。

4. 瘦素的分泌减少导致脂肪代谢障碍，加重患者向心性肥胖和咽部脂肪组织增加，使咽部塌陷性进一步增加。OSAHS 患者长期缺氧和睡眠结构紊乱还可造成机体免疫功能下降。

二、临床表现

（一）症状

1. **睡眠打鼾、呼吸暂停** 随年龄和体重的增加可逐渐加重，呈间歇性，有反复的呼吸停止现象，严重者夜间有时或经常憋醒，甚至不能平卧睡眠。

2. **白天嗜睡**，程度不一，轻者表现为轻度困倦、乏力，对工作生活无明显影响；重者在讲话过程中、驾驶时出现入睡现象;患者入睡快,睡眠时间延长,但睡后精神体力无明显恢复。

3. 记忆力减退,注意力不集中,反应迟钝。

4. 晨起后咽部明显干燥、异物感,可有晨起后头痛、血压升高。

5. 可有记忆力下降、注意力不集中。

6. 部分重症患者出现性功能减退,夜尿次数明显增多,性格急躁。

7. 烦躁、易怒或抑郁等性格改变,一般见于病程较长的患者。

8. 儿童患者除上述表现外,还有遗尿、学习成绩下降,胸廓发育畸形、生长发育差等。

(二) 体征

1. 一般征象 较肥胖或明显肥胖、颈围较大,重症患者有明显嗜睡,在问诊过程中出现反复瞌睡;部分患者有明显的上、下颌骨发育不全。儿童患者一般发育较差,除颌面部发育异常外,还可见胸廓发育畸形。

2. 上气道征象 口咽腔狭窄、扁桃体肥大、软腭组织肥厚、悬雍垂过长肥厚等。有些患者还可发现其他可引起上气道狭窄的因素,如鼻中隔偏曲、鼻息肉、腺样体肥大、舌扁桃体肥大、舌根肥厚等。

三、诊 断

(一) 多导睡眠监测

多导睡眠图(polysomnogram,PSG)是诊断 OSAHS 的"金标准",监测指标包括下述项目。

1. 口鼻气流 监测睡眠过程中呼吸状态的指标,有无呼吸暂停及低通气。

2. 血氧饱和度(SaO_2) 监测患者睡眠期间血氧水平及变化。

3. 胸腹呼吸运动 监测呼吸暂停时有无呼吸运动存在,和鼻口气流一起判断呼吸暂停或低通气的性质,以区分阻塞性、中枢性和混合性呼吸暂停,据此判断中枢性呼吸暂停或阻塞性呼吸暂停。

4. 脑电图、眼电图和颌下肌电图 判定患者睡眠状态、睡眠结构并计算睡眠有效率,即总睡眠时间与总监测记录时间的比值。

5. 体位 测定患者睡眠时的体位及体位与呼吸暂停的关系。

6. 胫前肌肌电图 用于鉴别不宁腿综合征,该综合征夜间反复规律的腿动可引起多次睡眠觉醒,导致嗜睡。

(二) 诊断标准

PSG 检查每夜 7h 睡眠过程中呼吸暂停及低通气反复发作 30 次以上,或睡眠呼吸暂停和低通气指数 ≥ 5。OSAHS 病情程度和低氧血症程度判断见表 5-4-1。

表 5-4-1 OSAHS 病情程度和低氧血症程度判断依据

程度	AHI(次/h)	最低 SaO_2(%)
轻度	5~15	85~90
中度	16~30	65~84
重度	>30	<65

(三) 定位诊断及病因分析

可应用下述手段评估 OSAHS 上气道阻塞部位和分析可能的病因。

1. 纤维鼻咽喉镜辅以 Müller's 检查法　可观察上气道各部位截面积、引起气道狭窄的结构性原因。Müller's 检查即嘱患者捏鼻、闭口,用力吸气,用以模拟上气道阻塞状态下咽腔塌陷情况。二者结合是评估上气道阻塞部位最为常用的手段。

2. 上气道持续压力测定　即应用含有微型压力传感器的导管自鼻腔置入上气道内并达食管,该导管表面含多个压力传感器,分别位于鼻咽、舌根上口咽、舌根下口咽、喉咽、食管等部位,正常吸气时全部传感器均显示一致的负压变化,如气道某一部位发生阻塞,阻塞平面以上的传感器则无压力变化,据此可判定气道阻塞的部位,是目前认为最为准确的定位诊断方法。

四、治 疗 原 则

(一)一般治疗

减肥、戒酒、建立侧卧位睡眠习惯,避免服用安眠药或镇静类药物。

(二)非手术治疗

1. 药物治疗　包括可改变睡眠结果的抗抑郁药普罗替林和作为呼吸兴奋药的甲羟孕酮等。因其有药物不良反应且效果不确定,临床很少使用。

2. 内科治疗

(1)气道正压通气治疗:是目前应用较为广泛并有效的方法之一。原理是通鼻面罩或口鼻面罩将空气泵产生的气流送入上气道,可维持整个呼吸周期中上气道持续正压,减轻上气道阻力,通过刺激气道感受器增加上气道肌张力,从而维持吸气和呼气过程中的上气道开放。对接受 CPAP 治疗的患者需要测定最低有效治疗压力并设定之,如果压力过低则达不到治疗目的,并且有可能发生危险,而压力过高则患者不易耐受。

(2)应用口器治疗:即睡眠时配戴特定口内装置,将下颌向前拉伸,借以使舌根前移,以扩大舌根后气道。主要适用于以舌根后气道阻塞为主、病情较轻的患者。长期配戴有引起颞下颌关节综合征的危险。

(三)手术治疗

1. 鼻腔、咽腔手术　下鼻甲切除术、鼻中隔矫正术、鼻瓣重建术等。手术目的就是解除鼻腔阻塞、恢复其正常通气。鼻部手术治疗 OSAHS 通常需联合其他手术。

2. 腭咽层面手术　悬雍垂腭咽成形术(UPPP)适合于阻塞平面在口咽部、黏膜组织肥厚、腭垂肥大或过长、软腭低垂、扁桃体肥大等导致的腭咽部狭窄为主者。手术要注意保护咽腔重要生理结构,完整保留腭垂,保留软腭重要肌肉,合理保留软腭黏膜,减少手术并发症。

3. 其他手术　包括舌部分切除术、颏舌肌前移术、舌骨悬吊术、上下颌骨前移术、牵引成骨技术等,主要针对单纯行 UPPP 手术效果不满意、阻塞平面在舌后或下咽部的患者。手术的选择有赖于头颅测量及鼻咽纤维镜检查结果。

(崔　颖　王艳琨)

第五章
咽的神经性和精神性疾病

第一节　咽感觉神经功能障碍

一、咽感觉减退或缺失

咽部感觉减退或缺失常与喉部的感觉、运动性障碍同时出现。

1. 临床表现　咽部的感觉减退，患者多无明显症状；若感觉缺失时，咬破舌或颊黏膜而无痛觉，故常有口腔黏膜糜烂。病变若累及下咽或喉部，进食或饮水时常发生误吸，引起呛咳，并可发生吸入性支气管炎和肺炎。

2. 诊断　检查咽部时，用压舌板试触腭弓或咽后壁，反射功能明显减退或消失。若喉部受累，触诊喉部时，喉的反射性痉挛消失。根据症状和检查较易作出诊断，查找病因有时须与神经科医师协同检查。

3. 治疗原则　针对病因治疗。功能性咽部感觉缺失可酌情应用钙剂、维生素类药物，喉部理疗等。

二、舌咽神经痛

（一）常用药的药理机制

1. 地卡因（dicaine）　亲脂性高，穿透力强，易进入神经，也易被吸收入血。最常用作表面麻醉、腰麻及硬脊膜外腔麻醉，一般不用于浸润麻醉。此药与神经脂质亲和力较大，在血中被胆碱酯酶水解速度较普鲁卡因慢，故作用较持久，约 2~3 小时。

2. 卡马西平　可稳定过度兴奋的神经细胞膜，抑制反复的神经放电，抑制丘脑前腹核内电活动，限制致痫灶异常放电的扩散，并减少中枢神经的突触对兴奋冲动的传递，可封闭电压依赖性钠离子通道。其抗癫痫作用可能是通过谷氨酸释放减少和稳定神经细胞膜，抗躁狂作用可能是由于抑制多巴胺和去甲肾上腺素的积聚。也有刺激抗利尿激素释放和加强水分在远端肾小管重吸收的作用。

（二）临床表现

舌咽神经痛（glossopharyngeal neuralgia）多见于老年人，为一侧咽部、舌根部及扁桃体区发作性疼痛。痛起突然，为针刺样剧痛，可放射到同侧舌和耳深部，持续数秒至数十秒，伴有唾液分泌增加。说话、吞咽、触摸患侧咽壁及下颌角均可诱发，与三叉神经痛类似。以 1% 地卡因等麻醉剂麻醉咽部可减轻疼痛，也可制止发作。

（三）诊断

症状典型，易于作出诊断。但须排除由该区的炎症、茎突过长、咽喉结核、鼻咽和喉咽恶性肿瘤等病导致的疼痛。

（四）治疗原则

应用镇痛剂、镇静剂、表面麻醉剂（1% 地卡因）喷雾可减轻疼痛、缓解发作。局部利多卡因封闭能迅速减轻症状。口服卡马西平、苯妥英钠等也有止痛效果。对于发作频繁或症状剧烈者，保守治疗无效，可行颅内段舌咽神经切断术或高位颈侧进路舌咽神经切断术加以治疗。

第二节　咽运动神经功能障碍

咽部肌肉主要受咽丛的运动神经纤维支配，咽运动神经功能障碍可引起咽肌麻痹和咽肌痉挛。

一、咽肌麻痹

包括软腭麻痹和咽缩肌麻痹。

（一）软腭麻痹

软腭麻痹（uranoplegia）又称为软腭瘫痪，是咽肌麻痹中较为常见的一种，可以单独发病，也可与其他神经麻痹合并出现。致病原因有中枢性和周围性之分。中枢性病变如延髓瘫痪、小脑后下动脉血栓形成、脑炎性病变、脊髓空洞症、肿瘤、梅毒等引起的软腭麻痹，常伴有同侧的唇、舌和喉肌麻痹。引起软腭麻痹的周围性病变常为多发性神经炎，多伴有感觉性障碍。颈静脉孔附近的占位性病变如原发性肿瘤、血肿、转移性淋巴结等所引起的软腭麻痹，常合并出现第Ⅸ、Ⅹ和Ⅺ对脑神经麻痹（颈静脉孔综合征）。

1. 常用药的药理机制

（1）氢溴酸加兰他敏：它易为患者耐受且不良反应少。ACHE 抑制剂能通过拟胆碱机制改善动物和人的学习与记忆功能。为抗胆碱酯酶药，并可改善神经肌肉间的传导，用于重症肌无力、进行性肌营养不良、脊髓灰质炎后遗症、儿童脑型麻痹、因神经系统疾患所致感觉或运动障碍、多发性神经炎等。此药还用于治疗轻至中度阿尔茨海默氏型痴呆症。为乙酰胆碱酯酶抑制药。可透过血脑屏障，对抗非去极化肌松药。对运动终板上的 N_2 胆碱受体也有直接兴奋作用，可改善神经肌肉传导。并有一定的中枢拟胆碱作用。与毒扁豆碱、新斯的明、吡啶斯的明比较，其治疗范围广，毒性小，毒蕈碱样作用微弱短暂。

（2）硝酸士的宁：内服或注射均能迅速吸收，体内分布均匀。在肝脏内氧化代谢破坏。约20% 以原形由尿及唾液腺排泄。排泄缓慢，易产生蓄积作用。本品小剂量对脊髓有选择性兴奋作用，使脊髓反射加快加强。能增加骨骼肌张力，改善肌无力状态；并可提高大脑皮层感觉区的敏感性，大剂量兴奋延脑乃至大脑皮层。

2. 临床表现　单侧软腭麻痹可无临床症状。双侧软腭麻痹则症状明显，由于软腭不能上举，鼻咽不能闭合，说话时出现开放性鼻音，吞咽时食物易向鼻咽、鼻腔方向反流，偶可经咽鼓管流入中耳；患者不能作吸吮、吹哨或鼓气等动作。

3. 诊断　软腭麻痹的诊断不难，但须找到其致病原因，应请相关科室协同诊断。

4. 治疗原则　针对病因治疗。对周围性麻痹者可用抗胆碱酯酶剂（氢溴酸加兰他敏）或神经兴奋剂（硝酸士的宁），以及维生素 B 治疗。新针疗法，常用穴位有风池、大椎、少商、廉泉、天枢、曲池等。

(二) 咽缩肌麻痹

咽缩肌麻痹又称为咽缩肌瘫痪,极少单独发病,常与食管入口、食管和其他肌群的麻痹同时出现。引起咽缩肌麻痹的原因大多与引起软腭麻痹的原因相同。此外,该病常出现在流行性脊髓灰质炎患病之后。

1. 常用药的药理机制

吡拉西坦:为氨酪酸的同类物,具有激活、保护和修复脑细胞的作用,能改善脑缺氧、活化大脑细胞、提高大脑中 ATP/ADP 比值,促进氨基酸和磷脂的吸收、蛋白质合成以及葡萄糖的利用和能量的储存,促进脑代谢,增加脑血流量。可加速大脑半球间经过胼胝体的信息传递速度,提高学习记忆及思维活动的能力。

2. 临床表现 单侧咽缩肌麻痹表现为吞咽不畅,梗阻感,进食流质饮食时更为明显,易发生呛咳。双侧咽缩肌麻痹时,起初出现流质下咽困难,常发生反流,而固体食物则能吞咽,病情晚期吞咽困难加重,甚至完全不能吞咽。若合并有喉部感觉或运动功能障碍,则易将食物误吸入下呼吸道,导致吸入性气管炎、支气管炎或肺炎。

3. 治疗原则 对该病的治疗应包括以下两个方面:

(1)病因治疗:对末梢性麻痹的患者,需应用改善微循环和营养神经的药物,如尼莫地平、吡拉西坦、维生素 B_1 和维生素 B_{12} 等,可促进神经功能恢复。

(2)防止发生下呼吸道并发症:食物宜作成稠厚糊状,并帮助吸除潴留在咽部的分泌物,病情严重者应以鼻饲法或胃造瘘术供给营养。

二、咽肌痉挛

咽肌痉挛大多原因不明,慢性咽炎、长期烟酒过度、理化因素和鼻腔分泌物长期刺激咽部等均可引发咽肌痉挛。咽肌痉挛常是咽肌麻痹的先兆,因此,引起咽肌麻痹的病因常导致咽肌痉挛。咽肌痉挛临床分为两类,分别为强直性咽肌痉挛与节律性咽肌痉挛。

(一) 常用药的药理机制

1. 氯丙嗪 为中枢多巴胺受体的阻断剂,具有镇静、抗精神病、镇吐、降低体温及基础代谢、α 肾上腺素能受体及 M 胆碱能受体阻断、抗组织胺、影响内分泌等作用,临床用于控制精神分裂症或其他精神病的躁动、紧张不安、幻觉、妄想等症状;治疗各种原因引起的呕吐;亦用于低温麻醉及人工冬眠;与镇痛药合用,治疗癌症晚期患者的剧痛。

2. 司可林 本品系去极化型神经肌肉松弛药,其与乙酰胆碱受体结合但相对难以解离,而妨碍了肌细胞复极化,使骨骼肌松弛。首剂量时可产生短暂的肉眼可见的肌纤维收缩震颤,接着产生迟缓性麻痹。治疗剂量时无神经节阻断作用,也不释放组胺,对心血管系统影响较少。

(二) 临床表现

强直性咽肌痉挛常发生于狂犬病、破伤风、癫痫、脑膜炎和癔症等,严重者伴有牙关紧闭、张口困难等症状,轻者有吞咽障碍、咽内不适、作呕等。节律性咽肌痉挛常继发于脑干部特别是下橄榄区病变,在患者不知不觉中出现,软腭和咽肌发生规律性或不规律性收缩运动,每分钟可达 60~100 次以上,与脉搏、呼吸无关,并在入睡和麻醉后仍不停止;发作时,患者和他人都能听到咯咯声响,即所谓他觉性耳鸣。

(三) 治疗原则

须耐心向患者讲明病情,以解除患者的思想顾虑,减轻患者的精神负担。缓慢进食无刺激性的食物。对强直性咽痉挛,可用镇静、解痉药物,如氯丙嗪、苯巴比妥钠、地西泮等;病情较重者,可用肌肉松弛剂,如司可林等。癔症患者可采用暗示或精神疗法。若为器质性病变导致的咽肌痉挛,则应针对病因来治疗。节律性咽痉挛,可试用针刺疗法,可选用廉泉、人迎、天突、太冲、合谷等穴。此外,可试用镇静剂或暗示治疗。

第三节　咽异感症

咽异感症(abnormal sensation of throat),常泛指除疼痛以外的各种咽部异常感觉,如梗阻感、痒感、灼热感、蚁行感等。祖国医学称之为"梅核气"。

一、病　　因

支配喉咽、软腭、舌根、扁桃体区等部位感觉的神经极为丰富,包括迷走神经、舌咽神经、副神经和颈交感干等诸多神经的分支,其中任何环节出现病变,都可引起咽部感觉异常。此外,全身许多器官的疾病、大脑功能失调也可引起咽部功能障碍,而出现咽异感症。常见病因如下:

1. 咽部疾病　各种咽炎,扁桃体及会厌病变(如炎症、角化症、囊肿等),舌扁桃体肥大,舌根部的肿瘤等。

2. 咽邻近器官的疾病　茎突过长,甲状软骨上角过长,喉部疾病(如慢性喉炎、喉部肿瘤等),颈部瘘管及淋巴结炎,咽侧间隙和颈部肿块等。

3. 远处器官的疾病　消化道疾病(如消化道溃疡、反流性食管炎、胃恶性肿瘤、胆石症等),心血管系统疾病(如左室肥大、高血压性心脏病、心包积液等),肺部疾病(如气管、支气管、肺炎、肺肿瘤等)。

4. 全身因素　自主神经功能失调,严重的缺铁性贫血,风湿病,长期慢性刺激(如烟、酒和化学物质等),甲状腺功能减退,更年期内分泌失调等。

5. 精神因素和功能性疾病　咽喉、气管、食管和颈部均无器质性病变,由于大脑功能失调,引起焦虑、急躁和紧张等情绪,诱发本病。

二、临床表现

本症临床常见,30~40 岁女性较多,患者感到咽部或颈部中线有团块阻塞感、烧灼感、痒感、紧迫感、黏着感等。常位于咽中线或偏于一侧,多在环状软骨或甲状软骨水平,其次在胸骨上区,较少在舌骨水平,少数位置不明确或有移动性。在做吞咽动作或吞咽唾液时症状加重,但无吞咽困难。常常企图通过咳嗽、咳痰和吞咽等动作来解除上述症状,结果由于咽部频繁的运动和吞入大量的空气,使原有的症状更为严重。病期较长的患者,常常伴有焦虑、急躁和紧张等精神症状,其中以恐癌症较多见。

三、诊断及鉴别诊断

对病史、症状、检查的全部资料进行综合分析后方可作出诊断。在诊断中要注意以下几点。

1. 注意区分器质性病变和功能性因素,只有排除了咽部、颈部、上呼吸道、上消化道等部位的隐蔽性病变后,始可诊断为功能性感觉异常。

2. 注意区分全身性因素和局部因素,许多全身性疾病(如某些急慢性传染病、血液系统疾病和内分泌系统疾病等)常常表现有咽部症状。

四、治 疗 原 则

(一) 病因治疗

针对各种病因进行治疗。

(二) 心理治疗

排除了器质性病变后,针对患者的精神因素如"恐癌症"等,耐心解释,消除其心理负担。避免不谨慎的语言、草率检查和处理,给患者带来不良影响。

(三) 对症疗法

1. 避免烟、酒、粉尘等,服用镇静及安定药、溶菌酶等。

2. 颈部穴位封闭法,可取穴廉泉、双侧人迎,或加取阿是穴进行封闭。

3. 中医中药

(1)可用以下二法:①舒肝理肺、开郁化痰法,选三花汤加减;②行气开郁、降逆化痰法,选半夏厚朴汤加减或加减玄麦甘桔汤。

(2)中成药:可用多种中成药,如金嗓散结丸,金嗓利咽丸,健民咽喉片,草珊瑚含片等,以减轻症状。

(3)针刺疗法:可取廉泉、天突、人迎、阿是等穴。或在颈前中线,或沿两侧甲状软骨后缘找出敏感点,进行针刺。

(崔 颖)

第六章

咽喉部肿瘤

第一节 鼻 咽 癌

鼻咽癌(carcinoma of nasopharynx)是我国高发肿瘤之一,占头颈部肿瘤发病率首位,《难经》《华佗中藏经》等历代医书中均有与鼻咽癌症状相似的描述。自 1935 年国内首次报道经病理证实的鼻咽癌病例以后,1975—1978 年全国开展了三年恶性肿瘤死亡回顾性调查,调查范围是除台湾省外的省、市、自治区 8.3 亿人口中三年间恶性肿瘤死亡病例和人口资料。通过调查发现,广东、广西、福建、湖南等省、自治区为国内高发区,死亡率分别为 6.47/10 万、4.92/10 万、3.28/10 万、3.22/10 万,亦居世界首位(调整死亡率 2.88/10 万)。男性发病率约为女性的 2~3 倍,40~50 岁为高发年龄组。

一、病理生理

98% 的鼻咽癌属低分化鳞癌。高分化鳞癌、腺癌、泡状核细胞癌等较少见。

二、临床表现

由于鼻咽部解剖位置隐蔽,鼻咽癌早期症状不典型,早期诊断较难,容易延误,应特别警惕。

1. 鼻部症状 早期可出现涕中带血,时有时无,多未引起患者重视,瘤体增大可阻塞后鼻孔,引起鼻塞,始为单侧,继而双侧。

2. 耳部症状 发生于咽隐窝的鼻咽癌,早期可压迫或阻塞咽鼓管咽口,引起耳鸣、耳闭及听力下降,鼓室积液,临床易误诊为分泌性中耳炎。

3. 颈部淋巴结肿大 颈淋巴结转移者较常见,以颈淋巴结肿大为首发症状者占 60%,转移肿大的淋巴结为颈深部上群淋巴结,呈进行性增大,质硬不活动,无压痛,始为单侧,继之发展为双侧。

4. 脑神经症状 瘤体经患侧咽隐窝由破裂孔侵入颅内,常先侵犯 V、Ⅵ脑神经,继而累及Ⅱ、Ⅲ、Ⅳ脑神经而引起头痛,面部麻木,眼球外展受限,上睑下垂等脑神经受累症状;瘤体直接侵犯或由转移淋巴结压迫,可导致Ⅸ、Ⅹ、Ⅺ、Ⅻ脑神经受损,引起软腭瘫痪、呛咳、声嘶、伸舌偏斜等症状。

5. 远处转移 鼻咽癌晚期常向骨、肺、肝等部位转移。

三、诊 断

详细询问病史非常重要。若患者出现不明原因的回吸性涕中带血、单侧鼻塞、耳鸣、耳闭、听力下降、头痛、复视或颈上深部淋巴结肿大等症状,应警惕鼻咽癌可能,须进行后鼻镜、EB病毒血清学、影像学等各项检查(图5-6-1),对可疑患者立即行鼻咽部活检以明确诊断。由于鼻咽癌早期即可出现颈淋巴结转移,常误诊为淋巴结核、非霍奇金病等。

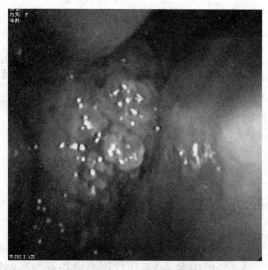

图 5-6-1 鼻咽癌纤维鼻咽镜影像

四、治疗原则

鼻咽癌大多属低分化鳞癌,对放射治疗敏感,因此,放射治疗为首选方案,其次为化疗或手术治疗。

(一)放射治疗

原则上采用面颈联合野即包括鼻咽腔、颅底咽旁间隙及上颈淋巴结,颈部照射有颈部切线野和颈部垂直侧野,对临床Ⅰ~Ⅲ期患者给予根治性放疗,对Ⅲ晚期和Ⅳ期患者给予高姑息治疗。近年来采用低熔点铅块等中心照射技术5年生存率与局控率高于常规放疗,该技术的方法是先用高分子可塑面膜制成固定模,在模拟机下定位,根据定位片确定放射治疗靶区,对于放疗后残灶或局部复发灶,可采用立体定向放疗。

(二)手术

放疗后残灶或局部复发灶,选择性手术仍为一有效手段,其适应证:①根治性放疗后3个月鼻咽部原发灶残留,病变局限。②根治性放疗后,颈淋巴结残留或局部复发。

(三)化疗

鼻咽癌化疗疗效不高,但可以采用同期放化疗以增强放疗敏感性,有效药物有顺铂、碳铂、5-氟尿嘧啶、紫杉醇、环磷酰胺等。

第二节 喉 癌

喉癌(carcinoma of the larynx)是头颈部常见的恶性肿瘤,据北美及欧洲流行病学研究显示其发病率为(7.0~16.2)/10万人。我国部分省市的发病率约为(1.5~3.4)/10万人。喉癌的发生有种族和地区的差异,在20世纪80年代中期通过对160个地区的人口调查得知,全世界喉癌发病率最高的国家为西班牙、法国、意大利和波兰。我国华北和东北地区的发病率远高于江南各省。近年来喉癌的发病率有明显增加的趋势。喉癌男性较女性多见,约为(7~10):1,以40~60岁最多。喉部恶性肿瘤中96%~98%为鳞状细胞癌,其他如腺癌、基底细胞癌、低分化癌、淋巴肉瘤和恶性淋巴瘤等较少见。

一、病理生理

原发性喉恶性肿瘤中鳞状细胞癌约占98%。喉鳞癌早期病变仅局限于上皮层,基底膜完整。癌突破上皮基底膜可在固有层内形成浸润癌巢。喉癌可发生于喉内所有区域，但以声门区癌最为多见，约占60%；声门上区癌次之，约占30%；声门下区癌极为少见。但在我国北方，特别是东北某些地区则以声门上区癌为主。

喉癌的大体形态可分为：①溃疡浸润型：癌组织稍向黏膜面突起，表面可见向深层浸润的凹陷溃疡，边界多不整齐，界限不清；②菜花型：肿瘤主要外突生长，呈菜花状，边界清楚，一般不形成溃疡；③结节型或包块型：肿瘤表面为不规则隆起或球形隆起，多有较完整的被膜，边界较清楚，很少形成溃疡；④混合型：兼有溃疡和菜花型的外观，表面凹凸不平，常有较深的溃疡。

二、临 床 表 现

（一）声门上癌（包括边缘区）

大多原发于会厌喉面根部。早期，甚至肿瘤已发展到相当程度，常仅有轻微的或非特异性的症状，如痒感、异物感、吞咽不适感等而不引起患者的注意。声门上癌分化差、发展快，故肿瘤常在出现颈淋巴结转移时才引起警觉。咽喉痛常于肿瘤向深层浸润或出现较深溃疡时才出现。声嘶为肿瘤侵犯杓状软骨、声门旁间隙或累及喉返神经所致。呼吸困难、咽下困难、咳嗽、痰中带血或咯血等常为声门上癌的晚期症状。原发于会厌喉面或喉室的肿瘤，由于位置隐蔽，间接喉镜检查常不易发现，纤维喉镜仔细检查可早期发现病变（图5-6-2）。

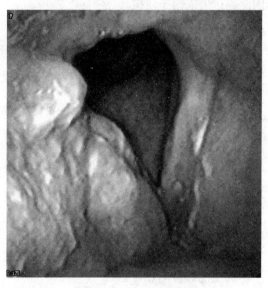

图5-6-2　声门上型喉癌

（二）声门癌

早期症状为声音改变。初起为发声易倦或声嘶，无其他不适，常未受重视，多误以为"感冒""喉炎"，特别是以往常有慢性喉炎者。因此，凡40岁以上，声嘶超过2周，经发声休息和一般治疗不改善者，必须仔细作喉镜检查。随着肿瘤增大，声嘶逐渐加重，可出现发声粗哑，甚至失声。呼吸困难是声门癌的另一常见症状，常为声带运动受限或固定，加上肿瘤组织堵塞声门所致。肿瘤组织表面糜烂可出现痰中带血。晚期，肿瘤向声门上区或声门下区发展，除严重声嘶或失声外，尚可出现放射性耳痛、呼吸困难、咽下困难、频繁咳嗽、咳痰困难及口臭等症状。最后，可因大出血，吸入性肺炎或恶病质而死亡。

（三）声门下癌

即位于声带平面以下，环状软骨下缘以上部位的癌肿。声门下型喉癌少见，因位置隐蔽，早期症状不明显，不易在常规喉镜检查中发现。当肿瘤发展到相当程度时，可出现刺激性咳嗽、声嘶、咯血和呼吸困难等。

（四）跨声门癌

是指原发于喉室的癌肿，跨越两个解剖区域即声门上区及声门区，癌组织在黏膜下浸润扩展，以广泛浸润声门旁间隙为特征。该型癌肿尚有争议，UICC组织亦尚未确认。由于肿瘤深在而隐蔽，早期症状不明显，当出现声嘶时，常已先有声带固定，而喉镜检查仍未能窥见肿瘤。其后随癌肿向声门旁间隙扩展，浸润和破坏甲状软骨时，可引起咽喉痛，并可于患侧摸到甲状软骨隆起。

三、诊断及鉴别诊断

凡年龄超过40岁,有声嘶或咽喉部不适、异物感者均应用喉镜仔细检查以免漏诊。对可疑病变,应在间接喉镜、直接喉镜或纤维喉镜下进行活检,确定诊断。喉部X线侧位片、断层摄片、喉部CT及MRI等检查有助于了解肿瘤的浸润范围。喉癌应与下列疾病相鉴别:

(一)喉结核

主要症状为喉痛和声嘶。喉镜检查见喉黏膜苍白水肿、伴多个浅表溃疡,病变多位于喉的后部。也可表现为会厌、杓会厌襞广泛性水肿和浅表溃疡。胸部X线检查,部分有进行性肺结核。痰的结核杆菌检查有助于鉴别诊断。但近年临床上发现不少喉结核者肺部检查为阴性。因此确诊仍依赖于活检。

(二)喉乳头状瘤

主要表现为声嘶,肿瘤可单发或多发,乳头状,淡红色或灰白色,肉眼较难与喉癌鉴别,须依靠活检确诊。

(三)喉淀粉样变

系由于慢性炎症、血液和淋巴循环障碍、新陈代谢紊乱而引起的喉组织的淀粉样变。主要表现为声嘶。检查可见声带、喉室或声门下区有暗红色肿块,表面光滑。病理检查易于鉴别。

(四)喉梅毒

有声嘶,喉痛轻。喉镜检查病变多见于喉前部,黏膜红肿,常有隆起之梅毒结节和深溃疡,愈合后瘢痕收缩粘连,致喉畸形。血清学检查及喉部活检可确诊。

四、治疗原则

和其他恶性肿瘤一样,喉癌的治疗手段包括手术、放疗、化疗及免疫治疗等,目前多主张以手术为主的综合治疗。

(一)手术治疗

为治疗喉癌的主要手段。其原则是在彻底切除肿瘤的前提下,尽可能保留或重建喉的功能,以提高患者的生存质量。喉癌的手术包括喉全切除术和各种喉部分切除术。近几十年来,随着喉外科的发展和临床经验的积累,喉部分切除术逐渐广泛地被采用。喉部分切除术的术式很多,不同术式的选择主要根据肿瘤的部位、范围以及患者的全身状况等因素而定。喉部分切除术是一类在彻底切除喉癌的基础上,将喉的正常部分安全地保留下来,经过整复恢复喉的全部或部分功能的手术。

1. 喉部分切除术 根据切除的部位、范围,喉部分切除术包括以下术式。

(1)喉显微CO_2激光手术:适用于早期(T_1、T_2)声门型和声门上型喉癌。

(2)喉垂直部分切除术(vertical partial laryngectomy):适用于一侧声带癌向前接近、累及前连合而声带活动正常者,或向上侵及喉室、室带,或向下累及声门下区,声带活动正常或受限者。手术切除包括患侧甲状软骨板前1/3或1/2,对侧甲状软骨前0.5cm,患侧声带、喉室、室带、声门下区、前连合或/和对侧声带前0.5cm。

(3)喉额侧部分切除术(frontolateral partial laryngectomy):适用于声门型喉癌累及前连合、以及对侧声带前1/3,向声门下侵犯前部不超过1cm,未侵及声带突,声带运动正常者。手术切除包括患侧甲状软骨板前1/3或1/2,对侧甲状软骨前0.5~1cm,患侧声带、喉室、室带、声门下区、前连合及对侧声带前1/3或1/2。

(4)喉扩大垂直部分切除术(extended partial laryngectomy):适用于声门型喉癌累及一侧声带全长,向后累及声带突。手术切除包括患侧甲状软骨板前1/3或1/2,对侧甲状软骨前0.5cm,患侧声带、喉室、室带、声门下区、前连合或/和对侧声带前0.5cm,同时切除患侧的杓状软骨。

(5)喉声门上水平部分切除术(horizontal supraglottic partial laryngectomy):适用于会厌、室带或杓会厌襞的声门上癌,未累及前连合、喉室或杓状软骨者。手术切除会厌、室带、喉室、杓会厌襞、会厌前间隙或部分舌根部及甲状软骨上半部。

(6)喉水平垂直部分切除术(horizontal vertical partial laryngectomy):亦称3/4喉切除术,适用于声门上癌侵及声门区,而一侧喉室、声带及杓状软骨正常者。

(7)环状软骨上喉部分切除术(supracricoid partial laryngectomy):主要包括环状软骨舌骨会厌固定术(CHEP)和环状软骨舌骨固定术(CHP)等术式。前者主要适用于T_{1b}、T_2和部分经选择的T_3声门型喉癌,后者主要适用于声门上癌侵及声门区,而有一侧声带后1/3及杓状软骨正常者。

(8)喉近全切除术(near-total laryngectomy):主要适用于T_3、T_4喉癌,已不适合做上述各种喉部分切除术,而有一侧杓状软骨及残留的声带、室带、喉室、杓会厌襞和杓间区黏膜正常者。手术切除喉的大部后,利用保留的杓状软骨及一条与气管相连的喉黏膜瓣,缝合成管状,来保留患者的发声功能。

2. 喉全切除术 切除范围包括舌骨和全部喉结构,其主要适应证为:①由于肿瘤的范围或患者的全身情况等原因不适合行喉部分切除术者;②放射治疗失败或喉部分切除术后肿瘤复发者;③T_4喉癌已累及并穿通软骨者;④原发声门下癌;⑤喉癌放疗后有放射性骨髓炎或喉部分切除术后喉功能不良难以纠正者;⑥喉咽癌不能保留喉功能者。

3. 淋巴结清扫术 是治疗头颈部肿瘤伴颈淋巴结转移的较有效的方法,能提高头颈部肿瘤患者的生存率和临床治愈率。根据癌肿原发部位和颈淋巴结转移的情况可行根治性颈清扫术(radical neck dissection)、功能性颈清扫术(functional neck dissection)、分区性颈清扫术(selective neck dissection)和扩大根治性颈清扫术(extended radical neck dissection)。

4. 喉切除后的功能重建及语言康复 喉全切除术后,患者失去了发声能力,无论从功能上和心理上对患者影响都是巨大的。目前,常用的发声重建方法主要有以下几种:

(1)食管发声法:其基本原理是:经过训练后,患者把吞咽进入食管的空气从食管冲出,产生声音,再经咽腔和口腔动作调节,构成语言。其缺点是发声断续,不能讲较长的句子。

(2)人工喉和电子喉:人工喉是将呼气时的气流从气管引至口腔同时冲击橡皮膜而发声,再经口腔调节,构成语言。其缺点是配戴和携带不便;电子喉是利用音频振荡器发出持续音,将其置于患者颏部或颈部作说话动作,即可发出声音。但所发出的声音略欠自然。

(3)食管气管造瘘术:在气管后壁与食管前壁间造瘘,插入发声钮或以肌黏膜瓣缝合成管道。包括Blom-Singer发声钮法和Provox发声钮法等。

(二)放射治疗

1. 单纯放疗 主要适用于:①早期声带癌,向前未侵及前连合,向后未侵及声带突,声带活动良好;②位于会厌游离缘,比较局限的声门上型癌;③全身差,不宜手术者;④晚期肿瘤,不宜手术治疗的各期病例,可采用姑息性放疗。

2. 术前放疗 对病变范围较广,波及喉咽且分化程度较差的肿瘤,常采用放疗加手术的方式。术前放疗的目的是使肿瘤缩小,癌细胞活力受到抑制,更有利于彻底手术切除。

3. 术后放疗 ①原发肿瘤已侵至喉外或颈部软组织;②多个颈淋巴结转移或肿瘤已侵透

淋巴结包膜;③手术切缘十分接近瘤缘(小于 5mm)或病理证实切缘有肿瘤残留者可采用术后放疗。

(三)化学治疗

喉癌中 98% 左右为鳞状细胞癌,常对化疗不太敏感,虽然近年来化疗有一定的进展,但在喉癌的治疗中仍不能作为首选治疗方法。

(四)生物治疗

近十几年来,随着分子生物学、细胞生物学、肿瘤免疫学及遗传工程的发展,使肿瘤生物治疗可能成为肿瘤治疗的第四种方式。生物治疗主要包括:生物反应调节和基因治疗。

(崔 颖)

参考文献

［1］赵堪兴,杨培增.眼科学.7版.北京:人民卫生出版社,2008.

［2］李凤鸣.中华眼科学.2版.北京:人民卫生出版社,2005.

［3］葛坚.眼科学.2版.北京:人民卫生出版社,2010.

［4］陈家祺.结膜、角膜及巩膜卷//李凤鸣.中华眼科学.北京:人民卫生出版社,2005.

［5］管怀进.眼科学.2版.北京:科学出版社,2013.

［6］赵堪兴杨培增.眼科学.8版.北京:人民卫生出版社,2013.

［7］HOFFMANN S,SZENTMÁRY N,SEITZ B.Amniotic Membrane Transplantation for the Treatment of Infectious Ulcerative Keratitis Before Elective Penetrating Keratoplasty.Cornea,2013,32(10):1321-1325.

［8］TU EY,JAIN S.Topical linezolid 0.2%for the treatment of vancomycin-resistant or vancomycin-intolerant gram-positive bacterial keratitis.Am J Ophthalmol,2013,155(6):1095-1098.

［9］ANSARI Z,MILLER D,GALOR A.Current Thoughts in Fungal Keratitis:Diagnosis and Treatment.Curr Fungal Infect Rep,2013,7(3):209-218.

［10］刘家琦,李凤鸣.实用眼科学.北京:人民卫生出版社,2010.

［11］李美玉.青光眼学.北京:人民卫生出版社,2004.

［12］徐建江,乐琦骅.眼前节光学相干断层扫描.上海:复旦大学出版社,2013.

［13］张承芬.眼底病学.北京:人民卫生出版社,2011.

［14］徐广第.眼科屈光学(修订版).北京:军事医学科学出版社,2001.

［15］瞿佳.视光学理论和方法.北京:人民卫生出版社,2004.

［16］RUSSO A,SEMERARO F,ROMANO MR,et al.Myopia onset and progression:can it be prevented? Int Ophthalmol,2014,34(3):693-705.

［17］CHEN C,CHEUNG SW,CHO P.Myopic Control using Toric orthokeratology(TO-SEE study).Invest Ophthalmol Vis Sci,2013,S4(10):6510-6517.

［18］胡聪.临床斜视诊断.北京:科学出版社,2001.

［19］杨景存.眼外肌学.郑州:河南科学技术出版社,1994.

［20］BARRETT BT,BRADLEY A,CANDY TR.The relationship between anisometropia and amblyopia.Prog Retin Eye Res,2013,36:120-158.

［21］宋秀君.眼外伤.西安:第四军医大学出版社,2007.

［22］宋国祥.眼眶病学.2版.北京:科学出版社,2010.

［23］吴中耀.现代眼肿瘤眼眶病学.北京:人民军医出版社,2002.

［24］孔维佳.耳鼻咽喉头颈外科学.北京:人民卫生出版社,2005.

［25］黄兆选,汪吉宝,孔维佳.实用耳鼻咽喉头颈外科学.2版.北京:人民卫生出版社,2010.

［26］韩德民.耳鼻咽喉头颈科学.2版.高等教育出版社,2011.

［27］田勇泉.耳鼻咽喉头颈外科学.8版.北京:人民卫生出版社,2013.

［28］张庆丰,佘翠萍,李大伟,等.低温等离子射频扁桃体部分切除术治疗儿童阻塞性睡眠呼吸暂停低通气综合征.临床耳鼻咽喉头颈外科杂志,2011(03):114-116.

［29］孟玮,于振坤等.基于阻塞平面个体化手术治疗阻塞性睡眠呼吸暂停低通气综合征.中国耳鼻咽喉头颈外科.2012,19(8):444-448.

［30］中华医学会呼吸疾病学分会睡眠呼吸障碍学组.阻塞性睡眠呼吸暂停低通气综合征诊治指南(2011年修订版)中华结核和呼吸杂志,2012,35(1):9-12.